FRUTAS NATIVAS E EXÓTICAS DO BRASIL

NUTRIÇÃO E BIODIVERSIDADE

Editora Appris Ltda.
1.ª Edição - Copyright© 2024 dos autores
Direitos de Edição Reservados à Editora Appris Ltda.

Nenhuma parte desta obra poderá ser utilizada indevidamente, sem estar de acordo com a Lei nº 9.610/98. Se incorreções forem encontradas, serão de exclusiva responsabilidade de seus organizadores. Foi realizado o Depósito Legal na Fundação Biblioteca Nacional, de acordo com as Leis nos 10.994, de 14/12/2004, e 12.192, de 14/01/2010.

Catalogação na Fonte
Elaborado por: Josefina A. S. Guedes
Bibliotecária CRB 9/870

F945f 2024	Frutas nativas e exóticas do Brasil: nutrição e biodiversidade / Anderson Junger Teodoro ... [et al.]. – 1. ed. – Curitiba: Appris, 2024. 486 p. ; 23 cm. Inclui referências. ISBN 978-65-250-5731-6 1. Frutas. 2. Nutrição. Biodiversidade – Brasil. I. Teodoro, Anderson Junger. II. Título. III. Série. CDD – 634

Livro de acordo com a normalização técnica Vancouver

Editora e Livraria Appris Ltda.
Av. Manoel Ribas, 2265 – Mercês
Curitiba/PR – CEP: 80810-002
Tel. (41) 3156 - 4731
www.editoraappris.com.br

Printed in Brazil
Impresso no Brasil

Anderson Junger Teodoro
Klenicy Kazumy de Lima Yamaguchi
Manuela Dolinsky
Raquel Martins Martinez
Taissa Lima Torres

FRUTAS NATIVAS E EXÓTICAS DO BRASIL

NUTRIÇÃO E BIODIVERSIDADE

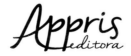

FICHA TÉCNICA

EDITORIAL	Augusto Coelho
	Sara C. de Andrade Coelho
COMITÊ EDITORIAL	Marli Caetano
	Andréa Barbosa Gouveia (UFPR)
	Jacques de Lima Ferreira (UP)
	Marilda Aparecida Behrens (PUCPR)
	Ana El Achkar (UNIVERSO/RJ)
	Conrado Moreira Mendes (PUC-MG)
	Eliete Correia dos Santos (UEPB)
	Fabiano Santos (UERJ/IESP)
	Francinete Fernandes de Sousa (UEPB)
	Francisco Carlos Duarte (PUCPR)
	Francisco de Assis (Fiam-Faam, SP, Brasil)
	Juliana Reichert Assunção Tonelli (UEL)
	Maria Aparecida Barbosa (USP)
	Maria Helena Zamora (PUC-Rio)
	Maria Margarida de Andrade (Umack)
	Roque Ismael da Costa Güllich (UFFS)
	Toni Reis (UFPR)
	Valdomiro de Oliveira (UFPR)
	Valério Brusamolin (IFPR)
SUPERVISOR DA PRODUÇÃO	Renata Cristina Lopes Miccelli
ASSESSORIA EDITORIAL	William Rodrigues
REVISÃO	Stephanie Ferreira Lima
PRODUÇÃO EDITORIAL	Adrielli de Almeida
DIAGRAMAÇÃO	Bruno Ferreira Nascimento
CAPA	Lívia Weyl
REVISÃO DE PROVA	Raquel Fuchs

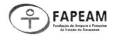 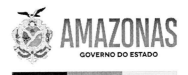

O presente trabalho foi realizado com apoio da Fundação de Amparo à Pesquisa do Estado do Amazonas (FAPEAM): Programa Estratégico de Desenvolvimento do Setor Primário Amazonense (PROSPAM) – Edital n.º 008/2021 (Título: Extrativismo, Cadeia Produtiva e Desenvolvimento Tecnológico e Sustentável do Açaí) e Produtividade - CT&I Edital n.º 013/2022.

PREFÁCIO

Fiquei muito contente com o e-mail do Prof. Anderson Junger Teodoro, da UFF, que me convidou em seu nome e em nome das Prof.as Klenicy Kazumy Yamaguchi e Taissa Lima Torres, da UFAM e UNIRIO, respectivamente, organizadores do livro ***Frutas nativas e exóticas do Brasil: nutrição e biodiversidade***, para prefaciá-lo. E esse meu contentamento se deu por vários motivos.

Primeiro, por ter deparado com esses três pesquisadores empreendedores, desafiadores e ousados. Sim, foi mesmo um gesto de grande ousadia desses jovens pesquisadores (dois nutricionistas e uma química/farmacêutica) terem coordenado a edição de um livro sobre **frutas nativas e exóticas** do Brasil, sem nenhuma bagagem agronômica... desafio vencido! O livro traz informações muito interessantes sobre os frutos, como origem, aspectos econômicos, período de safra, composição centesimal e inclusive, valores de atividades antioxidante, determinados com até 3 métodos (DPPH, ABTS, FRAP), além de composição em aminoácidos ou ácidos graxos, e de componentes bioativos (ex.: flavonoides, carotenoides, compostos fenólicos), informações nem sempre disponíveis e mesmo, muitas vezes desconhecidas. Tenho certeza de que o leitor deste livro vai adquirir consciência da importância do consumo diário de frutos e seus derivados para a saúde humana. Além de fornecer energia, sais minerais e vitaminas, esses frutos fornecem compostos bioativos importantes para a saúde do intestino e a saúde geral, atuando em vários sistemas oxiredutores nas células, contribuindo para impedir inflamações, entre outras doenças (mas atenção: alimento não é remédio).

Segundo, fiquei também contente por uma questão nostálgica. Ao folhear este livro, deparei-me com frutos que eu consumia frequentemente na minha infância, na velha Ilhéus (BA), e que praticamente "desapareceram" da minha vida, ou seja, não os consumo há mais de 45 anos. Qual não foi minha felicidade ao ver ilustrações do **Abiu** (que deixava os lábios grudando), do **Araçá-boi** (que de tão azedo a gente fazia careta quando o comia), Cajarana (**Cajá-manga**, que eu preferia como sorvete) e o **Sapoti** (quando vi um kiwi pela primeira vez, eu pensei: isso é parente do Sapoti, pela aparência). E as lembranças do delicioso suco de Cajá (**Taperebá**) e do licor de **Jenipapo** que minha mãe fazia? E da música cantada por minha avó paterna, pernambucana: "quebra-quebra **Guabiroba**, quero ver também quebrar...". Isso tudo sem falar dos frutos que não conhecia, como **Bacaba**, **Camapu, Guajuru** e **Pajurá**, por exemplo.

Fiquei contente também quando vi alguns frutos com os quais já trabalhei em projetos de pesquisa, seja na determinação de diagramas de estado, obtendo informações importantes para a conservação de polpa congelada, como no caso do **Camu-camu**, seja prospectando a **Pupunha** como fonte alternativa de amido, seja estudando a atividade antioxidante e antimicrobiana de extratos de **Guaraná** e de folhas de pitangueira.

Terceiro, fiquei muito contente por ter verificado que os autores escaparam da tentação das grandes produções e consumo, como seria o caso se tivessem priorizado a descrição da Laranja, Maçã, Morango, Manga e Banana, dentre outros. Eles descreveram frutos com produções menores, mesmo porque alguns têm período de safra muito pequeno (exemplo conhecido por muitos: **Jabuticaba**), e mesmo que podem ser considerados como de produção regional, seja de consumo também regional (ex.: **Jenipapo, Mangaba**), seja de consumo mais amplo (ex.: **Guaraná, Cupuaçu, Açaí**), seja mesmo de consumo doméstico desprezível (ex.: **Camu-camu**). Curioso que alguns têm despertado muito interesse no exterior (ex.: **Açaí, Cupuaçu, Camu-camu**).

E quarto, tenho a certeza de que o leitor tomará consciência da importância da biodiversidade brasileira, seja nativa ou exótica, como fonte de produtos naturais ricos em compostos nutritivos, mas também de interesse para a indústria farmacêutica, indústria de cosméticos, indústria química, além da indústria de alimentos. E isso deve ser reconhecido como um forte argumento em prol da **Bioeconomia**, principalmente na Amazônia e no Cerrado. E, claro, alguns desses frutos devem ser adequados para produção em escala de Agricultura Familiar, o que deve ser incentivado. Interessante tomar conhecimento de que alguns frutos têm sofrido melhoramento genético, o que deve permitir a ampliação da escala de sua produção.

Por fim, faço minhas as belas, profundas e sábias palavras escritas no e-mail do Prof. Anderson sobre o projeto deste livro: "Trata-se de um modelo pioneiro, que visa à valorização da biodiversidade brasileira, disseminação do conhecimento, à sistematização e à transformação das mais diversas civilizações, contribuindo de tal modo, para o **desenvolvimento sustentável** proposto pela Organização das Nações Unidas (ONU)". Sim, este livro é mesmo um projeto pioneiro. Que venham outros. E, que na segunda edição deste livro, os autores incluam o Umbu, mais um fruto (daqueles pouco doce) que me traz recordações da juventude.

Espero que este livro seja um *best-seller*, não apenas na Academia, mas também entre os leigos, curiosos e amantes dos frutos brasileiros. O conhecimento desses frutos pode contribuir para a conscientização sobre a **biodiversidade brasileira**. Parabéns aos autores!

Paulo José do Amaral Sobral
Professor Titular
Universidade de São Paulo
Faculdade de Zootecnia e Engenharia de Alimentos
Departamento de Engenharia de Alimentos

SUMÁRIO

1
INTRODUÇÃO 23

2
ABIU (*Pouteria caimito*) 27
Raquel Martins Martinez, Anderson Junger Teodoro

    2.1 CARACTERÍSTICAS BOTÂNICAS 27
    2.2 CULTIVO E SAFRA 28
    2.3 IMPORTÂNCIA ECONÔMICA 30
    2.4 VALOR NUTRICIONAL E COMPOSTOS BIOATIVOS 30
    2.5 PROPRIEDADES FUNCIONAIS 33
    REFERÊNCIAS 35

3
ABRICÓ (*Mammea americana* L.) 38
Michelle Gonçalves Santana, Anderson Junger Teodoro

    3.1 CARACTERÍSTICAS BOTÂNICAS 38
    3.2 CULTIVO E SAFRA 39
    3.3 IMPORTÂNCIA ECONÔMICA 40
    3.4 VALOR NUTRICIONAL E COMPOSTOS BIOATIVOS 41
    3.5 PROPRIEDADES FUNCIONAIS 43
    REFERÊNCIAS 45

4
AÇAÍ DO PARÁ (*EUTERPE OLERACEA* Mart.) 47
Cristiana Nunes Rodrigues, Valdir Florêncio da Veiga-Junior, Klenicy Kazumy de Lima Yamaguchi

    4.1 CARACTERÍSTICAS BOTÂNICAS 47
    4.2 CULTIVO E SAFRA 49
    4.3 IMPORTÂNCIA ECONÔMICA 50
    4.4 VALOR NUTRICIONAL E COMPOSTOS BIOATIVOS 52
    4.5 PROPRIEDADES FUNCIONAIS 54
    REFERÊNCIAS 57

5
AÇAÍ DO AMAZONAS (*Euterpe precatoria* Mart.)..................................62
Klenicy Kazumy de Lima Yamaguchi, Tiago Maretti Gonçalves, Anderson de Oliveira Souza, Kemilla Sarmento Rebelo

5.1 CARACTERÍSTICAS BOTÂNICAS 62
5.2 CULTIVO E SAFRA 63
5.3 IMPORTÂNCIA ECONÔMICA 64
5.4 VALOR NUTRICIONAL..65
5.5 PROPRIEDADES FUNCIONAIS 69
REFERÊNCIAS..70

6
ACEROLA (*Malpighia emarginata* DC) 74
Francine Albernaz Teixeira Fonseca Lobo

6.1 CARACTERÍSTICAS BOTÂNICAS 74
6.2 CULTIVO E SAFRA...76
6.3 IMPORTÂNCIA ECONÔMICA...77
6.4 VALOR NUTRICIONAL E COMPOSTOS BIOATIVOS 78
6.5 PROPRIEDADES FUNCIONAIS 80
REFERÊNCIAS..82

7
ARAÇÁ (*Psidium cattleianum*) 85
Michelle Gonçalves Santana, Anderson Junger Teodoro

7.1 CARACTERÍSTICAS BOTÂNICAS...85
7.2 CULTIVO E SAFRA...86
7.3 IMPORTÂNCIA ECONÔMICA...87
7.4 VALOR NUTRICIONAL E COMPOSTOS BIOATIVOS 88
7.5 PROPRIEDADES FUNCIONAIS 90
REFERÊNCIAS..92

8
ARAÇÁ-BOI (*Eugenia stipitata* McVaugh) 95
Klenicy Kazumy de Lima Yamaguchi, Tiago Maretti Gonçalves, Anderson de Oliveira Souza, Kemilla Sarmento Rebelo

8.1 CARACTERÍSTICAS BOTÂNICAS...95
8.2 CULTIVO E PLANTIO 96
8.3 IMPORTÂNCIA ECONÔMICA...96
8.4 VALOR NUTRICIONAL E COMPOSTOS BIOATIVOS 97
8.5 PROPRIEDADES FUNCIONAIS 99
REFERÊNCIAS...100

9
BACABA (*Oenocarpus bacaba* **Mart.**)... 104
Klenicy Kazumy de Lima Yamaguchi, Waldireny Rocha Gomes, Tiago Maretti Gonçalves, Anderson de Oliveira Souza, Kemilla Sarmento Rebelo

    9.1 CARACTERÍSTICAS BOTÂNICAS.. 104
    9.2 CULTIVO E PLANTIO 105
    9.3 IMPORTÂNCIA ECONÔMICA... 106
    9.4 VALOR NUTRICIONAL E COMPOSTOS BIOATIVOS 106
    9.5 PROPRIEDADES FUNCIONAIS 109
    REFERÊNCIAS...110

10
BACURIZINHO (*Garcinia madruno* **Kunth**)....................................... 114
Klenicy Kazumy de Lima Yamaguchi, Tiago Maretti Gonçalves, Anderson de Oliveira Souza, Kemilla Sarmento Rebelo

    10.1 CARACTERÍSTICAS BOTÂNICAS...114
    10.2 CULTIVO E PLANTIO 115
    10.3 IMPORTÂNCIA ECONÔMICA..115
    10.4 VALOR NUTRICIONAL E COMPOSTOS BIOATIVOS 116
    10.5 PROPRIEDADES FUNCIONAIS 117
    REFERÊNCIAS...119

11
BACURI (*Platonia insignis* **Mart.**)... 121
Raquel Martins Martinez, Anderson Junger Teodoro

    11.1 CARACTERÍSTICAS BOTÂNICAS 122
    11.2 CULTIVO E SAFRA 124
    11.3 IMPORTÂNCIA ECONÔMICA.. 125
    11.4 VALOR NUTRICIONAL E COMPOSTOS BIOATIVOS..................... 128
    11.5 PROPRIEDADES FUNCIONAIS...131
    REFERÊNCIAS.. 132

12
BARU (*Dipteryx alata* **Vog.**)... 136
Raquel Martins Martinez, Anderson Junger Teodoro

    12.1 CARACTERÍSTICAS BOTÂNICAS 136
    12.2 CULTIVO E SAFRA.. 138
    12.3 IMPORTÂNCIA ECONÔMICA 139
    12.4 VALOR NUTRICIONAL E COMPOSTOS BIOATIVOS 142
    12.5 PROPRIEDADES FUNCIONAIS 148
    REFERÊNCIAS.. 156

13
BURITI (*Mauritia flexuosa* L.F.) 161
Renata Nascimento Matoso Souto, Anderson Junger Teodoro

13.1 CARACTERÍSTICAS BOTÂNICAS 161
13.2 CULTIVO E SAFRA 163
13.3 IMPORTÂNCIA ECONÔMICA 164
13.4 VALOR NUTRICIONAL E COMPOSTOS BIOATIVOS 164
13.5 PROPRIEDADES FUNCIONAIS 167
REFERÊNCIAS 169

14
CAJÁ-MANGA (*Spondias cytherea*) 173
Carolina de Oliveira Ramos Petra de Almeida, Mariana Sarto Figueiredo

14.1 CARACTERÍSTICAS BOTÂNICAS 173
14.2 CULTIVO E SAFRA 174
14.3 IMPORTÂNCIA ECONÔMICA 175
14.4 VALOR NUTRICIONAL E COMPOSTOS BIOATIVOS 176
14.5 PROPRIEDADES FUNCIONAIS 178
REFERÊNCIAS 180

15
CAMAPU (*Physalis angulata*) 184
Pâmela Gomes de Souza, Anderson Junger Teodoro

15.1 CARACTERÍSTICAS BOTÂNICAS 184
15.2 CULTIVO E SAFRA 185
15.3 IMPORTÂNCIA ECONÔMICA 186
15.4 VALOR NUTRICIONAL E COMPOSTOS BIOATIVOS 187
15.5 PROPRIEDADES FUNCIONAIS 188
REFERÊNCIAS 190

16
CAMBUCI (*Campomanesia phaea*) 192
Carolina de Oliveira Ramos Petra de Almeida, Mariana Sarto Figueiredo, Raquel Martins Martinez, Alisson David Silva, Manuela Dolinsky

16.1 CARACTERÍSTICAS BOTÂNICAS 193
16.2 CULTIVO E SAFRA 194
16.3 IMPORTÂNCIA ECONÔMICA 195
16.4 VALOR NUTRICIONAL E COMPOSTOS BIOATIVOS 196
16.5 PROPRIEDADES FUNCIONAIS 199
REFERÊNCIAS 201

17
CAMU-CAMU (*Myrciaria dubia* (Kunth) McVaugh) 205
Oyatagan Levy Pimenta da Silva, Maria Eduarda Flores Trindade

    17.1 CARACTERÍSTICAS BOTÂNICAS 205
    17.2 CULTIVO E SAFRA 206
    17.3 IMPORTÂNCIA ECONÔMICA 207
    17.4 VALOR NUTRICIONAL E COMPOSTOS BIOATIVOS 208
    17.5 PROPRIEDADES FUNCIONAIS.. 210
    REFERÊNCIAS..211

18
CEREJA-DO-RIO-GRANDE (*Eugenia involucrata* DC.) 214
Taissa Lima Torres

    18.1 CARACTERÍSTICAS BOTÂNICAS 215
    18.2 CULTIVO E SAFRA... 215
    18.3 IMPORTÂNCIA ECONÔMICA 216
    18.4 VALOR NUTRICIONAL E COMPOSTOS BIOATIVOS 217
    18.5 PROPRIEDADES FUNCIONAIS 219
    REFERÊNCIAS 219

19
CIRIGUELA (*Spondias purpurea*) 222
Grazielle Vilas Bôas Huguenin, Gabrielle Cordeiro Maciel

    19.1 CARACTERÍSTICAS BOTÂNICAS 223
    19.2 CULTIVO E SAFRA 224
    19.3 IMPORTÂNCIA ECONÔMICA 225
    19.4 VALOR NUTRICIONAL E COMPOSTOS BIOATIVOS 225
    19.5 PROPRIEDADES FUNCIONAIS 228
    REFERÊNCIAS...229

20
CUBIU (*Solanum sessiliflorum* Dunal) 231
Klenicy Kazumy de Lima Yamaguchi, Waldireny Rocha Gomes, Tiago Maretti Gonçalves, Anderson de Oliveira Souza, Kemilla Sarmento Rebelo

    20.1 CARACTERÍSTICAS BOTÂNICAS 232
    20.2 CULTIVO E PLANTIO... 232
    20.3 IMPORTÂNCIA ECONÔMICA 233
    20.4 VALOR NUTRICIONAL 233
    20.5 PROPRIEDADES FUNCIONAIS... 235
    REFERÊNCIAS 238

21
CUPUAÇU (*Theobroma grandiflorum*) 242
Pâmela Gomes de Souza, Anderson Junger Teodoro

    21.1 CARACTERÍSTICAS BOTÂNICAS 242
    21.2 CULTIVO E SAFRA 243
    21.3 IMPORTÂNCIA ECONÔMICA 244
    21.4 VALOR NUTRICIONAL E COMPOSTOS BIOATIVOS 245
    21.5 PROPRIEDADES FUNCIONAIS 247
    REFERÊNCIAS 249

22
GABIROBA (*Campomanesia xanthocarpa*) 252
Talita Azevedo dos Santos, Taissa Lima Torres

    22.1 CARACTERÍSTICAS BOTÂNICAS 253
    22.2 CULTIVO E SAFRA 254
    22.3 IMPORTÂNCIA ECONÔMICA 255
    22.4 VALOR NUTRICIONAL E COMPOSTOS BIOATIVOS 256
    22.5 PROPRIEDADES FUNCIONAIS 257
    REFERÊNCIAS 258

23
GRAVIOLA (*Annona muricata*) 262
Aline Silva de Aguiar, Raquel Martins Martinez

    3.1 CARACTERÍSTICAS BOTÂNICAS 262
    23.2 CULTIVO E SAFRA 263
    23.3 IMPORTÂNCIA ECONÔMICA 263
    23.4 VALOR NUTRICIONAL E COMPOSTOS BIOATIVOS 264
    23.5 PROPRIEDADES FUNCIONAIS 267
    REFERÊNCIAS 268

24
GRUMIXAMA (*Eugenia brasiliensis*) 270
Talita Azevedo dos Santos, Taissa Lima Torres

    24.1 CARACTERÍSTICAS BOTÂNICAS 270
    24.2 CULTIVO E SAFRA 271
    24.3 IMPORTÂNCIA ECONÔMICA 272
    24.4 VALOR NUTRICIONAL E COMPOSTOS BIOATIVOS 273
    24.5 PROPRIEDADES FUNCIONAIS 274
    REFERÊNCIAS 275

25
GUAJURU (*Chrysobalanus icaco*) 278
Talita Azevedo dos Santos, Taissa Lima Torres

25.1 CARACTERÍSTICAS BOTÂNICAS 278
25.2 CULTIVO E SAFRA 280
25.3 IMPORTÂNCIA ECONÔMICA... 281
25.4 VALOR NUTRICIONAL E COMPOSTOS BIOATIVOS 282
25.5 PROPRIEDADES FUNCIONAIS 283
REFERÊNCIAS.. 284

26
GUARANÁ (*Paullinia cupana*) 288
Aline Silva de Aguiar, Raquel Martins Martinez

26.1 CARACTERÍSTICAS BOTÂNICAS... 288
26.2 CULTIVO E SAFRA 289
26.3 IMPORTÂNCIA ECONÔMICA... 290
26.4 VALOR NUTRICIONAL E COMPOSTOS BIOATIVOS...................... 291
26.5 PROPRIEDADES FUNCIONAIS... 293
REFERÊNCIAS.. 295

27
JABUTICABA (*Myrciaria cauliflora* (**Mart.**) **O. Berg**)............................ 297
Manuela Cristina Pessanha de Araújo Santiago, Renata Galhardo Borguini, Sidney Pacheco, Monalisa Santana Coelho de Jesus

27.1 CARACTERÍSTICAS BOTÂNICAS 298
27.2 CULTIVO E SAFRA 298
27.3 IMPORTÂNCIA ECONÔMICA 299
27.4 VALOR NUTRICIONAL E COMPOSTOS BIOATIVOS 300
27.5 PROPRIEDADES FUNCIONAIS 302
REFERÊNCIAS.. 304

28
JAMBO-VERMELHO (*Syzygium malaccense* (**L.**) **Merr. & L.M. Perry**).............. 306
Renata Galhardo Borguini, Manuela Cristina Pessanha de Araújo Santiago, Sidney Pacheco, Monalisa Santana Coelho de Jesus

28.1 CARACTERÍSTICAS BOTÂNICAS... 307
28.2 CULTIVO E SAFRA 308
28.3 IMPORTÂNCIA ECONÔMICA 308
28.4 VALOR NUTRICIONAL E COMPOSTOS BIOATIVOS 309
28.5 PROPRIEDADES FUNCIONAIS 311
REFERÊNCIAS.. 312

29
JAMBOLÃO (*Syzygium cumini*)..314
Monalisa Santana Coelho de Jesus, Sidney Pacheco, Renata Galhardo Borguini, Manuela Cristina Pessanha de Araújo Santiago

    29.1 CARACTERÍSTICAS BOTÂNICAS... 314
    29.2 CULTIVO E SAFRA 315
    29.3 IMPORTÂNCIA ECONÔMICA... 316
    29.4 VALOR NUTRICIONAL E COMPOSTOS BIOATIVOS..................... 316
    29.5 PROPRIEDADES FUNCIONAIS..320
    REFERÊNCIAS..322

30
JATOBÁ (*Hymenaea courbaril*)...324
Manoela Pessanha da Penha

    30.1 CARACTERÍSTICAS BOTÂNICAS 325
    30.2 CULTIVO E SAFRA 326
    30.3 IMPORTÂNCIA ECONÔMICA... 327
    30.4 VALOR NUTRICIONAL E COMPOSTOS BIOATIVOS.................... 327
    30.5 PROPRIEDADES FUNCIONAIS...330
    REFERÊNCIAS..330

31
JENIPAPO (*Genipa americana* L.)..332
Manoela Pessanha da Penha

    31.1 CARACTERÍSTICAS BOTÂNICAS... 333
    31.2 CULTIVO E SAFRA 333
    31.3 IMPORTÂNCIA ECONÔMICA.. 334
    31.4 VALOR NUTRICIONAL E COMPOSTOS BIOATIVOS 336
    31.5 PROPRIEDADES FUNCIONAIS 338
    REFERÊNCIAS 339

32
LICURI (*Syagrus coronata*) 341
Manoela Pessanha da Penha

    32.1 CARACTERÍSTICAS BOTÂNICAS... 341
    32.2 CULTIVO E SAFRA 342
    32.3 IMPORTÂNCIA ECONÔMICA... 343
    32.4 VALOR NUTRICIONAL E COMPOSTOS BIOATIVOS 345
    32.5 PROPRIEDADES FUNCIONAIS 348
    REFERÊNCIAS 349

33
MANGABA (*Hancornia speciosa*) 352
Vivian dos Santos Neves, Grazielle Vilas Bôas Huguenin

    33.1 CARACTERÍSTICAS BOTÂNICAS..353
    33.2 CULTIVO E SAFRA 353
    33.3 IMPORTÂNCIA ECONÔMICA...354
    33.4 VALOR NUTRICIONAL E COMPOSTOS BIOATIVOS....................356
    33.5 PROPRIEDADES FUNCIONAIS...359
    REFERÊNCIAS..360

34
MURICI (*Byrsonima spp.*) 362
Adriana Aniceto, Anderson Junger Teodoro

    34.1 CARACTERÍSTICAS BOTÂNICAS..362
    34.2 CULTIVO E SAFRA 364
    34.3 IMPORTÂNCIA ECONÔMICA...365
    34.4 VALOR NUTRICIONAL E COMPOSTOS BIOATIVOS....................365
    34.5 PROPRIEDADES FUNCIONAIS...368
    REFERÊNCIAS..369

35
PAJURÁ (*Couepia bracteosa*) 371
Raquel Martins Martinez, Alisson David Silva, Manuela Dolinsky

    35.1 CARACTERÍSTICAS BOTÂNICAS 371
    35.2 CULTIVO E SAFRA..372
    35.3 IMPORTÂNCIA ECONÔMICA...373
    35.4 VALOR NUTRICIONAL E COMPOSTOS BIOATIVOS 373
    35.5 PROPRIEDADES FUNCIONAIS 376
    REFERÊNCIAS..379

36
PEQUI (*Caryocar brasiliense*) 381
Diana França de Souza, Fábio Alessandro Pieri, Anderson de Oliveira Souza, Valdir Florêncio da Veiga-Junior, Klenicy Kazumy de Lima Yamaguchi

    36.1 CARACTERÍSTICAS...382
    36.2 CULTIVO E SAFRA 383
    36.3 IMPORTÂNCIA ECONÔMICA 383
    36.4 VALOR NUTRICIONAL E COMPOSTOS BIOATIVOS 384
    36.5 PROPRIEDADES FUNCIONAIS...386
    REFERÊNCIAS..388

37
PITANGA (*Eugenia uniflora*) 391
Francine Albernaz Teixeira Fonseca Lobo

    37.1 CARACTERÍSTICAS BOTÂNICAS 391
    37.2 CULTIVO E SAFRA 392
    37.3 IMPORTÂNCIA ECONÔMICA 393
    37.4 VALOR NUTRICIONAL E COMPOSTOS BIOATIVOS 394
    37.5 PROPRIEDADES FUNCIONAIS 396
    REFERÊNCIAS 398

38
PITANGATUBA (*Eugenia selloi* B. D. Jacks) 400
Raquel Martins Martinez, Anderson Junger Teodoro

    38.1 CARACTERÍSTICAS BOTÂNICAS 400
    38.2 CULTIVO E SAFRA 401
    38.3 IMPORTÂNCIA ECONÔMICA 401
    38.4 VALOR NUTRICIONAL E COMPOSTOS BIOATIVOS 402
    38.5 PROPRIEDADES FUNCIONAIS 403
    REFERÊNCIAS 404

39
PITOMBA (*Talisia esculenta*) 405
Rosemari Antunes Alves

    39.1 CARACTERÍSTICAS BOTÂNICAS 405
    39.2 CULTIVO E SAFRA 406
    39.3 IMPORTÂNCIA ECONÔMICA 407
    39.4 VALOR NUTRICIONAL E COMPOSTOS BIOATIVOS 407
    39.5 PROPRIEDADES FUNCIONAIS 408
    REFERÊNCIAS 410

40
PUPUNHA (*Bactris gasipaes*) 412
Rosemari Antunes Alves

    40.1 CARACTERÍSTICAS BOTÂNICAS 412
    40.2 CULTIVO E SAFRA 414
    40.3 IMPORTÂNCIA ECONÔMICA 414
    40.4 VALOR NUTRICIONAL E COMPOSTOS BIOATIVOS 415
    40.5 PROPRIEDADES FUNCIONAIS 418
    REFERÊNCIAS 419

41
SAPOTI (*Manilkara zapota*) 422
Alisson David Silva, Manuela Dolisnky

    41.1 CARACTERÍSTICAS BOTÂNICAS 423
    41.2 CULTIVO E SAFRA... 424
    41.3 IMPORTÂNCIA ECONÔMICA... 425
    41.4 VALOR NUTRICIONAL E COMPOSTOS BIOATIVOS 426
    41.5 PROPRIEDADES FUNCIONAIS 427
    REFERÊNCIAS 428

42
TAPEREBÁ (*Spondias mombin*) 430
Adriana Aniceto, Anderson Junger Teodoro

    42.1 CARACTERÍSTICAS BOTÂNICAS.. 430
    42.2 CULTIVO E SAFRA 432
    42.3 IMPORTÂNCIA ECONÔMICA... 433
    42.4 VALOR NUTRICIONAL E COMPOSTOS BIOATIVOS..................... 434
    42.5 PROPRIEDADES FUNCIONAIS 436
    REFERÊNCIAS... 437

43
TUCUMÃ (*Astrocaryum aculeatum*) 440
Alisson David Silva, Manuela Dolisnky

    43.1 CARACTERÍSTICAS BOTÂNICAS 441
    43.2 CULTIVO E SAFRA 442
    43.3 IMPORTÂNCIA ECONÔMICA... 442
    43.4 VALOR NUTRICIONAL E COMPOSTOS BIOATIVOS 443
    43.5 PROPRIEDADES FUNCIONAIS 447
    REFERÊNCIAS... 448

44
URUCUM (*Bixa orellana* L.)... 452
Alisson David Silva, Manuela Dolinsky

    44.1 CARACTERÍSTICAS BOTÂNICAS.. 452
    44.2 CULTIVO E PLANTIO 453
    44.3 IMPORTÂNCIA ECONÔMICA... 454
    44.4 VALOR NUTRICIONAL 455
    44.5 PROPRIEDADES FUNCIONAIS 459
    REFERÊNCIAS...460

45
UVAIA (*Eugenia pyriformis*) 463
Alisson David Silva, Raquel Martins Martinez, Manuela Dolinsky

    45.1 CARACTERÍSTICAS BOTÂNICAS 464
    45.2 CULTIVO E SAFRA 464
    45.3 IMPORTÂNCIA ECONÔMICA 466
    45.4 VALOR NUTRICIONAL E COMPOSTOS BIOATIVOS 466
    45.5 PROPRIEDADES FUNCIONAIS 470
    REFERÊNCIAS 472

SOBRE OS AUTORES 475

1
INTRODUÇÃO

O Brasil é um país de imensa biodiversidade. Seu território extenso abrange diferentes biomas, com características geográficas e climáticas distintas. Esse cenário favorece o desenvolvimento de espécies vegetais variadas que interagem entre si e entre a fauna local. Apesar da estrutura dos sistemas alimentares atual favorecer a monocultura e a agropecuária de exportação, é importante ressaltar que considerar as características ambientais é essencial para manter uma produção sustentável que contribua com a manutenção da Segurança Alimentar e Nutricional, preservando o meio ambiente e o acesso ao alimento.[1,2]

Na Figura 1, estão apresentados os principais biomas brasileiros: Amazônia, Caatinga, Cerrado, Mata Atlântica, Pampa e Pantanal. Em cada um deles, diferentes espécies nativas destacam-se por suas características sensoriais e nutricionais, como o açaí, o murici, a graviola, a jabuticaba, o abiu, o pequi, o cupuaçu e o baru.

Apesar da recomendação da Organização Mundial da Saúde (OMS) de, no mínimo, 400 gramas ou 5 porções de frutas, legumes e verduras ao dia[4] e do Brasil destacar-se atualmente como o terceiro maior produtor de frutas do mundo[5], o consumo de frutas no país ainda é relatado como insuficiente por estudos recentes. O estudo de Vigilância de Fatores de Risco e Proteção para Doenças Crônicas por Inquérito Telefônico (Vigitel Brasil), de 2021, relatou que no conjunto das 27 cidades brasileiras a frequência de consumo recomendado de frutas e hortaliças foi de apenas 22,1%, sendo maior entre as mulheres (26,4%) do que entre homens (16,9%).[6]

De acordo com a Instrução Normativa n.º 49/2018 do Ministério da Agricultura, Pecuária e Abastecimento, considera-se fruta a "designação genérica do fruto comestível, incluído o pseudofruto e a infrutescência".[7] Já o conceito de frutas exóticas pode ser utilizado com diferentes conotações, sendo associado a frutas não nativas de um território, frutas com sabor ou visual diferenciados ou, ainda, frutas com baixo volume de comercialização.[8,9]

Figura 1 – Frutas Exóticas e Nativas dos Biomas do Brasil*[1]

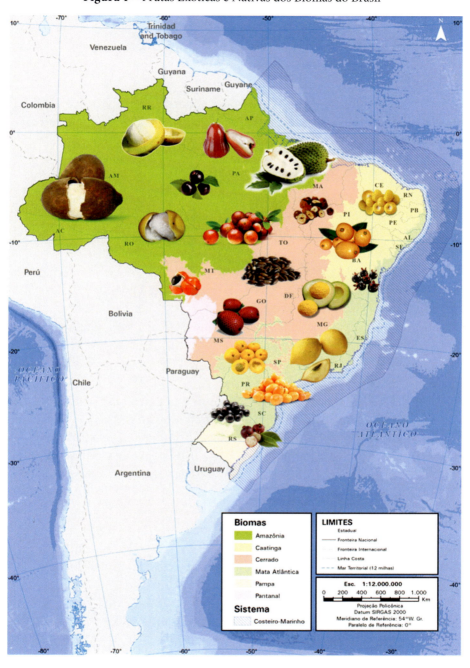

[1] Fonte: adaptada de IBGE.[3]

Para este trabalho, foram consideradas frutas nativas do território brasileiro que são pouco populares e pouco comercializadas no país. Estudos mostram benefícios associados ao consumo dessas frutas, que apontam novos recursos a serem aplicados na ciência de alimentos para a promoção da saúde.[10-12]

Além do equilíbrio energético favorecido ao evitar produtos ultraprocessados, a ingestão de frutas pode trazer benefícios extras com a presença de compostos bioativos. Muitos efeitos benéficos relacionados às atividades antioxidante e anti-inflamatória desses compostos já foram descritos na literatura, sendo associados também ao controle da obesidade e outras doenças crônicas.[10,13-15]

Considerando a forte relação com a segurança alimentar e nutricional, além do enorme potencial nutricional e riqueza de compostos bioativos antioxidantes, a presente obra propõe reunir informações científicas sobre 44 frutas exóticas nativas do Brasil e suas propriedades, visando estimular o consumo, o cultivo e a comercialização, bem como o uso de informações para planejamento alimentar por profissionais de nutrição e alimentação, desenvolvimento de novos suplementos e produtos das indústrias alimentícia, farmacêutica, bioquímica, biomédica e cosmética, além da ampliação de pesquisas nessas áreas.

REFERÊNCIAS

1. El Bilali H, Callenius C, Strassner C, Probst L. Food and nutrition security and sustainability transitions in food systems. Food Energy Secur. 2019;8(2):1-20. DOI: 10.1002/fes3.154

2. EMBRAPA - Empresa Brasileira de Pesquisa Agropecuária. Desafios para a Agricultura nos Biomas Brasileiros. Embrapa Informação Tecnológica, Brasília - DF; 2020. 69 p. ISBN 978-65-86056-61-7

3. Instituto Brasileiro de Geografia e Estatística – IBGE. IBGE Educa, Conheça o Brasil – Território, Biomas Brasileiros. 2023. Disponível em: https://educa.ibge.gov.br/jovens/conheca-o-brasil/territorio/18307-biomas-brasileiros.html

4. WHO – World Health Organization. Diet, nutrition and the prevention of chronic diseases: report of a joint WHO/FAO expert consultation. Geneva, Switzerland: WHO; 2002. ISSN 0512-3054.

5. MAPA - Ministério da Agricultura, Pecuária e Abastecimento. Plano Nacional de Desenvolvimento da Fruticultura. Brasília - DF; 2018.

6. Brasil, Ministério da Saúde. Vigitel Brasil 2021 - Vigilância de Fatores de Risco e Proteção para Doenças Crônicas por Inquérito Telefônico. Brasília - DF; 2022.

7. MAPA - Ministério da Agricultura, Pecuária e Abastecimento. Instrução Normativa Nº 49, de 26 de setembro de 2018. Distrito Federal - DF: Diário Oficial da União; 27/09/2018. Edição: 187. Seção: 1. Página: 4.; 2018.

8. EMBRAPA - Empresa Brasileira de Pesquisa Agropecuária. Agricultura Tropical - Quatro décadas de inovações tecnológicas, institucionais e políticas - Vol.1 Produção e produtividade agrícola. Embrapa Informação Tecnológica. Brasília - DF: Embrapa Informação Tecnológica; 2008.

9. Watanabe HS, Oliveira SL de. Comercialização de frutas exóticas. Rev Bras Frutic. 2014;36(1):23-38. DOI: 10.1590/0100-2945-443/13.

10. Biazotto KR, Mesquita LMS, Neves BV, Braga ARC, Tangerina MMP, Vilegas W, et al. Brazilian Biodiversity Fruits: Discovering Bioactive Compounds from Underexplored Sources. J Agric Food Chem. 2019 Feb 20;67(7):1860-76. DOI: https://pubs.acs.org/doi/10.1021/acs.jafc.8b05815.

11. Huguenin GVB, Oliveira GMM, Moreira ASB, Saint'Pierre TD, Gonçalves RA, Pinheiro-Mulder AR, et al. Improvement of antioxidant status after Brazil nut intake in hypertensive and dyslipidemic subjects. Nutr J. 2015;14(54):1-10. DOI: 10.1186/s12937-015-0043-y.

12. Lima LGB, Montenegro J, Abreu JP, Santos MCB, Nascimento TP, Santos MS, et al. Metabolite Profiling by UPLC-MSE, NMR, and Antioxidant Properties of Amazonian Fruits: Mamey Apple (*Mammea americana*), Camapu (*Physalis angulata*), and Uxi (*Endopleura Uchi*). Molecules. 2020;25(342):1-18. DOI: 10.3390/molecules25020342.

13. Castanho GKF, Marsola FC, McLellan KCP, Nicola M, Moreto F, Burini RC. Consumo de frutas, verduras e legumes associado à síndrome metabólica e seus componentes em amostra populacional adulta. Cien Saude Colet. 2013;18(2):385-92. DOI: 10.1590/S1413-81232013000200010.

14. Devalaraja S, Jain S, Yadav H. Exotic fruits as therapeutic complements for diabetes, obesity and metabolic syndrome. Food Res Int. 2011 Aug;44(7):1856-65. DOI: 10.1016/j.foodres.2011.04.008.

15. Florido LMP, Mulaski LFS, Hespanhol MB, Mendonça RCS, Santos TC, Silva WAS, et al. Combate à Obesidade: Estratégias Comportamentais E Alimentares. Rev Cad Med. 2019;2(2):80-9.

2
ABIU (*Pouteria caimito*)

Raquel Martins Martinez

Anderson Junger Teodoro

Figura 2 – Abiu (*Pouteria caimito*)*[2]

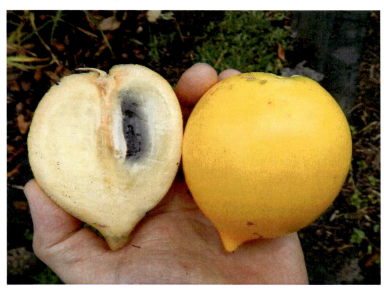

2.1 CARACTERÍSTICAS BOTÂNICAS

Pertencente à família *Sapotaceae*, o gênero *Pouteria* possui mais de 120 espécies identificadas no Brasil, sendo todas nativas. A espécie *caimito* é conhecida como abieiro, com estrutura arbórea que atinge entre 4 e 10 metros de altura. Pode ser encontrada em todas as regiões do Brasil, principalmente na amazônica, e na Venezuela, Guiana, Equador, Peru, Colômbia,

---

[2] Fonte: Forest Starr & Kim Starr, Flickr, 2023. Disponível em: https://www.flickr.com/photos/forest-and-kim/15471517211/in/photostream/.

norte da Austrália e Malásia. Outros nomes utilizados são: *caimito, caimito amarillo, caimo* ou *madura verde*, na Colômbia; *luma* ou *cauje*, no Equador; *temare*, na Venezuela; *caimo* ou *caimito*, no Peru; e *abi, abiu, abio, abieiro* ou *caimito*, no Brasil.[1-3]

As folhas dessa planta são verde-escuras na parte superior e verde mais claro na parte inferior, com tendência a agrupar-se ao final dos brotos com entrenós curtos, produzindo visual denso. O comprimento das folhas é de aproximadamente 10 a 25 centímetros, com largura entre 4,0 e 5,5 centímetros. O caule possui cor marrom-acinzentada, é áspero e possui um látex branco.[2,4]

O abieiro possui inflorescências em fascículos axilares ou caulifloros, com flores amarelo-esverdeadas, pequenas, unissexuais e hermafroditas. Cada conjunto pode ter de 20 a 280 flores. São delimitadas por duas brácteas e quatro sépalas verde-claras sobrepostas. A floração pode ocorrer ao longo de todo o ano, gerando frutos em diferentes fases de desenvolvimento em um mesmo período. No entanto, três períodos são mais característicos ao início da floração no ambiente amazônico: fevereiro, agosto e o mais intenso entre os meses de setembro e novembro. A polinização das flores ocorre de maneira mais abundante em meses mais quentes, por insetos polinizadores.[2,4]

Seu fruto tem formato ovoide e diâmetro maior, variando entre 6 e 9 centímetros. Possui casca lisa, com espessura de 5 milímetros, em cor esverdeada que se torna amarela quando madura. Além de estar presente no caule, um látex branco é encontrado também na fruta, que pode irritar lábios e boca, além de ser bastante aderente. Conforme o abiu amadurece, o látex desaparece da polpa e concentra-se somente na casca. O peso do fruto pode atingir de 50 a 800 gramas. A polpa dessa fruta é doce e translúcida, com aspecto gelatinoso e cor branca, sendo correspondente à cerca de 63,5% do peso do fruto. Em meio a ela, pode haver até 4 sementes grandes de cor marrom-escuro, superfície lisa e formato alongado.[2-6]

2.2 CULTIVO E SAFRA

A reprodução do abieiro ocorre, geralmente, por sementes, sendo possível também por meio de enxertia ou estaquia. As últimas formas são mais recomendadas por permitirem reprodução integral da planta-mãe, possibilitando a seleção de características mais desejáveis. No entanto, podem tornar-se mais difíceis por conta da morfologia da planta e da presença do látex.[4,6]

As sementes do abiu são sensíveis, perdendo sua viabilidade ao serem secas ou quando expostas a baixas temperaturas. Portanto, devem ser utilizadas logo após a extração. Segundo estudos da Embrapa Amazônia Oriental, o método de enxertia com maior sucesso tem sido o de garfagem no topo em fenda cheia. Os garfos (enxertos) devem ser retirados de plantas matrizes com boa produtividade, que apresentem frutos com características agronômicas desejáveis e em bom estado fitossanitário. O enxerto deve ser realizado a 15 a 20 cm de altura do solo e após cerca de 3 a 4 meses, a nova muda poderá ser plantada no local definitivo.[6]

O abieiro desenvolve-se melhor em solos mais arenosos e bem drenados, com pH levemente ácido a neutro e alto teor de matéria orgânica. É uma espécie que se adapta a solos mais pobres e diferentes níveis de pH, mas apresenta sensibilidade ao solo mais alcalino. É proveniente de regiões com 1.000 a 3.000 mm de precipitação anual bem distribuída, suportando seca sazonal e sendo resistente ao vento. O solo úmido garante o surgimento de bons frutos. O clima tropical ou subtropical e baixas altitudes favorecem o cultivo, que pode ser realizado a sol pleno.[2,4]

A conversão de flores em frutos é baixa no abieiro. Estudos realizados no Amazonas evidenciaram que a taxa de conversão de flores em frutos se situa entre 1,4% e 3,0%, o que é comum em espécies que emitem muitas flores.[6] Após polinização, o desenvolvimento do fruto ocorre em cerca de 2 a 3 meses, dependendo das condições climáticas. A colheita pode ocorrer durante todo o ano, podendo haver meses de maior intensidade dependendo do local e condições de cultivo.[3,4]

O abiu é um fruto climatérico que deve ser colhido ao se tornar amarelo. O amadurecimento completo ocorre em 1 a 5 dias após a colheita e nesse estágio o látex não é mais encontrado na polpa, que se torna agradável ao paladar.[4]

Algumas variedades dessa planta são encontradas fora de sua região de origem. Em Queensland, Austrália, foram encontradas as variedades "Inca Gold" e "Cape Oasis". A variedade "Graudo" no Brasil e a variedade "Gray" no Havaí aparecem também na literatura.[4]

2.3 IMPORTÂNCIA ECONÔMICA

Pouteria caimito é uma árvore utilizada em projetos de reflorestamento, servindo como alimento para a fauna. O látex branco viscoso encontrado tanto na casca do fruto quanto nas folhas, galhos e tronco do abieiro pode ser utilizado para produção de chicletes e remédios caseiros. Ainda, são atribuídas popularmente a esse látex propriedades antiparasitárias e purgativas. O abiu é consumido *in natura*, em saladas junto a outras frutas, em sorvetes, geleias, sucos e iogurtes.[4,5,7,8]

O consumo do abiu era popular entre indígenas que habitavam a região amazônica conhecida como alto Solimões. Até a década de 1930, a comercialização de abiu era comum nos mercados paulistas, tendo voltado ao estado na última década por meio de importações colombianas. No entanto, essa fruta não possui consumo muito popular atualmente, não havendo comercialização em grande escala. Seu consumo é mais difundido nos estados da Região Norte, mais especificamente no Acre, Amapá e Pará. A produção existente consiste em pequenos produtores encontrados no Equador, Brasil, Colômbia, Venezuela e algumas partes da Amazônia peruana. Devido ao reduzido volume, não há registros econômicos.[4-6]

A fruta fresca leva aproximadamente cinco dias para o amadurecimento completo à temperatura ambiente e devem ser colhidas no estágio apropriado, para em seguida serem armazenadas a 10°C e comercializadas, pois apresentam vida de prateleira de 7 a 14 dias. O fruto deve ser manuseado com cuidado, embalado em bandejas de poliestireno ou caixas de papelão, pois a casca é muito suscetível a choques mecânicos.[5]

2.4 VALOR NUTRICIONAL E COMPOSTOS BIOATIVOS

O consumo do abiu representa boa fonte de energia e de fibras, além de teor significativo de vitamina C e potássio. Essa fruta tem sua composição relatada pela Tabela Brasileira de Composição de Alimentos (Taco)[9], trazendo os seguintes valores para a porção de 100 g:

Tabela 1 – Composição Nutricional do Abiu (*Pouteria caimito*)

Informações Nutricionais por 100 g de parte comestível crua			
Umidade	83,1%	Sódio	Traços
Energia	62 kcal	Potássio	128 mg
Proteína	0,8 g	Cobre	0,09 mg
Lipídeos	0,7 g	Zinco	0,1 mg
Carboidratos	14,9 g	Tiamina	Traços
Fibra Alimentar	1,7 g	Riboflavina	0,04 mg
Cinzas	0,4 g	Piridoxina	0,05 mg
Cálcio	6 mg	Niacina	Traços
Magnésio	9 mg	Vitamina C	10,3 mg
Manganês	0,08 mg	Ácidos Graxos Saturados	0,3 g
Fósforo	20 mg	Ácidos Graxos Monoinsaturados	0,1 g
Ferro	0,2 mg	Ácidos Graxos Poli-insaturados	0,1g

Fonte: Tabela Brasileira de Composição de Alimentos (TACO)[9]

Ainda assim, variações podem ocorrer nesses valores, que podem ser atribuídas a diferenças de técnicas ou região de cultivo, grau de maturação ou de método de análise. Os teores de proteínas e carboidratos podem variar bastante, atingindo valores entre 0,8 e 4,6 gramas e 9,19 a 36,3 gramas, respectivamente, a cada 100 gramas de fruta. Para o teor de lipídeos, os valores encontrados na literatura não ultrapassam 1 grama por 100g de fruta.[8,10-12] Dessa forma, o carboidrato é o principal macronutriente presente nessa composição.

Entre os micronutrientes presentes no abiu, a vitamina C é o principal destaque (11 a 49 mg/100g), acompanhada por significativas quantidades de vitamina A (78 a 130 μg/100g), riboflavina (0,02 – 0,04 mg/100g), niacina (3,4 mg/100g), cálcio (21 – 96 mg/100g) e fósforo (17 – 45 mg/100g).[2,8,10,13]

Com relação aos compostos bioativos, os primeiros relatos encontrados na literatura são da década de 70, de autores que verificaram a presença de triterpenos em frutos coletados na Venezuela. Os autores relataram a presença de lupeol, α-amirina, eritrodiol e dammarendiol II em extrato benzênico do fruto de *Pouteria caimito*. Da casca, foram isolados taraxerol, taraxeno-3-ona e β-sitosterol.[14,15]

Os triterpenos são metabolitos secundários pertencentes a classe dos terpenos que têm sido associados a grande espectro de atividades biológicas, como anti-inflamatória, antinociceptiva, hepatoprotetor, efeito sedativo, antioxidante, antialérgico, antiangiogênica, antimicrobiana e alta seletividade anticancerígena. Lupeol e α-amirina estão entre os triterpenos pentacíclicos mais conhecidos, sendo a α-amirina associada a efeitos na glicemia e no metabolismo lipídico.[16]

Na Tabela 2, a seguir, estão os teores dos principais compostos relatados pela literatura existente sobre o abiu.

Tabela 2 – Compostos Bioativos da Polpa de Abiu (Pouteria caimito)

Compostos Bioativos	Teor
Carotenoides Totais	18,0 a 25,5 µg β-caroteno/100 g[12,13]
Compostos Fenólicos Totais	60,0 a 900,2 mg GAE/100 g[11,12,17–19]
Flavonoides Amarelos	1,56 ± 0,03 mg/100 g[12]
Ácido 3-cafeoilquínico	0,82 a 21,32 mg/kg[20]
Ácido 4-cafeoilquínico	1,49 a 1,69 mg/kg[20]
Ácido 5-cafeoilquínico	1,81 a 20,63 mg/kg[20]
Ácido hidroxicinâmico	19 ± 1 mg/100 g peso seco[21]

Em estudo de Arif e colaboradores[22], foram avaliados por espectrometria de massa os compostos presentes em extrato e polpa de abiu na Indonésia. Para o extrato da polpa crua, foram identificados principalmente letano (22,38 %), longiverbenona (10,85 %), cloro-etino (10,43 %), 4h-piran-4-ona,2,3-di-hidro-3,5-di-hidroxi-6-metil (9,86 %) e hidroquinona (8,07 %). Na polpa madura, as substâncias majoritárias foram: beta-metil silosídeo (37,93 %), 5-hidroximetilfurfural (11,81 %), 1-metil-5-fluorouracil (7,90 %), capsaicina (7,35 %), 2-mmino-1,3 propanodiol (4,98 %) e transgeranilgeraniol (3,53 %). Mais estudos são necessários para avaliar o teor dessas substâncias no abiu.

Ao avaliar a presença de ácidos cafeico e clorogênico em frutas consumidas no Brasil, Meinhart e colaboradores[20] verificaram a presença de ácidos mono-cafeoilquínicos (3-cafeoilquínico, 4-cafeoilquínico e 5-cafeoilquínico) no abiu. Os ácidos cafeico e dicafeoilquínicos não foram detectados nessa fruta. No estudo de Gonçalves e colaboradores[21], o ácido hidroxicinâmico foi encontrado na polpa de abiu congelada. No entanto, as seguintes substâncias não foram detectadas: catequinas, epicatequinas, quercetina, kaempferol, cianidinas e ácido elágico. Maia, Andrade e Zoghbi[23] identificaram os compostos voláteis de frutas provenientes do estado brasileiro do Pará. O óleo de *Pouteria caimito* apresentou prevalência de α-copaene (27,7%), acetato de hexadecila (19,0%) e ácido palmítico (12,4%).

2.5 PROPRIEDADES FUNCIONAIS

Quanto à sua atividade antioxidante, o abiu foi avaliado por diferentes métodos e autores, que utilizaram a polpa em suas análises. Os resultados obtidos encontram-se na Tabela 3. O teor de compostos fenólicos dessa fruta avaliado pelos estudos mostrou variação entre 83,0 e 900,2 mg de ácido gálico por 100 gramas de polpa.[12,18,19,24] Virgolin e colaboradores[12] quantificaram ainda os flavonoides amarelos e carotenoides totais do abiu, obtendo 1,56 ± 0,03 mg/100 g de polpa e 25,55 ± 0,07 µg β-caroteno/100 g de polpa, respectivamente, mostrando ainda a possível presença de outros compostos ainda não associados a essa fruta.

É importante lembrar que a variação de atividade antioxidante e conteúdo de compostos bioativos pode variar conforme local e condições de cultivo, além de variações genéticas da planta e armazenamento dos frutos.[26]

Além do seu caráter alimentício, o abiu é utilizado com finalidade medicinal há décadas. Na medicina popular, a polpa mucilaginosa dos frutos é ingerida para aliviar tosses, bronquites e outras doenças pulmonares, combater a anemia e como anti-inflamatório. O azeite extraído das sementes é usado como emoliente para tratamento de feridas e inflamações, além de ser aplicado em gotas contra otites e otalgias. As folhas da planta também são utilizadas de forma medicinal, sendo destinadas ao combate da malária, redução de dor e cicatrização de feridas. Já o látex característico dessa fruta tem uso como laxante.[4,5,7,8,27]

Atualmente, não existem muitos estudos sobre essas propriedades. Os poucos resultados existentes na literatura sobre essa planta relacionam as folhas a um potencial antioxidante e à atividade antimicrobiana para

Pseudomonas aeruginosa, *Bacillus cereus* e *Candida albicans*. Para a fruta, além do potencial antioxidante, foram verificados efeitos sobre a enzima acetilcolinesterase e atividade antimicrobiana para *Candida albicans*, *Staphylococcus aureus*, *Bacillus cereus*, *Escherichia coli*, *S. typhimurium*.[27]

Tabela 3 – Atividade antioxidante do Abiu (Pouteria caimito) por diferentes métodos

Ensaio	Resultados
DPPH	2,89 ± 0,00 µmol Trolox/100 g[11] 734,98 ± 0,26 µmol Trolox/100 g[12] 12,96 mg/ml IC 50[24] 912,04 ± 3,17 EC50 (g/g DPPH)[19]
FRAP	170,04 ± 32,04 µmol Fe2SO4/g[19] 1211,03 ± 1,12 µmol Trolox/100 g[12] 13,7 ± 0,12 µmol Trolox/g[18]
ABTS	1459,26 ± 0,40 µmol Trolox/100 g[12] 21,0 ± 2,52 µmol TEs/g[18] 0,8 ± 0,1 µmol Trolox/L[25]

Dentre os resultados mais expressivos, Fernández e colaboradores[28] identificaram redução de 76.71% e 59,87% nas amostras de *Candida albicans* tratadas com extrato de polpa e sementes de abiu, respectivamente.

Abreu e colaboradores[29] utilizaram extrato metanólico de cascas de *Pouteria caimito* em suplementação de ratos para avaliação da atividade antidiarreica. Foi observado que, em concentração de 100 mg de extrato por quilograma de peso de animal, para avaliação de defecação normal ocorreu modulação positiva, sugerindo ação laxante. Em diarreia induzida e trânsito intestinal estimulado, não houve influência significativa na motilidade gastrointestinal. Apesar de ser o único estudo encontrado sobre o efeito laxante, o resultado é condizente com o uso popular do látex, já que este tende a se concentrar na casca da fruta após seu amadurecimento. Entretanto, os mecanismos específicos envolvidos nessa ação são ainda desconhecidos.

Seixas e colaboradores[11] verificaram que a suplementação de polpa de abiu reduziu leucócitos totais em ratos, mostrando possível efeito anti-inflamatório para consumo equivalente a 500 mL de suco (45% polpa) por dia por um adulto de 70 kg durante um mês. O mesmo estudo relata leve redução de colesterol e leve aumento de triglicerídeos no plasma, que podem ser associados à composição majoritária em carboidratos e baixo teor de gorduras dessa fruta.

O potencial das folhas de *Pouteria caimito* tem sido também relatado em alguns estudos. Por cromatografia líquida, foram encontrados triterpenos, esteroides, saponinas, flavonoides e catequinas nessa parte da planta. Em avaliação *in vitro* de extratos aquoso, hexânico e etanólico das folhas do abiu, foi verificado que o extrato aquoso apresentou forte atividade inibidora das enzimas α-amilase e α-glucosidase, sugerindo possível ferramenta no tratamento de diabetes.[30,31]

Apesar da relação dos triterpenos a diversas atividades biológicas (anti-inflamatória, anti-helmíntica, antitumoral, estrogênica e inibição enzimática) e de suas indicações de uso, ainda não há na literatura a presença de estudos suficientes que validem a ação desta fruta ou de outras partes da planta sobre todos os aspectos mencionados. Estudos pré-clínicos e clínicos são necessários para comprovação dos efeitos, além de doses e toxicidade para uso seguro de forma terapêutica eficiente.[32]

REFERÊNCIAS

1. BFG (2018) TBFG. Brazilian Flora 2020: Innovation and collaboration to meet Target 1 of the Global Strategy for Plant Conservation (GSPC). Rio de Janeiro - RJ; 2018. Disponível em: https://ckan.jbrj.gov.br/dataset/thebrazilfloragroup_feb2018.

2. Lim TK. Edible Medicinal and Non-Medicinal Plants - Volume 6: Fruits. Vol. 6, Edible Medicinal and Non-Medicinal Plants: Volume 6, Fruits; 2013. 129-132 p.

3. Falcão M de A, Clement CR. Fenologia e produtividade do Abiu (*Pouteria caimito*) na Amazônia Central. Acta Amaz. 1999;29(1):3-3. DOI: 10.1590/1809-43921999291011

4. Duarte O, Paull RE. Exotic fruits and nuts of the New World. Exotic fruits and nuts of the New World. London - UK: CABI; 2015. 343 p.

5. Abreu MM. Avaliação da atividade antidiarreica em camundongos e antimicrobiana *in vitro* do extrato bruto das cascas do fruto de *Pouteria caimito* (Ruiz e Pavon) Radlk. Universidade Federal do Amapá; 2018.

6. EMBRAPA - Empresa Brasileira de Pesquisa Agropecuária. Documentos 249 - Propagação do Abieiro. Belém - PA; 2006.

7. Evangelista ACS. *Pouteria caimito* (Ruiz & Pav.) Radlk: um novo potencial terapêutico? Trabalho de Conclusão de Curso (graduação) - Universidade Federal de Juiz de Fora, Faculdade de Farmácia e Bioquímica; 2017. 75 p. Disponível em: https://www2.ufjf.br/farmacia/wp-content/uploads/sites/161/2015/04/TCC-Anna-Carolina-Sodr%C3%A9-Evangelista.pdf.

8. Love K, Paull RE. Abiu. Hawaii; 2011. Disponível em: www.hort.purdue.edu/newcrop/morton/index.html.

9. NEPA-UNICAMP. Tabela Brasileira de Composição de Alimentos - TACO. NEPA-UNICAMP. Campinas; 2011.

10. Lim TK, Ramsay G. Abiu - a New Fruit With Potential for the Northern Territory. Acta Hortic. 1992;(321):99-105. DOI: 10.17660/actahortic.1992.321.8.

11. Seixas FRF, Bassoli BK, Virgolin LB, Garcia LC, Janzantti NS. Physicochemical properties and effects of fruit pulps from the amazon biome on physiological parameters in rats. Nutrients. 2021;13(1484):1-11. DOI: 10.3390/nu13051484.

12. Virgolin LB, Seixas FRF, Janzantti NS. Composition, content of bioactive compounds, and antioxidant activity of fruit pulps from the Brazilian Amazon biome. Pesqui Agropecu Bras. 2017 Oct 1;52(10):933-41. DOI: 10.1590/S0100-204X2017001000013.

13. Fernández IM, Chagas EA, Filho AA de M, Maldonado SAS, Santos RC dos, Ribeiro PRE, et al. Characterization of Bioactive Compounds in Northern Amazon Fruits. J Agric Sci. 2019;11(9):134-44. DOI: 10.5539/jas.v11n9p134

14. Ardon A, Nakano T. Triterpenes from the bark of *Pouteria caimito*. Planta Med. 1973;23(4):348-52. DOI: 10.1055/s-0028-1099454.

15. Pellicciari R, Ardon A, Bellavita V. Triterpenes from *Pouteria caimito*. Planta Med. 1972;22(06):196-200. DOI: 10.1055/s-0028-1099603

16. Silva FCO, Ferreira MKA, Silva AW, Matos MGC, Magalhães FEA, Silva PT, et al. Bioatividades de triterpenos isolados de plantas: Uma breve revisão. Rev Virtual Quim. 2020;12(1):1-14. DOI: 10.21577/1984-6835.20200018

17. Assis SA, Vellosa JCR, Brunetti IL, Khalil NM, Leite KMSC, Martins ABG, et al. Antioxidant activity, ascorbic acid and total phenol of exotic fruits occurring in Brazil. Int J Food Sci Nutr. 2009;60(5):439-48. DOI: 10.1080/09637480701780641

18. Contreras-Calderón J, Calderón-Jaimes L, Guerra-Hernández E, García-Villanova B. Antioxidant capacity, phenolic content and vitamin C in pulp, peel and seed from 24 exotic fruits from Colombia. Food Res Int. 2011;44(7):2047-53. DOI: 10.1016/j.foodres.2010.11.003

19. Fernández IM, Chagas EA, Filho AAM, M. SAS, Santos RC, Chagas PC, et al. Evaluation of Total Phenolic Compounds and Antioxidant Activity in Amazon Fruit. Chem Eng Trans. 2018;64:649-54. DOI: 10.3303/CET1864109

20. Meinhart AD, Damin FM, Caldeirão L, Filho M de J, Silva LC, Constant LS, et al. Chlorogenic and caffeic acids in 64 fruits consumed in Brazil. Food Chem. 2019;286:51-63. DOI: 10.1016/j.foodchem.2019.02.004.

21. Gonçalves AEDSS, Lajolo FM, Genovese MI. Chemical Composition and Antioxidant/Antidiabetic Potential of Brazilian Native Fruits and Commercial Frozen Pulps. J Agric Food Chem. 2010;58(8):4666-74. DOI: 10.1021/jf903875u.

22. Arif AB, Susanto S, Matra DD, Widayanti SM. Identifikasi Senyawa Bioaktif dan Manfaatnya dari Beberapa Bagian Tanaman Abiu (*Pouteria caimito*). J Hort Indones. 2021;12(1):10-20. DOI: 10.29244/jhi.12.1.10-20.

23. Maia JGS, Andrade EHA, Zoghbi MDGB. Volatiles from fruits of *Pouteria pariry* (ducke) Baehni and *P. caimito* (Ruiz and Pavon.) Rdlkl. J Essent Oil-Bearing Plants. 2003;6(2):127-9. DOI: 10.1080/0972-060X.2003.10643339.

24. Barreiros ML, De Jesus RA, Barreiros ALBS, Sandes TS, Ramalho SA, Narain N. Evaluation of the antioxidant activity of eight tropical fruits by DPPH method. Acta Hortic. 2018;1198:185-92. DOI: 10.17660/ActaHortic.2018.1198.29.

25. Canuto GAB, Xavier AAO, Neves LC, Benassi MT. Caracterização físico-química de polpas de frutos da Amazônia e sua correlação com a atividade anti-radical livre. Rev Bras Frutic. 2010;32(4):1196-205. DOI: 10.1590/S0100-29452010005000122.

26. Soto VC, González RE, Galmarini CR. Bioactive compounds in vegetables, Is there consistency in the published information? A systematic review. J Hortic Sci Biotechnol. 2021;96(5):570-87. DOI: 10.1080/14620316.2021.1899061.

27. Fitriansyah SN, Fidrianny I, Hartati R. Pharmacological Activities and Phytochemical Compounds: Overview of Pouteria Genus. Pharmacogn J. 2021;13(2):577-84. DOI: 10.5530/pj.2021.13.72.

28. Fernández IM, Chagas EA, Maldonado SAS, Takahashi JA, Alemán RS, Filho AA de M, et al. Antimicrobial activity and acetilcolinesterase inhibition of oils and Amazon fruit extracts. J Med Plants Res. 2020;14(3):88-97. DOI: 10.5897/JMPR2019.6790

29. Abreu MM, Nobrega PA, Sales PF, Oliveira FR, Nascimento AA. Antimicrobial and antidiarrheal activities of methanolic fruit peel extract of *Pouteria caimito*. Pharmacognosy Journal. 2019;11(5):944-50. DOI: 10.5530/pj.2019.11.150

30. Souza PM, Sales PM, Simeoni LA, Silva EC, Silveira D, Magalhães PO. Inhibitory activity of α-amylase and α-glucosidase by plant extracts from the Brazilian cerrado. Planta Med. 2012;78(4):393-9. DOI: 10.1055/s-0031-1280404.

31. Sousa LCR, Junior ARC, Carvalho MG, Silva TMS, Ferreira RO. UPLC-QTO-F-MS Analysis of Extracts from the Leaves of *Pouteria caimito (Sapotaceae)* and Their Antioxidant Activity. J Biosci Med. 2019;07(03):92-101. DOI: 10.4236/jbm.2019.73009

32. Vieira RF, Costa TSA, Silva DB, Ferreira FR, Sano SM. Frutas Nativas da Região Centro-Oeste do Brasil. Brasília - DF: Embrapa Recursos Genéticos e Biotecnologia; 2006. 320 p.

3
ABRICÓ (*Mammea americana* L.)

Michelle Gonçalves Santana

Anderson Junger Teodoro

Figura 3 – Abricó (*Mammea americana*)[*3]

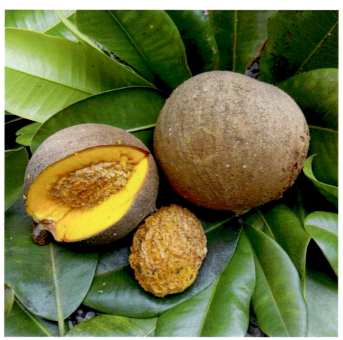

3.1 CARACTERÍSTICAS BOTÂNICAS

O abricó, também conhecido como abricó-de-São-Domingos, abricó-do-Pará e abricoteiro, é uma planta originária da Índias Ocidentais (República

---

[3] Fonte: Jardín de Aclimatación de la Orotava, Instituto Canario de Investigaciones Agrarias - ICIA, 2023. Disponível em: https://www.icia.es/icia/jao/autoguiajao/images/Mammea%20americana4.jpg.

Dominicana, Haiti, Jamaica e Porto Rico) e América Central.[1,2] Embora com distribuição atualmente comum no norte da América do Sul e em outras áreas tropicais úmidas, é considerada uma planta exótica no Brasil[2], encontrada nos biomas Amazônia e Mata Atlântica, em especial na Região Norte, nos estados do Amazonas, Amapá e Pará, e na Região Nordeste, a exemplo da Bahia e do Maranhão.[1,3]

Pertencente à família Calophyllaceae desde 2012[3], a espécie *Mammea americana* L. (Figura 3) apresenta-se sob a forma de árvore perene medindo de 10 a 20 m de altura, com copa ovalada de ramos ascendentes e densamente frondosa. As folhas são coriáceas (textura de couro, brilhantes e maleáveis), variáveis, medindo até 20 cm de comprimento e 10 cm de largura. Tem flores brancas, perfumadas, isoladas ou reunidas em pares axilares às folhas, podendo ser estaminadas (androicas), pistiladas (ginoicas) ou hermafroditas ocorrendo na mesma árvore ou em árvores separadas.[2,4]

O fruto é uma baga subglobosa a globosa, com casca grossa e rugosa de cor marrom-acinzentado, com 2-4 sementes castanho-avermelhadas, ovoides a elipsoides, envoltas por polpa amarela a amarelo-alaranjada, perfumada, firme, não fibrosa e levemente ácida.[2] Tem tamanho variável entre 10 e 20 cm de diâmetro, com peso médio de 400 g, podendo chegar até 2 kg/fruto[5,6] e sementes de tamanho relativamente grande, pesando em média 48 g, com limites mínimo e máximo em torno de 11 e 94 g, respectivamente.[7]

3.2 CULTIVO E SAFRA

De fácil reprodução, o abricoteiro pode se propagar de duas formas: sementes ou enxertia. Como a espécie apresenta flores masculinas, femininas e hermafroditas, a propagação por sementes não é a mais indicada. Nesse contexto, a enxertia se revela como melhor método para obtenção de plantas totalmente hermafroditas que garantam as características da planta-mãe. Enquanto plantas propagadas por sementes demoram de 6 a 8 anos para iniciarem a produção, aquelas enxertadas levam aproximadamente 4 anos.[7,8] Em adição, o método de estaquia caulinar desponta como alternativa para a formação de mudas em menor tempo. Utilizam-se estacas da porção terminal de ramos terminais com as duas últimas folhas completamente maduras. Em torno de 130 dias após o procedimento, verificam-se taxas de 80 % de enraizamento.[7]

O abricoteiro pode ser cultivado tanto em clima tropical, quanto em áreas subtropicais. Na região amazônica brasileira, especialmente em regiões de clima tropical úmido, sem estação seca, a planta encontra as melhores condições para seu crescimento, com temperaturas médias mensais entre 24 e 28 °C, umidade relativa do ar superior a 75 % e precipitação anual média de chuvas de 2600 mm. A floração, na Amazônia Brasileira, ocorre de modo mais intenso no primeiro semestre do ano e a frutificação no segundo, sendo a produção de frutos mais forte nos meses de agosto e setembro.[8]

Em se tratando de um fruto climatérico, podem ser colhidos no estádio quase maduro, no qual a casca apresenta-se com coloração amarelada ou quando cede um pouco com a compressão leve dos dedos, indicando que a polpa já se encontra com consistência mais mole. Nesse contexto, apresentam vida pós-colheita de 10 a 12 dias. Se colhidos, no entanto, no estádio completo de maturação, a vida pós-colheita é reduzida ao meio.[8] Além disso, de acordo com Braga e colaboradores[9], apresenta colheita de caráter extrativista, sendo os frutos repassados a intermediários por um baixo custo e revendidos por um valor mais elevado em mercados maiores.

3.3 IMPORTÂNCIA ECONÔMICA

Dentre inúmeros fins, a planta tem sido utilizada na veterinária, cosmética, medicina e como alimento, a depender das partes da planta, que incluem broto, caule, folhas, flores, frutos, raiz e sementes.[10]

De acordo com Rodrigues e Ribeiro[11], a árvore tem contribuído desde a arborização urbana, com sua copa frondosa, à medicina popular com o uso do leite da casca da planta, o pó obtido das sementes e o chá das folhas, visando o tratamento de infecções parasitárias, picada de insetos e dermatoses. A planta também tem sido utilizada medicinalmente em quadros de ácido úrico elevado, arteriosclerose, tumores, hipertensão arterial, tuberculose e como potencial antibiótico.[10]

Embora de ocorrência anual, os meses de julho a dezembro concentram a oferta dos frutos nos principais mercados de Belém e Manaus. De sabor agridoce e com bastante volume de polpa, o fruto demonstra boas possibilidades para a industrialização, sendo também comercializado, em escala artesanal, na forma de geleias e doces. Em função da casca grossa, o fruto permite o transporte à longa distância e com boa conservação, favorecendo exportações para países mais afastados, a exemplo da Alemanha e dos Estados Unidos. Além disso, brotos e ramos podem ainda ser usados no preparo de vinho e as flores na confecção de licores.[10]

No tocante à produtividade, segundo Müller e Carvalho[8], o abricoteiro com mais de 8 anos de idade alcança entre 100 e 150 frutos/planta, correspondente a 80 a 120 kg de frutos. No entanto, devido à pequena demanda, destinada exclusivamente aos consumidores locais e por se tratar de um fruto silvestre, são escassos dados mais detalhados sobre a produção e comercialização do abricó.[9]

3.4 VALOR NUTRICIONAL E COMPOSTOS BIOATIVOS

O abricó é rico em fibras e vitamina A, além de apresentar teores significativos de magnésio e vitamina C. Na Tabela 4, são apresentados dados da composição nutricional das partes comestíveis do fruto.

Tabela 4 – Composição Nutricional do Abricó (*Mammea americana* L.)

Informações Nutricionais por 100 g de parte comestível crua			
Umidade	86,2 %	Cobre	0,086 mg
Energia	51 kcal	Zinco	0,1 mg
Proteínas	0,5 g	Tiamina (B1)	0,02 mg
Lipídeos	0,5 g	Riboflavina (B2)	0,04 mg
Carboidratos	12,5 g	Niacina (B3)	0,4 mg
Fibra Alimentar	3 g	Ácido Pantotênico (B5)	0,103 mg
Cinzas	0,3 g	Piridoxina (B6)	0,1 mg
Cálcio	11 mg	Folato (B9)	14 mcg
Magnésio	16 mg	Vitamina C	14 mg
Selênio	0,6 mcg	Vitamina A	12 mcg
Fósforo	11 mg	Ácidos Graxos Saturados	0,136 g
Ferro	0,7 mg	Ácidos Graxos Monoinsaturados	0,205 g
Sódio	15 mg	Ácidos Graxos Poli-insaturados	0,079 g
Potássio	47 mg		

Fonte: USDA – FoodData Central[12]

Em consonância, na Tabela de Composição de Alimentos da Amazônia[13], observam-se, para 100 g de abricó, teores de 85 % de umidade, 0,3 g de proteína, 0,2 g de cinzas, 1 g de lipídeo, 13,5 g de carboidratos, 3,5 g de fibras e 64 kcal. Para o teor de minerais, são relatados valores de 1,76 mg de sódio, 8 mg de cálcio, 0,12 mg de ferro, 31,8 g de potássio, 0,18 mg de zinco, 0,22 mg de magnésio, 0,02 mg de manganês, 0,01 mg de cobre e 0,8 mcg de selênio. Ainda assim, variações maiores nos teores de macro e micronutrientes podem ocorrer em função de técnicas e regiões de cultivo, métodos de análise, estádio de maturação do fruto, entre outros. Os teores de vitamina C e vitamina A, por exemplo, chegam a variar de 10,2 a 22 mg e 43 a 370 mcg/100 g do fruto, respectivamente.[14]

Na Tabela 5, são apresentados os principais compostos bioativos presentes na polpa do abricó e suas quantidades. Cerca de 60 carotenoides diferentes foram encontrados no fruto, sendo o trans-β-caroteno o principal, destacando-se como uma boa fonte de pró-vitamina A. Os principais componentes bioativos voláteis do fruto fresco são β-ionona (22 %), ácido 2-metilbutírico (12,5 %), E-farnesol (4,6 %) e nerolidol (3,8 %) (2). A espécie é ainda rica em polifenóis, a exemplo das cumarinas isoladas da semente do fruto mammeisina, mammeigina, mammeina, mammmesina, mammegeina, neomammeina, normammeina e cicloneomammeina e da classe de xantonas 2 e 4-hidroxixantona, 1,7-di-hidroxixantona, 1,5-di-hidroxixantona e 2-metoxixantona.[10]

Lima e colaboradores[16] identificaram, por meio da abordagem metabolômica de espectrometria de massas, compostos bioativos presentes nos extratos aquoso (EA) e etanólico (EE) do fruto abricó oriundo do estado do Pará. Os valores percentuais dos principais compostos encontrados nos EA e EE, respectivamente, foram: terpenoides (22,01 e 22,87 %), ácidos fenólicos (20,57 e 19,68 %), flavonoides (17,22 e 15,96 %), outros fenólicos (12,92 e 13,30 %), compostos relacionados a ácidos graxos (10,53 e 11,70 %), compostos relacionados a aminoácidos (8,13 e 7,45 %), cumarinas (7,66 e 7,98 %) e chalconas (0,96 e 1,06 %).

No tocante às sementes, destaca-se a composição de ácidos graxos com aproximadamente 48 % de ácido palmítico, 43 % de ácido oleico e 9 % de ácido esteárico, com características que se assemelham ao óleo da polpa do piquiá.[10]

Tabela 5 – Compostos bioativos da polpa do Abricó (*Mammea americana* L.)

Compostos Bioativos	Teor
Compostos Fenólicos Totais	25,41 ± 2,30 mg eq. ácido gálico/100 g[9]
Flavonoides Totais	2,61 ± 0,073 mg eq. catequina/100 g[9]
Carotenoides Totais	7,55 ± 0,78 mg β-caroteno/100 g[9]
All-trans-β-caroteno	20,37 mcg/g[15]
10′-apo-β-caroteno-10′-ol	15,19 mcg/g[15]
Cis-8′-apo-caroteno-8′-al 2	4,76 mcg/g[15]
Cis-8′- apo-caroteno-8′-al 1	4,28 mcg/g[15]
9-cis-β-caroteno	3,62 mcg/g[15]
All-trans-fitoflueno	2,32 mcg/g[15]
All-trans-β-criptoxantina	1,71 mcg/g[15]
All-trans-violaxantina	1,12 mcg/g[15]
13-cis-β-caroteno	1,10 mcg/g[15]
Cis-violaxantina	1,02 mcg/g[15]

3.5 PROPRIEDADES FUNCIONAIS

Dentre os grupos de compostos bioativos presentes na natureza, os polifenóis e os carotenoides destacam-se devido às suas atividades antioxidantes, sendo capazes de proteger as células do corpo contra o efeito dos radicais livres.

Braga e colaboradores[9] avaliaram, além do conteúdo total de compostos fenólicos e carotenoides, a atividade antioxidante do fruto abricó *in natura* por meio dos ensaios de Capacidade de Absorção do Radical Oxigênio – Orac (do inglês *Oxigen Radical Absorbance Capacity*) e da Capacidade Antioxidante Trolox Equivalente – Teac (do inglês *Trolox Equivalent Antioxidant Capacity*), com valores em torno de 30,97 mcmol eq. Trolox e 11,82 mcmol eq. Trolox/100 g de fruto, respectivamente.

O uso de diferentes solventes pode proporcionar uma extração mais eficiente dos compostos bioativos com capacidade antioxidante em matrizes alimentares complexas como as frutas. Extratos aquosos (EA) e etanólicos (EE) do fruto abricó, por exemplo, apresentaram valores elevados de atividade antioxidante nos ensaios ABTS (263,67 ± 23,90 mcmol eq. Trolox/g de EA e 937,66 ± 218,49 mcmol eq. Trolox/g de EE, em base seca), DPPH (336,60 ± 3,05 mcmol eq. Trolox/g de EA e 1168,40 ± 218,56 mcmol eq. Trolox/g de EE), Frap (564,18 ± 18,90 mcmol sulfato ferroso/g de EA e 1381,13 ± 189,95 mcmol sulfato ferroso/g de EE) e Orac (5,17 mcmol eq. Trolox/g de EA e 8,88 mcmol eq. Trolox/g de EE).[16]

Como visto anteriormente, todas as partes do abricoteiro podem ser utilizadas com diversas finalidades, inclusive a medicinal. A ele são atribuídas propriedades antioxidante, antidiabética, antimalária, antibacteriana e antiparasitária. Mosquera-Chaverra e colaboradores[17] demonstraram atividade antibacteriana dos extratos aquosos e etanólicos da casca da planta para cepas de *Staphylococcus aureus* e *Escherichia coli*. Além disso, por meio do estudo etnomédico, as principais aplicações medicinais tradicionais da espécie na Colômbia mostraram que a casca é utilizada para tratar doenças relacionadas a cálculos biliares e renais, bem como inflamação na próstata, malária, parasitas intestinais, como laxante, entre outras aplicações.

Em estudo realizado com linhagem celular de adenocarcinoma de próstata humano (PC-3), os extratos aquosos e etanólicos da polpa de abricó nas concentrações de 20 e 40 mg/mL mostraram-se potentes inibidores do crescimento celular, promotores da modulação de ciclo celular e capazes de aumentar a morte em células de câncer de próstata, sugerindo com isso um efeito regulador dose-dependente.[18]

Anteriormente, Yang e colaboradores[19] já haviam relatado atividade citotóxica de 15 cumarinas isoladas das sementes do abricó em diferentes linhagens celulares de câncer colorretal humano. Além disso, a cumarina mammeisina apresentou baixa toxicidade em células mononucleares normais do sangue periférico, sugerindo segurança no uso da substância como adjuvante no tratamento do câncer.[20]

Outras atividades biológicas incluem o efeito antiulcerogênico dos extratos etanólicos da casca da planta que apresentaram excelentes propriedades antissecretórias e/ou protetoras gástricas em modelo animal[21] e efeito antiviral contra dengue e chikungunya, por meio da substância mammeina isolada do extrato etanólico de sementes do abricó, alcançando excelentes percentuais de inibição da infecção.[22] No entanto, embora as propriedades funcionais anteriormente descritas apontem para achados promissores, são necessários mais estudos, a exemplo dos estudos toxicológicos e ensaios clínicos, que garantam a inocuidade do uso da espécie de forma terapêutica.

REFERÊNCIAS

1. Governo do Estado de São Paulo. Secretaria de Agricultura e Abastecimento. Produção Vegetal – Abricó; 2022. Disponível em: https://www.cati.sp.gov.br/portal/produtos-e-servicos/publicacoes/acervo-tecnico/abrico.

2. Lim TK. *Mammea americana*. In: Edible Medicinal And Non-Medicinal Plants. Dordrecht: Springer Netherlands; 2012. p. 134-42. Disponível em: http://link.springer.com/10.1007/978-94-007-1764-0_23.

3. Reflora. *Mammea americana* L. Flora e Funga do Brasil. 2022. Disponível em: https://floradobrasil.jbrj.gov.br/reflora/PrincipalUC/PrincipalUC.do.

4. Home FW. NYBG Steere Herbarium. World Flora Online. 2022. Disponível em: http://sweetgum.nybg.org/science/world-flora/monographs-details/?irn=21944.

5. Aguiar JPL, Marinho HA, Rebêlo YS, Shrimpton R. Aspectos nutritivos de alguns frutos da Amazônia. Acta Amaz. 1980;10(4):755-8. DOI: 10.1590/1809-43921980104755.

6. Cavalcante PB. Frutas comestíveis da Amazônia I. Belém – PA, INPA, 1972.

7. Nascimento WMO, Carvalho JEU, Müller CH. Propagação do Abricoteiro. Belém, PA: Embrapa Amazônia Oriental, 2008.

8. Müller CH, Carvalho JEU. Abricoteiro. Belém, PA: Embrapa Amazônia Oriental, 2003.

9. Braga ACC, Silva AE, Pelais ACA, Bichara CMG, Pompeu DR. Atividade antioxidante e quantificação de compostos bioativos dos frutos de abricó (*Mammea americana*). Aliment e Nutr. 2010;21(1):31-6.

10. Viana CAS, Paiva AO, Jardim CV, Rios MNS, Rocha NMS, Floriano, *et al*. Plantas da Amazônia: 450 espécies de uso geral. Rios MNS, Floriano Pastore Junior. Universidade de Brasília; 2011. 3378 p.

11. Rodrigues G, Ribeiro GD. Coleção de fruteiras tropicais da Embrapa Rondônia. Porto Velho, RO. Embrapa Rondônia. 2006;Comunicado:1-14.

12. USDA. FoodData Central. 2022. Disponível em: https://fDC.nal.usda.gov/.

13. Aguiar JPL. Tabela de Composição de Alimentos da Amazônia. Manaus: Editora INPA; 2018. 20 p.

14. Bovell-Benjamin AC, Roberts J. Naturally Occurring Toxicants: Presence in Selected Commonly Consumed Fruits. Regulating Safety of Traditional and Ethnic Foods. Elsevier Inc. 2016;247-282. DOI: 10.1016/B978-0-12-800605-4/00013-X

15. Lemus C, Smith-Ravin J, Marcelin O. *Mammea americana*: A review of traditional uses, phytochemistry and biological activities. J Herb Med. 2021;29 (September 2018):100466. DOI: 10.1016/j.hermed.2021.100466

16. Lima LGB, Montenegro J, Abreu JP, Santos MCB, Nascimento TP, Santos MS, et al. Metabolite Profiling by UPLC-MSE, NMR, and Antioxidant Properties of Amazonian Fruits: Mamey Apple (*Mammea americana*), Camapu (*Physalis angulata*), and Uxi (Endopleura Uchi). Molecules. 2020,15;25(2):342. DOI: 10.3390/molecules25020342

17. Mosquera-Chaverra L, Salas-Moreno M, Marrugo-Negrete J. Ethnomedicinal Studies, Chemical Composition, and Antibacterial Activity of the *Mammea americana* L. Bark in the Municipality of Cértegui, Chocó, Colombia. Adv Pharmacol Pharm Sci. 2022;2022. DOI: 10.1155/2022/9950625.

18. Lima LGB. Influência de extratos de abricó (*Mammea americana*), camapu (*Physalis angulata*) e uxi (Endopleura uchi) em linhagem celular humana de adenocarcinoma de próstata. Universidade Federal do Estado do Rio de Janeiro, Programa de Pós-Graduação em Alimentos e Nutrição; 2019. Disponível em: http://www.unirio.br/ccbs/nutricao/ppgan_pt/dissertacoes-e-teses/dissertacoes-e-teses-defendidas/2020/2019/influencia-de-extratos-de-abrico-mammea-americana-camapu-physalis-angulata-e-uxi-endopleura-uchi-em-linhagem-celular-humana-de-adenocarcinoma-de-prostata-1/view.

19. Yang H, Protiva P, Gil RR, Jiang B, Baggett S, Basile MJ, et al. Antioxidant and cytotoxic isoprenylated coumarins from *Mammea americana*. Planta Med. 2005;71(9):852-60. DOI: 10.1055/s-2005-871257.

20. Álvarez-Delgado C, Reyes-Chilpa R, Estrada-Muñiz E, Mendoza-Rodríguez CA, Quintero-Ruiz A, Solano J, et al. Coumarin A/AA induces apoptosis-like cell death in HeLa cells mediated by the release of apoptosis-inducing factor. J Biochem Mol Toxicol. 2009;23(4):263-72. DOI: 10.1002/jbt.20288.

21. Toma W, Hiruma-Lima CA, Guerrero RO, Souza Brito ARM. Preliminary studies of *Mammea americana* L. (Guttiferae) bark/latex extract point to an effective antiulcer effect on gastric ulcer models in mice. Phytomedicine. 2005;12(5):345-50. DOI: 10.1016/j.phymed.2003.06.009.

22. Gómez-Calderón C, Mesa-Castro C, Robledo S, Gómez S, Bolivar-Avila S, Diaz-Castillo F, et al. Antiviral effect of compounds derived from the seeds of *Mammea americana* and Tabernaemontana cymosa on Dengue and Chikungunya virus infections. BMC Complement Altern Med. 2017;17(1):1-12. DOI: 10.1186/s12906-017-1562-1.

4
AÇAÍ DO PARÁ (*Euterpe oleracea* Mart.)

Cristiana Nunes Rodrigues
Valdir Florêncio da Veiga-Junior
Klenicy Kazumy de Lima Yamaguchi

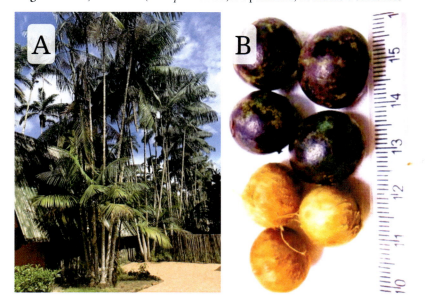

Figura 4 – Açaí do Pará (*Euterpe oleracea*). A: palmeira; B: frutos e sementes[*4]

4.1 CARACTERÍSTICAS BOTÂNICAS

Euterpe oleracea Mart. popularmente como "açaí do Pará", pertence à família Arecaceae, gênero *Euterpe*. É uma palmeira cespitosa de caule tipo estipe, comumente agregado formando grandes touceiras. Na fase adulta, chega a possuir até 25 perfilhos (brotações) por touceira em diferentes está-

---
[4] Fonte: os autores, 2023.

dios de desenvolvimento e raramente ocorre exemplar de caule único. Em relação ao seu tamanho, atinge até 30 m de altura, com 7 a 18 cm de diâmetro à altura do peito[1-3] (Figura 4).

Essa espécie é de origem nativa da América Central e América do Sul, sendo na Amazônia Oriental o local com maior produtividade. É encontrada nos estados do Amapá, Maranhão, Mato Grosso, Tocantins; e em países da América do Sul (Venezuela, Colômbia, Equador, Suriname e Guiana) e da América Central (Panamá), constituindo as mais abundantes populações no estuário do Rio Amazonas, sobretudo, em terrenos de várzea e igapó.[4-7]

Em sua extremidade superior, possui uma copa de 12 a 14 folhas, com longas bainhas superpostas fechadas, formando uma região colunar de cor esverdeada, no extremo do estipe. As folhas são do tipo compostas pinadas possuindo de 40 a 80 pares de folíolos. O sistema radicular é do tipo fasciculado, com raízes que emergem do tronco. Quando adulta suas raízes podem atingir até 40 cm acima da superfície do solo, com lenticelas e aerênquimas medindo 1 cm de diâmetro, de coloração avermelhada e fortemente agregadas em torno de cada base do caule. As raízes são superficiais e outras prolongam-se por cerca de 3,0 m a 3,5 m da base do estipe, em indivíduos com três anos de idade, podendo, em plantas com mais de dez anos, atingir 5 m a 6 m de extensão.[8,9,2,3]

A inflorescência do tipo cacho possui flores estaminadas e pistiladas. A disposição das flores é ordenada em tríades, de tal forma que cada flor feminina fica ladeada por duas flores masculinas. Pode ser considerada como uma planta hermafrodita.[8,3,10]

Os frutos de *E. oleracea* formam uma drupa globosa, com cerca de 1,5 a 2 cm de diâmetro e peso médio de 1,5 gramas, havendo variações (Figura 4). O epicarpo é roxo ou verde na maturação, dependendo de sua mutação, este último comumente se refere como "açaí branco", podendo ser considerados eco tipos, variações de espécies seja elas genéticas ou adaptações ao meio em que estar inserida, que durante sua fase de maturação são encontradas na coloração verde, amarela ou cor creme. O mesocarpo possui cerca de 1 mm de espessura envolve o endocarpo volumoso e duro que acompanha a forma do fruto e contém a semente em seu interior.[11,3]

Os ecotipos ou variedades são tipos de açaí que diferem em alguma característica morfológica, além de ocorrem em locais distintos, podendo-se mencionar: o açaí branco, o açaí roxo ou comum, o açaí-açu, o açaí-chumbinho, o açaí-espada, o açaí-tinga e o açaí-sangue-de-boi. Esses tipos se diferenciam pela coloração dos frutos quando maduros, pelo número de perfilhos na touceira, pelo tamanho e peso dos cachos e de frutos, dentre outras características que merecem uma investigação mais aprofundada.[12]

4.2 CULTIVO E SAFRA

A planta é predominantemente alógama, ou seja, utiliza fertilização cruzada para reprodução, beneficiada por mecanismos físicos e mecanismos genéticos. Porém, são corriqueiros os casos de autogamia, ocasionados pela sobreposição de estádios de floração, seja na mesma inflorescência ou em inflorescências diferentes na mesma planta. A polinização pode ocorrer por vento e chuva, mas a entomofilia é o principal método, realizada por pequenos besouros e himenópteros. O açaí também se propaga assexuadamente por meio do perfilhamento, o que o torna uma planta cespitosa, ao contrário de outras espécies.[13-15]

O desenvolvimento dos frutos do açaizeiro de touceira inicia com o crescimento da espata, florescimento, polinização, crescimento e maturação dos frutos. O ciclo de crescimento é desencadeado pela emergência de ramos axilares frutíferos (espatas), após a senescência e queda (abscisão) natural das folhas. Em seguida, há exposição parcial, exposição completa e desenvolvimento sequencial do ramo axilar florífero (espata), após a senescência (fim do ciclo fisiológico natural) e posterior abscisão foliar (queda natural) da folha. Sequencialmente, com duração média de seis meses, ocorre o início da abertura da inflorescência do cacho, a polinização, o crescimento, a maturação fisiológica dos frutos e, em "ponto de colheita", quando os frutos estão propícios ao processamento agroindustrial.[16]

A safra do açaí varia de acordo com a região. No Pará, principal produtor, o período de safra do açaí vai de agosto a novembro. No estuário amazônico, o pico da safra ocorre no período de julho/agosto. Na Amazônia, as espécies têm sua produção com floração no período de janeiro a maio e frutificação de setembro a dezembro. Pode haver períodos de frutificação o ano todo, em algumas populações endêmicas da região amazônica. No Acre, há referências de produção durante o ano todo, já que, quando se encerra a produção de terra-firme, janeiro a junho, inicia-se a de várzea que vai de agosto a dezembro. No Amapá e Maranhão, a safra ocorre durante o primeiro semestre, no período de chuva. A floração inicia a partir do 4º ano de plantio, quando bem manejada, pode iniciar a floração por volta de 2,5 anos do plantio.[8,17,12]

A obtenção dos frutos da palmeira dá-se comumente pela retirada manual. Usualmente, os cachos de açaí são cortados do topo do açaizeiro, acessado por meio de uma escada ou de escalada da palmeira empregando uma peconha nos pés e utilizando facão. Da fecundação das flores até a maturação dos frutos, são gastos, em média, 175 dias ou seis meses. Ao completarem a maturação, os frutos apresentam coloração violácea sendo encobertos por uma camada esbranquiçada.[4,12]

Para chegar ao ponto de maturação ideal, são considerados 5 estágios, que são, 1º VERDE: período em que metade do cacho está na cor verde; 2º VITRIN: os cachos apresentam uma cor preta, porém ainda não estão maduros suficientemente para o despolpamento; 3º PRETO: são frutos considerados razoavelmente bons ou dentro da média, porém não ideal; 4º TUÍRA: frutos totalmente pretos e uniformes, com uma aparência esbranquiçada, que lembra uva bem madura, onde é observada uma espécie de cera envolvendo os caroços. Nesse estágio é que os caroços são considerados ótimos para a produção de suco; 5º MUITO MADURO: frutos em estágio de maturidade muito acentuado, apresentando-se quase sempre secos e murchos, com uma película de cera típica de frutos em estado de colheita muito tardia. Nesse grau de maturidade, o açaí não produz um suco de qualidade, além de produtividade reduzida.[18]

4.3 IMPORTÂNCIA ECONÔMICA

As principais palmeiras brasileiras com relevância social e econômica pertencem ao gênero *Euterpe*. Essas espécies têm alto potencial econômico, pela exportação dos seus frutos, sendo esses utilizados na produção de bebidas energéticas e sendo um dos mais importantes produtos do extrativismo nacional. Dessa forma, vem tornando-se um dos principais responsáveis por dar visibilidade à biodiversidade da Floresta Amazônica.[8,17,19]

Essa espécie tem alto potencial econômico, principalmente pelo uso de seus frutos na preparação de uma bebida não alcóolica denominada de "vinho de açaí" que é exportada para todo o mundo como energético. A polpa desse fruto tem sido objeto de estudos em função do valor nutritivo, sendo considerado um alimento nutracêutico face ao elevado teor de substâncias bioativas.

No estado do Amazonas, o açaí faz parte diretamente da produção econômica dos municípios do interior do estado, sendo um relevante produto atuante como fonte de renda e alimento para as famílias de produtores locais. Como fator econômico e social, tem um importante papel na geração de renda para os agricultores familiares tradicionais e indígenas e como meio de geração de emprego e renda em agroindústrias e pequenos comerciantes locais.[20]

Do açaizeiro, aproveitam-se todas as partes, frutos, folhas, raízes, estipe, palmito e cachos frutíferos. Os frutos são empregados para a produção do vinho de açaí pelo despolpamento mecânico ou manual; as folhas, para a cobertura de "casas de farinha" casas ribeirinhas, além de ser utilizado na fabricação de papel; as raízes possuem propriedades medicinais e são utilizadas na fabricação de chás; a estipe é utilizada em paredes e esteios de casas, como matéria-prima para a produção de papel e produtos de isolamento elétrico; e o palmito é utilizado na culinária regional e internacional.[6]

As características organolépticas podem variar dependendo da região do país, o que está associado à cultura alimentar. A qualidade sensorial está relacionada às caraterísticas sensoriais ou físicas do produto. Nesse contexto, a polpa do açaí segue os seguintes aspectos: cor roxa-violácea típica do açaí roxo, o sabor não adocicado e não azedo, aroma peculiar do fruto e os aspectos físicos como, emulsão estável mesmo após aquecimento a 80 ºC. Sendo esses os atributos mais buscados pelos consumidores.[21]

O açaí é comumente consumido na forma de sucos ou polpa, sendo denominado pela população como vinho de açaí, usualmente com ou sem adição de açúcares, frutas, cereais e farinhas. Além de serem servidos como acompanhamento de pratos como peixe frito, carnes e inúmeros outros alimentos. A polpa do açaí também é utilizada na fabricação industrial e artesanal de sorvetes, cremes e geleias.[19,22]

O caroço corresponde a 85% do peso total do fruto, gerando uma grande quantidade de resíduos após o despolpamento. Em geral, esse resíduo ainda é descartado de forma inadequada, porém já se observa a utilização dos caroços e fibras na aplicação industrial, servindo para produção de ração animal, folha de compensado, além de ser usado na geração de vapor, carvão vegetal, adubo orgânico e utilizados na fabricação de um saboroso café de açaí, alternativas sustentáveis para o processamento dos caroços.[23-25]

4.4 VALOR NUTRICIONAL E COMPOSTOS BIOATIVOS

A polpa dos frutos de E. *oleracea* apresenta sabor exótico e constituintes químicos semelhantes as espécies do gênero que constituem benefícios à saúde em relação à sua composição. Além de ser um fruto com valor nutricional altamente energético, é rico em vitaminas como A, B1, B2, B3, C e E.[5,26] As Tabelas 6 e 7 mostram alguns dos nutrientes presente nessa espécie.

Tabela 6 – Composição Nutricional da polpa de Açaí do Pará (Euterpe oleracea Mart.)

Informações Nutricionais por 100 g de polpa crua			
Umidade	89,78 – 89,86 g	Fósforo	184,50 – 187,50 mg
Cinzas	3,60 – 4,00 g	Ferro	7,60 – 30,60 mg
Carboidratos	32,00 – 42,65 g	Sódio	6,10 – 7,50 mg
Proteínas	11,92 – 12,02 g	Potássio	920,10 – 939,90 mg
Lipídeos	38,00 – 52,00 g	Manganês	15,00 – 75,00 mg
Cálcio	421,80 – 742,00 mg	Cobre	1,20 – 3,02 mg
Magnésio	171,70 – 485,00 mg	Zinco	2,1 – 5,4 mg

Fontes: Gordon et al.[27] e Santos et al.[28]

Tabela 7 – Macronutrientes da polpa, da semente e do óleo de Açaí do Pará (*Euterpe oleracea* Mart.)

Informações Nutricionais por 100 g de parte crua			
	Polpa	*Semente*	*Óleo*
Umidade	89,78 – 89,86 g	7,90 – 7,92 g	9,06 g
Cinzas	3,60 – 4,00 g	1,35 – 1,37 g	1,30 g
Carboidratos	32,00 – 42,65 g	-	78,34 – 84,14 g
Proteínas	11,92 – 12,02 g	4,86 – 4,92 g	6,70 g
Lipídeos	38,00 – 52,00 g	2,74 – 2,76 g	1,65 – 1,75 g

Fontes: Gordon *et al.*[27], Santos *et al.*[28], Barros *et al.*[29], Melo *et al.*[30], Costa et al.[31] e Menezes *et al.*[32]

O açaí demonstra benefícios à saúde associados à composição química.[33] Devido a isso, uma quantidade considerável de atividades biológicas é descrita para as espécies desse gênero, principalmente para *E. oleracea.*

Acredita-se que o alto teor de polifenóis, principalmente flavonoides, proporcione diversos efeitos promotores da saúde ao fruto do açaí, incluindo propriedades anti-inflamatórias, imunomoduladoras, antinociceptivas e antioxidantes, entre outras. Os flavonoides são constituídos de uma grande classe de compostos polifenólicos, contendo baixa massa molecular, que possuem um esqueleto de 15 carbonos constituído por dois anéis de benzeno, ligados através de um anel de pirano heterocíclico.[5,34,35]

As antocianinas, um dos principais compostos fenólicos presente, responsáveis por atuarem nos inibidores do processo de oxidação, ocasionados pelos radicais livres e compostos oxidantes. Esses compostos apresentam certa instabilidade, tornando a extração, armazenamento e processamento procedimentos complexos, além de serem sensíveis a fatores como temperatura, luz e pH. Estudos revelam a alta concentração desse composto em espécies do gênero *Euterpe* spp, o que confere uma coloração escura, sugerindo que as antocianinas e compostos fenólicos de frutos e vegetais podem ser extraídos usando tecnologias emergentes, como extração assistida por ultrassom.[26,36]

Além dessa classe, cita-se os ácidos fenólicos e os flavonoides como os compostos majoritários. As substâncias majoritárias na espécie de *E. oleraceae* podem ser visualizadas na Figura 5.

Figura 5 – Substâncias majoritárias descritas no Açaí do Pará*[5]

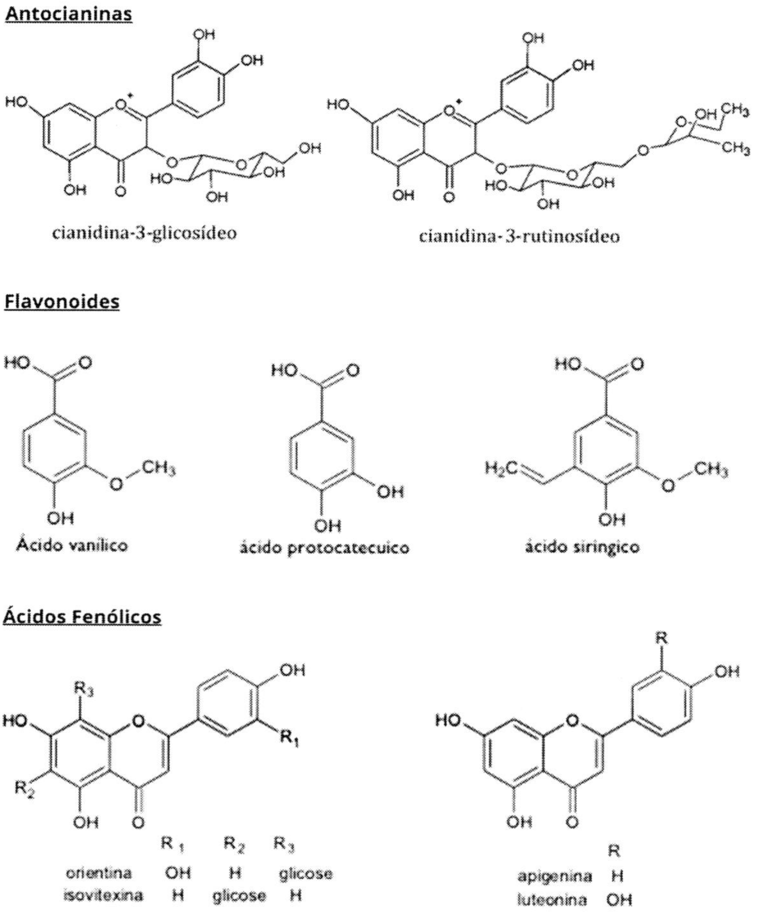

Antocianinas

cianidina-3-glicosídeo   cianidina-3-rutinosídeo

Flavonoides

Ácido vanílico   ácido protocatecuico   ácido siringico

Ácidos Fenólicos

	R_1	R_2	R_3
orientina	OH	H	glicose
isovitexina	H	glicose	H

	R
apigenina	H
luteonina	OH

4.5 PROPRIEDADES FUNCIONAIS

Com a descoberta de antioxidantes na polpa de açaí, esse fruto passou a ser considerado um alimento funcional. Quando comparada a outros alimentos, a polpa do açaí possui grande capacidade antioxidante baseada em análises da ação de antioxidantes, particularmente contra o superóxido e radicais peroxil[37] entre várias outras propriedades, como atividade antiproli-

---

[5] Fonte: os autores, 2023.

ferativa, efeito vasodilatador, atividade antinoceptiva, ação anti-inflamatória e citotoxicidade em células cancerígenas.

A polpa de *E. oleracea* apresenta atividade antioxidante no córtex cerebral, hipocampo e cerebelo de ratos tratados com o agente oxidante peróxido de hidrogênio (H_2O_2), sugerindo uma contribuição positiva para o desenvolvimento de doenças neurodegenerativas relacionadas à idade.[38] Os extratos dessa espécie foram capazes de inibir a produção de óxido nítrico e a expressão de iNOS a partir de cultura de células.[39] Verificou-se também a elevada ação antioxidante da polpa sobre radical DPPH, ânions superóxido, radical peroxila e em ensaio de inibição da oxidação de lipossomas.[40] Em um estudo com voluntários humanos, o consumo de suco e polpa causaram aumento de 2 e 3 vezes a capacidade antioxidante no plasma.[41]

A composição química do óleo de açaí apresenta influência na proliferação celular, sugerindo propriedade antiproliferativa dos polifenóis em culturas de células cancerígenas[33], já sendo elucidada a indução da atividade antiproliferativa e pro-apoptótica dos compostos polifenólicos do açaí contra células HL-60 causadores de leucemia.[42] Além desses estudos, foi demonstrado que *E. oleracea* possui efeito antinoceptivo, reduzindo até 50% o número de contorções abdominais e um efeito vasodilatador, o que sugere uma possibilidade do uso do açaí como planta medicinal no tratamento de doenças cardiovasculares.[43]

Devido às propriedades antioxidantes e anti-inflamatórias das polpas de açaí, pesquisas com componentes isolados estão sendo realizadas para identificar os responsáveis pelas atividades biológicas encontradas. No trabalho de Kang *et al.*[44] foram isolados cinco flavonoides e testados em relação à atividade anti-inflamatória e antioxidante. A flavona velutina apresentou excelente capacidade anti-inflamatória em macrófagos de camundongos, indicando potencial efeito atero-protetor. Esse potencial anti-inflamatório foi confirmado por meio da inibição da expressão de citoquinas próinflamatórias.[45] Além disso, tem-se observado que os extratos polifenólicos protegem as células endoteliais vasculares humanas sobre o stress oxidativo e inflamação.[46]

Além das polpas, extratos das raízes, caules e sementes vêm demonstrando a presença de substâncias de alto valor para a saúde humana. Além disso, suas substâncias são capazes de prevenir e/ou inibir doenças, que são causadas principalmente pela ação de radicais livres. As atividades benéficas dessas fontes alimentares estão possivelmente relacionadas a um grande número de moléculas bioativas.[22]

Estudos revelam efeitos neuroprotetores com o suco clarificado de *Euterpe oleracea*, com propriedades anticonvulsivantes semelhantes ao diazepam em um modelo *in vivo* com pentilenotetrazol, um bloqueador do receptor GABA A. Os resultados evidenciaram a melhora na neurotransmissão GABAérgica, por meio de interações com o receptor GABA A e modulação da captação de GABA.[47]

Além disso, são encontrados efeitos anti-inflamatórios em pesquisas a partir de uma análise preliminar, o extrato do açaí na dose de 5 mg/mL apresentou maior atividade contra a inflamação desencadeada por OLZ (0,03 μg/mL), sugerindo que o extrato pode ser útil na atenuação dos estados inflamatórios periféricos desencadeados pela OLZ. Além disso, os efeitos do extrato hidroalcoólico da semente de açaí foram investigados em modelo de colite aguda induzida por TNBS (ácido 2,4,6-trinitrobenzenossulfônico) em ratos. Em que 100 mg/kg do extrato reduziu significativamente a expressão induzida por TNBS do TLR4, COX-2 e NF-κB p65, melhorou parâmetros macroscópicos e histológicos, inflamação, integridade da barreira intestinal e estresse nítrico e oxidativo pela via TLR-4/COX-2/NF-κB.[48,49]

Quando estudados o suco de *E. oleracea* em melhoramento dos níveis de HDL-c e a defesa antioxidante em um estudo cruzado randomizado por 4 semanas, resultados indicam um impacto positivo do consumo regular de sucos de açaí e juçara nos níveis de HDL-c, bem como nas atividades de enzimas antioxidantes, que podem contribuir para a saúde cardiovascular.[50]

Estudos sugerem que o extrato da semente de açaí de *E. oleracea* tem alta capacidade citotóxica e pode induzir autofagia aumentando a produção de EROs no câncer de mama. O extrato de semente de açaí apresentou efeitos citotóxicos contra MCF-7, induziu alterações morfológicas na linhagem celular por autofagia e aumentou a via de produção de EROs. Em outro estudo, que teve como objetivo avaliar a atividade de inibição do crescimento celular do extrato polifenólico de açaí contra células cancerígenas de cólon HT-29 e SW-480 e as células não malignas de fibroblastos de cólon CCD-18Co. Os resultados mostraram que o extrato polifenólico de açaí (5-20 mg/L) inibiu preferencialmente o crescimento de células SW-480 sem toxicidade em células CCD-18Co e a pesquisa sugere fortemente que o extrato polifenólico de açaí tem atividades anti-inflamatórias e citotóxicas em células de câncer de cólon e pode ser eficaz como agentes quimiopreventivos naturais do câncer de cólon.[51,52]

Observa-se que muitos estudos e pesquisas recentes sugerem o uso de espécies do gênero *Euterpe* spp, com o indicativo de inúmeros efeitos biológicos ativos, para tratamento, cura ou prevenção de doenças, em que se destaca a espécie do *E. oleracea* abundante na Região Norte do Brasil.

REFERÊNCIAS

1. Matos CB, Sampaio P, Rivas AAA, Matos JCS, Hodges DG. Economic profile of two species of Genus der *Euterpe*, producers of açaí fruits, from the Pará and Amazonas States - Brazil. Int J Environ Agric Biotechnol. 2017;2(4):1822-8. DOI: 10.22161/ijeab/2.4.46.

2. Oliveira MSP, Neto JTF, Mattietto RA, Mochiutti S, Carvalho AV. *Euterpe oleracea* Martius. PROCISUR, Instituto Interamericano de Cooperación para la Agricultura (IICA); 2017. Disponível em: https://www.procisur.org.uy/adjuntos/procisur_acai_073.pdf.

3. Nascimento WMO. Açaí *Euterpe oleracea* Mart. Informativo Técnico Rede de Sementes da Amazônia. 2008(18). ISSN 1679-8058.

4. Rodrigues CN, Yamaguchi HKL, Yamaguchi KKL, Veiga-Junior VF. Açaí amazônico. Propriedades, características e boas práticas de manipulação. São Leopoldo: Oikos; 2021. 36 p. ISBN 978-65-5974-027-7.

5. Cedrim PCAS, Barros EMA, Nascimento TG. Propriedades antioxidantes do açaí (*Euterpe oleracea*) na síndrome metabólica. Braz J Food Technol. 2018;2. DOI: 10.1590/1981-6723.09217.

6. Gama BMM, Ribeiro GD, Fernandes CF; Medeiros IM. Açaí (*Euterpe* spp.): características, formação de mudas e plantio para a produção de frutos. Porto Velho: Circular Técnica 80, EMBRAPA; 2005. 6 p.

7. Nogueira OL, Müller AA, Figueiredo FJC. Açaí. Embrapa Amazônia Oriental, Belém, PA; 2005. 137 p.

8. Furlaneto FPB, Soares AAVL, Furlaneto LB. Parâmetros Tecnológicos, Comerciais e Nutracêuticos do açaí (*Euterpe oleracea*). Rev Inter de Ciências. 2020 abr;10(1):91-107.

9. Oliveira MSP, Schwartz G. Açaí-*Euterpe oleracea*. Exotic Fruits, Academic Press. 2018;1-5. ISBN 9780128031384. DOI: 10.1016/B978-0-12-803138-4.00002-2

10. Costa MR, Oliveira MSP, Moura EF. Variabilidade genética em açaizeiro (*Euterpe oleracea* Mart.). Conservação e caracterização de recursos genéticos vegetais na Amazônia Oriental. Biotecnologia Ciência & Desenvolvimento. 2021;(21):46-50.

11. Martins GR, Guedes D, Paula ULM, Oliveira MDSP, Lutterbach MTS, Reznik LY, et al. Açaí (*Euterpe oleracea* Mart.) Seed Extracts from Different Varieties: A Source of Proanthocyanidins and Eco-Friendly Corrosion Inhibition Activity. Molecules. 2021 Jun 5;26(11):3433. DOI: 10.3390/molecules26113433.

12. Oliveira MSP, Neto JTF, Pena RS. Açaí: técnicas de cultivo e processamento. Fortaleza – CE: Instituto Frutal; 2007.

13. Chaves SFS, Alves RM, Dias LAS. Contribution of breeding to agriculture in the Brazilian Amazon. I. Açaí palm and oil palm. Crop Breed Appl Biotechnol. 2021;21(spe):e386221S8. DOI: 10.1590/1984-70332021v21Sa21.

14. Bezerra LA, Campbell AJ, Brito TF, Menezes C, Maués MM. Pollen Loads of Flower Visitors to Açaí Palm (*Euterpe oleracea*) and Implications for Management of Pollination Services. Neotrop Entomol. 2020 Aug;49(4):482-90. DOI: 10.1007/s13744-020-00790-x.

15. Oliveira MSP, Carvalho JE, Nascimento WMO. Açaí (*Euterpe oleracea* Mart.). Jaboticabal: Funep; 2000. 52p. il. (Funep. Frutas Nativas, 07). Biblioteca(s): Epagri-Itajaí.

16. Souza VF, Vieira AH, Ramalho AR, Rosa Neto C, Cararo DC, Costa JNM, et al. Cultivo do Açaizeiro (*Euterpe oleracea* Martius) no Noroeste do Brasil / Editor técnico, Victor Ferreira de Souza; Porto Velho, RO: Embrapa Rondônia; 2018. 90 p. Sistemas de produção/ Embrapa Rondônia, ISSN 0113-1668; 36.

17. CONAB - Companhia Nacional de Abastecimento (2019). Análise mensal: Açaí (fruto). Brasília – DF. Março de 2019.

18. Alencar ACT. Açaí: novas perspectivas de negócios. Coord. editorial Vanusa Reis das Chagas. Manaus: SEBRAE/AM; 2005.

19. Yamaguchi KKL, Pereira LFR, Lamarão CV; Lima ES, Veiga-Junior VF. Amazon acai: Chemistry and biological activities: A review. Food Chem 2015;15(179):137-51. DOI: 10.1016/j.foodchem.2015.01.055. PMID: 25722148

20. Melo GS, Costa FS, Silva LC. O cenário da produção do açaí (*Euterpe* spp.) no estado do amazonas. Braz J Dev. 2021;7(7):71536-49. DOI: https://doi.org/10.34117/bjdv7n7-365.

21. Cartaxo CBC, Vasconcelos MAM, Papa DA, Alvares, VS. *Euterpe precatoria* Mart.: boas práticas de produção na coleta e pós-coleta de açaí-solteiro. Rio Branco, AC: Embrapa Acre; 2020. 55 p. ISSN 0104-9046.

22. Assmann CE, Weis GCC, Rosa JR, Bonadiman BDSR, Alves AO, Schetinger MRC, et al. Amazon-derived nutraceuticals: Promises to mitigate chronic inflammatory states and neuroinflammation. Neurochem Int. 2021;148:105085. DOI: 10.1016/j.neuint.2021.105085.

23. Silva AJB, Sevalho ES, Miranda IPA. Potencial das palmeiras nativas da Amazônia Brasileira para a bioeconomia: análise em rede da produção científica e tecnológica. Ciência Florestal. 2021;31(2). DOI: 10.5902/1980509843595.

24. Costa NC, Silva AC, Correa NCF, Botelho VA. Caracterização físico-química do caroço de açaí (*Euterpe oleracea* Mart.) torrado destinado à produção de uma bebida quente. Avanços em Ciência e Tecnologia de Alimentos. 2020(2):73-82. DOI: 10.37885/201102243.

25. Barbosa AM, Rebelo VSM, Martorano LG, Giacon VM. Caracterização de partículas de açaí visando seu potencial uso na construção civil. Rev Matéria. 2019; 24(3):e-12435. DOI: 10.1590/S1517-707620190003.0750.

26. Silva HR, Assis DC, Prada AL, Silva JOC, Sousa MB, Ferreira AM, et al. Obtaining and characterization of anthocyanins from Euterpe oleracea (açaí) dry extract for nutraceutical and food preparations. Rev Bras Farmacogn. 2019;295. DOI: 10.1016/j.bjp.2019.03.004.

27. Gordon A, Cruz AP, Cabral LM, Freitas SC, Taxi CM, Donangelo CM, et al. Chemical characterization and evaluation of antioxidant properties of açaí fruits (*Euterpe oleraceae* Mart.) during ripening. Food Chem. 2012;15(133,2):256-63. DOI: 10.1016/j.foodchem.2011.11.150.

28. Santos VS, Teixeira GHA, Barbosa JRF. Açaí (*Euterpe oleracea* Mart.): A Tropical Fruit with High Levels of Essential Minerals—Especially Manganese—and its Contribution as a Source of Natural Mineral Supplementation, Journal of Toxicology and Environmental Health, Part A. 2014;77:80-9. DOI: 10.1080/15287394.2014.866923.

29. Barros ASK, Pereira SA, Silva TSM, Costa MD, Pires Freitas CR, Marque SAR. Avaliação físico-química e sensorial de biscoito tipo cookies enriquecidos com farinha do caroço e polpa do açaí. DESAFIOS - Revista Interdisciplinar da Universidade Federal do Tocantins. 2020;7(Especial):72-81. DOI: 10.20873/uftsupl2020-8578.

30. Melo PS, Selani MM, Gonçalves RH, Paulino JO, Massarioli AP. Açaí seeds: An unexplored agro-industrial residue as a potential source of lipids, fibers, and antioxidant phenolic compounds. Industrial Crops and Products. 2021b dec 161. Art. 113204. DOI: 10.1016/j.indcrop.2020.113204

31. Costa RG, Andreola K, Mattietto RA, Faria LJG, Taranto OP. Effect of operating conditions on the yield and quality of açai (*Euterpe oleracea* Mart.) powder produced in spouted bed. Technology. 2015;64(2):1196-2035. DOI: 10.1016/j.lwt.2015.07.027.

32. Menezes SEM, Torres AT, Srur AUS. Valor nutricional da polpa de açaí (*Euterpe oleracea* Mart) liofilizada. Acta Amaz. 2008;38(2):311-6. DOI: 10.1590/S0044-59672008000200014.

33. Pacheco-Palencia LA, Mertens-Talcott S, Talcott ST. Chemical composition, antioxidant properties, and thermal stability of a phytochemical enriched oil from Acai (*Euterpe oleracea* Mart.). J Agric Food Chem. 2008;25;56(12):4631-6. DOI: 10.1021/jf800161u.

34. Oliveira NKS, Almeida MRS, Pontes FMM, Barcelos MP, Silva GM, Silva CHTP, Cruz RAS, Silva Hage-Melim LI. Molecular Docking, Physicochemical Properties, Pharmacokinetics and Toxicity of Flavonoids Present in *Euterpe oleracea* Martius. Curr Comput Aided Drug Des. 2021;17(4):589-617. DOI: 10.2174/1573409916666200619122803.

35. Dornas WC, Oliveira TT, Rodrigues-das-Dores RG, Santos AF, Nagem TJ. Flavonóides: potencial terapêutico no estresse oxidativo. Rev. Ciênc. Farm. Básica Apl. 2007;28(3):241- 9.

36. Oliveira AR, Ribeiro AEC, Oliveira ER, Garcia MC, Soraes Junior MS, Caliari M. Structural and physicochemical properties of freeze-dried açaí pulp (*Euterpe oleracea* Mart.). Food Science and Technology. 2020;40(2):282-9. DOI: 10.1590/fst.34818

37. Portinho JA, Zimmermann LM, Bruck MR. Efeitos Benéficos do Açaí. International Journal of Nutrology. 2012;5(1):15-20. DOI: 10.1055/s-0040-1701423

38. Spada PDS, Dani C, Bortolini GV, Funchal C, Henriques JAP, Salvador M. Frozen fruit pulp of *Euterpe oleraceae* Mart. (acai) prevents hydrogen peroxideinduced damage in the cerebral cortex, cerebellum, and hippocampus of rats. Journal of Medicine and Food. 2009;12:1084-8. DOI: 10.1089/jmf.2008.0236

39. Matheus ME, Fernandes SBO, Silveira CS, Rodrigues VP, Menezes FS, Fernandes PD. Inhibitory effects of *Euterpe oleracea* Mart. on nitric oxide production and iNOS expression. J Ethnopharmacol. 2006;19;107(2):291-6. DOI: 10.1016/j.jep.2006.03.010

40. Rufino MSM, Pérez-Jiménez J, Arranz S, Alves RE, Brito ES, Oliveira MSP, et al. Açaí (*Euterpe oleracea*) 'BRS Pará': A tropical fruit source of antioxidant dietary fiber and high antioxidant capacity oil. Food research international. 2011; 44(7):2100-6. DOI: 10.1016/j.foodres.2010.09.011.

41. Mertens-Talcott SU, Rios J, Jilma-Stohlawetz P, Pacheco-Palencia LA, Meibohm B, Talcott ST, Derendorf H. Pharmacokinetics of anthocyanins and antioxidant effects after the consumption of anthocyanin-rich acai juice and pulp (*Euterpe oleracea* Mart.) in human healthy volunteers. J Agric Food Chem. 2008;10;56(17):7796-802. DOI: 10.1021/jf8007037.

42. Del Pozo-Insfran D, Percival SS, Talcott ST. Açai (*Euterpe oleracea* Mart.) polyphenolics in their glycoside and aglycone forms induce apoptosis of HL-60 leukemia cells. J Agric Food Chem. 2006;22;54(4):1222-9. DOI: 10.1021/jf052132n.

43. Favacho HAS, Oliveira BR, Santos KC, Medeiros BJL, Sousa PJC, Perazzo JCT. Anti-inflammatory and antinociceptive activies of *Euterpe oleracea* oil. Rev. bras. farmacogn. 2011;21(1);105-14. DOI: 10.1590/S0102-695X2011005000007.

44. Kang J, Xie C, Li Z, Nagarajan S, Schauss AG, Wu T, Wu X. Flavonoids from acai (*Euterpe oleracea* Mart.) pulp and their antioxidant and anti-inflammatory activities. Food Chem. 2011;128(1):152-7. DOI: 10.1016/j.foodchem.2011.03.011.

45. Xie C, Kang J, Li Z, Schauss AG, Badger TM, Nagarajan S, Wu T, Wu X. The açaí flavonoid velutin is a potent anti-inflammatory agent: blockade of LPS-mediated TNF-α and IL-6 production through inhibiting NF-κB activation and MAPK pathway. J Nutr Biochem. 2012 Sep;23(9):1184-91. DOI: 10.1016/j.jnutbio.2011.06.013.

46. Noratto GD, Angel-Morales G, Talcott ST, Mertens-Talcott SU. Polyphenolics from açaí (*Euterpe oleracea* Mart.) and red muscadine grape (Vitis rotundifolia) protect human umbilical vascular Endothelial cells (HUVEC) from glucose- and lipopolysaccharide (LPS)-induced inflammation and target microRNA-126. J Agric Food Chem. 2011;27;59(14):7999-8012. DOI: 10.1021/jf201056x.

47. Arrifano GPF, Lichtenstein MP, Souza-Monteiro JR, Farina M, Rogez H, Carvalho JCT, et al. Açaí (*Euterpe oleracea*) Juice as an Anticonvulsant Agent: *In vitro* Mechanistic Study of GABAergic Targets. Oxid Med Cell Longev. 2018;Mar 20(2018). DOI: 10.1155/2018/2678089.

48. Monteiro CEDS, Filho HBDC, Silva FGO, Souza MFF, Sousa JAO, Franco ÁX, et al. *Euterpe oleracea* Mart. (Açaí) attenuates experimental colitis in rats: invol-

vement of TLR4/COX-2/NF-κB. Inflammopharmacology. 2021;29(1):193-204. DOI: 10.1007/s10787-020-00763-x.

49. Fernandes MS, Machado AK, Assmann CE, Andrade EN, Azzolin VF, Duarte MMMF, et al. Açaí (*Euterpe oleracea* Mart.) reduces the inflammatory response triggered *in vitro* by the antipsychotic drug olanzapine in RAW 264.7 macrophage cells. Acta Sci Pol Technol Aliment. 2021;20(2):149-63. DOI: 10.17306/J.AFS.0857.

50. Liz S, Cardoso AL, Copetti CLK, Hinnig PF, Vieira FGK, Silva EL, et al. Açaí (*Euterpe oleracea* Mart.) and juçara (*Euterpe edulis* Mart.) juices improved HDL-c levels and antioxidant defense of healthy adults in a 4-week randomized cross-over study. Clin Nutr. 2020;39(12):3629-36. DOI: 10.1016/j.clnu.2020.04.007.

51. Dias MM, Noratto G, Martino HS, Arbizu S, Peluzio Mdo C, Talcott S, Ramos AM, Mertens-Talcott SU. Pro-apoptotic activities of polyphenolics from açai (*Euterpe oleracea* Martius) in human SW-480 colon cancer cells. Nutr Cancer. 2014;66(8):1394-405. DOI: 10.1080/01635581.2014.956252.

52. Silva MACND, Costa JH, Pacheco-Fill T, Ruiz ALTG, Vidal FCB, Borges KRA, et al. Açai (*Euterpe oleracea* Mart.) Seed Extract Induces ROS Production and Cell Death in MCF-7 Breast Cancer Cell Line. Molecules. 2021;26(12):3546. DOI: 10.3390/molecules26123546.

5

AÇAÍ DO AMAZONAS
(*Euterpe precatoria* **Mart.**)

Klenicy Kazumy de Lima Yamaguchi

Tiago Maretti Gonçalves

Anderson de Oliveira Souza

Kemilla Sarmento Rebelo

Figura 6 – Açaí do Amazonas (Euterpe precatoria Mart.). A: Frutos; B: Frutos e sementes; C: Palmeira*[6]

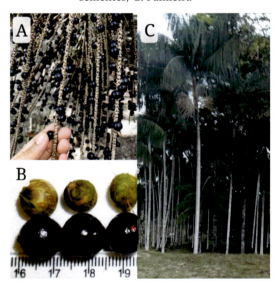

5.1 CARACTERÍSTICAS BOTÂNICAS

O gênero Euterpe possui cerca de 28 espécies localizadas nas Américas Central e do Sul, estando distribuídas por toda bacia Amazônica. As

---
[6] Fonte: os autores, 2023.

três espécies que ocorrem com maior frequência são *E. oleraceae, E. edulis* e *E. precatoria*. No entanto, as duas espécies mais exploradas comercialmente são *E. precatoria* e *E. oleracea*.[1]

A espécie *Euterpe precatoria* Mart., conhecida como o Açaí do Amazonas, é uma planta monocotiledônea pertencente à família das *Arecaceae*, da qual seus frutos se obtém uma bebida muito apreciada, denominada "açaí".[2]

O Açaí do Amazonas é popularmente chamado de "açaí-do-amazonas", "açaí-de-terra firme", "açaí solitário" (Brasil); "palma del rosário" (Bolívia); "yuyu chonta" (Peru). É encontrado na Região Norte do Brasil, no alto estado do Amazonas, no Acre, Rondônia e Pará, e no Centro Oeste no estado do Mato Grosso e até mesmo em outros países da América do Sul como o Peru, Bolívia, Colômbia (Sul) e na Venezuela.[3]

Morfologicamente, a espécie *Euterpe precatoria* Mart. é uma palmeira de um único caule, do tipo estipe, liso, cilíndrico, anelado, ereto, às vezes encurvado, fibroso e sem ramificações, atingindo até 30 m de altura e diâmetro de 12 cm a 18 cm. Ao longo desse caule, podem existir cicatrizes que ocorrem devido à queda das folhas, que podem formar nós e internos.[4-5] Em relação aos aspectos anatômicos, essas folhas são compostas, sendo que seus folíolos saem da raque, classificadas botanicamente como pinadas.[5]

É uma planta monoica, que realiza fecundação cruzada (alógama), e sua inflorescência é do tipo cacho, formada por flores sésseis, constituídas por um só sexo, de tamanho pequeno e de coloração violeta. Essas flores são distribuídas em tríades, sendo que duas são masculinas e uma é feminina.[2]

Seus frutos são classificados como uma drupa globosa ou levemente depressa, apresenta diâmetro variando entre 1 cm e 2 cm e peso médio de 1,5 g. Quando maduro, dependendo do tipo, podem exibir uma coloração violácea ou verde.[6] A semente de *Euterpe precatoria* preenche a maior parte do fruto, com rendimento que chega até a 85% do peso total. Apresenta forma globosa, coloração que vai do verde ao marrom-escuro e diâmetro médio de 11,5 mm.[7] Na Figura 6 pode-se visualizar frutos e sementes dessa espécie.

5.2 CULTIVO E SAFRA

Para realizar o cultivo do açaí, pode ser feito por meio de sementes originárias de programas de melhoramento genético ou de populações naturais denominada de ecotipos, ocorrendo-se naturalmente. As áreas de plantio podem ser aquelas já exploradas ou também aquelas compostas por vegetação secundária (capoeira), já que áreas primárias devem ser evitadas, pois elas necessitam de um impacto ambiental maior, em detrimento a derrubada de árvores ali presentes.[8]

Os açaizeiros podem ser cultivos em sol pleno ou sob sombreamento, esta última, em áreas cobertas com vegetações com espécies arbóreas ou herbáceas. Assim, o açaizeiro, quando cultivado diretamente sob o sol, tende a apresentar maior produtividade, quando comparado àqueles cultivados em áreas de sombreamento.[9]

O plantio do açaí deve ser feito em terra firme, no início do período chuvoso, em covas com dimensões de 40 cm x 40 cm x 40 cm, previamente feita a correção da acidez e adubadas (pelo menos 30 dias antes do plantio) com 10 litros e esterco curtido ou 5 litros de cama de galinha e 200g de superfosfato triplo (SFT), cobrindo-as, em seguida, até o plantio (8:8). A palmeira produz cerca de 3 a 4 cachos por ano (Figura 6), com uma variação de peso de 3 a 6 kg.[10] A produção dos frutos de açaí ocorre durante o ano todo, no entanto, verifica-se que em certos meses essa produção é maior (período da safra). A germinação da semente ocorre de 30 a 40 dias, crescendo por volta de 5 metros ao ano e começando a produzir com cerca de 4 anos.[11]

5.3 IMPORTÂNCIA ECONÔMICA

O açaí é uma planta com alto potencial econômico, principalmente pelo uso de seus frutos frescos na preparação do "vinho de açaí" que são exportados para todo o mundo como energéticos.[12] Essa é uma espécie com ampla diversidade de uso. Segundo Mendes et al.[13], a importância das espécies de palmeiras (*Arecaceae*) é expressiva devido à grande diversidade de produtos que delas podem ser obtidos, como para alimentação, construções, artesanato, paisagismo e medicina alternativa. Assim, como sua importância social, cultural ou religiosa para comunidades tradicionais e indígenas.

A demanda de polpa do fruto do açaí é crescente, contribuindo de forma significativa para a renda familiar de ribeirinhos e comunidades rurais na Amazônia, sendo uma fonte de desenvolvimento econômico e social da região.[14] Não somente pela amplitude de sua produção, que vem crescendo do Maranhão a Rondônia e em especial no Amazonas, mas também nos aspectos sociais, da importância cultural e ambiental, como no descarte dos resíduos.

A produção de açaí vem aumentando, tornando-o um dos mais importantes produtos do extrativismo nacional e um dos principais responsáveis pela visibilidade obtida dos produtos oriundos da biota Amazônica. Seja por meio da bebida energética ou suco não alcoólico denominado na região do Amazonas como "vinho de açaí", os produtos alimentícios do açaí estão rompendo as barreiras nacionais e tomando proporções que fazem com que esse fruto seja considerado uma celebridade brasileira. Os produtos originados a partir da polpa contemplam a elaboração de sucos, bebidas energéticas e esportivas, lanches, sobremesas e sorvetes, produtos lácteos e doces e em geral.[15]

Além da polpa, tem-se o uso da palmeira para obtenção de palmito, sendo essa matéria-prima muito apreciada pela agroindústria do palmito no Brasil.[16] As suas folhas e talos apresentam uso popular para uso na medicina tradicional e como cobertura de barracas e fechamento de paredes.[17] Ainda pode ser utilizado nas construções de casas como vigas de estruturas.[11]

Segundo Veiga Junior e Yamaguchi[14], as sementes obtidas do processamento industrial do açaí são utilizadas em pequena escala para diversos fins que vão desde o uso para alimentos até a aplicação como biojoias. As suas sementes são utilizadas para produção de artesanatos e seu conteúdo nutricional é empregado na elaboração de ração animal e como adubo orgânico. Rico em fibras, é utilizado na fabricação de móveis e compensados e na produção de placas acústica para a indústria automobilística. Rico em energia, ainda pode ser empregado na produção de carvão vegetal, na geração de vapor, e como energia térmica em olarias.

5.4 VALOR NUTRICIONAL

Na Tabela 8, é possível observar a composição centesimal, teor de ácidos graxos e minerais de amostras de suco de açaí (40% de água), provenientes de diferentes ecossistemas amazônicos.[18]

Dentre os macronutrientes do açaí, destacam-se os baixos teores de glicídios (0,80 ± 0,09%) e proteínas (0,82 ± 0,4%). Como nutrientes predominantes estão as fibras (5,5 ± 0,1%) e os lipídeos (4,8 ± 0,01%). As fibras encontradas em 100 mL do suco de açaí atendem 20,5% da ingestão recomendada para um indivíduo do sexo masculino, na faixa dos 19 aos 51 anos (38 g/dia).[18] O potássio é o mineral predominante, seguido do cálcio e uma baixa concentração de ferro.

Os lipídeos são os que mais contribuem para o valor energético do açaí (49 ± 4,15 kcal/100 g), já que fornecem 9 kcal por grama.[19] Embora o suco de açaí seja considerado uma bebida com alto conteúdo energético, fornece um valor menor que outras bebidas, como o achocolatado (leite integral com 10% de achocolatado em pó) (98 kcal/100 g, suco de buriti (83 kcal/100 g) e leite de vaca integral fluido (64 kcal/100 g).[20-22]

O ácido graxo predominante no açaí é o ácido oleico (18:1) (68,2%), o mesmo ácido graxo monoinsaturado predominante no azeite de oliva.[23] O açaí também contém ácidos graxos poli-insaturados da série ômega-6 (linoleico, 18:2) e ômega-3 (linolênico, 18:3), que são considerados ácidos graxos essenciais aos seres humanos, uma vez que é necessário obtê-los por meio da alimentação.[24]

Tabela 8 – Composição do suco* de Açaí do Amazonas (*Euterpe precatória* Mart.)

Informações Nutricionais por 100 g de parte comestível crua			
Umidade	87,86 – 87,94 %	*Ferro*	0,46 – 1,16 mg
Proteína	0,81 – 0,83 g	*Zinco*	163,43 – 585,37 µg
Cinzas	0,29 – 0,31 g	*Boro*	3,93 – 72,32 µg
Lipídeos	4,79 – 4,81 g	*Cobalto*	0,42 – 1,67 µg
Carboidratos	0,71 – 0,89 g	*Cromo*	22,9 – 148,53 µg
Fibra Total	5,40 – 5,60 g	*Palmitoleico (16:1)*	1,40 – 3,20 %
Energia	44,85 – 53,15 g	*Esteárico (18:0)*	1,10 – 4,9 %
Sódio	0,26 – 13,92 mg	*Oleico (18:1)*	62,50 – 73,90 %
Cálcio	15,99 – 57,85 mg	*Linoleico (18:2)*	3,90 – 11,10 %
Potássio	73,78 – 376,69 mg	*Linolênico (18:3)*	0,60 – 1,40 %

*Açaí (parte comestível) com adição de 40% de água.

Fonte: Yuyama *et al.*[18]

As concentrações de minerais de amostras de açaí provenientes de diferentes origens são muito variáveis. É provável que essa variação ocorra devido às condições edafoclimáticas de cada local.[18] O mineral predominante no açaí é o potássio (73,78 a 376,69 mg/100 g), que apresenta efeito anti-hipertensivo, uma vez que contribui para o aumento da excreção urinária de sódio.[25]

É importante ressaltar que embora as primeiras publicações sobre o teor de ferro do açaí tenham relatado altas quantidades desse mineral (9,3 mg/100 g)[26], em estudos posteriores foram observadas quantidades muito menores, conforme descrito por Yuyama *et al.*[18] (0,46 a 1,16 mg/100 g), Matta *et al.*[27] (0,3 mg/100 g), além de valores encontrados nas Tabelas Brasileiras de Composição de Alimentos, como a TACO[9] (0,4 mg/100 g) e a TBCA[28] (0,74 mg/100 g).

Os estudos químicos da polpa de *Euterpe precatoria* descrevem as classes fenólicas como majoritária, principalmente de ácidos fenólicos, antocianinas e flavonoides que são correlacionados com a elevada atividade antioxidante.[12]

Das antocianinas descritas, as principais relatadas são cianidina-3-O-glicosídeo e cianidina-3-O-rutinosídeo. Além dessas, cianidina-3-sambubiosídeo, cianidina-3-acetilhexose, cianidina-3-arabinosídeo, feonidina-3-rutosídeo, pelargonidina-3-glicosídeo, peonidina-3-glicosídeo e peonidina-3-rutinosídeo.[29]

As antocianinas são glicosídeos das antocianidinas, pertencem à classe dos flavonoides e apresentam como núcleo básico a estrutura do íon 4-hidroxiflavilium. Possuem como característica a determinação da cor de uma grande variedade de vegetais, sendo as responsáveis pela coloração roxa e pela atividade antioxidante do açaí.[30]

No trabalho de Pacheco-Palencia e colaboradores[29], o valor de antocianinas totais foi 50% maior em *E. precatoria* que em *E. oleracea*. Embora a quantidade de cada substância tenha sido diferente, o perfil de antocianinas majoritárias das polpas foi semelhante por CLAE, em que ambas as espécies foram caracterizadas pela predominância de cianidina-3-glicosídeo e cianidina-3-rutinosídeo, diferenciando-se pela presença de pelargonidina-3-glicosídeo em E. precatoria e peonidina-3-rutinosídeo em *E. oleracea*.

O perfil fenólico caracteriza-se pela presença dos ácidos protocatecuico, p-hidroxibenzoico, vanílico, siríngico e ferúlico como constituintes majoritários de *E. precatoria*, além de ácidos cafeico, benzoico, siríngico, clorogênico e o resveratrol. Os demais fenólicos descritos foram os flavonoides homoorientina, orientina, taxifolina desoxihexose e isovitexina; vários derivados de flavanol, incluindo (+)-catequina, (-)-epicatequina, dímeros e trímeros de procianidina.[29]

Outras partes estudadas de *E. precatoria* foram folhas e raízes. Da raiz foi descrito o isolamento do ácido p-hidroxibenzoico e da lignana, diidrodiconiferil dibenzoato. No trabalho de Galotta e Boaventura (32) com as raízes e os talos das folhas, foram isolados estigmasta-4-eno-6β-ol-3-ona, 3β-O-D-glicopiranosídeo de sitosterila, palmitato de sitosterila, misturas de β-sitosterol e estigmasterol, α- e β-amirina, lupeol, friedelin-3-ona, 28-hidroxi-friedelina-3-ona e α- e β-D-glicose. Além dessas substâncias, foram isolados o ácido p-hidroxibenzoico e os flavonoides quercetina, catequina, epicatequina, rutina e astilbina, com pronunciada capacidade de sequestro do radical livre DPPH e baixa citotoxicidade.[33] Constata-se, portanto, que em todas as partes descritas na literatura das espécies há presença de substâncias fenólicas. Exemplo de antocianinas, ácidos fenólicos e flavonoides isolados são ilustrados na Figura 7.

Figura 7 – Substâncias majoritárias descritas no Açaí do Amazonas*[7]

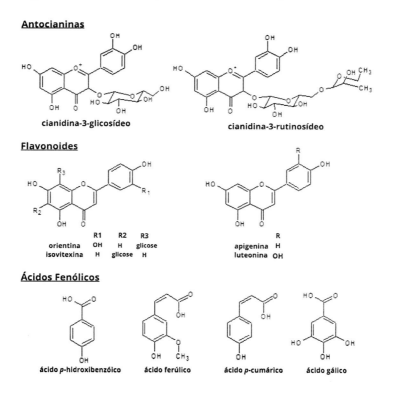

---

[7] Fonte: os autores, 2023.

5.5 PROPRIEDADES FUNCIONAIS

Na etnomedicina, são descritas diferentes ações da *E. precatoria*, como efeito analgésico contra dores musculares, minimizar os danos ocasionados por picadas de cobra, bem como no tratamento da malária e infecções hepáticas, renais e intestinais.[33-34] Adicionalmente, a ação antioxidante de agentes derivados de *E. precatoria* podem ajudar na prevenção de várias doenças (doenças arteriais coronárias, câncer, arteriosclerose, Alzheimer) associadas na formação de radicais livres.[35]

Recentes estudos demonstram diferentes metodologias para mensurar a atividade antioxidante do extrato de *E. precatória*, tais como DPPH, FRAP e ABTS, destacados na Tabela 9.

Tabela 9 – Atividade antioxidante do Açaí do Amazonas (Euterpe precatória Mart.) por diferentes métodos

Ensaio	Resultados
DPPH	320,3 ± 23,8 µmol TE/g peso seco (b)[35] 7782 ± 427 µmol TE/100g peso seco (c)[36] EC50 3,83 ± 0,04 µg/mg (a)[37] 6089,3 ± 41,6 µM TE (a)[38] 4983,0 ± 34,6 µM TE (a)[39] IC50 1,35 ± 0,085 mg/mL (a)[40] EC50 15,49 ± 1,80 g/L[41] IC50 0,791 mg/mL (a)[42] IC50 11,55 mg/mL (c)[42]
ABTS	16236 ± 128 µmol TE/100g peso seco (c)[36] 5283,0 ± 34,0 µM TE (a)[38] 4620,0 ± 130,0 µM TE (a)[39] EC50 15,04 ± 1,83 g/L[41] IC50 0,462 mg/mL (a)[42] IC50 30,541 mg/mL (c)[42]

Legenda: (a) extrato etanólico; (b) extrato acetona/água/ácido acético; (c) extrato aquoso; TE: Trolox equivalente.

Na última década, extratos de *Euterpe oleracea* tem recebido atenção considerável como uma nova "superfruta" por causa de sua alta capacidade antioxidante e potenciais efeitos anti-inflamatórios. No entanto, os estudos sobre *Euterpe precatoria* permanecem limitados.[35] Até onde sabemos, poucos trabalhos dedicaram-se no estudo anti-inflamatório provenientes dos extratos de *E. precatoria*, no entanto, os estudos preliminares citam um alto potencial para ser explorado.

Recentes estudos demonstraram que o extrato do fruto de *E. precatoria* promoveu uma inibição na produção de óxido nítrico e ativação de NF-kB.[35,43] Adicionalmente, houve uma melhora na expressão de Nrf2 (fator de transcrição) para enzimas antioxidantes.[44] O conjunto de tais resultados sugerem uma possível atividade anti-inflamatória do açaí em modelos animais, mas demais estudos são necessários para elucidar os mecanismos moleculares envolvidos em tal ação biológica.

REFERÊNCIAS

1. Kahn F, Granville JJ. Palms in forest ecosystems of Amazonia (Ecological Studies 98). J Trop Ecol. 1993;9(4):468-468.

2. Cavalcante PB. Edible fruits of Amazonia. 6ª Edição. Belém: Museu Paraense Emílio Goeldi: CEJUP: CNPq; 1996. 279 p.

3. Silva SEL, Souza A, Berni R. O cultivo do açaizeiro. Embrapa Amazônia Ocidental. Comunicado Técnico, 29; 2005. Disponível em: https://ainfo.cnptia.embrapa.br/digital/bitstream/CPAA-2009-09/12538/1/Com-Tec-29.pdf.

4. Oliveira MSP. Biologia floral do açaizeiro em Belém, PA. Belém: Embrapa Amazônia Oriental; 2002. 26 p. (Embrapa Amazônia Oriental. Boletim de Pesquisa e Desenvolvimento, 8). Disponível em: https://www.embrapa.br/en/busca-de-publicacoes/-/publicacao/403698/biologia-floral-do-acaizeiro-em-belem-pa.

5. Rabelo A. Frutos nativas da Amazônia: comercializados nas feiras de Manaus/AM. Manaus: INPA; 2012. 390 p.

6. Carvalho EUC, Nascimento WMO, Oliveira MSP, Neto JTF. Características do fruto e da polpa. 2021. Disponível em: https://www.embrapa.br/en/agencia-de-informacao tecnologica/cultivos/acai/producao/caracteristicas-do-fruto-e-da-polpa#:~:text=O%20fruto%20do%20a%C3%A7aizeiro%20%C3%A9,ou%20verde%2C%20dependendo%20do%20tipo.

7. Aguiar MO, Mendonça MSD. Morfo-anatomia da semente de *Euterpe precatoria* Mart.(Palmae). Rev Bras Sementes. 2003;25:37-42. DOI: 10.1590/S0101-31222003000100007

8. Oliveira M, Farias Neto J, Queiroz JAL. Cultivo e manejo do açaizeiro para produção de frutos. VI Encontro Amazônico de Agrárias, Universidade Federal

Rural da Amazônia - Ufra; 2014. Disponível em: https://ainfo.cnptia.embrapa.br/digital/bitstream/item/108365/1/CULTIVO-20.pdf.

9. Miranda IPA, Rabelo A, Bueno CR, Barbosa EM, Ribeiro MNS. Frutos de Palmeiras da Amazônia. MCT/INPA. Creative; 2001.

10. Rogez H. Açai: preparation, composition and conservation improvement. Belém: EDUFPA; 2000. 313 p.

11. Shanley P, Medina G. Frutíferas e plantas úteis na vida amazônica. Cifor; 2005.

12. Yamaguchi KKL, Pereira LFR, Lamarão CV, Lima ES, da Veiga-Junior VF. Amazon acai: Chemistry and biological activities: A review. Food Chem. 2015;179:137-151.

13. Mendes JC, Portilho AJ, Aguiar-Dias AC, Sampaio K, Farias L. *Arecaceae*: Uma estratégia diferenciada para o ensino de botânica em uma escola de ensino médio na ilha de Cotijuba, Pará, Brasil. Enciclopédia Biosfera. 2019;16(29).

14. Veiga Junior VF, Yamaguchi KKD. O" Des-Envolvimento" Insustentável e Agricultura Molecular na produção de bioativos. Revits Fitos. 2020;16(2):206-211. DOI: 10.32712/2446-4775.2022.1322

15. Companhia Nacional de Abastecimento (CONAB). Açaí. Disponível em: https://www.conab.gov.br/info-agro/analises-do-mercado-agropecuario-e-extrativista/analises-do-mercado/historico-mensal-de-acai

16. Homma AKO. Amazônia: como aproveitar os benefícios da destruição? Estudos avançados. 2005;19:115-135.

17. Galotta ALQ, Boaventura MAD, Lima LA. Antioxidant and cytotoxic activities of 'açaí' (*Euterpe precatoria* Mart.). Química Nova. 2008;31(6):1427-1430. DOI: 10.1590/S0100-40422008000600028.

18. Yuyama LKO, Aguiar JPL, Silva Filho DF, Yuyama K, Varejão MJ, Fávaro DIT, et al. Caracterização físico-química do suco de açaí de *Euterpe precatoria* Mart. oriundo de diferentes ecossistemas amazônicos. Acta Amaz. 2011;41:545-52. DOI: 10.1590/S0044-59672011000400011

19. Merrill AL, Watt BK. Energy Value of Foods: Basis and Derivation. Agriculture Handbook. Washington DC: ARS United States Department of Agriculture; 1973. Disponível em: https://www.ars.usda.gov/ARSUserFiles/80400525/Data/Classics/ah74.pdf.

20. TBCA. Tabela Brasileira de Composição de Alimentos. Achocolatado. 2023. Disponível em: http://www.tbca.net.br/base-dados/int_composicao_alimentos.php?cod_produto=C0095G.

21. TBCA. Tabela Brasileira de Composição de Alimentos. Suco natural, buriti, s/açúcar. 2023. Disponível em: http://www.tbca.net.br/base-dados/int_composicao_alimentos.php?cod_produto=C0237C.

22. TBCA. Tabela Brasileira de Composição de Alimentos. Leite integral. 2023. Disponível em: http://www.tbca.net.br/base-dados/int_composicao_alimentos.php?cod_produto=C0043G.

23. NEPA. TACO - Tabela Brasileira de Composição de Alimentos. 2011. Disponível em: https://www.nepa.unicamp.br/taco/tabela.php?ativo=tabela.

24. Izar MC de O, Lottenberg AM, Giraldez VZR, Santos RD dos, Machado RM, Bertolami A, et al. Posicionamento sobre o Consumo de Gorduras e Saúde Cardiovascular – 2021. Arquivos Brasileiros de Cardiologia. 2021;116(1):160-212. Disponível em: http://abccardiol.org/article/posicionamento-sobre-o-consumo-de-gorduras-e-saude-cardiovascular-2021/.

25. Tramonte VLCG, Reis BZ, Callou KR de A, Cozzolino SMF. Sódio, cloro e potássio. Em: Biodisponibilidade de nutrientes. 6. ed. Barueri, SP: Manole; 2020.

26. Franco G. Tabela de composição química dos alimentos. 9. ed. São Paulo: Atheneu; 2007.

27. Matta FV, Xiong J, Lila MA, Ward NI, Felipe-Sotelo M, Esposito D. Chemical Composition and Bioactive Properties of Commercial and Non-Commercial Purple and White Açaí Berries. Foods. 2020;9(10):1481. DOI: 10.3390/foods9101481.

28. TBCA. Tabela Brasileira de Composição de Alimentos. Açaí solteiro. 2023. Disponível em: http://www.tbca.net.br/base-dados/int_composicao_alimentos.php?cod_produto=C0185C.

29. Pacheco-Palencia LA, Duncan CE, Talcott ST. Phytochemical composition and thermal stability of two commercial açai species, *Euterpe oleracea* and *Euterpe precatoria*. Food Chem. 2009;115(4):1199-1205. DOI: 10.1016/j.foodchem.2009.01.034.

30. Del Pozo-Insfran D, Brenes CH, Talcott ST. Phytochemical composition and pigment stability of Açai (*Euterpe oleracea* Mart.). J Agric Food Chem. 2004;52(6):1539-1545. DOI: 10.1021/jf035189n.

31. Jensen JF, Kvist LP, Christensen SB. An Antiplasmodial Lignan from *Euterpe precatoria*. J Nat Prod. 2002;65(12):1915-1917. DOI: 10.1021/np020264u.

32. Galotta ALQDA, Boaventura MAD. Constituintes químicos da raiz e do talo da folha do açaí (*Euterpe precatoria* Mart., Arecaceae). Quim Nova. 2005;28:610-613. DOI: 10.1590/S0100-40422005000400011.

33. Brian MB. Etnobotany of the Chacobo Indians and their Palms Advanced in Economic Botany. The New York Botanic Garden: New York; 1988.

34. Prance GH. Árvores de Manaus, INPA: Manaus; 1975.

35. Kang J, Thakali KM, Xie C, Kondo M, Tong Y, Ou B, et al. Bioactivities of açaí (*Euterpe precatoria* Mart.) fruit pulp, superior antioxidant and anti-inflammatory properties to *Euterpe oleracea* Mart. Food Chem. 2012;133(3):671-677. DOI: 10.1016/j.foodchem.2012.01.048.

36. Castillo YM, Lares M, Gutiérrez RH, Hernández MS, Pablo J. Bioactive compounds of asai palm fruit and their impact on health. Foods. 2013;1, 1-x manuscripts. DOI: 10.3390/foods10x000x.

37. Peixoto H, Roxo M, Krstin S, Röhrig T, Richling E, Wink M. An anthocyanin-rich extract of acai (*Euterpe precatoria* Mart.) increases stress resistance and

retards aging-related markers in Caenorhabditis elegans. J Agric Food Chem. 2016;64(6):1283-1290. DOI: 10.1021/acs.jafc.5b05812.

38. Boeira LS, Freitas PHB, Uchôa NR, Bezerra JA, Cád SV, Junior SD, et al. Chemical and sensorial characterization of a novel alcoholic beverage produced with native acai (*Euterpe precatoria*) from different regions of the Amazonas state. LWT. 2020;117:108632. DOI: 10.1016/j.lwt.2019.108632

39. Boeira LS, Cád SV, Bezerra JA, Benavente CT, Neta MTSL, Sandes RDD, Narain N. Development of alcohol vinegars macerated with acai (*Euterpe precatoria* Mart.) berries and their quality evaluations with emphasis on color, antioxidant capacity, and volatiles profile. J Food Sci. 2023;8. DOI: 10.1111/1750-3841.16429

40. Sotero V, Maco M, Merino-Zegarra C, Vela E, Dávila É, García D. Caracterización química y evaluación antioxidante de frutos y raíces de *Euterpe oleracea* y *Euterpe precatoria*. Rev Soc Quím Perú. 2013;79(3):236-242.

41. Vallejo P, Hernández MS, Lares M, Herrera A, Fernández-Trujillo JP. Nutraceutical potential of fruit bars obtained from asaí (*Euterpe precatoria*) and copoazú (*Theobroma grandiflorum*). In: XXIX International Horticultural Congress on Horticulture: Sustaining Lives, Livelihoods and Landscapes (IHC2014): 1178. 2014. p. 135-42.

42. Al Nasser MN, Mellor IR, Carter WG. A Preliminary Assessment of the Nutraceutical Potential of Acai Berry (Euterpe sp.) as a Potential Natural Treatment for Alzheimer's Disease. Molecules. 2022;27(15):4891. DOI: 10.3390/molecules27154891.

43. Carey AN, Miller MG, Fisher DR, Bielinski DF, Gilman CK, Poulose SM, et al. Dietary supplementation with the polyphenol-rich açaí pulps (*Euterpe oleracea* Mart. and *Euterpe precatoria* Mart.) improves cognition in aged rats and attenuates inflammatory signaling in BV-2 microglial cells. Nutr Neurosci. 2017;20(4):238-45. DOI: 10.1080/1028415X.2015.1115213.

44. Poulose SM, Bielinski DF, Carey A, Schauss AG, Shukitt-Hale B. Modulation of oxidative stress, inflammation, autophagy and expression of Nrf2 in hippocampus and frontal cortex of rats fed with açaí-enriched diets. Nutr Neurosci. 2017;20(5):305-15. DOI: 10.1080/1028415X.2015.1125654.

6
ACEROLA (*Malpighia emarginata* DC)

Francine Albernaz Teixeira Fonseca Lobo

Figura 8 – Acerola (Malpighia emarginata DC.)*[8]

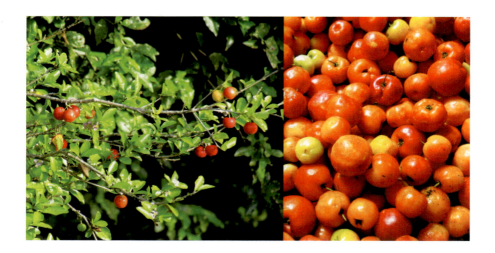

6.1 CARACTERÍSTICAS BOTÂNICAS

A acerola (*Malpighia emarginata DC*), também conhecida como aceroleira, pertence à família botânica *Malpighiaceae,* o gênero *Malpighia.* A planta possui sinônimos como Malpighia glabra L., Malpighia punicifolia L., mas *Malpighia emarginata* DC, foi o aceito atualmente pelos taxonomistas como o nome científico.[1]

---
[8] Fonte: Wikipedia, 2023. Disponível em: https://commons.wikimedia.org/wiki/File:Acerola.jpg.

Nativa das Américas, cresce desde o sul do Texas, passando do México e América Central até o norte da América do Sul e em todo o Caribe. Recentemente, foi introduzida nas áreas subtropicais em todo mundo, incluindo a Índia. Por ser uma árvore muito rústica, teve uma boa adaptação ao clima brasileiro. Atualmente, existem mais de 42 variedades de acerola cultivadas no Brasil. As principais são: Apodi, Cabocla, Cereja, Frutacor, Okinawa, Oliver, Rochinha, Rubra e Sertaneja.[2]

Em 1955, foi inserida no estado de Pernambuco, por meio de sementes oriundas de Porto Rico, espalhando para o Nordeste e outras regiões do país. No Brasil, indica um total de aproximadamente 150 mil toneladas de frutos, produzidos especialmente pela Região Nordeste. Essa fruta é conhecida como uma das melhores fontes de vitamina C e outros componentes funcionais como polifenóis, carotenoides e ácido gama-aminobutírico (GABA).[3]

Arbusto com hábito de crescimento que varia de prostrado a ereto, pode chegar até três metros de altura, quando adulta. Seu tronco se ramifica desde a base e apresenta uma copa densa de pequenas folhas escuras, brilhantes e esverdeadas. A casca do caule e dos ramos é levemente rugosa, de cor marrom em ramos jovens e acinzentada no caule em ramos mais velhos. Sua flocação acontece em todo ano, na qual é possível observar cachos e flores com tonalidade rosada e esbranquiçada. Passados três ou quatro semanas de sua flocação, ocorre sua frutificação.[4]

O fruto da aceroleira, a acerola, varia no tamanho, peso e forma, sendo uma drupa, carnosa de forma arredondada, ovalada ou cônica. O fruto tem aspecto trilobado com textura pergaminácea. Cresce isolado ou em cachos de dois ou mais frutos, sempre na axila das folhas.[5,6]

As características dos frutos dependem do potencial genético da planta e condições de cultivo, variando o tamanho de 1 a 2,5 cm, o diâmetro de 1 a 4 cm e o peso de 2 a 15 g. De uma forma geral, os frutos que formam cachos são menores do que aqueles que crescem isolados. Com a maturação, a fruta muda de tonalidade, passando do verde ao amarelo, laranja, vermelho ou roxo, por conta da degradação da clorofila e a síntese de antocianinas e carotenoides.[5,6]

No fruto, é possível observar três partes, a casca externa (epicarpo) é uma película fina, o mesocarpo é a polpa, sendo representado por 70 a 80% do peso total do fruto, o que vai depender também do estádio de maturação e o endocarpo representado por três caroços unidos. Cada caroço pode conter em seu interior uma semente, com 3 a 5 mm de comprimento, de forma ovoide e com dois cotilédones. De uma forma geral, a quantidade de caroços com sementes varia de 20% a 50%. As sementes são pequenas, monoembriônicas, não albuminadas, apresentando, na extremidade, uma pequena saliência, que é a radícula embrionária.[6]

6.2 CULTIVO E SAFRA

O arbusto perene de acerola, floresce em climas quentes e tropicais, produz uma pequena fruta trilobita semelhante à cereja. A árvore floresce de abril a novembro e os frutos amadurecem em 3 a 4 semanas após a floração.[6-8]

A temperatura ideal de cultivo é em torno de 26 °C para o desenvolvimento da aceroleira, por ser uma planta rústica, desenvolve bem em clima tropical e subtropical desde o nível do mar até 800 m de altitude. Embora adapta em regiões semiáridas, a sua maior produção ocorre em regiões com precipitação entre 1200 e 1600 mm anuais bem distribuídos.[6,7]

A radiação solar durante o cultivo influencia a qualidade dos frutos da aceroleira, o que permite observar uma correlação positiva entre o teor de vitamina C e a intensidade da radiação solar. Entretanto, a partir da realização da colheita, é necessário ter o cuidado a essa exposição, mantendo o fruto colhido na sombra, para minimizar perdas desse componente, pelo fato de ser bastante perecível.[8,9]

A aceroleira pode ser cultivada em solos arenosos e argilosos, mas os solos mais adequados ao seu cultivo são aqueles argiloarenosos e de fertilidade mediana, mas é importante que adotem os devidos cuidados como drenagem e adubação, dependendo do tipo de solo utilizado. A faixa de pH considerada ótima para aceroleira está entre 5,5 e 6,5.[9]

A reprodução da acerola acontece por via vegetativa (estaquia ou enxertia) ou sexuada por sementes. A propagação por enxertia favorece um sistema radicular mais vigoroso. Para isso, é recomendável estacas de 30 cm tratadas com ácido indolbutírico (IBA), provenientes de ramos vigorosos de plantas jovens. Já a via por sementes pode acontecer em canteiros ou em recipientes de formação das mudas, sacos ou tubetes.[6,7,9]

A acerola pode sofrer alterações rapidamente na cor, aroma, sabor e textura, após a colheita, pois se trata de um fruto climatérico, o qual caracteriza um elevado pico da taxa respiratória (900 mL CO_2 $Kg^{-1}h$), mas com baixa taxa no pico de produção de etileno (3 µL C_2H_4 $Kg^{-1}h$). Por isso, a importância do manuseio e formas de armazenamento, para minimizar as perdas nutricionais e alterações sensoriais.[6,8,10]

6.3 IMPORTÂNCIA ECONÔMICA

O cultivo de acerola (*Malpighia emarginata* D.C.) tem sua importância econômica em várias regiões do Brasil, por atrair fruticultores, devido ao seu aproveitamento industrial em produtos como compotas, geleias, sucos e suplementos alimentares, entre outros, ao mesmo tempo que promove a geração de empregos, por parte do mercado nacional e internacional, sendo um grande incentivo para a produção em grande escala.[11]

O Brasil é produtor, exportador e consumidor de acerola, mas vale ressaltar que parte de produção se encontra na região nordestina, com destaque para os estados de Pernambuco, Paraíba, Bahia e Ceará, devido às condições de solo e clima que favorecem a adaptação.[12] De acordo com IBGE,[13] o ranking em toneladas produzidas pelos dez maiores estados produtores foram: 1º Pernambuco 21.351 ton.; 2º Ceará 7.578 ton.; 3º Sergipe 5.427 ton.; 4º Paraíba 4.925 ton.; 5º Piauí 4.690 ton.; 6º São Paulo 3.907 ton.; 7º Pará 3.695 ton.; 8º Paraná 3.286 ton.; 9º Bahia 2.023 ton. e 10º Espírito Santo com 915 ton.

A colheita é feita manualmente, observando a coloração externa do fruto, sendo o principal fator para estimar o estádio de maturação. Para isso, é importante conhecer o destino dos frutos, para assim saber o ponto adequado de colheita. Para a valorização do teor de vitamina C, a coloração verde é ponto ideal de colheita, pois, com a maturação dos frutos, ocorre a redução desse componente. Já quando o destino for para venda como fruta fresca em mercados locais, congelamento ou processamento como suco ou polpa, a coloração ideal de colheita é vermelho-intensa, a qual indica que estão maduros, mas ainda com a textura firme para suportar o manuseio no transporte.[6]

A partir da colheita, os frutos destinados ao consumo *in natura* devem ser acondicionados em embalagens plásticas, pesados e conservados sob refrigeração a 7 a 8 °C de temperatura, tendo uma conservação máxima de 10 dias. A acerola tem uma vida útil limitada de 2 a 4 dias a temperatura ambiente.[6]

6.4 VALOR NUTRICIONAL E COMPOSTOS BIOATIVOS

De acordo com a composição relatada pela Tabela Brasileira de Composição de Alimentos (Taco),[14] a acerola é uma excelente fonte de vitamina C e de carotenoides precursores da vitamina A, o que destaca esse fruto no campo dos funcionais. Além de conter quantidades consideráveis de tiamina, riboflavina, niacina, ácido pantotênico, cálcio, ferro e magnésio. É possível observar a sua composição na Tabela 10, trazendo os valores para a porção de 100 g.

Variações podem ocorrer nesses valores, que podem ser atribuídas a diferenças de técnicas ou região de cultivo, grau de maturação ou de método de análise. Para a seleção de variedades para o consumo *in natura*, a relação sólidos solúveis/acidez é de aproximadamente 10:1.[1]

Tabela 10 – Composição nutricional da Acerola (Malpighia emarginata DC)

Informações Nutricionais por 100 g de parte comestível crua			
Umidade	90,5%	Manganês	0,07 mg
Cinzas	0,40 g	Fósforo	9,00 mg
Energia	33 kcal	Sódio	Traços
Carboidratos	8,00 g	Potássio	165 mg
Proteínas	0,90 g	Zinco	0,10 mg
Lipídeos	0,20 g	Tiamina	Traços
Fibra Alimentar	1,50 g	Riboflavina	0,04 mg
Cálcio	13 mg	Piridoxina	Traços
Cobre	0,07 mg	Niacina	1,38 mg
Ferro	0,20 mg	Vitamina C	941,4 mg
Magnésio	13,00 mg		

Fonte: Tabela Brasileira de Composição de Alimentos (TACO)[14]

É importante destacar que uma porção de 100 g da fruta *in natura* fornece 2796% da ingestão diária recomendada (IDR) de vitamina C necessária para um adulto. Vale lembrar a importância de estudo de estabilidade, após condições de armazenamento, com relação a perdas de vitamina C. Investigações mostram que a conservação em menor temperatura reduz a perda desse micronutriente. Um estudo observou que, após quatro meses de armazenamento, perdas de vitamina C na fruta *in natura* congelada a -12 °C e -18 °C tiveram uma redução de 43 % e 19 %, respectivamente, em relação ao teor inicial. Quando a polpa era pasteurizada e congelada, a perda era de 3 %.[15]

Com relação aos compostos bioativos em acerola, o conteúdo de polifenóis, como flavonoides, antocianinas, procianidinas, flavonóis e catequinas, é o mais abundante. Há um interesse na caracterização de pigmentos como antocianinas do tipo cianidina e quercetina e suas aglíconas, pois são responsáveis pela alta atividade antioxidante nesse fruto.[1]

É notável que para o teor de carotenoides, após o estádio 4, ocorre o aumento, o que correlaciona com a alteração de cor de verde para vermelho dos frutos com o amadurecimento. No estudo de Filho e colaboradores[16], os autores observaram 8,23 no estádio 1 e 127,85 mg kg-1 para o estádio 5. Na Tabela 11, a seguir, estão os teores dos principais compostos relatados pelo estudo de Suarez e colaboradores[17] na acerola.

Tabela 11 – Compostos bioativos da Acerola (*Malpighia emarginata* DC)

Compostos Bioativos	Teor
Compostos Fenólicos Totais	16,40 ± 2.35 mg GAE/g FW
Flavonoides totais	0,37 ± 0.01 mg CatEq/g FW
Antocianinas totais	0,12 ± 0.03 mg PgEq/g FW
Vitamina C	1201 ± 72.11 mg/100 g FW
β-Caroteno	32,11 ± 4.31 µg/100 g FW

Legenda: FW: peso por fruta fresca; CatEq: equivalentes de catequina; PgEq: equivalentes de pelargonidina-3-α-O-raminosídeo

Fonte: Suarez e colaboradores[17]

Os autores mostram que a acerola é uma importante fonte alimentar de bioativos com efeitos benéficos à saúde. O estudo da tabela anterior apresenta teores maiores, quando compara com frutas como morangos[18], amoras[19], framboesas[20] e cerejas[21]. A acerola também representa uma importante fonte natural de folatos.[17]

Estudos sobre o perfil de polifenóis em acerola relataram a presença de compostos bioativos, como as antocianinas cianidina-3-α-O-raminosídeo e pelargonidina-3-α-O-raminosídeo, os flavonóis quercetina-3-O-raminosídeo e quercetina-3-O-galactosídeo e proantocianidinas[22], bem como outros polifenóis como o ácido clorogênico, epigalocatequina galato e epicatequina. Todos esses compostos estão intimamente relacionados com propriedades biológicas benéficas, permitindo justificar, pelo menos em parte, os efeitos biológicos observados. O estádio de maturação também influencia o teor de polifenóis nesse fruto, mostrando uma queda significativa com o desenvolvimento dos frutos. No estádio 1, os autores encontraram 43.661,85 mg EAG/kg MF. Já para o estádio 3, teve um aumento para 50.829,40 mg EAG/kg MF, caindo até no estádio 5 para 27.900,96 mg EAG/kg MF. Já para o conteúdo de flavonoides amarelos e antocianinas, o teor de flavonoides amarelos aumentou a partir do estádio 4 de 53,00 para 74,48 mg.kg-¹ no estádio 5, assim como o conteúdo de antocianinas, aumentou de 44,28 no estádio 4 para 136,08 mg.kg-¹, no estádio 5.[16]

6.5 PROPRIEDADES FUNCIONAIS

Investigações científicas reforçam a percepção da acerola como uma fruta com grandes benefícios à saúde, mostrando que suas propriedades biológicas são baseadas na composição química, capacidade antioxidante e de proteção de macromoléculas contra danos oxidativos, por meio da estimulação da resposta antioxidante, por exemplo, aumento da atividade da enzima antioxidante e proteção da funcionalidade da mitocôndria.[23]

O estudo de Suarez e colaboradores[17] relata que o extrato hidroalcoólico de acerola tem demonstrado seu potencial antioxidante, de acordo com investigações anteriores com frutas vermelhas.[19-21] Os resultados apresentaram os seguintes dados para os ensaios de capacidade antioxidante por peso fresco da fruta: TEAC (132.64 ± 12.26 µmol TEq/g), DPPH (8.41 ± 2.18 µmol TEq/g) e FRAP (144.91± 21.52 µmol TEq/g).[17]

Efeitos protetores do extrato bruto de acerola foram avaliados usando um modelo de fibroblasto dérmico (HDFa) *in vitro*. Além disso, ensaios de citotoxicidade não mostraram efeitos citotóxico em HDFa, após o tratamento com o extrato de acerola, sendo capaz de proteger contra oxidação, danos por meio da diminuição da apoptose, dos níveis intracelulares de ROS e dos danos lipídicos e proteicos, além de melhorar as atividades das enzimas antioxidantes e a funcionalidade mitocondrial. O estudo de Suarez e colaboradores[17] concluiu que o pré-tratamento com extrato de acerola foi capaz de proteger a viabilidade de HDFa, mostrando um maior número de células vivas.[17]

Em fato, vários estudos demonstraram a capacidade do extrato de acerola em proteger contra apoptose e danos oxidativos em diferentes modelos celulares.[24–28] O que torna promissor a sua capacidade protetora, com relação à viabilidade celular, a alteração no número de células vivas, mortas e apoptóticas, após diferentes tratamentos.

A atividade de frutas vermelhas em proteger contra oxidação de doenças relacionadas ao estresse em humanos está bem documentada e relacionada às suas atividades antioxidante, anti-inflamatória, anti-hipertensiva, antiaterosclerótica e anticancerígena.[28,18,19,29]

REFERÊNCIAS

1. Prakash A, Baskaran R. Acerola, an untapped functional superfruit: a review on latest frontiers. Journal of Food Science and Technology. 2018;55(9):3373-3384. DOI: 10.1007/s13197-018-3309-5.

2. Malegori C, Marques EJN, Freitas ST, Pimentel MF, Pasquini C, Casiraghi E. Comparing the analytical performances of Micro-NIR and FT-NIR spectrometers in the evaluation of acerola fruit quality, using PLS and SVM regression algorithms. Talanta. 2017; (165):112-116. DOI: 10.1016/j.talanta.2016.12.035.

3. Instituto FNP. Agrianual 2019: Anuário da agricultura brasileira. São Paulo – SP; 2019. 448 p.

4. Ritzinger R, Ritzinger CHSP. Acerola. Informe Agropecuário. Belo Horizonte; 2011.

5. Cavalcante IHL. Cultura da aceroleira. 2015. Disponível em: http://www.frutvasf.univasf.edu.br/images/aulaaceroleira.pdf.

6. Santos TSR, Lima RA. Cultivo de *Malpighia emarginata* L. no Brasil: uma revisão integrativa. Journal of Biotechnology and Biodiversity. 2020;8(4): 333-338. DOI: 10.20873/10.20873/jbb.uft.cemaf.v8n4.santos

7. Franzão AA, Melo BA. Cultura da Aceroleira. 2019. Disponível em: http://www.fruticultura.iciag.ufu.br/aceroleira.htm.

8. Teixeira S. Produção de acerola - principais variedades comerciais. 2019. Disponível em: https://www.cpt.com.br/artigos/producao-de-acerola-principais- variedades-comerciais.

9. Silveira GCD, Rossi MFM, Peche PM. Acerola: Detalhes do cultivo no Brasil. Campo & Negócio Online, 2020. Disponível em: https://revistacampoenegocios.com.br/acerola-detalhes-do-cultivo-no-brasil.

10. Instituto Agronômico De Campinas. Acerola. São Paulo – SP; 2019. Disponível em: http://www.iac.sp.gov.br/areasdepesquisa/frutas/frutiferas_cont.php?nome=Acerola.

11. Silveira GCD, Rossi MFM, Peche PM. Acerola: Detalhes do cultivo no Brasil. Campo & Negócio Online; 24 jun. 2020. Disponível em: https://revistacampoenegocios.com.br/acerola-detalhes-do-cultivo-no-brasil/.

12. Franzão AA, Melo BA. Cultura da Aceroleira. 2019. Disponível em: http://www.fruticultura.iciag.ufu.br/aceroleira.htm.

13. IBGE. Ranking - Acerola dos Estados do Brasil por Quantidade produzida. IBGE; 2017. Disponível em: https://censos.ibge.gov.br/agro/2017/templates/censo_agro/resultadosagro/agricultura.html?localidade=0&tema=76215.

14. NEPA-UNICAMP. Tabela Brasileira de Composição de Alimentos – TACO. NEPA-UNICAMP. Campinas; 2011.

15. 1. BFG (2018) TBFG. Brazilian Flora 2020: Innovation and collaboration to meet Target 1 of the Global Strategy for Plant Conservation (GSPC).

Rio de Janeiro - RJ; 2018. Disponível em: https://ckan.jbrj.gov.br/dataset/thebrazilfloragroup_feb2018.

16. Filho GAF, Leite JBV, Ramos JV. 2020. Conteúdo de bioativos durante o desenvolvimento da acerola BRS 238 (Frutacor). Acerola. 2019. Disponível em: http://www.ceplac.gov.br/radar/acerola.htm.

17. Suarez AMJ, Giampieri F, Gasparrini M, Mazzoni L, Santos-Buelga C, González-Paramás A, Forbes-Hernández TY, Afrin S, Páez-Watson T, Quilesg JL, Battino M. The protective effect of acerola (*Malpighia emarginata*) against oxidative damage in human dermal fibroblasts through the improvement of antioxidant enzyme activity and mitochondrial functionality. Food Function Journal. 2017;8:3250-3258. DOI: 10.1016/j.fct.2012.01.042.

18. Giampieri F, Tulipani S, Alvarez-Suarez JM, Quiles JL, Mezzetti B, Battino M. The strawberry: composition, nutritional quality and impacto n human health. Nutrition, 2012;28:9-19.

19. Kaume L, Howard LR, Devareddy L. The blackberry fruit: a review on its composition and chemistry, metabolismo and bioavailability, and health benefits. Journal of Agricultural and Food Chemistry. 2012;60:5716-5727. DOI: 10.1021/jf203318p

20. Rao AV, Snyder DM. Raspberries and human health: a review. Journal of Agricultural and Food Chemistry. 2010;58:3871-3883. DOI: 10.1021/jf903484g

21. Alvarez-Suarez JM, Carrillo-Perdomo E, Aller A, Giampieri F, Gasparrini M, González-Pérez L, BeltránAyala P, Battino M. Anti-inflammatory effect of capuli cherry against LPS-induced cytotoxic damage in RAW 264.7 macrophages. Food and Chemical Toxicology. 2017;102:46-52. DOI: 10.1016/j.fct.2017.01.024

22. Mezadri T, Villaño D, Fernández-Pachón MS, García-Parrilla MC, Troncoso AM. Antioxidant compounds and antioxidant activity in acerola (*Malpighia emarginata* DC.) fruits and derivatives. Journal of Food Composition and Analysis. 2008;21:282-290. DOI: 10.1016/j.jfca.2008.02.002.

23. Del Rio D, Rodriguez-Mateos A, Spencer JPE, Tognolini M, Borges G, Crozier A. Dietary (poly)phenolics in human health: structures, bioavailability, and evidence of protective effects against chronic diseases. Antioxidants e Redox Signaling. 2013;18:1818-1892. DOI: 10.1089/ars.2012.4581.

24. Paixão J, Dinis, TCP, Almeida LM. Malvidin-3-glucoside protects endothelial cells up-regulating endothelial NO synthase and inhibiting peroxynitrite-induced NF-Kb. Apoptosis. 2011;16:976p. DOI: 10.1016/j.cbi.2012.08.013

25. Ali Shah S, Ullah I, Lee HY, Kim MO. Anthocyanins protect against etanol-induced neuronal apoptosis via GABAB1 receptors intracelular signaling in prenatal rat hippocampal neurons. Molecular Neurobiology. 2013;48:257-269. DOI: 10.1007/s12035-013-8458-y.

26. Hu Y, Ma Y, Wu S, Chen T, He Y, Sun J, Jiao R, Jiang X, Huang Y, Deng L, Bai W. Protective effect of cyanidin-3-O-glucoside against ultravioleta B radiation-induced cell damage in human HaCat keratinocytes. Frontiers Pharmacology. 2016;7:301. DOI: 10.3389/fphar.2016.00301.

27. Silván JM, Reguero M, Pascual-Teresa S. A protective effect of anthocyanins and xanthophylls on UVB-induced damage in retinal pigment epitelial cells. Food e Function. 2016;7:1067-1076. DOI: 10.1039/c5fo01368b

28. Giampieri F, Alvarez-Suarez JM, Battino M. Strawberry and human health: effects beyond antioxidante activity. Journal of Agricultural and Food Chemistry. 2014;62:3867-3876. DOI: 10.1021/jf405455n.

29. Lee SG, Kim B, Yang Y, Pham TX, Park K, Manatou J, Koo SI, Chun OK, Lee JY. Berry anthocyanins suppress the expression. And secretion of proinflammatory mediators in macrophages by inhibiting nuclear translocation of NF-kB independente of NRF2-mediated mechanism. Journal Nutrition Biochemistry. 2014;25:404-411p. DOI: 10.1016/j.jnutbio.2013.12.001.

7
ARAÇÁ (*Psidium cattleianum*)

Michelle Gonçalves Santana

Anderson Junger Teodoro

Figura 9 – Araçá (*Psidium cattleianum*)*[9]

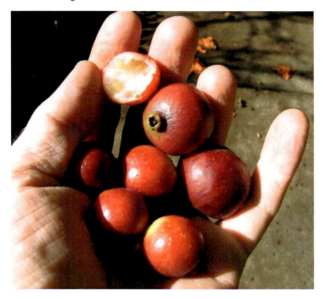

7.1 CARACTERÍSTICAS BOTÂNICAS

Pertencente à família *Myrtaceae*, a espécie *Psidium* araçá (Figura 9) apresenta-se sob a forma de arvoreta ou arbusto com até seis metros de altura. As folhas são simples, opostas, glabras (sem pelos, tricomas ou estruturas similares na superfície externa), coriáceas (aspecto de couro), de coloração

---

[9] Fonte: Wikipedia, 2023. Disponível em: https://commons.wikimedia.org/wiki/File:Starr-120120-1791-Psidium_cattleianum-ripe_fruit_in_hand_showing_inside-Enchanting_Floral_Gardens_of_Kula-Maui_(24764914269).jpg?uselang=fr.

verde-reluzente e forma semelhante a um ovo, mas com ápice mais largo que a base (obovadas). De cor branca, as flores são diclamídeas e hermafroditas.[1,2] Destaca-se o fruto como uma baga globosa pequena entre 2 e 4 cm de diâmetro, com numerosas sementes, piriforme, ovoide ou achatada, com epicarpo amarelo ou vermelho em estádio maduro e peso que pode ultrapassar 20 g.[3]

Visando o melhoramento de características agronomicamente interessantes, com plantas mais produtivas e ricas nutricionalmente, bem como menos vulneráveis a pragas e doenças, duas cultivares da espécie *Psidium cattleianum* foram lançadas pela Embrapa Clima Temperado.[1] A cultivar "Ya-Cy" produz frutos com película amarela e peso entre 15 e 20 g. Já a cultivar "Irapuã" fornece frutos de coloração vermelho-púrpura, com tamanho variando de médio a grande.[4]

A depender da localização geográfica, a planta também é conhecida como araçá-da-praia, araçazeiro, araçazeiro-do-campo, araçazeiro-amarelo, araçazeiro-vermelho, araçá-amarelo, araçá-vermelho, araçá-de-coroa ou araçá-coroa. Trata-se de espécie nativa da costa atlântica do Brasil, com distribuição da Bahia ao Rio Grande do Sul, estendendo-se até o nordeste do Uruguai[1], mas também já foi naturalizado em outros países de clima tropical, como Havaí e muitas ilhas do Caribe.[5]

7.2 CULTIVO E SAFRA

Com germinação em torno de 80 %, a forma mais comum de propagação do araçazeiro é por sementes. Elas necessitam de luz direta e temperatura entre 15 e 30 °C para germinar. De caráter recalcitrante, as sementes da espécie não podem ser desidratadas abaixo de um determinado teor de umidade sem que ocorram danos fisiológicos. Portanto, logo após o despolpamento do fruto, as sementes devem ser semeadas para evitar o ressecamento e perda do vigor, inviabilizando o processo de propagação. Além disso, se necessária uma população homogênea, como no cultivo sistemático, a propagação pode ser feita sob a forma de estacas.[1]

O araçá-vermelho adapta-se a um clima subtropical de 150 a 1300 m, podendo ainda ser cultivado na região dos trópicos em altitudes mais elevadas. Mais resistente ao frio, tem como área nativa a Mata Atlântica pluvial, em restingas litorâneas arenosas e várzeas úmidas no Brasil.[6] Já a cv. "Ya-Cy" (araçá-amarelo) prefere temperaturas mais quentes, com boa tolerância à seca, crescendo em uma maior variedade de solos, embora necessite de boa drenagem.[7]

A floração, em condições naturais, ocorre entre os meses de outubro a novembro. Nas regiões de cultivo, os dois principais períodos de florescimento ocorrem no fim de setembro a outubro e em dezembro, podendo ocorrer um terceiro período em março.[8] Enquanto isso, a ocorrência de frutos se concentra entre os meses de outubro e março[9], com produção que parece se iniciar após 2 anos da semeadura, alcançando até 14 kg de fruto/planta ao ano na idade entre cinco e seis anos.[8]

Considerado um fruto climatérico, durante o processo de amadurecimento, mesmo depois de colhido, ainda ocorrem alterações fisiológicas, bioquímicas e moleculares que afetam diretamente a qualidade do fruto.[10] Nesse contexto, a vida pós-colheita do araçá é curta, aproximadamente 2 dias em temperatura ambiente[11], podendo se estender para 11 dias, se a temperatura de armazenamento estiver em torno de 5 °C.[12] Além disso, seu ponto de colheita deve ser no estádio em que estiver firme para o manuseio. Em especial, a cv. "Irapuã" deve ser colhida quando a epiderme apresentar-se totalmente avermelhada, diferentemente do morfotipo amarelo, para o qual ainda não há estabelecimento do ponto de colheita, já que seu período de conservação foi estendido ao ser colhido antes do amadurecimento.[12]

7.3 IMPORTÂNCIA ECONÔMICA

Segundo Patel[5], diferentes partes do araçazeiro podem ser utilizadas, a exemplo, do uso como alimento e antioxidante, seja sob a forma de frutos ou extratos dos frutos (integral, processado ou na extração de pectina). O arbusto tem seu valor na arborização urbana. Já as folhas, em extrato, apresentam atividade biológica antiproliferativa contra câncer gástrico, de mama, cólon, fígado e pulmão, além de ação antimicrobiana (*Streptococcus mutans* e *Salmonella enteritidis*). Inclusive o óleo essencial extraído das folhas do araçá-vermelho tem sido comercializado no mercado brasileiro de aromaterapia.[13]

Quando maduro, de modo geral, o fruto apresenta-se doce, suculento, levemente adstringente e ácido.[1] A polpa é translúcida, aromática, apresentando gosto semelhante ao morango, com toque picante.[14] Entre as cultivares, o araçá-amarelo possui sabor mais adocicado e baixa acidez, enquanto a cultivar "Irapuã" é mais ácida e levemente adstringente.[4] O fruto pode ser consumido *in natura* e na forma de preparos como recheios, compotas, geleias, purês, molhos, frutas cristalizadas, ponches e licores.[1,5]

Embora com elevado potencial econômico, o araçá ainda é pouco explorado comercialmente. A planta foi priorizada como espécie nativa da flora brasileira no projeto "Plantas para o Futuro – Região Sul", uma iniciativa do Governo Federal que tem por objetivo promover o uso sustentável de espécies nativas da flora brasileira de valor econômico atual e potencial, utilizadas local e regionalmente.[1]

Seus frutos já são comercializados em grandes redes em Porto Alegre, no Rio Grande do Sul, sob a forma *in natura*, acondicionados em embalagens plásticas e mantidos sob refrigeração. Entretanto, vislumbra-se maior potencial na indústria, em especial, na elaboração de sorvetes, geleias, sucos, polpas concentrada e congelada e licores.[1] Além disso, a polpa do araçá é tida como uma importante fonte de pectina, um polissacarídeo com diversas aplicações na indústria de alimentos.[5]

7.4 VALOR NUTRICIONAL E COMPOSTOS BIOATIVOS

Rico em fibras e cálcio, o araçá também apresenta teores significativos de magnésio, potássio e vitamina A. Na Tabela 12, são apresentados dados da composição nutricional do fruto inteiro. Comparada com a espécie *Psidium guineense* Swartz (araçá-comum, araçá-verdadeiro ou araçá-azedo), ambas de grande interesse para exploração comercial, a espécie *Psidium cattleianum* apresenta maior teor de fibras, cálcio, ferro e cobre.[15]

Diferentes teores de proteína (1,5g/100 g), ferro (6,3 mg/100 g) e vitamina C (326 mg/100 g) foram, entretanto, relatados para o fruto *Psidium cattleianum*.[17] Além disso, de acordo com Pereira e colaboradores[18], o araçá é fonte de vitamina C, minerais, ácidos graxos, polissacarídeos, compostos voláteis, carotenoides e compostos fenólicos.

No tocante ao conteúdo de fibras, segundo Amaral e colaboradores[19], em um estudo sobre extração e caracterização da pectina oriunda do araçá, a polpa do fruto obteve rendimento de 3,5 % massa/massa de pectina a partir do material seco inicial. A presença dessa fibra solúvel é responsável pela capacidade de gelificação e comportamento reológico que permitem a obtenção de géis homogêneos e estáveis, com diferentes possibilidades de uso na indústria de alimentos.

Tabela 12 – Composição nutricional do Araçá (*Psidium cattleianum*)

Informações Nutricionais por 100 g de parte comestível crua			
Umidade	83,10 %	Manganês	0,37 mg
Cinzas	0,92 g	Fósforo	21,00 mg
Energia	48,00 kcal	Sódio	13,00 mg
Carboidratos	15,04 g	Potássio	263,00 mg
Proteínas	0,79 g	Zinco	0,22 mg
Lipídeos	0,16 g	Tiamina	0,01 mg
Fibra Alimentar	8,10 g	Riboflavina	0,009 mg
Cálcio	34,00 mg	Piridoxina	0,199 mg
Cobre	0,13 mg	Ácido Pantotênico	0,296 mg
Ferro	0,36 mg	Vitamina A	11,00 mcg
Magnésio	13,00 mg	Vitamina C	3,60 mg

Fonte: Sistema de Informação sobre a Biodiversidade Brasileira – SiBBr[16]

No Rio Grande do Sul (Pelotas), foram observadas diferenças significativas entre as cultivares de araçá em relação aos teores de compostos bioativos e poder antioxidante. O araçá-vermelho e o araçá-amarelo apresentaram, respectivamente, 668,63 ± 41,32 e 294,51 ± 38,63 mg de ácido clorogênico/100 g de fruto fresco para fenólicos totais; 1,07 ± 0,08 e 0,99 ± 0,16 mg de β-caroteno/100 g para carotenoides totais; 36,12 ± 5,56 e 10,69 ± 9,49 mg de cianidina-3-glicosídeo/100 g para antocianinas totais; e 7884,33 ± 124,18 e 3617,00 ± 448,73 mg de eq. Trolox/g de peso fresco para atividade antioxidante[10]. Na Tabela 13, são apresentadas informações adicionais sobre a composição de substâncias bioativas para os genótipos amarelo e vermelho da espécie *Psidium cattleianum*.

A respeito do perfil de compostos voláteis, responsáveis pelas características aromáticas das frutas, os araçás, amarelo e vermelho compartilham de características comuns como sabor cítrico, verde e doce; mas, para o araçá-amarelo, são encontradas características de frutas tropicais, enquanto para o araçá-vermelho, semelhança com o tomate. Dentre os compostos de maior impacto nas características de aroma em ambos os genótipos, estão: o (Z)-3-hexenal, com aroma de grama/herbáceo, sendo o principal aroma presente no tomate; o 1,8-cineol, com aroma de eucalipto e menta; e o (Z)-1,5-octadien-3-ona, com aroma de gerânio. Além disso, a presença da substância volátil acetato 3-mercapto hexil, com fragrância fresca e cítrica, parece estar associada ao aroma tropical encontrado no araçá-amarelo.[20]

Tabela 13 – Teor de substâncias bioativas presentes no Araçá-amarelo e no Araçá-vermelho

Compostos Bioativos	Araçá-amarelo (100g fruto)	Araçá-vermelho (100g fruto)
Carotenoides (mcg)	7,24	8,12
Vitamina C (mg)	4,04	0,23
Epicatequina (mg)	183,04	117,49
Miricetina (mcg)	133,30	443,30
Quercetina (mcg)	29,30	293,30
Ácido ferúlico (mg)	0,32	0,72
Ácido gálico (mg)	59,82	49,90
Ácido p-cumárico (mg)	3,17	1,45

Fonte: Sistema de Informação sobre a Biodiversidade Brasileira (SiBBr)[21,22]

Por fim, em relação às sementes do araçá, observam-se altas quantidades de ácidos graxos poli-insaturados, sendo o mais abundante deles o ácido linoleico (61,01 % no morfotipo vermelho e 75,42 % no amarelo). Enquanto isso, o conteúdo de ácido graxo monoinsaturado se mostrou menos proeminente, com a presença de apenas 10,83 e 14,99 % de ácido oleico no araçá-vermelho e araçá-amarelo, respectivamente.[3]

7.5 PROPRIEDADES FUNCIONAIS

Considerando a composição nutricional e o perfil fitoquímico do araçá, é fundamental a identificação das potencialidades metabólicas ou fisiológicas do fruto e demais partes da planta que contribuam para a saúde humana. Vale destacar que o consumo de alimentos ricos em compostos fenólicos e carotenoides, a exemplo das frutas, está associado com risco reduzido de desordens na saúde, uma vez que possuem a capacidade de neutralizar o excesso de radicais livres e espécies reativas de oxigênio, ou seja, devido à sua capacidade antioxidante.[23]

A avaliação antioxidante dos extratos da casca do araçá-vermelho, seja por meio do método convencional de maceração, seja pela extração assistida por ultrassom, na concentração de 50 mg/mL, resultou em valores elevados de inibição do radical DPPH, respectivamente, 85,57 e 86,31 %.[24]

Pereira e colaboradores[25] avaliaram o conteúdo de fenólicos totais, atividade antioxidante pela captura do radical DPPH e valores de IC_{50} para α-amilase e α-glicosidase de diferentes genótipos do fruto *Psidium cattleianum*. O araçá-amarelo apresentou teor total de fenólicos de 1,95 g de ácido clorogênico/100 g de base seca de pele e polpa do fruto, 1,3 mg de eq. Trolox/g de base seca e $2,4 \times 10^3$ mcg/mL e 18 mcg/mL de IC_{50} para α-amilase e α-glicosidase, respectivamente. Já os araçás-vermelhos com acessos diferentes (respectivamente, AC 44 e AC 87) apresentaram os seguintes valores: 1,93 e 2,09 g de ácido clorogênico/100 g de base seca; 1,10 e 1,26 mg de eq. Trolox/g de base seca; $2,6 \times 10^3$ e $1,9 \times 10^3$ mcg/mL de IC_{50} para α-amilase e 14 e 15 mcg/mL de IC_{50} para α-glicosidase, demonstrando, resumidamente, elevada atividade antioxidante e propriedade inibitória ótima para a enzima α-glicosidase. O mesmo grupo de pesquisadores evidenciou em 2021 os seguintes efeitos dos extratos do fruto araçá, tanto para o genótipo amarelo como para o vermelho: i) inibição da atividade das enzimas α-glicosidase e α-amilase, o que auxilia na redução da absorção intestinal da glicose, e ii) inibição da lipase pancreática, que implica diretamente na diminuição da absorção intestinal de lipídios e, portanto, com importante efeito anti-hiperlipidêmico.[26]

Neste contexto, também foram observadas por meio de experimento *in vitro* elevadas concentrações de polifenóis totais e forte atividade antioxidante, sem toxicidade celular, para a farinha integral do fruto araçá-amarelo. De igual modo, os resultados *in vivo* indicaram efeito hepatoprotetor do fruto contra a progressão da esteatose hepática induzida por dieta hiperlipídica em modelo animal.[27]

Outras atividades biológicas do araçá, sob a forma de extratos dos frutos, incluem: atividade antimicrobiana contra o patógeno entérico *Salmonella enteritidis* e atividade antiproliferativa contra células de câncer humano, mama (MCF-7) e cólon (Caco-2)[28]; atividade anti-inflamatória *in vitro*, com inibição das ciclo-oxigenases COX-1 e COX-2[29]; atividade antienvelhecimento *in vivo*, com alteração da expressão de genes associados à regulação de processos celulares essenciais em modelo animal.[30]

Por fim, apesar dos achados promissores em relação às propriedades funcionais anteriormente descritas, a realização de estudos toxicológicos e ensaios clínicos são fundamentais, a fim de garantir a ausência de risco com o uso da espécie especialmente quando da veiculação de formas terapêuticas.

REFERÊNCIAS

1. Lisbôa GN, Kinupp VF, Barros IBI de. *Psidium cattleianum* - Araçá. In: Espécies nativas da flora brasileira de valor econômico atual ou potencial - Plantas para o Fututo - Região Sul. 2011. p. 205-8.

2. BHL. Collectanea botanica, or, Figures and botanical illustrations of rare and curious exotic plants. London, Printed by Richard and Arthur Taylor, Shoe-Lane, sold by J. and A. Arch. 2022;1821-1826. DOI: 10.5962/bhl.title.6215

3. Biegelmeyer R, Andrade JMM, Aboy AL, Apel MA, Dresch RR, Marin R, et al. Comparative Analysis of the Chemical Composition and Antioxidant Activity of Red (*Psidium cattleianum*) and Yellow (*Psidium cattleianum*var.lucidum) Strawberry Guava Fruit. J Food Sci. 2011;76(7). DOI: 10.1111/j.1750-3841.2011.02319.x.

4. Franzon RC, Campos LZ de O, Proença CEB, Sousa-Silva JC. Araçás do Gênero Psidium: principais espécies, ocorrência, descrição e usos. Embrapa Cerrados Ministério da Agric Pecuária e Abast. 2009;48.

5. Patel S. Exotic tropical plant *Psidium cattleianum*: A review on prospects and threats. Rev Environ Sci Biotechnol. 2012;11(3):243-8. DOI: 10.1007/s11157-012-9269-8

6. Lim TK. *Psidium cattleianum* "Red Strawberry Guava." In: Edible Medicinal and Non Medicinal Plants: Volume 3, Fruits. 2012. p. 674-8.

7. Lim TK. *Psidium cattleianum* 'Yellow Strawberry Guava.' In: Edible Medicinal and Non Medicinal Plants: Volume 3, Fruits. 2012. p. 679-80.

8. Raseira M do CB, Raseira A. Contribuição ao estudo do araçazeiro *Psidium cattleianum*. Embrapa/Centro Pesqui Agropecuária Cilima Temperado. 1996;95.

9. Sistema de Informação sobre a Biodiversidade Brasileira - SiBBr. *Psidium cattleianum* Sabine. Sistema de Informação sobre a Biodiversidade Brasileira. 2022. Disponível em: https://sibbr.gov.br/.

10. Fetter M da R, Vizzotto M, Corbelini DD, Tatiane Nogueira Gonzalez. Propriedades funcionais de araçá-amarelo, araçá-vermelho (Psidium cattleyanum Sabine) e araçá-pera (P. acutangulum D.C.) cultivados em Pelotas/RS. Brazilian J Food Technol. 2010;13(EE01):92-5. DOI: 10.4260/BJFT20101304115.

11. Drehmer AMF, Amarante CVT do. Conservação pós-colheita de frutos de araçá-vermelho em função do estádio de maturação e temperatura de armazenamento. Rev Bras Frutic. 2008 Jun;30(2):322-6. DOI: 10.1590/S0100-29452008000200009.

12. Raseira MCB, Antunes LEC, Gonçalves RTED. Espécies frutíferas nativas do sul do Brasil. In: Raseira M do CB, Antunes LEC, Gonçalves RTED, editores. Pelotas – RS: Embrapa Clima Temperado, 2004. 124 p. Disponível em: https://www.infoteca.cnptia.embrapa.br/handle/doc/744946

13. Gwozdz EP, Vendrúsculo MJD, Menosso LH, Tasca HC, Machado YM, Stachelski VA, et al. Propriedades Nutritivas e Bioativas do Araçá (*Psidium cattleianum* Sabine). Res Soc Dev. 2022 Jan 16;11(1):e59011125424. DOI: 10.33448/rsd-v11i1.25424

14. Lopes MMA, Silva EO. Araça - Psidium cattleyanum Sabine. Em: Rodrigues S, Silva EO, Brito ES. Exotic Fruits Reference Guide. Reino Unido: Elsevier, Academic Press, 2018. p. 31-5.

15. Caldeira SD, Hiane PA, Ramos MIL, Ramos Filho MM. Caracterização físico-química do araçá (Psidium guineense sw.) e do tarumã (Vitex cymosa Bert.) do estado de Mato Grosso do Sul. Bol. Centro Pesqui. Process. Aliment. 2004;22(1):145-54. Disponível em: https://pesquisa.bvsalud.org/portal/resource/pt/lil-384809.

16. Sistema de Informação sobre a Biodiversidade Brasileira - SiBBr. Biodiversidade & Nutrição. 2022. Disponível em: https://ferramentas.sibbr.gov.br/ficha/bin/view/FN.

17. Brasil. Ministério da Saúde. Secretaria de Atenção à Saúde. Departamento de Atenção Básica. Alimentos regionais brasileiros/Ministério da Saúde, Secretaria de Atenção à Saúde, Departamento de Atenção Básica. Alimentos Regionais Brasileiro. 2015. 484 p. Disponível em: https://aps.saude.gov.br/biblioteca/visualizar/MTMyMg==.

18. Pereira E dos S, Vinholes J, C. Franzon R, Dalmazo G, Vizzotto M, Nora L. *Psidium cattleianum* fruits: A review on its composition and bioactivity. Food Chem. 2018 Aug;258:95-103.

19. Amaral SC, Roux D, Caton F, Rinaudo M, Barbieri SF, Silveira JLM. Extraction, characterization and gelling ability of pectins from Araçá (*Psidium cattleianum* Sabine) fruits. Food Hydrocoll. 2021;121:106845. DOI: 10.1016/j.foodhyd.2021.106845

20. Egea MB, Pereira-Netto AB, Cacho J, Ferreira V, Lopez R. Comparative analysis of aroma compounds and sensorial features of strawberry and lemon guavas (*Psidium cattleianum* Sabine). Food Chem. 2014;164:272-7. DOI: 10.1016/j.foodchem.2014.05.028.

21. Sistema de Informação sobre a Biodiversidade Brasileira - SiBBr. *Psidium cattleianum* - araçá amarelo. Sistema de Informação sobre a Biodiversidade Brasileira - SiBBr. 2022. Disponível em: https://ferramentas.sibbr.gov.br/ficha/bin/view/FN/LongName/331_araca_fruto_polpa_com_casca_sem_semente_cru_amarelo.

22. Sistema de Informação sobre a Biodiversidade Brasileira - SiBBr. *Psidium cattleianum* - araçá vermelho. Sistema de Informação sobre a Biodiversidade Brasileira - SiBBr.

2022. Disponível em: https://ferramentas.sibbr.gov.br/ficha/bin/view/FN/LongName/332_araca_fruto_polpa_com_casca_sem_semente_cru_vermelho.

23. Belisário CM, Soares AG, Coneglian RCC, Plácido GR, Castro CFS, Rodrigues LAN. Carotenoids, sugars, ascorbic acid, total phenolics, and antioxidant activity of murici from Brazilian Cerrado during refrigerated storage. Ciência Rural. 2020;50(4). DOI: 10.1590/0103-8478cr20180620.

24. Meregalli MM, Puton BMS, Camera FD, Amaral AU, Zeni J, Cansian RL, et al. Conventional and ultrasound-assisted methods for extraction of bioactive compounds from red araçá peel (Psidium cattleianum Sabine). Arab J Chem. 2020 Jun;13(6):5800-9. DOI: 10.1016/j.arabjc.2020.04.017.

25. Pereira E dos S, Vinholes JR, Camargo TM, Nora FR, Crizel RL, Chaves F, et al. Characterization of araçá fruits (Psidium cattleianum Sabine): Phenolic composition, antioxidant activity and inhibition of α-amylase and α-glucosidase. Food Biosci. 2020 June;37:100665. DOI: 10.1016/j.fbio.2020.100665.

26. Pereira ES, Vinholes JR, Camargo TM, Raphaelli CO, Ferri NML, Nora L, et al. Araçá (Psidium cattleianum Sabine): bioactive compounds, antioxidant activity and pancreatic lipase inhibition. Ciência Rural. 2021;51(11). DOI: 10.1590/0103-8478cr20200778

27. Paulino AHS, Viana AMF, Bonomo LF, Guerra JFC, Lopes M, Rabelo ACS, et al. Araçá (Psidium cattleianum Sabine) Ameliorates Liver Damage and Reduces Hepatic Steatosis in Rats Fed with a High-fat Diet. Journal of Food and Nutrition Research. 2019;7(2):132-40. DOI: 10.12691/jfnr-7-2-5.

28. Medina AL, Haas LIR, Chaves FC, Salvador M, Zambiazi RC, Da Silva WP, et al. Araçá (Psidium cattleianum Sabine) fruit extracts with antioxidant and antimicrobial activities and antiproliferative effect on human cancer cells. Food Chem. 2011;128(4):916-22. DOI: 10.1016/j.foodchem.2011.03.119.

29. McCook-Russell KP, Nair MG, Facey PC, Bowen-Forbes CS. Nutritional and nutraceutical comparison of Jamaican Psidium cattleianum (strawberry guava) and Psidium guajava (common guava) fruits. Food Chem. 2012 Sep;134(2):1069-73. DOI: 10.1016/j.foodchem.2012.03.018.

30. Ramirez MR, Tonin Zanchin NI, Henriques AT, Silveyra Zuanazzi JÂ. Study of the Effects of Psidium cattleyanum on Gene Expression from Senescent Mouse Hippocampus. Bol Latinoam y del Caribe Plantas Med y Aromat. 2012;11(2):127-37.

8

ARAÇÁ-BOI (*Eugenia stipitata* McVaugh)

Klenicy Kazumy de Lima Yamaguchi

Tiago Maretti Gonçalves

Anderson de Oliveira Souza

Kemilla Sarmento Rebelo

Figura 10 – Araçá-boi (*Eugenia stipitata* McVaugh). A: Espécie arbórea *Eugenia stipitata* McVaugh; B e C: Variações de tamanho das frutas Araçá-boi*[10]

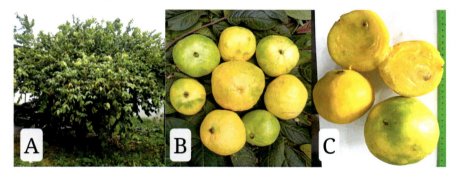

8.1 CARACTERÍSTICAS BOTÂNICAS

O araçá-boi (*Eugenia stipitata* McVaugh), também conhecido popularmente como goiaba-brasileira[1], é uma espécie arbórea nativa frutífera do Brasil (Figura 10) pertencente à família Myrtacea e que tem seus frutos comestíveis e ricos em nutrientes. Seu gênero *Eugenia* possui cerca de 387 espécies[2], sendo considerado dentro das angiospermas como o maior em número de espécies no Brasil.[3]

Sua distribuição geográfica ocorre no Norte (Acre, Amazonas, Pará, Rondônia) e Região do Centro-Oeste (Mato Grosso) do Brasil, podendo ser encontrada facilmente em regiões de Floresta de Terra Firme e de Várzea.[4]

---

[10] Fonte: os autores, 2023.

É uma fruta nativa da região oeste da Amazônia e das Guianas, sendo facilmente adaptada em regiões de clima tropical e subtropical.[5]

Como principais características botânicas, o araçá-boi é uma árvore com tamanho que varia entre 2 e 18 metros.[4] Suas folhas são simples, opostas de lâmina elíptico-ovalada com ápice acuminado e base arredondada, com comprimento que varia entre 6 cm e 18 cm e uma largura variável entre 3,5 cm e 9,5 cm.[6] Suas flores estão arranjadas em pequenos rácimos, possuindo flores pediceladas, (3 a 8) com coloração branca em suas de pétalas.[6]

Essa espécie arbórea, produz o fruto araçá-boi (Figura 10), de coloração amarela[7] com superfície lisa de formato globoso que quando maduro possui um diâmetro de 1,5 cm, possuindo de 6 a 15 sementes.[4] Sua polpa é suculenta e ácida, não sendo recomendada para consumo *in natura*, assim seu principal uso pode ser utilizado na fabricação de geleias, sorvetes e no preparo de bebidas (sucos).[7]

8.2 CULTIVO E PLANTIO

O araçá-boi pode ser facilmente cultivado em solos de textura média caracterizados como argilo-arenosos, sendo profundos, de maneira que esses sejam bem drenados, profundos e férteis, com pH entre 5,5 e 6,5.[7] Sua propagação é realizada por estaquia e mais comumente por meio de sementes que devem ser colhidas de frutos maduros e que apresentam alto poder de germinação.[6,7]

As mudas podem ser plantadas em épocas de chuva, o que pode ser realizado em covas de 50 x 50 x 50 cm, com espaçamento de 4 x 4 m entre as mudas, podendo haver o plantio de maneira consorciada com outras espécies. A espécie prefere climas quentes e úmidos, com temperaturas médias entre 22 e 28 °C e precipitação anual entre 1500 e 2500 mm.[7-9]

Para o manejo, faz-se importante que a área ao redor das mudas seja livre de ervas daninhas e é necessário adubar as plantas regularmente. O araçá-boi pode ser podado para controlar o crescimento e melhorar a produção de frutos e as mudas devem ser irrigadas regularmente e protegidas contra insetos e doenças.[9]

8.3 IMPORTÂNCIA ECONÔMICA

O Araçá-boi é uma frutífera nativa de grande relevância econômica e social nos países da América do Sul. Sua fruta é considerada fonte de substâncias bioativas, o que vem despertando o interesse as indústrias em diferentes segmentos, dos quais destaca-se a de alimentos e a farmacêutica.[1]

A produção comercial de araçá-boi tem aumentado nos últimos anos, principalmente no Brasil e na Colômbia. A polpa da fruta apresenta características marcantes, devido ao odor agradável e ao sabor ácido e fresco, sendo utilizada para produção de sucos, geleias, licores, sorvetes e outros produtos alimentícios. Além disso, a fruta tem despertado interesse da indústria cosmética, devido às suas propriedades antioxidantes.[1,10]

Além disso, a produção de araçá-boi pode ser uma alternativa sustentável de desenvolvimento econômico para comunidades rurais, devido ao seu cultivo de baixo custo e adaptação a solos pobres.[9,10]

Um estudo realizado na Colômbia analisou a viabilidade técnica e econômica da produção de araçá-boi e mostrou que essa cultura pode gerar renda e melhorar a qualidade de vida de pequenos produtores rurais.[10] Outra pesquisa realizada na Universidade Nacional da Colômbia avaliou a propagação de *Eugenia stipitata* por estacas e apresentou resultados positivos para o enraizamento e o crescimento das mudas.[9]

Assim, a produção e comercialização de *Eugenia stipitata* têm grande potencial de geração de renda para produtores e empreendedores, além de promover o desenvolvimento sustentável da região amazônica.[10]

8.4 VALOR NUTRICIONAL E COMPOSTOS BIOATIVOS

O mesocarpo (polpa) do araçá-boi representa a parte comestível da fruta. A composição do mesocarpo pode ser observada na Tabela 14. Destaca-se seu alto conteúdo de proteína (em base seca), que chega a 11,82%.[11] Rogez e colaboradores[12] também analisaram a polpa de araçá-boi desidratada e encontraram valores semelhantes (11,9 ± 0,5%). Esses autores ainda analisaram o perfil de aminoácidos da polpa do araçá-boi e observaram que os aminoácidos predominantes foram glutamina + ácido glutâmico, asparagina + ácido aspártico e alanina (Tabela 15). Embora o conteúdo de proteína da fruta, em base seca, seja alto, em base úmida o valor cai para 0,7 ± 0,03%.[13]

Outro componente importante é a fibra alimentar, que, de acordo com Araújo e colaboradores,[11] corresponde a 64,31% da parte comestível da fruta, em base seca. Esse percentual é muito maior que o encontrado no estudo de Rogez e colaboradores[12], cujo percentual de fibra alimentar foi de 39 ± 4.3%, também em base seca. Considerando esses valores, o araçá-boi pode ser classificado como um alimento com alto conteúdo de fibra alimentar.[14] No entanto, se considerarmos o conteúdo de fibra em peso úmido, seu conteúdo corresponde a 4,81 ± 0,33%, o que muda a classificação de alimento com "alto conteúdo" de fibra, para alimento "fonte" de fibra alimentar.

Tabela 14 – Composição nutricional do Araçá-boi (*Eugenia stipitata*), valores em peso seco

Informações Nutricionais por parte comestível crua			
Umidade	91,40 ± 1,00%	*Fibra Alimentar*	64,31 ± 0,23%
Cinzas	2,31 ± 0,07%	*Ferro*	3,74 ± 0,05 mg/100g
Carboidratos	18,51 ± 0,20%	*Cálcio*	107,16 ± 1,54 mg/100g
Glicose	7,49 ± 0,26 mg/g	*Cobre*	1,12 ± 0,02 mg/100g
Frutose	17,58 ± 0,80 mg/g	*Magnésio*	75,65 ± 1,28 mg/100g
Sacarose	39,01 ± 2,94 mg/g	*Manganês*	0,49 ± 0,02 mg/100g
Maltose	2,03 ± 0,21 mg/g	*Sódio*	118,95 ± 4,43 mg/100g
Proteínas	11,82 ± 0,03%	*Potássio*	827,66 ± 14,51 mg/100g
Lipídeos	3,02 ± 0,15%	*Zinco*	1,32 ± 0,04 mg/100g

Fonte: Araújo e colaboradores[11]

Os frutos de *Eugenia stipitata* são ricos em substâncias bioativas, tais como antocianinas, carotenoides, ácido ascórbico, polifenóis e fibras solúveis. Além disso, assim como a polpa, as folhas e sementes também são ricas em terpenos, carotenoides e fenólicos. Dos fenólicos detectados, cita-se a miricetina, quercetina, caempferol, luteína e zeaxantina, substâncias consideradas bioativas e que apresentam propriedades anti-inflamatória e antioxidante, além de ácido gálico, quercetina e rutina. Destaca-se também a presença de carotenoides, β-caroteno, cariofileno e pineno que são substâncias com características antimicrobianas e antiinflamatórias.[15-21]

Tabela 15 – Perfil de aminoácidos da polpa de Araçá-boi (*Eugenia stipitata*)

Aminoácidos (g/100g de proteína, peso seco)			
Glicina	4,17 ± 0,19	Treonina	3,64 ± 0,19
Alanina	6,84 ± 0,17	Cisteína	1,78 ± 0,16
Valina	4,77 ± 0,24	Metionina	1,84 ± 0,04
Leucina	6,05 ± 0,44	Asparagina + ácido aspártico	8,57 ± 0,06
Isoleucina	3,79 ± 0,15	Glutamina + ácido glutâmico	31,86 ± 2,14
Prolina	3,46 ± 0,06	Lisina	5,53 ± 0,28
Fenilalanina	4,1 ± 0,25	Arginina	4,14 ± 0,07
Tirosina	2,94 ± 0,14	Histidina	2,43 ± 0,13
Serina	4,11 ± 0,22		

Fonte: Araújo e colaboradores[11]

8.5 PROPRIEDADES FUNCIONAIS

A alimentação contendo frutas e hortaliças são recomendadas por ser fontes de fitoquímicos nutricionalmente importantes, como compostos fenólicos.[22] A biodiversidade brasileira, especialmente na Amazônia, pode ter frutas pouco exploradas com potenciais benefícios à saúde.[23]

Na medicina popular, as folhas de *Eugenia stipitata* têm sido utilizadas em distúrbios gastrointestinais, urinários e respiratórios[24], bem como antibacteriano e antiprotozoário.[25,26] Entretanto, extratos provenientes de frutos apresentam atividade antidiabético[27], antimutagênico[28], inibidor de hemólise em eritrócitos humanos[29] e antioxidante.[13,28-31]

Estudos têm demonstrado o potencial dos extratos de *E. stipitata* com ação antioxidante. Diferentes metodologias podem mensurar a atividade antioxidante, tais como DPPH, ABTS e FRAP, destacados na Tabela 16.

Tabela 16 – Atividade antioxidante do Araçá-boi (*Eugenia stipitata*) por diferentes métodos

Ensaio	Resultados
DPPH	IC50 79 mg/mL[30] IC50 0,8 ± 0,3 µmol/TE (extrato da polpa)[31] 472,15 ± 0,40 µmol TE/g (extrato aquoso da polpa)[32] IC50 0,69 ± 0,23 µmol/mL (extrato etanólico)[28] 30,60 ± 0,43 µmol TE/g (extrato aquoso da polpa)[13] IC50 3,06 ± 0,09 mg/L (extrato etanólico de semente)[29] IC50 9,0 ± 8,6 µmol/TE (extrato de casca)[31]
ABTS	1,2 ± 0,3 µmol/TE (extrato da polpa)[31] 1209, 72 ± 0,01 µmol TE/g (extrato aquoso da polpa)[32] IC50 4,22 ± 0,02 mg/L (extrato etanólico da semente)[29] 11,0 ± 5,3 µmol/TE (extrato de casca)[31]
FRAP	3,5 ± 0,9 µmol/TE (extrato da polpa)[31] 1652,91 ± 0,72 µmol TE/ grama (extrato aquoso da polpa)[32] 12,4 ± 7,7 µmol/TE (extrato da casca)[31]

Legenda: TE: Trolox equivalente. IC_{50} concentração necessária para inibir 50% do radical DPPH.

REFERÊNCIAS

1. Hafner GJ, Rios LA. Araçá-boi (*Eugenia stipitata* McVaugh): a frutífera nativa amazônica. Embrapa Amazônia Ocidental, Documento 85. 2010.

2. BFG – The Brazilian Flora Group. Growing Knowledge: an overview of Seed Plant diversity in Brazil. Rodriguésia. 2015;66(4):1085-1113. Disponível em: https://www.scielo.br/j/rod/a/s8qy5ZLWZcyFxx9WGsh34PK/?format=pdf&lang=en.

3. Valdemarin, KS. Estudo taxonômico das espécies de *Eugenia L.* (*Myrtaceae*) da Reserva Natural Vale - Linhares, ES [dissertação]. Piracicaba: Universidade de São Paulo, Escola Superior de Agricultura Luiz de Queiroz; 2018. DOI: 10.11606/D.11.2018.tde-22062018-150817.

4. Mazine FF, Bünger M, Faria, JEQ, Fernandes T, Giaretta A, Valdemarin KS, *et al*. Eugenia in Flora e Funga do Brasil. Jardim Botânico do Rio de Janeiro. 2023. Disponível em: https://floradobrasil.jbrj.gov.br/FB24015

5. Viana ES, Jesus JL, Reis RC, Andrade MVS, Sacramento CK. Physicochemical and Sensory Characterization of Banana and Araçá-Boi Jam. Food and Nutrition Sciences. 2014;5:733-741. DOI: 10.4236/fns.2014.58083

6. Ferreira MGR, Ribeiro G D. Coleção de fruteiras tropicais da Embrapa Rondônia. Porto Velho: Embrapa Rondônia; 2006. 14 p. (Comunicado Técnico 306). Disponível em: http://www.infoteca.cnptia.embrapa.br/infoteca/handle/doc/710695.

7. Sacramento CK, Barretto WS, Faria JC. Araçá-Boi: Uma Alternativa para Agroindústria. Revista Bahia Agrícola. 2008;8:22-24. Disponível em: http://www.seagri.ba.gov.br/content/ara%C3%A7%C3%A1-boi-uma-alternativa-para-agroind%C3%BAstria.

8. Souza AGC, Souza, NR, Silva SEL, Nunes CDM, Canto AC, Cruz LAA. Fruteiras da Amazônia. Brasília: EMBRAPA-SPI 1996. 204p. (Coleção Biblioteca Botânica Brasileira, 1). Disponível em: https://www.infoteca.cnptia.embrapa.br/infoteca/handle/doc/664664.

9. Falcão MDA, Ferreira SA, Clement CR, Barros MJB, Brito J, Santos TC. Aspectos fenológicos e ecológicos do" Araca-Boi"(*Eugenia stipitata* MCVAUGH) na Amazônia Central. I. Plantas juvenis. Acta Amazonica. 1988;18:27-38. DOI: 10.1590/1809-43921988183038.

10. Falcão MDA, Galvão, RDMS, Clement CR, Ferreira SAN, Sampaio SG. Fenologia e produtividade do araçá-boi (*Eugenia stipitata*, *Myrtaceae*) na Amazônia Central. Acta Amazonica. 2000;30:9-9. Disponível em: https://acta.inpa.gov.br/fasciculos/30-1/PDF/v30n1a02.pdf.

11. Araújo FF, Paulo Farias D, Neri-Numa IA, Dias-Audibert FL, Delafiori J, Souza FG, et al. Chemical characterization of *Eugenia stipitata*: A native fruit from the Amazon rich in nutrients and source of bioactive compounds. Food Research International. 2021;139:109904. DOI: 10.1016/j.foodres.2020.109904.

12. Rogez H, Buxant R, Mignolet E, Souza JNS, Silva EM, Larondelle Y. Chemical composition of the pulp of three typical Amazonian fruits: araça-boi (*Eugenia stipitata*), bacuri (*Platonia insignis*) and cupuaçu (*Theobroma grandiflorum*). Eur Food Res Technol. 2004;218(4):380-4. DOI: 10.1007/s00217-003-0853-6

13. Baldini T, Neri-Numa I, do Sacramento C, Schmiele M, Bolini H, Pastore G, et al. Elaboration and Characterization of Apple Nectars Supplemented with Araçá-boi (*Eugenia stipitata* Mac Vaugh—*Myrtaceae*). Beverages. 2017;3(4):59. DOI: 10.3390/beverages3040059.

14. Brasil. Ministério da Saúde. Agência Nacional de Vigilância Sanitária. RDC No 54, de 12 de novembro de 2012. Dispõe sobre o Regulamento Técnico sobre Informação Nutricional Complementar. 2012. Disponível em: https://bvsms.saude.gov.br/bvs/saudelegis/anvisa/2012/rdc0054_12_11_2012.html.

15. Santos CRB, Sampaio MG, Vandesmet LC, Santos BS, Menezes SA, Portela BY et al. Chemical composition and biological activities of the essential oil from *Eugenia stipitata* McVaugh leaves. Nat Prod Res. 2022;1-7. DOI: 10.1080/14786419.2022.2151008.

16. Fernández-Trujillo JP, Hernández MS, Carrillo MÁ, Barrera JA. Arazá (*Eugenia stipitata* McVaugh). HortScience. In book: Postharvest Biology and Technology of Tropical and Subtropical Fruits (pp. 98-117e). 2011;46(3):477-478. DOI: 10.1533/9780857092762.98.

17. Garzón GA, Narváez-Cuenca C, Kopec RE, Barry AM, Riedl KM, Schwartz SJ. Determination of carotenoids, total phenolic content, and antioxidant activity of Arazá (*Eugenia stipitata* McVaugh), an Amazonian fruit. J Agric Food Chem. 2012;60(18):4709-4717. DOI: 10.1021/jf205347f.

18. Farias DP, Neri-Numa IA, de Araujo FF, Pastore GM. A critical review of some fruit trees from the *Myrtaceae* family as promising sources for food applications with functional claims. Food Chem. 2020;306:125630. DOI: 10.1016/j.foodchem.2019.125630.

19. Iturri MS, Calado CMB, Prentice C. Microparticles of *Eugenia stipitata* pulp obtained by spray-drying guided by DSC: An analysis of bioactivity and *in vitro* gastrointestinal digestion. Food Chem. 2021;334:127557. DOI: 10.1016/j.foodchem.2020.127557.

20. Araújo FF, Neri-Numa IA, de Oliveira Farias D, Pastore GM. Wild Brazilian species of Eugenia genera (*Myrtaceae*) as an innovation hotspot for food and pharmacological purposes. Food Res Int. 2019;121:57-72. DOI: 10.1016/j.foodres.2019.03.018.

21. Veloso JH. O gênero Eugenia: da química à farmacologia. [Trabalho de Conclusão de Curso]. Universidade Estadual Paulista, Faculdade de Ciências. Bauru – SP, 2016. Disponível em: http://hdl.handle.net/11449/136643.

22. Slavin J, Lloyd B. Health benefits of fruits and vegetables. Adv Nutr. 2012;3(4):506-516. DOI: 10.3945/an.112.002154

23. Yamaguchi KKL, Souza AO. Antioxidant, Hypoglycemic and Neuroprotective activities of extracts from fruits native to the Amazon region: A review. Biotechnology Journal International. 2020;24(6):9-31. DOI: 10.9734/BJI/2020/v24i630119

24. Abril-Saltos RV, Ruiz-Vásquez TE, Alonso-Lazo J, Cabrera-Murillo GM, Meric OA. Initial growth of *Eugenia stipitata*, *Inga spectabilis*, and *Inga edulis* in Napo, Ecuador. Agron. Mesoam. 2018;29(2):275-291. DOI: 10.15517/ma.v29i2.28759.

25. Costa WK, Oliveira AM, Santos IBS, Silva VBG, Silva EKC, Alves JVO et al. Antibacterial mechanism of *Eugenia stipitata* McVaugh essential oil and synergistic effect against *Staphylococcus aureus*. South African Journal of Botany. 2022;147:724-730. DOI: 10.1016/j.sajb.2022.03.012.

26. Santos CRB, Sampaio MGV, Vandesmet LCS, Santos BS, Menezes SA, Portela BYM et al. Chemical composition and biological activities of the essential oil from *Eugenia stipitata* McVaugh leaves. Nat Prod Res. 2022;5:1-7. DOI: 10.1080/14786419.2022.2151008.

27. Gonçalves AESS, Lajolo FM, Genovese MI. Chemical composition and antioxidant/antidiabetic potential of Brazilian native fruits and commercial frozen

pulps. Journal of Agricultural and Food Chemistry. 2010;58(8):4666-4674. DOI: 10.1021/jf903875u

28. Neri-Numa IA, Carvalho-Silva LB, Morales JP, Malta LG, Muramoto MT, Ferreira JEM, et al. Evaluation of the antioxidant, antiproliferative and antimutagenic potential of araçá-boi fruit (*Eugenia stipitata* Mc Vaugh-*Myrtaceae*) of the Brazilian Amazon forest. Food Research International. 2013;50(1):70-76. DOI: 10.1016/j.foodres.2012.09.032

29. Álvarez A, Jiménez A, Méndez J, Murillo E. Chemical and biological study of *Eugenia stipitata* McVaugh collected in the Colombian Andean region. Asian Journal of Pharmaceutical and Clinical Research. 2018;11(12):362-369. DOI: 10.22159/ajpcr.2018.v11i12.27253

30. Reynertson KA, Kennelly EJ, Basile MJ. Antioxidant potential of seven Myrtaceous fruits. Ethnobotany Research & Applications. 2005;3:25-35. Disponível em: https://ethnobotanyjournal.org/index.php/era/article/view/49.

31. Garzón GA, Narváez-Cuenca CE, Kopec RE, Barry AM, Riedl KM, Schwartz, SJ. Determination of Carotenoids, Total Phenolic Content, and Antioxidant Activity of Arazá (*Eugenia stipitata* McVaugh), an Amazonian Fruit. Journal of Agricultural and Food Chemistry. 2012;60(18):4709-4717. DOI: 10.1021/jf205347f .

32. Virgolin LB, Seixas FRF, Janzantti NS. Composition, content of bioactive compounds, and antioxidant activity of fruit pulps from the Brazilian Amazon biome. Pesq Agropec Bras. 2017;52(10):933-941. DOI: 10.1590/S0100-204X2017001000013.

9
BACABA (*Oenocarpus bacaba* Mart.)

Klenicy Kazumy de Lima Yamaguchi

Waldireny Rocha Gomes

Tiago Maretti Gonçalves

Anderson de Oliveira Souza

Kemilla Sarmento Rebelo

Figura 11 – Bacaba (*Oenocarpus bacaba*)*[11]

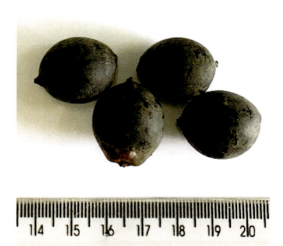

9.1 CARACTERÍSTICAS BOTÂNICAS

Bacaba (*Oenocarpus bacaba* Mart.) é uma espécie de palmeira da família Areacaceae, nativa da América do Sul e encontrada principalmente na região amazônica brasileira.[1] A planta é valorizada principalmente devido aos seus

---
[11] Fonte: os autores, 2023.

frutos (Figura 11) que apresentam biomoléculas com propriedades alimentares e medicinais, bem como pela sua importância econômica para as populações locais. A espécie é popularmente conhecida como bacaba-açu, bacaba-verdadeira, *ungurahui* (no Peru), manoco, milpesos, punama (na Colômbia).[2]

Essa palmeira possui origem amazônica, principalmente nos estados do Amazonas e Pará, estando presente em locais de mata virgem alta de terra firme. Sua planta possui grande versatilidade, sendo utilizada desde os frutos até as folhas.[3]

Botanicamente, as características gerais envolvem uma palmeira com tronco solitário, liso, reto e que chega até 30 m de altura. Nele, encontram-se anéis correspondentes às cicatrizes foliares. Suas folhas são pinadas, crespadas e medem de 4 a 6 metros de comprimento, com uma bainha verde-escura com cerca de 1 metro de altura e que forma a região colunar no ápice da estipe. Possuem cerca de 100 folíolos, de ambos os lados da raque, mais ou menos pêndulos, de 30 a 100 cm de comprimento.[1,2]

A inflorescência é ramificada, formada sob a bainha e com flores pequenas e brancas unissexuadas, geralmente uma feminina para duas masculinas, inseridas em toda extensão dos ramos da espádice. A raque da inflorescência possui cerca de 200 ramos mais ou menos pêndulos, de cor amarelada, depois avermelhada.[2,4]

Os frutos arredondados de 1,5 cm de diâmetro encontram-se em cachos robustos, com cerca de 1,5 m de comprimento. O fruto possui uma drupa globosa, com casca fina e polpa fibrosa e suculenta, cor roxo-escura quase preta, mesocarpo cerca de 1,5 mm de espessura, brancacento, oleoso; amêndoa envolvida por um endocarpo delgado e fibroso.[3]

As características botânicas da Bacaba variam de acordo com as diferentes populações ecológicas e genéticas encontradas na região amazônica. A espécie é polinizada por abelhas e outros insetos, e a dispersão das sementes é realizada por animais, como macacos e pássaros.[4,5]

9.2 CULTIVO E PLANTIO

O cultivo da bacaba é uma atividade importante na região amazônica, tanto para a produção de alimentos quanto para a geração de renda. O seu cultivo pode ser realizado em sementeiras com solos areno-argilosos contendo adubação orgânica[1] e seu plantio é feito principalmente por meio de sementes, que devem ser colhidas de frutos maduros e sem danos.

As sementes da bacaba são sensíveis ao armazenamento e devem ser plantadas logo após a colheita. Recomenda-se a germinação em canteiros ou diretamente no local definitivo, em solo rico em matéria orgânica e bem drenado. O espaçamento recomendado entre as mudas é de 6 a 8 metros.[3,4]

Após a emergência das sementes, que ocorre em média de 2 a 3 meses após o plantio, as plântulas possuem crescimento lento e devem ser mantidas em locais com sombreamento, evitando-se, assim, sua dessecação. Sua frutificação ocorre após seis anos de plantio.[2]

A bacaba é uma planta resistente a pragas e doenças, porém pode ser afetada por doenças fúngicas em períodos de alta umidade. Nesse caso, recomenda-se a aplicação de fungicidas e a adoção de práticas de manejo adequadas, como o controle da umidade do solo e a poda de folhas e ramos infectados.[5,6]

9.3 IMPORTÂNCIA ECONÔMICA

A importância econômica do bacaba está relacionada à sua utilização como fonte de renda para comunidades locais da região amazônica e altamente valorizada por suas propriedades alimentares, medicinais e cosméticas, contribuindo significativamente para a economia regional.[7]

Os frutos são coletados na natureza e vendidos em mercados locais e regionais, seja na forma *in natura*, de uma bebida ou na produção de sucos, sorvetes, doces e outros produtos alimentícios. Além disso, descreve-se o uso na medicina popular para tratar problemas gastrointestinais, febre e outras doenças. Das sementes de bacaba, pode-se extrair um óleo que é utilizado na indústria cosmética, na produção de sabões, lubrificantes, cremes, loções e outros produtos para a pele e cabelo.[8]

Outra atividade econômica importante relaciona-se ao aproveitamento das sementes, talos e folhas para a produção de artesanatos, como cestas, bolsas e outros objetos feitos com as fibras das folhas da palmeira. A produção comercial de produtos à base de bacaba tem crescido nos últimos anos, impulsionando a economia regional e gerando empregos para a população.[8,9]

9.4 VALOR NUTRICIONAL E COMPOSTOS BIOATIVOS

As informações nutricionais da bacaba podem ser observadas na Tabela 17. Seu principal macronutriente é o carboidrato, que representa 11,68% do seu peso. Aproximadamente metade dos carboidratos da bacaba é constituído por fibras (5,44 g/100 g), quantidade semelhante a encontrada no açaí (5,89 g/100 g).[10] Essa quantidade atende a 22% da ingestão adequada (AI) de fibras para mulheres, na faixa etária dos 19 aos 50 anos, o que qualifica essa fruta como uma excelente fonte de fibras.[11]

Os lipídeos são seus principais constituintes energéticos (6,53 g/100 g), sendo o ácido oleico o seu ácido graxo predominante, seguido pelos ácidos palmítico e esteárico. O ácido oleico é um ácido graxo monoinsaturado, de cadeia longa, da família ômega 9. Esse ácido graxo é o mesmo predominante no azeite de oliva, motivo pelo qual a bacaba pode ser incluída na alimentação como opção de fonte de ômega 9, substituindo o azeite de oliva e outros óleos vegetais.[12,13] Os lipídeos contribuem com 53% do valor energético da bacaba e são os principais responsáveis pela densidade energética da fruta (1,1 kcal/g), que pode ser classificada como de média densidade energética.[11]

Entre os micronutrientes, destaca-se o potássio (147,76 mg/100 g), mineral que está presente em quantidade equivalente à encontrada na manga (147,88 mg/100 g) e no bacuri (146 mg/100 g), embora contribua com apenas 4,3 a 5,7% da ingestão adequada de potássio, de acordo com as recomendações nutricionais para indivíduos adultos de ambos os sexos (2600 a 3400 mg/dia).[14]

Tabela 17 – Composição nutricional de Bacaba (*Oenocarpus bacaba* Mart.)

Informações Nutricionais por 100 g de parte comestível			
Umidade	77,20 g	Ferro	1,80 mg
Energia	109,85 kcal	Cobre	0,00 mg
Cinzas	0,50 g	Magnésio	6,87 mg
Carboidratos	11,68 g	Manganês	0,28 mg
Proteínas	1,09 g	Sódio	0,96 mg
Lipídeos	6,53 g	Potássio	147,76 mg
Fibra Alimentar	5,44 g	Zinco	0,71 mg
Cálcio	28,57 mg		

Fonte: adaptado de Aguiar.[12]

Os frutos de bacaba são típicos da região amazônica, rica em compostos bioativos como os carotenoides, polifenóis, carotenoides, ácidos graxos e aminoácidos. Estudos científicos têm demonstrado que esses compostos possuem propriedades antioxidantes, anti-inflamatórias, antimicrobianas e anticancerígenas correlacionados à presença de ácidos graxos e fenólicos presentes na bacaba. Entre os fenólicos, cita-se a presença de ácido cafeico, epicatequina, catequina, ácido clorogênico, ácido cinâmico, ácido p-carmárico, epicatequina, ácido felúrico, ácido protocatequínico, quercetina-3glucósido, rutina, ácido vanílico, vanilina, erioditiol e naringenina. Além dos fenólicos, tem-se os carotenoides betacaroteno, luteína, ácido láurico e o ácido mirístico, como considerados importantes para a saúde humana.[15-20]

Torres et al.[21] desenvolveram formulações microemulsionadas com óleo de bacaba, caracterizaram e avaliaram a sua estabilidade, a fim de determinar sua capacidade potencial como carreadores para a entrega de compostos ativos e concluíram que as microemulsões de óleo de bacaba desenvolvidas com maior quantidade de água se mostraram-se estáveis e aumentaram o potencial antioxidante do óleo de bacaba, quando comparadas com suas respectivas diluições de óleo.

Santos[20] avaliou a atividade antioxidante total e os teores de compostos bioativos em frutos de cinco palmeiras nativas do Amapá e a bacaba se destacou com a maior atividade antioxidante em comparação às demais, apresentando-se como excelente fonte de polifenóis, ácido ascórbico, antocianinas e flavonoides.

Finco et al.[18] detectaram 10 polifenois em extratos de bacaba, sendo a maioria caracterizada como compostos derivados de quercetina e ramnetina, além de uma variedade de flavonoides, sendo que alguns apresentam atividade antioxidante considerável, sendo uma fonte rica de compostos polifenólicos e potencial fonte de fenólicos e flavonoides, inclusive antocianinas.

A rutina foi o principal composto identificado por Carvalho et al.[22] em vários genótipos de bacaba-de-leque, seguida pela epicatequina. Outros compostos quantificados foram antocianinas totais, ácido 3,4-dihidroxibenzoico, ácido clorogênico, ácido p-cumárico, ácido sinápico, ácido ferúlico, ácido siríngico, ácido vanílico, ácido cinâmico, quercetina e ácido cafeico.

9.5 PROPRIEDADES FUNCIONAIS

Atualmente, existem muitos estudos que examinam os compostos bioativos de vegetais, frutas, grãos integrais e outras plantas. Raízes e folhas de *O. bacaba* demonstraram atividade antioxidante[23] e protetora de danos ao DNA.[24] Por outro lado, os frutos apresentaram controle *in vitro* nos parâmetros relacionados à obesidade[25], à atividade antiproliferativa[26], à ação antifúngica[27] e ao efeito antioxidante.[28-33]

Estudos têm demonstrado o potencial dos extratos de *Oenocarpus bacaba* com ação antioxidante. Diferentes metodologias podem mensurar a atividade antioxidante, tais como DPPH, ABTS e FRAP, destacados na Tabela 18.

Tabela 18 – Atividade antioxidante de Bacaba (*Oenocarpus bacaba* Mart.) por diferentes métodos

Ensaio	Resultados
DPPH	2292,5 ± 122,77 μmol TE/grama extrato (c,1)[28] 1550,10 ± 15,50 g/g (a,1)[29] 34,25 ± 0,20 mmol TE/100 g (c,1)[30] 2147,12 ± 22,34 μmol/gramas (b,1)[31] IC50 115,00 ± 0,11 μg/mL (d,1)[32] 226,4 ± 1,2 g/g DPPH (a,1)[33]
ABTS	2471,5 ± 22 μmolTE/grama extrato (c,1)[28] 75,50 ± 5,5 g/g (a,1)[29] 3294,55 ± 301,55 μmol TE/100 g (c,1)[30] 85,31 ± 0,03 μmol TE/ grama (a,1)[33]
FRAP	3,5 ± 0,9 μmol/TE (1)[31] 1652,91 ± 0,72 μmol TE/ grama (b,1)[32] 12,4 ± 7,7 μmol/TE (2)[31]

Legenda: a - extrato etanólico; b - extrato aquoso; c - extrato acetona/água; d - extrato hexânico; 1 - extrato da polpa da fruta; 2 - extrato da casca da fruta; 3 - extrato de semente. TE: Trolox equivalente. IC_{50} concentração necessária para inibir 50% do radical DPPH.

O extrato de bacaba demonstrou a capacidade de reduzir os níveis de glicose no sangue, o que pode ser benéfico para pessoas com diabetes tipo 2 e o efeito pode estar relacionado à presença de compostos fenólicos e flavonoides em sua composição.[34,35] Em acréscimo, estudos indicam que o extrato também possui propriedades anti-inflamatórias, que podem ajudar a reduzir a inflamação no corpo e aliviar os sintomas de condições inflamatórias, como artrite e doenças gastrointestinais.[36]

REFERÊNCIAS

1. Ribeiro RV, Clement CR. Caracterização morfofisiológica e agronômica de acessos de bacaba (*Oenocarpus bacaba* Mart.). Pesquisa Agropecuária Brasileira. 2005;40(2):141-147.

2. Ferreira MGR. Bacaba (*Oenocarpus bacaba* Mart.). Embrapa Rondônia; 2005. 2p., Disponível em: https://www.infoteca.cnptia.embrapa.br/infoteca/bitstream/doc/859494/1/folderbacaca.pdf.

3. Clement CR. 1492 and the loss of Amazonian crop genetic resources. I. The relation between domestication and human population decline. Economic Botany. 1999;53(2):188-202.

4. Cymerys M. Bacaba – *Oenocarpus bacaba* Mart. In: Shanley P. Medina G. Frutíferas e Plantas Úteis na Vida Amazônica. Belém: CIFOR, Imazon; 2005. p. 177-180.

5. Cavalcante PB. Frutas Comestíveis Da Amazônia. 7. ed. Belém, PA: CEJUP: Museu Paraense Emílio Goeldi; 2010. 282p.

6. Maciel ARNA, Oliveira MSP, Martorano LG, Nunes JAR. Genetic Variability in *Oenocarpus bacaba* Mart. from Different Provenances in the State of Pará by Morphoagronomic Characters. Res Soc Dev. 2022;11(4):e35111427418. DOI: https://doi.org/10.33448/rsd-v11i4.27418.

7. Cymerys M. Bacaba *Oenocarpus bacaba* Mart. In: Shanley P, Medina G. Frutíferas e Plantas úteis na vida Amazônica. Belém: CIFOR, Imazon; 2005.

8. Cól CD, Tischer B, Flôres SH, Rech R. Foam-mat drying of bacaba (*Oenocarpus bacaba*): Process characterization, physicochemical properties, and antioxidant activity. Food and Bioproducts Processing. 2021;126:23-31. DOI: 10.1016/j.fbp.2020.12.004

9. Seixas FRF, Sesquim EAR, Raasch GS, Cintra DE. Physicochemical characteristics and lipid profile of the bacaba occurring in the western Amazon. Brazilian Journal of Food Research. 2016;7(1):105-116. DOI: 10.3895/rebrapa.v7n3.3806

10. TBCA. Tabela Brasileira de Composição de Alimentos. Açaí, polpa, *Euterpe oleraceae*. 2023. Disponível em: http://www.tbca.net.br/base-dados/int_composicao_estatistica.php?cod_produto=C0003C.

11. Philippi ST, Aquino RC, Leal GVS. Planejamento dietético: princípios, conceitos e ferramentas. Em: Dietética: Princípios para o planejamento de uma alimentação saudável. Barueri, SP: Manole; 2015.

12. Aguiar JPL. Tabela de composição de alimentos da Amazônia. Manaus: INPA; 2019. 20 p.

13. Canuto GAB, Xavier AAO, Neves LC, Benassi MT. Caracterização físico-química de polpas de frutos da Amazônia e sua correlação com a atividade antiradical livre. Rev Bras Frutic. 2010;32(4):1196-1205. DOI: 10.1590/S0100-29452010005000122.

14. National Academies of Sciences, Engineering, and Medicine. Dietary Reference Intakes for Sodium and Potassium. Stallings VA, Harrison M, Oria M. Washington, D.C.: National Academies Press; 2019. Disponível em: https://www.nap.edu/catalog/25353.

15. Leba LJ, Brunschwig C, Saout M, Martial K, Bereau D, Robinson JC. *Oenocarpus bacaba* and Oenocarpus bataua Leaflets and Roots: A New Source of Antioxidant Compounds. International Journal of Molecular Sciences. 2016;17(7):1014. DOI: 10.3390/ijms17071014.

16. Balick MJ. Sistemática e botânica econômica do complexo Oenocarpus-jessenia (Palmae). Advances in Economic Botany. 1986;3:1-140.

17. Queiroz MSM, Bianco R. Morfologia e desenvolvimento germinativo de *Oenocarpus bacaba* Mart. (Arecaceae) da Amazônia Ocidental. Revista Árvore. 2009;33:1037-1042. DOI: 10.1590/S0100-67622009000600006

18. Finco FDBA, Kammerer DR, Carle R, Tseng W, Böser S, Graeve L. Antioxidant Activity and Characterization of Phenolic Compounds from Bacaba (*Oenocarpus bacaba* Mart.) Fruit by HPLC-DAD-MS. J Agric Food Chem. 2012;60(31):7665-7673. DOI: 10.1021/jf3007689.

19. Pereira SA, Alves HP, Sousa CM, Costa GLS. Prospecção sobre o conhecimento de espécies amazônicas - inajá (*Maximiliana maripa* Aublt.) e bacaba (*Oenocarpus bacaba* Mart.). Jornal de Inovação, Tecnologia e Gestão. 2013;3:110-122.

20. Santos MFG, Alves RE, Brito ES, Silva SM, Silveira MRS. Características de qualidade de frutos e óleos de palmeiras nativas da Amazônia brasileira. Rev Bras Frutic. 2017;39:e305. DOI: 10.1590/0100-29452017305.

21. Torres MPR, Esprendor RVF, Bonaldo SM, Ribeiro EB, Valladão DMDS. Development, characterization, and stability of microemulsionated formulations of bacaba, *Oenocarpus bacaba* oil. Acta Amazonica. 2019;49:246-255. DOI: 10.1590/1809-4392201802702.

22. Carvalho AV, Silveira TF, Sousa SHB, Moraes MR, Godoy HT. Phenolic composition and antioxidant capacity of bacaba-de-leque (*Oenocarpus distichus* Mart.) genotypes. Journal of Food Composition and Analysis. 2016;54:1-9. DOI: 10.1016/j.jfca.2016.09.013

23. Leba LJ, Brunschwig C, Saout M, Martial K, Bereau D, Robinson JC. *Oenocarpus bacaba* and *Oenocarpus bataua* leaflets and roots: A new source of antioxidant

compounds. International Journal of Molecular Sciences. 2016;17:1-17. DOI: 10.3390/ijms17071014.

24. Leba LJ, Brunschiwig C, Saout M, Martial K, Vulcain E, Bereau D, Robinson JC. Optimization of a DNA nicking assay to evaluate *Oenocarpus bataua* and *Camellia sinensis* antioxidant capacity. Int J Mol Sci. 2014;15(10):18023-18039. DOI: 10.3390/ijms151018023.

25. Lauvai J, Schumacher M, Finco FDBA, Graeve L. Bacaba phenolic extract attenuates adipogenesis by down-regulating PPAPγ and C/EBPα in 3T3-L1 cells. NFS Journal. 2017;9:8-14. DOI: 10.1016/j.nfs.2017.09.001.

26. Finco FDBA, Böser S, Graeve L. Antiproliferative activity of Bacaba (*Oenocarpus bacaba*) and Jenipapo (*Genipa americana* L.) phenolic extracts: A comparison of assays. Nutrition & Food Science. 2013;43(2):98-106. DOI: 10.1108/00346651311313247

27. Abreu MGP, Ferreira JB, Neves YYB, Araujo ML, Souza RB. Efeito fungitóxico de óleos essenciais de palmeiras Amazônicas sobre *Colletotrichum* sp. Enciclopédia Brasileira. 2014;10(19):897.

28. Rezaire A, Robinson JC, Bereau D, Verbaere A, Sommerer N, Khan MK *et al*. Amazonian palm *Oenocarpus bataua* ("patawa"): Chemical and biological antioxidant activity – Phytochemical composition. Food Chem. 2014;149:62-70. DOI: 10.1016/j.foodchem.2013.10.077.

29. Santos OV, Viana AA, Soares SD, Vieira ELS, Martins MG, Nascimento FCA, Teixeira-Costa BE. Industrial potential of Bacaba (*Oenocarpus bacaba*) in powder: antioxidant activity, spectroscopic and morphological behavior. Food Sci Technol. 2022;42:e62820. DOI: 10.1590/fst.62820.

30. Finco FDBA, Kammerer DR, Carle R, Tseng WH, Böser S, Graeve L. Antioxidant activity and characterization of phenolic compounds from Bacaba (*Oenocarpus bacaba* Mart.) Fruit by HPLC-DAD-MSn. J Agric Food Chem. 2012;60(31):7665-7673. DOI: 10.1021/jf3007689.

31. Saravia SAM, Montero IF, Linhares BM, Santos RA, Marcia JAF. Mineralogical composition and bioactive molecules in the pulp and seed of Patauá (*Oenocarpus bataua* Mart.): A Palm from the Amazon. Int J Plant Soil Sci. 2020;31(6):1-7. DOI: 10.9734/ijpss/2019/v31i630228.

32. Hidalgo PSP, Nunomura RCS, Nunomura SM. Amazon oilseeds: Chemistry and antioxidant activity of patawa (Oenocarpus bataua Mart.). Revista Virtual de Química. 2016;8(1):130-140. DOI: 10.5935/1984-6835.20160009.

33. Santos AF, Toro MU, Ferreira IC. Phytochemical, enzymatic and antioxidant capacity of Bacaba pulp (*Oenocarpus bacaba* Mart.). Científic@ Multidisciplinary Journal. 2020;8(2):1-17. DOI: 10.29247/2358-260X.2020v7i2.4558.

34. Lima JC, Silva RM, Queiroz DB, Lima ED, Ribeiro-Filho HM, Grangeiro MS *et al*. Hypoglycemic activity and molecular mechanisms of an aqueous extract from *Oenocarpus bacaba* fruits in streptozotocin-induced diabetic rats. J Ethnopharmacol. 2016;17;191:224-32. DOI: 10.1016/j.jep.2016.05.015.

35. Bezerra RMN, Vieira LG, Almeida Junior LD, Santos FA. *Oenocarpus bacaba* Mart. attenuates diabetic neuropathic pain: involvement of antioxidant and anti-inflammatory mechanisms. J Ethnopharmacol. 2019;23;236:88-99. DOI: 10.1016/j.jep.2019.02.021

36. Vieira LG, Bezerra RMN, Almeida Junior LD, Santos FA. Antioxidant and anti-inflammatory activities of *Oenocarpus bacaba* mart. fruit pulp extracts. J Med Food. 2019;22(3):247-253. DOI: 10.1089/jmf.2018.0133.

10
BACURIZINHO (*Garcinia madruno* Kunth)

Klenicy Kazumy de Lima Yamaguchi

Tiago Maretti Gonçalves

Anderson de Oliveira Souza

Kemilla Sarmento Rebelo

Figura 12 – Bacupari mirim (*Garcinia madruno* Kunth)*[12]

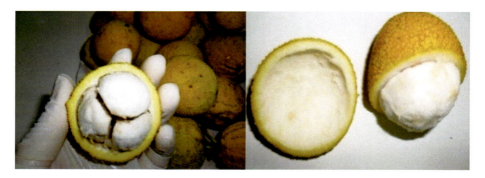

10.1 CARACTERÍSTICAS BOTÂNICAS

A espécie *Garcinia madruno* Kunth pertence à família Clusiaceae. É uma espécie arbórea nativa da América do Sul, encontrada principalmente em países como Colômbia, Equador, Peru e Brasil e popularmente como bacupari-mirim, bacuparizinho, bacurizinho, bacuri-de-espinho, camapu ou carapari. Possui como sinonímias Rheedia madruno, Rheedia acuminata, Rheedia kappleri.[1]

Caracteriza-se como uma árvore de porte médio, podendo atingir até 20 metros de altura. Possui folhas simples, opostas, coriáceas, com até 20 cm de comprimento. As flores são pequenas, brancas ou amareladas, solitárias

---
[12] Fonte: os autores, 2023.

ou em cachos axilares. Essa espécie possui frutos com coloração externa amarela (Figura 12) e sabor bastante peculiar (agridoce), são globosos, com cerca de 4 cm de diâmetro e com polpa fibrosa.[2-3]

10.2 CULTIVO E PLANTIO

O cultivo de *Garcinia madruno* pode ser realizado em regiões com clima tropical e subtropical, com temperaturas médias anuais entre 20 e 30 °C. A espécie é adaptada a diferentes tipos de solos, mas, de forma geral, adapta-se em solos ricos em matéria orgânica e bem drenados, com pH entre 5,5 e 6,5.[4]

O plantio pode ser realizado por sementes ou por mudas produzidas por estaquia. Para o plantio por sementes, é necessário utilizar sementes frescas, retiradas de frutos maduros. As sementes devem ser semeadas em substrato orgânico, mantido úmido e protegido da luz direta do sol. A germinação pode ocorrer em cerca de 30 dias.[5]

No caso do plantio por mudas produzidas por estaquia, devem ser utilizados ramos semi-lenhosos, com cerca de 20 cm de comprimento, plantados em substrato orgânico e mantidos em ambiente protegido. Recomenda-se o espaçamento entre 7 e 10 metros entre as árvores, para que haja desenvolvimento adequado da copa.[2,4]

Em relação ao manejo, verifica-se que a espécie é resistente a pragas e doenças, mas se deve realizar podas de formação e controle de brotos indesejados. A colheita dos frutos pode ser realizada quando estes estiverem maduros, o que pode ocorrer entre 4 e 6 anos após o plantio.[4]

10.3 IMPORTÂNCIA ECONÔMICA

Garcinia madruno possui importância econômica significativa em alguns países da América do Sul, como Brasil, Colômbia e Equador, onde é cultivada comercialmente, devido à sua produção de frutos comestíveis. Os seus frutos são ricos em vitamina C e possuem um sabor agridoce agradável, podendo ser consumidos *in natura* ou processados na forma de sucos, geleias e compotas.[1-3]

Segundo Kinupp e lorenzi,[6] os frutos dessa espécie são pouco consumidos na região, devido ao baixo rendimento da polpa e sabor azedo acentuado. No entanto, possui grande potencial totalmente subutilizado pela indústria de polpa, suco, sorvete e doces. No baixo rio Tapajós, os frutos são consumidos principalmente *in natura*, mas podem ser preparados de várias formas pela culinária como em refrescos, para o preparo de sorvetes, mousse, geleias doces, licores.

O cultivo de *Garcinia madruno* é considerado uma alternativa viável para os produtores rurais na Amazônica, sendo uma importante fonte de renda para garantir o sustento nas diferentes comunidades locais, contribuindo para a diversificação de culturas e para a melhoria da qualidade de vida dos povos tradicionais.

Verifica-se que a exploração de *Garcinia madruno* ainda é limitada e pouco conhecida em alguns países, o que pode representar um potencial a ser explorado no futuro. Sua utilização é abrangente, sendo utilizada para vários fins comerciais, seja para o consumo da população Amazônica ou por meio do látex extraído de suas folhas, ajudando na cura de várias doenças. Além disso, a espécie apresenta grande importância ecológica e ambiental.[7]

10.4 VALOR NUTRICIONAL E COMPOSTOS BIOATIVOS

Há uma carência de informações, sobre a composição nutritiva do bacurizinho, publicadas na literatura científica. Na Tabela 19, pode-se observar a composição da parte comestível do bacuri (polpa).[8] Entre os macronutrientes destacam-se os carboidratos totais (11,24 ± 0,13 g/100 g), que incluem as fibras alimentares. Não foram encontradas informações a respeito do teor de fibra alimentar e carboidratos metabolizáveis dessa fruta.

O bacuri apresenta uma baixa densidade energética (0,58 kcal/g) e por isso constitui uma boa opção para compor dietas restritivas, que visam proporcionar déficit calórico com consequente perda de peso corporal.[9]

O mineral predominante na polpa do bacuri é o magnésio (129,55 ± 2,33 mg/100 g), que atende respectivamente a 32% e 42% da ingestão recomendada para homens (400 mg/dia) e mulheres (310 mg/dia) na faixa etária de 19 a 30 anos[10], constituindo uma "excelente fonte" desse mineral.[9]

A polpa do bacuri apresenta um baixo teor de lipídeos totais (1,36 ± 0,02 g/100 g), constituídos principalmente por ácidos graxos monoinsaturados (32,58 mg/100 g de ácidos graxos), que costumam ser correlacionados a efeitos positivos na saúde cardiovascular.[11]

Tabela 19 – Composição nutricional do Bacurizinho (*Garcinia madruno* Kunth)

Informações Nutricionais por 100 g de parte comestível, base úmida			
Umidade	86,63 ± 0,10 g	Magnésio	129,55 ± 2,33 mg
Energia	58,36 kcal	Manganês	11,96 ± 0,14 mg
Cinzas	0,48 ± 0,00 g	Sódio	98,41 ± 1,54 mg
Carboidratos	11,24 ± 0,13 g	Zinco	4,75 ± 0,08 mg
Proteínas	0,29 ± 0,00 g	Fósforo	26,93 ± 0,41 mg
Lipídeos	1,36 ± 0,02 g	Ácidos graxos saturados	24,90 mg/100 g
Ferro	3,07 ± 0,05 mg	Ácidos graxos monoinsaturados	32,58 mg/100 g
Cobre	1,50 ± 0,02 mg	Ácidos graxos poliinsaturados	23,74 mg/100 g

Fonte: Berto et al.[8]

A composição química do fruto de bacurizinho (*G. madruno*) tem sido objeto de estudos científicos e pesquisas sobre a aplicação industrial, devido aos seus benefícios relatados em testes laboratoriais. Embora existam poucos estudos sobre a composição química específica dessa fruta, sabe-se que ela é rica em compostos fenólicos, benzofenonas, xantonas e ácidos orgânicos.[12-16]

São descritos vários compostos fenólicos, incluindo ácido gálico, ácido elágico e seus derivados, além de catequina e epicatequina. Dos flavonoides encontrados, descreve-se a presença de quercetina, rutina e seus derivados, além de luteolina e apigenina. O ácido ascórbico também foi encontrado em alta concentração neste fruto, assim como os carotenoides β-caroteno, α-caroteno e licopeno. No entanto, os biflavonoides são descritos como os metabólitos secundários mais abundantes encontrados nessa espécie, em que cita-se garcinol, morelloflavona e volkensiflavona como detectados em várias espécies desse gênero.[15-17]

10.5 PROPRIEDADES FUNCIONAIS

As plantas superiores são uma fonte de milhões de produtos naturais, com uma variedade quase infinita de diferentes variações estruturais. Essas moléculas geralmente têm funções específicas e muitas delas têm atividades biológicas que podem ser úteis para a saúde humana. O gênero Garcinia tem demonstrado uma significativa diversidade de compostos fenólicos como benzofenonas, xantonas e flavonoides, sendo muitos desses constituintes com propriedades farmacológicas contra várias doenças.[17-19]

Algumas espécies de garcinia são utilizadas como plantas medicinais, particularmente as folhas de *Garcinia madruno* apresentam atividade antibacteriana[20], neuroprotetora[21] e antioxidante[16, 20]. Contudo, poucos estudos abordam os frutos, os quais descrevem-se a com atividade antibacteriana, hemolítica[22] e antioxidante.[20,23]

Estudos têm demonstrado o potencial farmacológico dos extratos de *G. madruno*, sendo as metodologias DPPH, ABTS e FRAP utilizadas para mensurar a atividade antioxidante (Tabela 20).

Tabela 20 – Atividade antioxidante do Bacurizinho (*Garcinia madruno* Kunth) por diferentes métodos

Ensaio	Resultados
DPPH	15090 ± 1070 μmol TE/100 g amostra (b,1)[20]
	26814 ± 772 μmol TE/100 g amostra (c,1)[20]
	13410 ± 1647 μmol TE/100 g amostra (b,2)[20]
	14913 ± 1361 μmol TE/100 g amostra (c,2)[20]
ABTS	25826 ± 1253 μmol TE/100 g amostra (b,1)[20]
	50920 ± 1433 μmol TE/100 g amostra (c,1)[20]
FRAP	1020 ± 42 mg ácido ascórbico/ 100 g amostra (b,1)[20]
	1554 ± 118 mg ácido ascórbico/ 100 g amostra (c,1)[20]
	498 ± 2 mg ácido ascórbico/ 100 g amostra (b,2)[20]
	1456 ± 138 mg ácido ascórbico/ 100 g amostra (c,2)[20]
	327,61 ± 15,20 μmol TE/ g amostra (a,1)[23]

Legenda: [a] extrato etanólico. [b] extrato metanólico. [c] extrato hexânico. [1] extrato da casca da fruta. [2] extrato de semente. TE: Trolox.

REFERÊNCIAS

1. Rabelo A. Frutos nativos da Amazônia: comercializados nas feiras de Manaus-AM. Manaus: INPA; 2012.

2. Lorenzi H. Árvores brasileiras: manual de identificação e cultivo de plantas arbóreas nativas do Brasil. Nova Odessa: Instituto Plantarum; 2012.

3. Forzza RC, Costa A, Leitman PM, *et al*. Catálogo de plantas e fungos do Brasil. Rio de Janeiro: Andrea Jakobsson Estúdio e Instituto de Pesquisas Jardim Botânico do Rio de Janeiro; 2010.

4. Albuquerque UP, Lucena RFP, Cunha LVFC, *et al*. Frutas e produtos florestais não madeireiros do Brasil. Brasília: Embrapa Informação Tecnológica; 2016.

5. Tannous T. 100 frutas do Brasil. São Paulo: Edições Sesc; 2017.

6. Kinupp VF, Lorenzi H. Plantas Alimentícias Não Convencionais (PANC) no Brasil: guia de identificação, aspectos nutricionais e receitas ilustradas. Nova Odessa: Instituto Plantarum; 2014.

7. Marti G, Eparvier V, Litaudon M, Grellier P, Guéritte F. A new xanthone from the bark extract of Rheedia acuminata and antiplasmodial activity of its major compounds. Molecules. 2010;15:7106-7114. DOI: 10.3390/molecules15107106.

8. Berto A, da Silva AF, Visentainer JV, Matsushita M, de Souza NE. Proximate compositions, mineral contents and fatty acid compositions of native Amazonian fruits. Food Res Int. 2015;77:441-9. DOI: 10.1016/j.foodres.2015.08.018.

9. Philippi ST, Aquino R de C de, Leal GV da S. Planejamento dietético: princípios, conceitos e ferramentas. In: Dietética: Princípios para o planejamento de uma alimentação saudável. Barueri, SP: Manole; 2015.

10. Institute of Medicine. Dietary Reference Intakes: The Essential Guide to Nutrient Requirements. Washington, D.C.: The National Academies Press; 2006. Disponível em: http://www.nap.edu/catalog/11537.

11. Izar MC de O, Lottenberg AM, Giraldez VZR, Santos RD dos, Machado RM, Bertolami A, *et al*. Posicionamento sobre o Consumo de Gorduras e Saúde Cardiovascular – 2021. Arquivos Brasileiros de Cardiologia. 2021;116(1):160-212. Disponível em: http://abccardiol.org/article/posicionamento-sobre-o-consumo-de-gorduras-e-saude-cardiovascular-2021/.

12. Carrillo-Hormaza L, Duque L, López-Parra S, Osorio E. High-intensity ultrasound-assisted extraction of *Garcinia madruno* biflavonoids: Mechanism, kinetics, and productivity. Biochemical Engineering Journal. 2020;161:107676. DOI: 10.1016/j.bej.2020.107676.

13. Aravind AA, Menon LN, Rameshkumar KB. Structural diversity of secondary metabolites in Garcinia species. Diversity of Garcinia Spesies in the Western Ghats: Phytochemical Perspective; Ramesshkumar, KB. 2016;19-75. Disponível em: https://www.researchgate.net/profile/Rameshkumar-B/publication/320799025_Diversity_of_Garcinia_species_in_the_Western_Ghats_Phytochemical_Pers-

pective/links/59fac557aca272026f6fd227/Diversity-of-Garcinia-species-in-the--Western-Ghats-Phytochemical-Perspective.pdf#page=31.

14. Carrillo-Hormaza LC. Estudio farmacocinético de un extracto estandarizado de biflavonoides de *Garcinia madruno*: una aproximación al desarrollo de un ingrediente funcional antioxidante. 2015. Disponível em: https://bibliotecadigital.udea.edu.co/handle/10495/3322.

15. Sousa HMS, Leal GF, Damiani C, Borges SV, Freitas BC, Martins GAS. Some wild fruits from amazon biodiversity: composition, bioactive compounds, and characteristics. Food Research. 2021;5(5):17-32. DOI: /10.26656/fr.2017.5(5).687.

16. Osorio E, Londoño J, Bastida J. Low-density lipoprotein (LDL)-antioxidant biflavonoids from *Garcinia madruno*. Molecules. 2013;18(5):6092-6100. DOI: 10.3390/molecules18056092.

17. Ramirez C, Gil JH, Marín-Loaiza JC, Rojano B, Durango D. Chemical constituents and antioxidant activity of *Garcinia madruno* (Kunth) Hammel. Journal of King Saud University-Science. 2019;31(4):1283-1289. DOI: 10.1016/j.jksus.2018.07.017.

18. Pasaribu YP, Fadlan A, Fatmawati S, Ersam T. Biological activity evaluation and in silico studies of polyprenylated benzophenones from *Garcinia celebica*. Biomedicines. 2021;9(11):1654. DOI: 10.3390/biomedicines9111654.

19. Nchiozem-Ngnitedem VA, Mukavi J, Omosa LK, Kuete V. Phytochemistry and antibacterial potential of the genus Garcinia. Advances in Botanical Research. 2023. DOI: 10.1016/bs.abr.2022.08.014.

20. Ramirez C, Gil JH, Marín-Loaiza JC, Rojano B, Durango D. Chemical constituents and antioxidant activity of *Garcinia madruno* (Kunth) Hammel. Journal of King Saud University – Science. 2019;31(4):1283-1289. DOI: 10.1016/j.ksus.2018.07.017.

21. Sabogal-Guáqueta AM, Carrillo-Hormaza L, Osorio E, Cardona-Gómez GP. Effects of biflavonoids from *Garcinia madruno* on a triple transgenic mouse model of Alzheimer's disease. Pharmacological Research. 2018;129:128-138. DOI: 10.1016/j.phrs.2017.12.002.

22. Lozano L, Ramirez C, Lozano JM, Rodriguez ZJ, Ardila K, Durango DL, Gil JH, Marín-Loaiza JC. Antibacterial and hemolytic activity of extracts and compounds obtained from epicarps and seeds of *Garcinia madruno* (Kunth) Hammel. Bol Latinoam Caribe Plant Med Aromat. 2022;21(3):309-322. DOI: 10.3760/blacpma.22.21.3.18.

23. Carrillo-Hormazza L, Ramírez AM, Quintero-Ortiz C, Cossio M, Medina S, Ferreres F, Gil-Izquierdo A, Osorio E. Comprehensive characterization and antioxidant activities of the main bioflavonoids of *Garcinia madruno*: A novel tropical species for developing functional products. J Funct Foods. 2016;27:503-516. DOI: 10.1016/j.jff.2016.10.001.

11
BACURI (*Platonia insignis* Mart.)

Raquel Martins Martinez

Anderson Junger Teodoro

Figura 13 – Bacuri (*Platonia insignis*). A: Floração de Platonia insignis; B: Fruto bacuri aberto*[13]

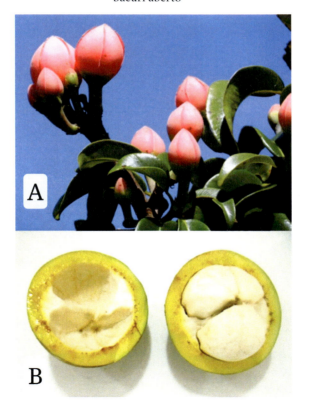

---

[13] Fonte: CIBFar, 2023. Disponível em: https://cibfar.ifsc.usp.br/pesquisa/bioactive-bioflavonoids-from-platonia-insignis-bacuri-residues-as-added-value-compounds-2.

11.1 CARACTERÍSTICAS BOTÂNICAS

O bacuri é a fruta proveniente do bacurizeiro, árvore pertencente à família *Clusiaceae*, subfamília *Clusioideae* e gênero *Platonia*. A descrição da planta foi realizada pela primeira vez pelo botânico brasileiro Manuel Arruda da Câmara, em 1816. Em 1832, o botânico alemão Karl Friedrich Phillip von Martius foi responsável pela criação do gênero *Platonia*, denominando a espécie como *Platonia insignis* Mart. Trata-se inicialmente de uma homenagem ao filósofo grego Platão, enquanto *insignis* significa notável, insigne, importante, referindo-se às características da planta e sua fruta.[1,2]

Em 1928, o bacuri foi destacado na literatura brasileira como uma das "comidas do mato", de Macunaíma, herói do romance modernista de Mário de Andrade.[3] Outros registros sobre a presença do bacuri em território brasileiro são encontrados desde o período colonial. No livro *História da Missão dos Padres Capuchinhos na Ilha do Maranhão e Terras Circunvizinhas*, publicado em 1614, o padre francês Claude d'Abbeville chama a fruta de pacuri e relata[4]:

> *O fruto tem o tamanho de dois punhos, com uma casca de meia polegada muito boa de comer como doce, tal qual a pera. A polpa desse fruto é branca, parecida com a da maçã, de gosto suave; encontram-se dentro três ou quatro nozes comestíveis.*

Cerca de 28 denominações populares podem ser encontradas para essa fruta, indicando baixa abundância ou importância econômica. O nome mais utilizado é bacuri, que significa "o que cai logo que amadurece" em tupi, devido ao fato de o fruto ser normalmente coletado ao invés de colhido, pois sua árvore possui porte elevado e é difícil a identificação do ponto de colheita. Outras denominações relacionadas ao tamanho do fruto são encontradas, como bacuri-grande e bacuri-açu. No Suriname, é mais comum a denominação *pakoeli*. Na Guiana Francesa, é chamado de *parcouri*, *parcori* e *manil*; na Guiana, é conhecido como *pakuri*, *pakoori*, *pakoeli*, *geelhart*, *ger'ati*, *makasoe*, *mongomataaki* e *wild mammee apple*. No Equador, é chamado unicamente de *matazama*. Na língua inglesa, é mais comum a grafia *bakuri*.[1,5]

O bacurizeiro é nativo da região Amazônica, com distribuição pelas Regiões Norte e Nordeste do Brasil. As maiores concentrações se dão na Ilha de Marajó e no estuário do Rio Amazonas, no estado do Pará. De forma mais recente, a espécie alcança presença também em regiões de cerrado e chapadões dos estados do Maranhão e do Piauí, expandindo-se ainda para os estados do Tocantins e do Mato Grosso e até o Paraguai. Fora do território brasileiro, é registrada de forma espontânea em áreas de floresta primária também em Suriname, Guiana, Guiana Francesa e na Amazônia Peruana, Equatoriana, Colombiana e Venezuelana, não tendo expressão econômica frutífera ou madeireira nessas regiões.[1,3,5]

A espécie *Platonia insignis* corresponde a uma árvore de porte médio a grande, que atinge de 15 a 30 metros de altura, com menor crescimento em condições de cultivo e áreas mais abertas. Seu tronco é reto, com até 2,0 m de diâmetro e casca espessa. A casca possui látex amarelado e resinoso, visível ao corte. A copa tem formato variado, sendo mais comum como um cone invertido e diâmetro de até 120 cm. Os ramos ou galhos crescem em ângulos de 50° a 60° em relação ao tronco.[1,6]

As flores dessa planta são hermafroditas e andróginas, actinomorfas, com muitos estames, grandes, solitárias e terminais, de coloração branco--rósea a amarela. Costumam abrir no período noturno e oferecem pólen e néctar em abundância aos psitacídeos (papagaios e curicas ou maritacas), responsáveis pela polinização.[1,7]

O fruto é não climatérico e corresponde a uma baga unilocular, com forma ovalada, contendo em média de uma a quatro sementes revestidas pelo endocarpo, que compõe a polpa comestível. Alguns tipos podem conter mais sementes ou serem desprovidos delas. O tamanho é variável, com comprimento entre 7 e 15 cm, diâmetro entre 5 e 15 cm e peso médio entre 350 e 400 g, podendo algumas plantas produzirem frutos que podem alcançar até 900 a 1000 g. A maior parte do bacuri é constituída pelo epicarpo e mesocarpo, que formam a casca do fruto, de consistência rígido-coriácea, lisa, lustrosa, quebradiça, carnosa e resinosa, com espessura entre 0,7 cm e 2,0 cm e coloração variando de verde a amarelo-citrino. Essa casca representa de 64% a 75% do peso do fruto, enquanto as sementes podem corresponder entre 12% e 26%. Por fim, a polpa representa somente cerca de 10% a 18% do peso total.[1,7-9]

A polpa de bacuri é macia, suculenta, fibrosa, mucilaginosa, de coloração branca a branco-amarelada, fortemente aderida à semente. Seu aroma e sabor são bastante suaves, ácido-doce e agradáveis. Para obter a polpa, é necessário quebrar a casca com o auxílio de um objeto firme. Não são utilizadas máquinas ou facas, pois, caso a casca seja cortada durante esse processo, é liberada uma resina que pode manchar a polpa. Após abrir, retira-se facilmente a polpa branca junto das sementes. A separação dessas duas partes é feita de forma artesanal, com o uso de tesoura ou colher. Seu consumo é feito *in natura* ou por meio de suco, creme, sorvete, geleia, entre outras receitas.[3,6,10]

As sementes de bacuri são grandes, superpostas e envolvidas pela polpa, anátropas e de formato oblongo-anguloso ou elipsoide. São oleaginosas, ligeiramente côncavas de um lado e convexas no lado oposto. Possuem média de 5 a 6 cm de comprimento e 3 a 4 cm de largura. Apresentam tegumento marrom, com feixes vasculares abundantes e de coloração mais clara, hilo arredondado, de coloração escura e com uma pequena região mais clara no centro.[3]

11.2 CULTIVO E SAFRA

A ocorrência do bacurizeiro é predominante em matas de terra firme e de vegetação aberta de transição, em áreas descampadas ou de vegetação baixa, sendo dificilmente encontrado em florestas mais densas. As condições do solo não interferem no desenvolvimento dessa árvore, que é resistente também a deficiências hídricas e temperaturas elevadas, facilitando o cultivo.[3,11]

O bacurizeiro é considerado uma espécie alógama, perenifólia, heliófita e seletiva hidrófita, características comuns em espécies de vegetação aberta de transição. É uma das poucas árvores amazônicas com reprodução tanto em modo sexuado (por sementes) quanto assexuado (por brotações oriundas de raízes). A germinação de sementes é demorada, levando de 2 a 3 anos e de forma não uniforme, dificultando esse tipo de propagação. A enxertia por garfagem no topo ou a retirada de brotações espontâneas são métodos mais comuns para esta planta e com resultados mais rápidos. A brotação dos enxertos varia entre 20 e 80 dias. O início da frutificação pode levar até 10 anos.[3,12]

Por suas características reprodutivas, possui alta capacidade de regeneração, podendo aparecer em áreas recém-desmatadas e ocupadas com culturas anuais, semiperenes ou pastagens, sendo capaz de tornar-se invasora de difícil erradicação. Um bacurizeiro com altura maior que 25 metros e diâmetro de copa em torno de 15 metros consegue emitir, anualmente, mais de setecentas brotações oriundas de raízes. Apesar da facilidade de manejo que essa capacidade oferece, por outro lado, pode dificultar o cultivo caso todas as plantas de uma mesma área sejam provenientes de uma mesma planta-mãe. Por falta de variabilidade genética, a conversão das flores em frutos é comprometida nessa situação.[3]

A obtenção do bacuri consiste predominantemente na coleta dos frutos de árvores que crescem naturalmente, resistindo à expansão de povoados, da agricultura, da pecuária e da extração madeireira ou pelo manejo de brotações espontâneas. Um fator importante que influencia a produtividade do manejo é a distância entre essas árvores. Quando abaixo do suficiente, pode causar baixa produção de frutos, devido ao maior desenvolvimento da altura da planta do que da copa, o que ocorre com certa frequência em bacurizais manejados.[3,6]

A espécie *Platonia insignis* apresenta um ciclo natural composto por foliação, queda de folhas, floração e frutificação. O período anual de ocorrência dessas fases pode variar conforme a região do país. A queda de folhas na Região Meio-Norte ocorre geralmente entre maio e julho e é caracterizada pela descoloração das folhas, do verde para o amarronzado, seguida pela queda delas. Nos estados do Piauí e do Maranhão, essa fase é observada no período de maio a julho, com floração até setembro ou outubro. As plantas em floração ficam cobertas de botões florais em vermelho vivo. Cerca de 4 a 4,5 meses após a floração ocorre a coleta, mais comum de setembro a fevereiro, com a maturação e queda de frutos concentrada no período de dezembro a março. No sul do Maranhão e norte de Tocantins, a frutificação e desenvolvimento dos frutos ocorre em período anterior, entre julho e dezembro, com maturação e colheita de novembro a janeiro. No estado do Pará, a maturação e queda de frutos ocorre de dezembro a maio, com pico em fevereiro e março. A produção média alcança cerca de 500 frutos em cada árvore por estação, embora alguns tenham produzido até 1.000. A produtividade pode variar, conforme diferentes condições climáticas, idade dos bacurizeiros, desenvolvimento vegetativo, possível derivação dos rebrotamentos de uma mesma planta, existência dos polinizadores e sazonalidade existente na espécie.[3,6,13]

O bacurizeiro é uma planta bastante adaptável, capaz de se desenvolver tanto em regiões de clima úmido e subúmido quanto regiões de cerrado e cerradão. Embora seja tolerante à deficiência hídrica, a umidade muito baixa pode prejudicar a floração e a frutificação. A planta se mostra indiferente ao tipo de solo, desenvolvendo-se bem em solos pobres e ácidos (pH entre 4,5 e 5,5), com textura arenosa até argilosa, desde que sejam permeáveis e profundos.[3]

11.3 IMPORTÂNCIA ECONÔMICA

O bacuri é uma fruta bastante valorizada por suas propriedades sensoriais e potencial socioeconômico, tendo ganhado a atenção de nobres entre os séculos XIX e XX no Brasil. O Barão do Rio Branco, diplomata e ministro brasileiro, oferecia a iguaria em seus banquetes no palácio do Itamarati, no Rio de Janeiro. Em 1968, o sorvete de bacuri ganhou ainda mais fama após visita da Rainha Elizabeth II, que ficou encantada e chegou a realizar diversas encomendas.[1,3]

Essa fruta é uma das mais populares e apreciadas até hoje nos mercados da Região Norte e Nordeste do Brasil, principalmente em Teresina (Piauí), São Luís (Maranhão) e Belém (Pará). Nos últimos anos, um aumento significativo foi observado na comercialização do bacuri, ainda com potencial de crescimento, favorecendo a geração de vagas de emprego formal e informal. A produção brasileira concentra-se nas Regiões Norte e Nordeste, sendo o Pará o maior estado produtor desse fruto, seguido pelo Maranhão. Entre os anos de 2006 e 2016, a comercialização de bacuri no Ceasa/PA (Centrais de Abastecimento do Estado do Pará) oscilou entre 5.000 e 40.000 kg por ano. Além de variáveis intrínsecas à produção, a maior comercialização direta para estabelecimentos locais também se apresenta como fator de influência nessas quantidades. A industrialização do bacuri ocorre geralmente pela venda da fruta ou da polpa a pequenos produtores de néctares, sorvetes, doces, geleias, compotas e iogurtes.[1,11,13]

Com relação à extração da polpa, um ponto importante a ser considerado são as condições higiênicas envolvidas. Atualmente, esse processo é feito de forma artesanal por pequenos produtores sem controle higiênico-sanitário. A atividade é realizada principalmente por mulheres das famílias envolvidas no cultivo, com tesouras, ausência de luvas, máscaras ou equipamentos de higiene, em ambientes com presença de insetos ou detritos. Outra dificuldade é a falta de energia elétrica nos estabelecimentos familiares que possa auxiliar na conservação da polpa por mais tempo, fazendo com que frutos sejam vendidos também *in natura*.[13,14]

Como fator favorável a comercialização, o bacuri é um fruto resistente que possui boa durabilidade. Sua casca espessa oferece proteção no momento do transporte para grandes distâncias e os frutos ainda em amadurecimento (50% amarelos) podem ser armazenados em condições ambientais por até 10 dias, sem perda de seu valor comercial.[6,11]

Além da comercialização da polpa *in natura* ou congelada e do fruto integral *in natura*, é encontrada facilmente também a venda do creme de bacuri pela região onde o fruto é produzido, principalmente em estradas, caminhos para praias ou centros urbanos. Esse doce consiste na mistura da polpa de bacuri com leite condensado e creme de leite.[13]

Certas plantas matrizes apresentam teor de polpa do bacuri superior a 20%, mas a ocorrência mais frequente de valores bem inferiores torna o rendimento industrial médio dessa fruta muito baixo. Ainda assim, a polpa é a parte mais utilizada. No entanto, outras partes da fruta e da planta possuem também características interessantes. Os subprodutos que mais observados são madeira, casca dos frutos e caroços.[1,13]

A casca do bacuri apresenta sabor e odor semelhantes ao da polpa, além de ser fonte de pectina, útil principalmente na fabricação de geleias. Essa parte é aproveitada na culinária regional, para fazer azeite ou doces. No entanto, seu processamento é limitado pela presença de uma forte resina, que traz forte coloração e sabor amargo. Para o uso somente da casca, é necessário o cozimento prévio para eliminação da resina. Na indústria alimentícia, ainda é geralmente descartada como resíduo, pois seu uso carece de estudos que garantam a segurança alimentar.[1,2,11,15]

Já as sementes, para que sejam utilizadas, são dispostas ao ar livre para secagem ao sol durante 10 a 20 dias. Após, são ensacadas e direcionadas aos compradores. O elevado teor de óleo e as altas proporções de ácidos graxos, principalmente o oleico e o palmítico, conferem às sementes de bacuri um bom valor industrial. Servem para fabricação de óleo ou "banha de bacuri", que serve como matéria-prima na indústria de sabão. A "banha de bacuri" também é utilizada como anti-inflamatório e cicatrizante na medicina popular, medicina veterinária e na indústria de cosméticos. O farelo resultante do beneficiamento das sementes é também utilizado por seu teor de proteínas (cerca de 16%), constituindo adubo ou alimentação animal.[1,12,13]

O bacurizeiro é utilizado na produção de madeira de lei compacta, de alta qualidade e resistente ao apodrecimento e a cupins. Sua coloração atinge tons bege-rosado no cerne e bege-claro na parte mais externa. Esse tipo de madeira pode ser utilizado em obras hidráulicas, na construção naval e civil, na fabricação de móveis, tacos, esteios, ripas, dormentes e embalagens pesadas. No entanto, atualmente costuma ser mais usada em construções locais, objetivando preservar a produção da fruta, já que o desenvolvimento da planta e início da frutificação são bastante demorados.[1,12,13]

11.4 VALOR NUTRICIONAL E COMPOSTOS BIOATIVOS

O bacuri é especialmente rico em aminoácidos, vitaminas e minerais, conforme mostrado na Tabela 21. Destacam-se em sua composição: vitamina C, cálcio, potássio, magnésio, ferro, zinco, cobre e proteínas.[14] Em comparação a outras frutas amazônicas, como araçá-boi e cupuaçu, o bacuri possui maior teor de sacarídeos (glicose, frutose e sacarose) e minerais (sódio, potássio, cálcio, magnésio, fósforo, ferro, zinco e cobre).[2] Variações verificadas na composição do fruto podem ocorrer conforme genética, ecologia, métodos de cultivo, maturação do fruto e condições de armazenagem.[11]

Tabela 21 – Composição nutricional do Bacuri (*Platonia insignis* Mart.)

Informações Nutricionais por 100 g de parte comestível crua			
Umidade	76,40 – 80,2 %	Potássio	120,00 – 171,00 mg
Energia	84,00 kcal	Sódio	1,00 – 58,00 mg
Cinzas	0,35 – 0,64 g	Zinco	0,14 – 1,04 mg
Carboidratos	17,80 g	Fósforo	11,00 – 46,00 mg
Proteínas	0,95 – 1,44 g	Cobre	0,38 – 0,42 mg
Lipídeos	0,87 – 2,85 g	Vitamina A	0,00 – 1,00 mcg
Fibra Alimentar	4,50 – 5,90 g	Niacina	0,02 – 0,26 mg
Cálcio	6,00 – 17,00 mg	Ácido Pantotênico	0,99 – 1,56 mg
Magnésio	14,00 – 36,00 mg	Piridoxina	0,001 – 0107 mg
Manganês	0,00 – 0,07 mg	Vitamina C	10,3 mg
Ferro	0,24 – 1,48 mg		

Fonte: Sistema de Informação sobre a Biodiversidade Brasileira (SiBBr)[17]

Os sólidos totais dessa fruta alcançam valores próximos a 19%. Grande parte, aproximadamente 30%, é constituída por açúcares redutores, com uma pequena porção de amido. O baixo teor de amido pode interferir na industrialização do fruto, além de estar relacionado com a degradação desse polissacarídeo à glicose, à frutose e à sacarose conforme amadurecimento, tendo efeito no sabor e na textura dos frutos.[11]

Entre os aminoácidos, destacam-se três principais: ácido glutâmico (4,66 mg/100 g), ácido aspártico (2,88 mg/100 g) e arginina (2,53 mg/100 g).[2,16]

Além dos nutrientes, o bacuri é uma fruta que possui compostos bioativos com potencial valor benéfico à saúde humana. Na Tabela 22, estão quantidades encontradas dos principais compostos presentes na polpa de bacuri.

Tabela 22 – Compostos bioativos da Polpa de Bacuri (*Platonia insignis* Mart.)

Compostos Bioativos	Teor
β-zeacaroteno	5.38 mg/g[16]
β-caroteno	0,00 – 6,00 mcg/100g[17]
β-criptoxantina	0,00 – 3,00 mcg/100g[17]
Flavonoides Totais	5091,60 – 9606,20 mcg/100g[17] 15,34 ± 0,91 mg QUERE/100g[18]
Ácido galacturônico	0,41 – 1,22 mg/100g[17]
Ácido málico	1,66 – 2,04 mg/100g[17]
Ácido cítrico	14,36 mg/g[18]
Ácido p-cumárico	0,07 mg/g[18]
Compostos Fenólicos Totais	0,4 mmol GAE/L[16] 23,28 1,28 mg GAE/100g[18]

A literatura atual confirma que os compostos voláteis mais abundantes na polpa de bacuri são álcoois terpenos. Derivados de glicosídeos e rutinosídeos são as principais formas de compostos aromáticos encontrados, sendo o 2-feniletanol mais altamente presente.[10]

Alves e Jennings[19] avaliaram os compostos voláteis associados ao aroma de polpas de bacuri provenientes da região amazônica, enlatadas e pasteurizadas. Por meio de cromatografia gasosa, verificou-se a presença dos seguintes compostos: heptano, 2-hepteno, linalol, 2-pentanona, 2-heptanona, 2-nonanona, óxido cis-linalol e óxido trans-linalol. Em estudo mais recente de Uekane e colaboradores[20] foram encontrados os seguintes compostos voláteis majoritários na polpa de bacuri: linalol (54,52%), óxido de linalol (9,96%), 3-metil-1-butanol (6,82%) e hotrienol (4,53%). Nesse mesmo estudo, 91 compostos foram identificados na polpa de bacuri, sendo 41% terpenoides, 24% álcoois não terpênicos, 15% ésteres, 9% cetonas, 6% aldeídos e 3% ácidos carboxílicos.

A casca do bacuri corresponde a maior parte do fruto, mas não é amplamente consumida. No entanto, sua composição chama a atenção por nutrientes e compostos bioativos. A alta quantidade de pectina poderia ser uma alternativa para utilização dessa parte da fruta. Estudos apontam ainda a existência de compostos fenólicos e atividade antioxidante.[2]

Monteiro e colaboradores[21] avaliaram as substâncias presentes em diferentes extratos de casca de bacuri. Nesse estudo, as composições dos extratos das cascas do bacuri variaram de acordo com o método de extração utilizado. O extrato produzido por meio de dióxido de carbono líquido (LCO2) mostrou rica composição em ácidos graxos livres (ácidos palmítico, oleico, linoleico, α-linolênico e esteárico). Na adição de etanol junto ao uso de LCO2, foram encontrados também ácidos caprílico e mirístico, álcoois (linalol e 3,7-dimetil oct-1-en-3,7-diol) e o fenol éter eugenol. Para a destilação a vapor, os autores identificaram apenas hidrocarbonetos (metil benzeno e 2-metil heptano), álcoois (linalol e α-terpineol) e óxidos (óxido de cis-linalol e óxido de translinalol). Esses resultados sugerem que as cascas de bacuri podem ser utilizadas também como uma importante fonte de ácidos graxos. Ribeiro e colaboradores[22] identificaram a morelloflavona como composto majoritário da casca do bacuri por meio de cromatografia líquida de alta performance (HPLC), estimando cerca de 340 mg/g de extrato etanólico.

Na semente estão presentes componentes oleosos, principalmente ácidos graxos como palmítico, palmitoleico, esteárico, oleico e linoleico, também encontrados na polpa; alcoóis graxos como eicosanol e octadecanol; e hidrocarbonetos C15, C25 e C28. Outros compostos detectados foram diterpenos de esqueletos caurano e lábdano, comumente relacionados a atividades farmacológicas; e xantonas, descritas como metabólitos secundários largamente encontrados em espécies da família *Clusiaceae*.[2,23]

11.5 PROPRIEDADES FUNCIONAIS

O bacuri vem sendo cada vez mais estudados por sua composição e propriedades que podem trazer benefícios à saúde humana, associados tanto à polpa quanto à casca e às sementes.

Atividade antioxidante relevante é associada à polpa do bacuri. Componentes presentes que influenciam nessa propriedade são as vitaminas C e E, flavonoides, antocianinas e polifenóis, além de glutamina e ácido glutâmico (como os aminoácidos majoritários).[2,24]

A presença desses compostos bioativos e nutrientes conferem ao bacuri uma atividade antioxidante, verificada por Freitas e colaboradores[18] por meio de dois diferentes métodos. Para o ensaio de DPPH, foi obtido o resultado de 29,0 ± 0,99 TE/100 g, enquanto para o ensaio de ABTS atingiu 49,8 ± 2,15 TE/100 g. Os mesmos autores verificaram, por meio de ensaio *in vitro*, que o bacuri foi capaz de exercer forte atividade inibitória sobre a enzima α-glycosidase (98,65 ± 2,15%), demonstrando potencial recurso na regulação da glicemia. Mais estudos são necessários para conhecer melhor os compostos presentes na polpa do bacuri e suas atividades biológicas.

Com relação à casca do bacuri, alguns estudos mostram também possíveis benefícios associados. A morelloflavona presente nessa parte do fruto é um biflavonoide comumente encontrado nas espécies *Garcinia* (também da família *Clusiaceae*). Estudos sobre esse composto revelaram atuação como inibidor de tirosinase, de proteassomas e de fosfolipase secretória A2 (PLA2), anti-inflamatório, atividade contra a peroxidação de lipoproteínas de baixa densidade (LDL), atividade antitumoral e atividade potente e seletiva contra HIV (vírus da imunodeficiência humana).[22] Em estudo *in vivo*, Mendes e colaboradores[25] associaram efeito hipotensivo ao uso de extrato etanólico e de fração solúvel em acetato de etila da casca de bacuri em ratos Wistar normotensos.

A semente do bacuri tem uso popular e é relacionada a diversas atividades biológicas, mais especificamente na forma de manteiga. Estudos apontam efeitos positivos em casos de diarreia, problemas de pele, dores de ouvido, reumatismos, artrites e picadas de insetos, aranhas e cobras. Sua ação é associada a atividades cicatrizante, anticonvulsivante, imunomoduladora, leishmanicida, antioxidante e anti-inflamatória, além de efeito protetor contra a peroxidação lipídica e efeito estimulador do sistema nervoso central em camundongos.[2,26-28]

Em estudo que avaliou a fração solúvel em acetato de etila de um extrato etanólico de sementes de bacuri, foi verificado efeito antioxidante por aumento da atividade da enzima superóxido dismutase no hipocampo de ratos tratados, mas as propriedades anticonvulsivantes avaliadas não puderam ser associadas ao extrato.[23,29] Garcinielliptona FC é uma benzofenona prenilada natural que foi isolada das sementes de bacuri. Estudos sobre a atividade isolada dessa substância indicam possível atividade antioxidante, antiparasitária, leishmanicida, citotóxica contra câncer de mama e vasodilatadora.[24,30,31]

Lima e colaboradores[32] estudaram a suplementação de manteiga de semente de bacuri em hamsters dislipidêmicos nas dosagens de 25 mg/kg/dia e 50 mg/kg/dia durante 28 dias. Verificaram que ambas as concentrações foram capazes de induzir tanto aumento do HDL-c quanto diminuição do LDL-c, além de reduzir o índice aterogênico, o índice de risco arterial coronário e a relação LDL/CT e aumentando a relação HDL/CTratio.

Lindoso e colaboradores[33] avaliaram os efeitos da suplementação de manteiga de semente de bacuri no estresse oxidativo e diabetes mellitus em ratos com diabetes mellitus induzida por estreptozotocina (STZ). Foram utilizadas as dosagens de 25, 50, e 100 mg/kg durante quatro semanas. A manteiga de semente de bacuri apresentou potencial atuação como agente hepatoprotetor em distúrbios metabólicos, pela redução de transaminases hepáticas e restauração dos níveis de enzimas antioxidantes superóxido dismutase e grupos sulfidrila não proteicos. Além disso, o tratamento na maior dosagem levou também a melhora dos níveis de hemoglobina glicada.

Apesar dos resultados experimentais encontrados, é importante ressaltar que são ainda muito escassos os estudos com essa fruta, sendo necessárias mais pesquisas para entender a composição de cada uma das partes do fruto e os possíveis efeitos que elas podem trazer à saúde humana.

REFERÊNCIAS

1. Lima M da C. Bacuri: (*Platonia insignis* Mart.-Clusiaceae). Agrobiodiversidade. 1ª ed. São Luis: Instituto Interamericano de Cooperação para a Agricultura; 2007. 210 p.

2. Yamaguchi KKL, Pereira CVL, Lima ES, Junior VF da V. Química e farmacologia do bacuri (*Platonia insignis*). Sci Amaz. 2014;3(2):39-46.

3. Homma A, Carvalho JEU, Menezes AJEA. Fruta amazônica em ascensão - Bacuri. Ciência Hoje. 2010;46(271):41-5.

4. D'Abbeville C. História da missão dos padres capuchinhos na Ilha do Maranhão e terras circunvizinhas. Vol. 105, Edições do Senado Federal. Brasília: Senado Federal, Conselho Editorial; 2008. 404 p.

5. BFG (2018) TBFG. Brazilian Flora 2020: Innovation and collaboration to meet Target 1 of the Global Strategy for Plant Conservation (GSPC). Rio de Janeiro - RJ; 2018. Disponível em: https://ckan.jbrj.gov.br/dataset/thebrazilfloragroup_feb2018.

6. Teixeira GH de A, Durigan JF, Lima MA, Alves RE, Filgueiras HAC. Postharvest changes and respiratory pattern of bacuri fruit (*Platonia insignis* Mart.) at different maturity stages during ambient storage. Acta Amaz. 2005;35(1):17-21. DOI: 10.1590/S0044-59672005000100003.

7. Rodrigues S, Silva EO, Brito ES. Exotic Fruits Reference Guide. Reino Unido: Elsevier, Academic Press, 2018.

8. Carvalho JEU, Nazaré RFR, Nascimento WMO. Características Físicas e Físico-Químicas de um Tipo de Bacuri (*Platonia insignis* Mart.) com Rendimento Industrial Superior. Rev Bras Frutic. 2003;25(2):326-8.

9. Carvalho JEU, Alves S de M, Nascimento WMO, Müller CH. Características Físicas e Químicas de um Tipo de Bacuri (*Platonia insignis* Mart.) Sem Sementes. Rev Bras Frutic. 2002;24(2):573-5.

10. Rogez H, Buxant R, Mignolet E, Souza JNS, Silva EM, Larondelle Y. Chemical composition of the pulp of three typical Amazonian fruits: Araçá-boi (*Eugenia stipitata*), bacuri (*Platonia insignis*) and cupuaçu (*Theobroma grandiflorum*). Eur Food Res Technol. 2004;218(4):380-4. DOI: 10.1007/s00217-003-0853-6

11. Bezerra GSA, Maia GA, Figueiredo RW, Filho MSMS. Potencial Agroeconômico do Bacuri: Revisão. Bol do Cent Pesqui Process Aliment. 2005;23(1):10-27. DOI: 10.5380/cep.v23i1.1270.

12. Nascimento WMO, Carvalho JEU, Müller CH. Ocorrência e distribuição geográfica do bacurizeiro. Rev Bras Frutic. 2007;29(3):657-60. DOI: 10.1590/S0100-29452007000300044.

13. Embrapa EB de PA. Produção e Comercialização de Frutos de Bacuri por Pequenos Produtores na Amazônia Paraense. Belém - PA; 2021.

14. Homma AKO, Menezes AJEA, Carvalho JEU de C, Matos GB. Manejo e plantio de bacurizeiros (*Platonia insignis* Mart.): a experiência no manejo e domesticação de um recurso da biodiversidade amazônica. Inclusão Soc. 2018;12(1):48-57. Disponível em: https://ainfo.cnptia.embrapa.br/digital/bitstream/item/187243/1/4392-13205-1-PB.pdf.

15. Barbosa WC, Nazaré RFR de, Nagata I. Estudos Físicos e Químicos dos Frutos: Bacuri (*Platonia insignis*), Cupuaçu (*Theobroma grandiflorum*) e Murici (*Byrsonima crassifolia*). 5° Congr Bras Frutic. 1979;2 (Pelotas, RS. Anais. Pelotas: SBF):797-808. Disponível em: http://www.bdpa.cnptia.embrapa.br/consulta/busca?b=ad&id=1110451&biblioteca=vazio&busca=1110451&qFacets=1110451&sort=&paginacao=t&paginaAtual=1.

16. Todorov SD, Pieri FA. Tropical Fruits - From Cultivation to Consumption and Health Benefits - Fruits from the Amazon. Todorov SD, Pieri FA, editors. Food Science and Technology. New York: Nova Science Publishers New York; 2018. 434 p.

17. SiBBr - Sistema de Informação sobre a Biodiversidade Brasileira. Biodiversidade&Nutrição - Bacuri, Polpa, Crua. 2022. Disponível em: https://ferramentas.sibbr.gov.br/ficha/bin/view/FN/ShortName/4192_bacuri_polpa_crua.

18. Freitas FA, Araújo RC, Soares ER, Nunomura RCS, Silva FMA, Silva SRS, et al. Biological evaluation and quantitative analysis of antioxidant compounds in pulps of the Amazonian fruits bacuri (*Platonia insignis* Mart.), ingá (*Inga edulis* Mart.), and uchi (*Sacoglottis uchi* Huber) by UHPLC-ESI-MS/MS. J Food Biochem. 2018;42(1):1-10. DOI: 10.1111/jfbc.12455.

19. Alves S, Jennings WG. Volatile composition of certain Amazonian fruits. Food Chem. 1979;4(2):149-59.

20. Uekane TM, Nicolotti L, Griglione A, Bizzo HR, Rubiolo P, Bicchi C, et al. Studies on the volatile fraction composition of three native Amazonian-Brazilian fruits: Murici (*Byrsonima crassifolia* L., *Malpighiaceae*), bacuri (*Platonia insignis* M., *Clusiaceae*), and sapodilla (*Manilkara sapota* L., *Sapotaceae*). Food Chem. 2017;219:13-22. DOI: 10.1016/j.foodchem.2016.09.098.

21. Monteiro AR, Meireles MAA, Marques MOM, Petenate AJ. Extraction of the soluble material from the shells of the bacuri fruit (*Platonia insignis* Mart) with pressurized CO2 and other solvents. J Supercrit Fluids. 1997;11:91-102. DOI: 10.1016/s0896-8446(97)00028-4.

22. Ribeiro DC, Russo HM, Fraige K, Zeraik ML, Nogueira CR, Silva PB, et al. Bioactive Bioflavonoids from *Platonia insignis* (Bacuri) Residues as Added Value Compounds. J Braz Chem Soc. 2021;32(4):786-99. DOI: 10.1016/j.foodchem.2016.09.098.

23. Junior JSC, Almeida AAC, Tomé AR, Citó AMGL, Saffi J, Freitas RM. Evaluation of possible antioxidant and anticonvulsant effects of the ethyl acetate fraction from *Platonia insignis* Mart. (Bacuri) on epilepsy models. Epilepsy Behav. 2011;22:678-84. DOI: 10.1016/j.yebeh.2011.09.021.

24. Aniceto A, Porte A, Montenegro J, Cadena RS, Teodoro AJ. A review of the fruit nutritional and biological activities of three Amazonian species: Bacuri (*Platonia insignis*), murici (*Byrsonima spp.*), and taperebá (*Spondias mombin*). Fruits. 2017;72(5):317-26. DOI: 10.17660/th2017/72.5.7.

25. Mendes MB, Silva-Filho JC, Sabino CKB, Arcanjo DDR, Sousa CMM, Costa ICG, et al. Pharmacological Evidence of α2-Adrenergic Receptors in the Hypotensive Effect of *Platonia insignis* Mart. J Med Food. 2014 Oct;17(10):1-7. DOI: 10.1089/jmf.2013.0151.

26. Mendes MCS, Oliveira GAL, Lacerda JS, Júnior LMR, Silva MLG, Coêlho ML, et al. Evaluation of the cicatrizant activity of a semisolid pharmaceutical formulation obtained from *Platonia insignis* Mart. African J Pharm Pharmacol. 2015;9(6):156-64. DOI: 10.5897/AJPP2014. 4169.

27. Lustosa AKMF, Arcanjo DDR, Ribeiro RG, Rodrigues KAF, Passos FFB, Piauilino CA, et al. Immunomodulatory and toxicological evaluation of the fruit seeds from *Platonia insignis*, a native species from Brazilian Amazon rainforest. Rev Bras Farmacogn. 2016;26(1):77-82. DOI: 10.1016/j.bjp.2015.05.014.

28. Ribeiro JF, Figueiredo MLF, Carvalho ALM, Neto BPS. Atividades farmacológicas da manteiga de bacuri (*Platonia insignis* Mart.): revisão integrativa. Rev Rene. 2021;22:e59963. DOI: 10.15253/2175-6783.20212259963.

29. Júnior JSC, Almeida AAC, Costa JP, Citó AMGL, Saffi J, Freitas RM. Superoxide dismutase and catalase activities in rat hippocampus pretreated with garcinielliptone FC from *Platonia insignis*. Pharm Biol. 2012;50(4):453-7. DOI: 10.3109/13880209.2011.611146.

30. Júnior JSC, Almeida AAC, Ferraz ABF, Rossatto RR, Silva TG, Silva PBN, et al. Cytotoxic and leishmanicidal properties of garcinielliptone FC, a prenylated benzophenone from *Platonia insignis*. Nat Prod Res Former Nat Prod Lett. 2013;27(4-5):470-4.

31. Arcanjo DDR, Costa-Júnior JS, Moura LHP, Ferraz ABF, Rossatto RR, David JM, et al. Garcinielliptone FC, a polyisoprenylated benzophenone from *Platonia insignis* mart., promotes vasorelaxant effect on rat mesenteric artery. Nat Prod Res Former Nat Prod Lett. 2014;28(12):923-7. DOI: 10.1080/14786419.2012.695363.

32. Lima GM, Brito AKS, Farias LM, Rodrigues LARL, Pereira CFC, Lima SKR, et al. Effects of "bacuri" Seed Butter (*Platonia insignis* Mart.) on Metabolic Parameters in Hamsters with Diet-Induced Hypercholesterolemia. Evidence-based Complement Altern Med. 2021;2021. DOI: 10.1155/2021/5584965.

33. Lindoso JVS, Alencar SR, Santos AA, Neto RSM, Mendes AVS, Furtado MM, et al. Effects of "Bacuri" Seed Butter (*Platonia insignis* Mart.), a Brazilian Amazon Fruit, on Oxidative Stress and Diabetes Mellitus-Related Parameters in STZ-Diabetic Rats. Biology (Basel). 2022;11(562):1-12. DOI: 10.3390/biology11040562.

12
BARU (*Dipteryx alata* Vog.)

Raquel Martins Martinez

Anderson Junger Teodoro

Figura 14 – Baru (*Dipteryx alata*)*[14]

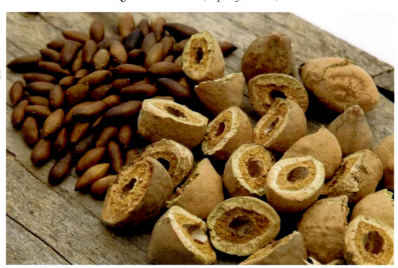

12.1 CARACTERÍSTICAS BOTÂNICAS

A espécie *Dipteryx alata* Vog. é conhecida principalmente como baru, nomenclatura adotada em Goiás, Tocantins, Minas Gerais e Distrito Federal. Outros nomes encontrados são castanha-de-burro, no Piauí, e garampara, no Maranhão, podendo ser chamado também de cumbaru, cumaru, barujó, bauí, bugreiro, castanha-de-ferro, chuva-de-ouro, guaiçara, sucupira-branca, coco-feijão, cumarurana, emburena-brava, feijão-coco, meriparagé e pau-

---

[14] Fonte: Portal Metrópoles, 2021. Disponível em: https://www.metropoles.com/gastronomia/comer/cinco-chefs-de-brasilia-ensinam-receitas-com-ingredientes-do-cerrado.

-cumaru. No exterior do Brasil, é conhecido como como *tonka beans*, além de *almendrillo* na Bolívia e *congrio* na Colômbia.[1-4]

Pertencente à família *Fabaceae*, o baru é natural do território brasileiro, encontrado nos biomas Amazônia, Caatinga e Cerrado. Sua presença ocorre predominantemente na Região Centro-Oeste, sendo reportada sua presença no cerrado do planalto central desde Minas Gerais até o Piauí e na floresta estacional semidecídua, pertencente à Mata Atlântica nos estados de Goiás, Minas Gerais, Mato Grosso, Mato Grosso do Sul e São Paulo.[1,2,5,6] Ocorre também em países vizinhos, alcançando o Paraguai, no complexo do Pantanal, Peru e Bolívia.[7]

Essa espécie corresponde a uma árvore perenifólia a levemente caducifólia, que atinge em média 5 a 10 metros de altura, podendo alcançar até 25 metros. Seu tronco é tortuoso, possui copa baixa e larga, esgalhamento grosso e folhagem verde-brilhante. As folhas são alternas, exceto as folhas primordiais, compostas pinadas, pecioladas, sem estípulas e raque alada, que originou o nome da espécie. A inflorescência é do tipo panícula, com até 20 centímetros de comprimento, formada na parte terminal dos ramos e nas axilas das folhas superiores, com cerca de 200 a 1000 flores. As flores dessa espécie são pequenas, com cerca de 0,8 cm de comprimento, de coloração alvo-arroxeadas e hermafroditas. As brácteas são valvares com pontuações translúcidas, caducas antes de antese.[3,5]

Os frutos de *Dipteryx alata* Vog. são do tipo legume drupoide, monospérmico, indeiscente, de forma ovoide não bem definida, fibroso, opaco, com superfície irregular apresentando algumas depressões, cor variando de bege-escuro a marrom-avermelhado, ápice arredondado, base estreita e bordo inteiro, com um dos lados levemente achatado. Atingem tamanhos variados conforme região de cultivo, enquanto uma mesma planta tende a produzir frutos de tamanho semelhante. O comprimento pode alcançar de 35 até 77 mm e a largura atinge valores entre 15 e 65 mm. Sendo assim, o peso pode variar de 10 a 69 gramas, atingindo em média 33 gramas.[2,5,8,9] Ao abrir o fruto, identifica-se um pericarpo bem dividido. O epicarpo é fino, liso, de consistência macia e quebradiça, com estrias transversais, enquanto o mesocarpo é marrom, de consistência macia, farináceo, espesso, constituindo a polpa. O endocarpo é lenhoso, amarelo-esverdeado ou marrom com uma camada esponjosa na parte interna.[2,7] Cerca de 30% a 42% do fruto corresponde à polpa (epicarpo e mesocarpo), 53% a 65% ao endocarpo lenhoso, e 5 % à única semente, conhecida como castanha do baru.[10,11]

A castanha do baru é a parte mais consumida do fruto, mas a polpa também pode ser utilizada em diversas receitas. A parte mais externa do fruto pode ser partida com o auxílio de martelo, foice ou maquinário específico, revelando a semente, que não é presa ao endocarpo, sendo possível detectar sua presença por um som emitido ao agitar o fruto antes de parti-lo. O comprimento da semente varia entre 14 e 35 mm, a largura entre 7 e 13 mm e a espessura entre 7 e 10 mm. O peso da semente alcança de 0,9 a 1,6 gramas.[2-5,9]

12.2 CULTIVO E SAFRA

O baruzeiro ocorre nas formações florestais tipo cerradão, mata de transição entre cerrado e mata estacional ou mata de galeria e no cerrado sentido restrito, preferencialmente em solos bem drenados, de textura areno-argilosa, de média fertilidade, calcários ou ácidos, de formação laterítica, com predominância de areia-grossa.[3,7]

Devido à exploração predominantemente extrativista do baru, são restritos os dados disponíveis sobre sua biologia e práticas de cultivo, incluindo adubação, formação de mudas, plantio e manutenção. Ainda assim, a literatura relata o plantio bem-sucedido de mudas de baruzeiro no campo, com melhores resultados a pleno sol e menores taxas de sucesso em sub-bosque.[4,7]

As sementes para produção de mudas podem ser obtidas a partir de frutos maduros coletados ainda na árvore. No entanto, há pouca variabilidade nas características das sementes de uma mesma planta. Envolvidas pelo endocarpo, as sementes iniciam seu processo germinativo em cerca de 40 a 60 dias. Com a retirada dessa parte do fruto, a germinação ocorre dentro de 5 dias a 13 dias. É possível produzir mudas em condições de 50% a 90% de sombra, mas o ambiente muito sombreado pode resultar em maior incidência de pragas. É sabido também que a formação de mudas ocorre com maior sucesso em recipientes separados (até 95%) do que em canteiros (até 5%) e que o fósforo pode ser um nutriente limitante para seu crescimento inicial.[2,4,7]

A primeira frutificação tende a ocorrer por volta de seis anos de idade, dependendo principalmente da umidade e da qualidade do solo. O baruzeiro é uma planta hermafrodita, de sistema reprodutivo misto, com autofecundação ou fecundação cruzada. A época de floração pode variar entre as regiões geográficas, sendo mais comum no período de chuvas, de outubro a fevereiro. Com a polinização de pequenos insetos e várias espécies de abelhas, a formação dos frutos inicia-se em dezembro, amadurecendo conforme a árvore perde suas folhas durante a estação seca, a partir de julho. O baru é um fruto climatérico, que continua seu processo de maturação após a colheita e compõe a alimentação de aves, quirópteros, primatas, morcegos e roedores. Dessa forma, a dispersão de sementes ocorre pela queda dos frutos e pela interação desses animais. Pelos extrativistas, os frutos maduros são geralmente coletados do chão ou agitando os galhos das árvores sobre uma lona. Essa espécie possui produção irregular, mas pode gerar até 5000 frutos ao longo da vida, com maiores números associados ao cultivo em áreas de pastagem. Em média, 1500 frutos são coletados por ano de uma mesma árvore adulta.[3,4,7,11,12]

12.3 IMPORTÂNCIA ECONÔMICA

A espécie *Dipteryx alata* Vog. possibilita inúmeros usos, sendo aproveitado desde a madeira até a semente. Suas flores produzem néctar e pólen, possibilitando também a fabricação de mel. Adicionalmente, o baruzeiro é considerado espécie-chave do Cerrado por seu papel na alimentação de diversos animais na estação seca, incluindo o gado. Seu uso sustentável pode contribuir na conservação da biodiversidade desse bioma.[3,4]

O baruzeiro pode ser utilizado no paisagismo ou como fonte de madeira de boa qualidade, semelhante à do faveiro (*Pterodon pubescens* Bentham). Em Mato Grosso, por exemplo, é utilizado na arborização urbana, sendo encontrado em calçadas, alamedas, praças e grandes áreas de lazer. Essa árvore possui tronco cilíndrico e reto, de alta densidade (1,1 g/cm^3), compacto, com alta durabilidade e elevada resistência ao apodrecimento, fungos e cupins. Portanto, pode ser utilizada como lenha de qualidade, em diversas estruturas para construção naval e civil e na fabricação de papéis e embalagens.[2,3]

O fruto baru possui relevante potencial econômico, com boa aceitação pelo sabor e importantes características nutricionais. Outros fatores positivos são a alta produtividade, a facilidade de transporte e de armazenamento. Atualmente, a maior parte da exploração acontece por atividade extrativista da agricultura familiar e seu consumo é regional, com pouca divulgação sobre a fruta. Dessa forma, sua comercialização é suscetível a riscos como oferta inferior à demanda crescente e sazonalidade.[3,4,7]

É comum que as famílias envolvidas no extrativismo do baru atuem de forma artesanal desde a coleta dos frutos até o armazenamento da amêndoa. Essa atividade consiste em fonte complementar de renda para descendentes indígenas, quilombolas, pequenos agricultores e colaboradores de fazendas. Os processos de separação da amêndoa e distribuição para comercialização são geralmente realizados por cooperativas e associações. A extração da semente é feita pelo uso de foice ou maquinários adaptados. Um dos equipamentos encontrados consiste em uma cortadeira manual composta por alavanca de ferro com lâminas verticais. Ao impulsioná-la manualmente, executa corte transversal no pericarpo do fruto. Os recursos existentes são considerados insuficientes pelos produtores rurais que exploram a espécie, permitindo uma média diária de extração de apenas 2 kg de semente por indivíduo. A falta de máquinas elétricas torna a atividade exaustiva e demorada, além de ignorar aspectos ergonômicos e de segurança. Em adição à escassez de recursos apropriados, as maiores dificuldades relatadas na utilização comercial do baru são a baixa popularidade e a falta de conhecimento sobre seu cultivo e consumo. Embora sua cadeia produtiva seja desarticulada e pouco desenvolvida, estudos apontam um crescimento gradativo na qualidade e na oferta desse produto.[10,11,13]

Apesar de desconhecido pelas populações das Regiões Sul e Sudeste do Brasil, o baru tem alto potencial de comercialização também para localidades mais distantes de seu ambiente natural, devido à alta resistência e à baixa perecibilidade das amêndoas, que permite estocagem por até um ano. A safra durante a estação quente e seca propicia o beneficiamento por meio de produtos industrializados como sorvetes, mais consumidos nessa época.[14]

A polpa dos frutos de *Dipteryx alata* Vog. pode ser processada de forma caseira ou industrial na fabricação de doces e geleias, além de bolos, em que traz coloração escura semelhante à do cacau. O sabor da polpa pode ser mais ou menos adocicado, conforme o teor de taninos, que varia com a genética e grau de maturação. Assim, frutos mais maduros devem ser escolhidos para o consumo dessa parte. A polpa tem composição favorável também para fermentação e obtenção de bebida alcoólica.[2-4] Frutos sem semente podem ser aproveitados na confecção de artesanato, valorizando o endocarpo polido de cor marrom.[7,10]

A exploração comercial das amêndoas de baru é relatada desde a década de 1990. A origem mais comum das sementes comercializadas é Goiás ou Minas Gerais.[7] São consumidas torradas ou em doces caseiros, como paçoquinhas, pé-de-moleque, rapadurinhas e cajuzinho, com grande aceitação em receitas tradicionais de bombons, bolos e licor. O sabor é semelhante ao do amendoim, sendo mais suave ao paladar e bastante apreciado pela população regional. Por suas propriedades sensoriais e nutricionais, a castanha de baru pode substituir amendoim, nozes e outras castanhas em preparações diversas, como na elaboração do molho pesto, pães e barras de cereais.[3,4,14,15] No entanto, não é recomendada a ingestão da semente crua, devido à presença de teor significativo de inibidor de tripsina, que pode afetar a digestão e absorção de nutrientes importantes. Apesar da torra ser suficiente para inibir essa substância e garantir o consumo seguro, algumas pessoas ainda demonstram receio e o evitam de forma equivocada.[4,7,11]

A partir das amêndoas torradas é extraído o óleo do baru. O processo caseiro consiste em torrar as amêndoas em forno ou fogão por aproximadamente uma hora, triturar em pilão ou moedor até a formação de massa esfarelada, posteriormente cozida na proporção de dois litros de água para três de massa. Ao secar toda a água, é obtido o óleo e os resíduos que ficam no fundo da panela podem ser aproveitados para fabricação de sabão caseiro. Pela indústria de alimentos, podem ser utilizadas prensas mais adequadas sem a necessidade de cocção, evitando a degradação lipídica. O óleo da castanha de baru possui perfil lipídico semelhante ao do azeite de oliva, com baixa acidez e alto grau de insaturação. Os ácidos oleico e linoleico, de grande utilização na indústria alimentícia e farmacêutica, são majoritários nessa composição. O óleo de baru é utilizado como óleo de mesa refinado, aromatizante para o fumo, produção de biodiesel e em tratamentos medicinais, mas outros usos podem ainda ser estudados, devido ao potencial conhecido de seus componentes. O ácido oleico é usado industrialmente na produção de lubrificantes, cosméticos e intermediários químicos.[3,4,10,16]

A massa resultante da extração a frio do óleo de baru pode ser empregada na fabricação da farinha. Um exemplo de seu uso ocorreu em Goiânia, como forma de enriquecimento da merenda escolar.[4] A farinha de baru pode ser usada em substituição ao farelo de trigo ou de aveia, resultando em aumento do teor de fibras insolúveis e redução do valor energético de preparações.[7]

Os resíduos resultantes do processamento do baru apresentam diversos usos, favorecendo o aproveitamento desse fruto de forma completa e sustentável. Visto que a amêndoa representa apenas 5% da massa total do fruto, o uso da polpa aumenta o percentual de aproveitamento para mais de 50%. Ainda assim, o restante pode ser empregado na produção de carvão, incluindo frutos roídos por animais. A caracterização físico-química da biomassa do mesocarpo e do endocarpo do baru aponta composição favorável para a obtenção de briquetes e biocarvões, além de bons adsorventes de carboidratos e de substâncias inorgânicas presentes nos combustíveis.[4,10,11,17] O carvão obtido do endocarpo possui alto teor calorífero e elevado ponto de ignição. A partir da fumaça destilada, podem ser aproveitados ainda o alcatrão e o ácido pirolenhoso.[7] A torta da semente e da polpa, que possuem alto teor de proteína bruta e de minerais, podem contribuir no balanceamento de rações animais ou fertilizantes.[3,17]

12.4 VALOR NUTRICIONAL E COMPOSTOS BIOATIVOS

As principais características nutricionais do baru são o baixíssimo teor de umidade, alta disponibilidade energética e presença significativa de proteínas, fibras e minerais. Na polpa, os carboidratos constituem o principal macronutriente, representado majoritariamente por amido. Além disso, essa parte do fruto é considerada boa fonte de fibra alimentar e proteínas. O teor proteico é semelhante ao do milho e superior ao do coco-da-bahia. De forma oposta, os lipídios aparecem como destaque na composição das sementes, seguidos pelas proteínas e quantidades menores de carboidratos. Consequentemente, a semente apresenta maior valor energético do que a polpa. O teor de lipídios dessa castanha mostra-se maior que o da soja e o do feijão-amarelo e mais baixo que o da castanha-do-pará e da castanha-de-caju. A castanha de baru possui ainda quantidades consideráveis de minerais e fibras solúveis (0,9 – 2,5 g/100g) e insolúveis (7,18 – 13,35 g/100g). No entanto, o teor de fibras da casca e da polpa é mais alto quando comparado com a amêndoa. A polpa possui de 1,30 a 2,10 g/100g de fibras solúveis e de 28,20 a 39,5 g/100g de fibras insolúveis.[3,4,12,14,16,18,19]

A considerável presença de minerais é outro ponto positivo dos frutos de *Dipteryx alata* Vog. A amêndoa do baru possui cálcio, cobre, potássio, magnésio e zinco em sua composição, além de quantidades interessantes de selênio. Também foram relatados conteúdos de potássio, cálcio, fósforo, magnésio, ferro, zinco, cobre e manganês no epicarpo e mesocarpo.[9,10,15,20,21] Na Tabela 23, estão os intervalos encontrados para cada item da composição nutricional da polpa e da castanha do baru.

Tabela 23 – Composição nutricional da Polpa e da Castanha do Baru (*Dipteryx alata* Vog.)

| | Informações Nutricionais por 100 g ||
	Polpa	Castanha
Umidade (g)	13,60 – 17,30	5,40 – 9,95
Energia (kcal)	269,80 – 286,00	345,20 – 580,16
Proteína (g)	3,20 – 5,59	19,72 – 30,00
Lipídeos (g)	0,90 – 4,13	31,73 – 43,05
Carboidratos (g)	54,9 – 75,40	10,79 – 37,13
Fibra Alimentar (g)	18,0 – 29,5	11,50 – 19,00
Cinzas (g)	2,99 – 4,45	1,55 – 3,81
Cálcio (mg)	75,20 – 151,00	82,00 – 300,00
Cobre (mg)	0,34 – 3,54	1,08 – 2,80
Ferro (mg)	1,28 – 5,94	3,00 – 19,81
Potássio (mg)	125,00 – 572,00	811,00 – 1810,00
Magnésio (mg)	3,90 – 42,00	125,00 – 330,00
Manganês (mg)	3,84 – 4,22	5,49 – 9,14
Sódio (mg)	1,74 – 5,00	2,00 – 9,83
Fósforo (mg)	27,00 – 82,20	19,00 – 833,00
Enxofre (mg)	S.I.	394,00
Zinco (mg)	1,08 – 3,21	1,04 – 6,78
Selênio (μg)	S.I.	0,10 – 0,66
Vitamina E (mg)	S.I.	20,00 – 22,80
Tiamina (mg)	S.I.	0,15
Niacina (mg)	S.I.	17,55
Piridoxina (mg)	S.I.	0,52
Vitamina C (mg)	S.I.	2,52 – 18,80

S.I. = Sem Informação.

Fontes: Sano, Ribeiro e Brito[4], Fernandes e colaboradores[46], Lima e colaboradores[10], Gonçalves e colaboradores[28], Alves-Santos, Fernandes e Naves[19] e SiBBr, Sistema de Informação sobre a Biodiversidade Brasileira[5].

Apesar da família *Fabaceae* ser conhecida pela limitada presença de aminoácidos sulfurados, observa-se que a deficiência de lisina nas castanhas de baru é menor do que em outras espécies, como o feijão (*Phaseolus vulgaris*), lentilhas (*Lens culinaris* Med), ervilhas (*Pisum sativum* L.) e grão-de-bico (*Cicer aretinum* L.). Na polpa do baru, destacam-se o alto teor de prolina e ácido aspártico, com baixo teor de metionina, tirosina e triptofano. Na semente, o ácido glutâmico aparece em alta quantidade, seguido por leucina, ácido aspártico e arginina, enquanto metionina e triptofano representam as maiores deficiências. A cisteína não foi detectada em nenhuma das partes do fruto.[4,10,15]

As amêndoas de baru são fontes de ácidos graxos essenciais, que são divididos, aproximadamente, em 18% de ácidos graxos saturados, 51% de ácidos graxos monoinsaturados e 31% de ácidos graxos poli-insaturados. Cerca de 46 a 53% dos ácidos graxos correspondem ao ácido oleico, 23 a 25% ao linoleico, seguidos por aproximadamente 5% de ácido palmítico, 5% de ácido esteárico e 4% de ácido araquidônico.[10,14,15,20,22]

Por sua composição lipídica, o baru tem sido considerado fonte natural para a extração de um óleo vegetal de qualidade nutricional relevante, com propriedades físico-químicas próximas ao óleo de amendoim. Seu elevado grau de insaturação oferece potencial para ser usado como óleo de cozinha. O óleo de baru possui índice de acidez (0,28 mg KOH/g) e índice de iodo (72,9 g I_2/100 g) próximos aos observados nos óleos comerciais refinados e processados, como os azeites de oliva virgem (0,22 mg KOH/g; 71,4 g I_2/100 g) e óleos de soja (0,04 mg KOH/g; 83,1 g I_2/100 g). Adicionalmente, o teor de peróxidos no óleo de baru é inferior a 2,00 meq O_2/kg, auxiliando na conservação de nutrientes como a vitamina E. Na composição nutricional desse óleo, destacam-se quantidades de α-tocoferol (5 mg/100 g), ácidos graxos oleicos e linoleico. Seu teor de ácido linoleico (ômega 6) é mais alto que o de óleos de amendoim, de coco, azeite de oliva e de dendê.[4,10,21,23]

A composição química também influencia no sabor e aroma das frutas, atribuídos aos compostos voláteis presentes. No caso das castanhas de baru torradas, estão presentes principalmente aldeídos e pirazinas. Em maiores quantidades, são encontrados o hexanal (71,18%), a 2,5-dimetilpirazina (9,43%) e álcoois (5,21%). O hexanal apresenta odor característico e aroma de leguminosas, também identificado no amendoim cru e torrado. As pirazinas são produzidas durante o processo de torrefação de nozes e castanhas, a partir de aminoácidos livres e monossacarídeos pela reação de Maillard, por meio da degradação de Strecker. Vinte e quatro compostos voláteis estão igualmente presentes em castanhas de baru torradas e em amendoins torrados, explicando o semelhante paladar.[24]

Diferentes compostos bioativos estão presentes nos frutos de *Dipteryx alata* Vog. Entre eles, alguns destacam-se como fatores antinutricionais. A polpa do baru possui elevado teor de taninos (3.112 mg/100g), que não são encontrados na semente. Essa presença diminui de maneira inversamente proporcional ao grau de maturação do fruto até chegar a zero. O ácido fítico está presente na polpa (0,27%), na semente crua (0,16%) e torrada (0,06%), enquanto o inibidor de tripsina aparece em quantidades consideráveis na castanha crua (38,60%). Este último consiste em substância não recomendada ao consumo devido aos seus efeitos digestivos e inflamatórios. No entanto, a torrefação da semente reduz as quantidades encontradas a um nível seguro, semelhante ao encontrado na polpa.[4,12]

Estudos sobre a castanha de baru apontam consideráveis níveis de compostos fenólicos, vitamina C, ácido gálico, ácido cafeico, rutina e esteróis. A castanha com casca tem um teor médio de compostos fenólicos totais maior do que em outros tipos de castanhas, como macadâmia, castanha do Brasil, castanha de caju, avelã e amendoins. Os compostos fenólicos predominantes nas castanhas de baru torradas são ácido gálico, ésteres derivados do ácido gálico e galotaninos. Em menores quantidades, catequinas, ácido ferúlico, epicatequinas, ácido elágico e ácido p-cumárico também são encontrados. Outra classe presente é a das antocianinas, em quantidades bem pequenas em comparação aos níveis de frutas avermelhadas, como morango, uva e amora.[18,24-26] O ácido cítrico e o ácido maleico são os principais ácidos orgânicos presentes em castanhas de baru. O ácido quínico foi observado em uma baixa concentração na castanha liofilizada, mas não foi detectado na amostra torrada.[27] Na Tabela 24, estão os valores encontrados na literatura para diferentes compostos bioativos presentes na castanha de baru crua e torrada com pele.

As quantidades de cada composto bioativo da castanha de baru podem ser alteradas pelo processamento térmico. Campidelli e colaboradores[25] verificaram que após processo de secagem a 65 °C com duração de 30 minutos houve uma queda nos níveis de cafeína, ácido clorogênico, antocianinas, ácido p-cumárico, ácido ferúlico, ácido o-cumárico, quercetina, ácidos graxos poli-insaturados e na capacidade de absorção de radicais livres em castanhas de baru. Nas mesmas condições, ocorreu aumento dos níveis de ácido gálico, rutina, catequina, ácido trans-cinâmico, vanilina, ácido m-cumárico, tocoferóis e ácidos graxos monoinsaturados. A temperatura de 105 °C apresentou o mesmo comportamento, porém causou uma redução no teor de vitamina C e o aumento da presença de flavonoides. A secagem não afetou os níveis de fenólicos totais, taninos ou esteróis.

Tabela 24 – Compostos bioativos da Castanha do Baru (*Dipteryx alata* Vog.) com Pele

Compostos Bioativos	Castanha do Baru Crua	Castanha do Baru Torrada
Ácido p-cumárico (mg/100g)	0,20 – 15,40[25,26]	0,10 – 4,20[25,26]
Ácido m-cumárico (mg/100g)	0,86 – 1,95[25]	0,93 – 1,01[25]
Ácido o-cumárico (mg/100g)	7,23 – 11,25[25]	7,80 – 9,76[25]
Ácido elágico (mg/100g)	7,60 – 9,40[26]	4,70 – 5,10[26]
Ácido cafeico (mg/100g)	5,40 – 21,06[25,26]	2,20 – 13,30[25,26]
Ácido gálico (mg/100g)	45,15 – 241,20[25,26]	46,02 – 184,7[25,26]
Ácido hidroxibenzoico (mg/100g)	1,70 – 2,90[26]	0,50 – 0,70[26]
Ácido ferúlico (mg/100g)	0,55 – 50,10[25,26]	0,30 – 21,80[25,26]
Ácido clorogênico (mg/100g)	6,46 – 8,20[25]	6,61 – 7,78[25]
Ácido trans-cinâmico (mg/100g)	8,85 – 9,39[25]	7,97 – 11,82[25]
Catequina (mg/100g)	7,61 – 91,00[25,26]	9,46 – 55,3[25,26]
Epicatequina (mg/100g)	20,10 – 27,70[26]	4,2 – 5,4[26]
Quercetina (mg/100g)	1,35 – 1,85[25]	1,23 – 1,67[25]
Vanilina (mg/100g)	7,55 – 7,57[25]	8,85 – 10,67[25]
Rutina (mg/100g)	16,41 – 19,21[25]	16,85 – 19,14[25]
Compostos Fenólicos Totais (mg GAE/g)	1,65 – 5,98[26]	5,42 – 6,06[24,26]
Antocianinas Totais (mg Cianidina-3-glicosídeo/100g)	1,02 – 1,10[26]	1,06 – 1,42[26]
Antocianinas Monoméricas	0,36 – 0,40[25]	S.I.

Compostos Bioativos	Castanha do Baru Crua	Castanha do Baru Torrada
Flavonoides Totais (mgQE/100g)	8,72 – 9,62[25]	S.I.
Esteróis Totais (mg/100g)	413,07 – 441,61[25]	419,17 - 464,62[25]
α- tocoferol (mg/kg)	0,48 – 0,52[25]	0,59 – 0,98[25]
γ- tocoferol (mg/kg)	1,15 – 1,79[25]	1,31 – 4,08[25]
Ácido palmítico (g/100g)	S.I.	6,79 – 6,81[24]
Ácido esteárico (g/100g)	S.I.	4,69 – 4,71[24]
Ácido oleico (g/100g)	S.I.	47,19 – 47,21[24]
Ácido linoleico (g/100g)	S.I.	28,19 – 28,21[24]
Ácido linolênico (g/100g)	S.I.	0,04 – 0,06[24]
Ácido araquidônico (g/100g)	S.I.	1,19 – 1,21[24]
Ácido eicosanoico (g/100g)	S.I.	2,69 – 2,71[24]
Ácido beénico (g/100g)	S.I.	3,39 – 3,41[24]
Ácido erúcico (g/100g)	S.I.	0,29 – 0,31[24]
Ácido lignocérico (g/100g)	S.I.	4,79 – 4,81[24]
α-caroteno (μg/g)	S.I.	19,10 – 19,90[28]
β-caroteno (μg/g)	S.I.	20,30 – 21,10[28]
Licopeno (μg/g)	S.I.	14,80 – 15,40[28]

S.I. = Sem Informação

A redução do teor de algumas substâncias durante o aquecimento pode ser causada por possível desnaturação proteica resultante da ruptura de elos covalentes. O aumento do teor de compostos fenólicos é associado ao maior número de grupos fenólicos livres provenientes da hidrólise de flavonoides glicosilados, que são liberados das paredes das células fenólicas. Adicionalmente, a torrefação pode aumentar a concentração e a biodisponibilidade de outros compostos, por meio da evaporação da água intracelular.

A presença da casca pode oferecer proteção térmica contra as reações mencionadas, representando também maior quantidade de compostos presentes, já que esses compostos consistem em metabólitos naturais com função de proteção contra agentes agressivos externos, geralmente concentrados nas cascas de frutas e sementes.[18,25,26]

No óleo das sementes de baru, além de elevados teores de ácidos linoleicos e oleicos, também foram identificados monoterpenos, triterpenos, sesquiterpenos, isoflavonoides, compostos fenólicos, chalcona, aurona, fitoesteroides, tocotrienóis, derivados do tocoferol, limonenos, elemenos e cariofilenos. Entre os compostos presentes em maior quantidade estão o β-sitosterol, estigmasterol, o α-tocoferol, o campesterol e o cicloartenol.[29,30]

A polpa e a casca do baru também são estudadas por sua composição de bioativos. Entre as classes identificadas nessas partes da fruta estão flavonoides, fenóis, derivados de terpenos e ácidos graxos, com maior teor de fenólicos e flavonoides na casca. Os maiores picos identificados por cromatografia gasosa a partir da polpa liofilizada corresponderam a di-O-hexosideo e ácido cítrico. Barizão e colaboradores[33] quantificaram 18 compostos fenólicos em extrato de polpa e casca de baru, sendo os principais luteolina (153 ± 1 mg/kg) e ácido trans-cinâmico (129 ± 4 mg/kg), seguidos pelo ácido protocatecuico (24,0 ± 0,7 mg/kg). Em estudo de Silva e colaboradores[32], o conteúdo de compostos fenólicos variou de 48,48 mg GAE/g a 56,10 mg GAE/g na casca e de 19,61 mg AGE/g a 22,37 mg GAE/g na polpa. A quantidade total de compostos fenólicos da polpa com casca é próxima à encontrada na castanha torrada e superior aos valores relatados para frutas brasileiras de consumo popular, incluindo uva vermelha e açaí.[18,31-33]

12.5 PROPRIEDADES FUNCIONAIS

O baru é conhecido na medicina popular por ter propriedades antirreumáticas e curativas, contribuir para o controle de anemia, colesterol, diabetes e para o aumento da fertilidade. Tradicionalmente, os habitantes da região central do Brasil utilizam a infusão da casca do tronco *Dipteryx alata* Vog. como antidiarreico, no tratamento de doenças reumatológicas, doenças febris, na regulação do ciclo menstrual e no tratamento de mordidas de cobra, assim como o óleo da amêndoa. O óleo também é utilizado como antipirético, antirreumático e regulador menstrual.[2,3,10,30,34,35]

Como uma planta de baixa citotoxicidade, estudos indicam que o tronco, as folhas, o fruto do baru, seus extratos e compostos bioativos podem ser usados para melhorar o bem-estar geral e prevenir ou tratar doenças transmissíveis e não transmissíveis, sendo apontados efeitos protetivos contra condições ou doenças metabólicas, infecção microbiana, veneno de cobra, doença renal crônica, câncer e estresse oxidativo. Além disso, a planta tem sido associada a efeitos antiaterogênicos e gastroprotetores em estudos pré-clínicos.[10]

Estudos apontam que o uso da casca do tronco de *Dipteryx alata* Vog. pode ser realizada com segurança, tendo sido observados efeitos medicinais *in vitro* e *in vivo* no tratamento de mordidas de cobra, além de efeitos antioxidantes, anti-inflamatórios e anticancerígenos.[30,34] Outra relevância fitoterápica de extratos dessa planta é como agente leishmanicida, com reduções de aproximadamente 95% carga parasitária de *Leishmannia amazonensis* e com baixa citotoxicidade em células de camundongos. Os principais fitoquímicos encontrados nesses extratos vegetais incluem cumarinas, flavonoides, alcaloides triterpetenos, taninos, quinonas, esteroides e saponinas, enquanto a presença de lupeol, lupen-3-ona e betulina é destacada no caule.[1,30]

A capacidade antioxidante de partes dos frutos de baru foi avaliada por diferentes autores. Análises da castanha torrada com casca e da polpa de baru mostraram, respectivamente, um potencial antioxidante de 126,80 a 144,00 μmolTE/g e cerca de 24,00 μmolTE/g pelo método de redução do ferro (FRAP) e de 77,00 a 171,00 μmolTE/g e cerca de 49,00 μmolTE/g no método da captura do radical ABTS. Pelo método ORAC, valores de 2,96 a 110,00 μmolTE/g foram encontrados para a castanha torrada com casca, enquanto cerca de 4,06 μmolTE/g foram atribuídos a amostras cruas. No método do DPPH, a castanha também foi avaliada crua (2,88 – 67,00 μmolTE/g) e torrada (1,49 – 259,00 μmolTE/g), enquanto cerca de 21,00 μmolTE/g foram atribuídos à polpa. Apesar do maior potencial antioxidante encontrado nas castanhas, a combinação da casca e da polpa pode proporcionar capacidade fenólica e antioxidante similares.[19]

Provavelmente, os fenólicos são os principais compostos responsáveis pela capacidade antioxidante do baru, principalmente ácido gálico, catequinas, ácido ferúlico, e taninos. No entanto, devido a modificações químicas provenientes do processamento térmico, presença ou não da pele, condições de cultivo e presença de diferentes classes de compostos bioativos, a atividade antioxidante atribuída às castanhas de baru pode variar, não sendo possível determinar ao certo a substância principal exata responsável por essa propriedade.[18,26]

Na década de 80, o trans-β-farneseno foi apontado como principal componente do óleo essencial de baru. Nessa mesma época, o estudo com extrato hidroalcoólico apresentou a capacidade de produzir intenso bloqueio de contrações produzidas por acetilcolina em diferentes tecidos musculares de animais. Posteriormente, verificou-se que alguns dos componentes do óleo da castanha de baru podem ter papel protetor contra o bloqueio neuromuscular causado por toxina presente em picada de cobra.[1,4,7,29,30] Ferraz e colaboradores[36], analisaram propriedades de uma isoflavona presente nos frutos de Dipteryx alata (7,8,3'-tri-hidroxi-4'-methoxi-isoflavona), observando capacidade de neutralização da miotoxicidade e da atividade neuromuscular do veneno de jararacuçu (Bothrops jararacussu) e sua principal miotoxina (BthTX-I) in vitro. A pré-incubação do veneno (40 μg/mL) com a isoflavona (200 μg/mL) realizada 30 minutos antes da aplicação em preparações de diafragma nervoso frênico de rato inibiu totalmente o bloqueio neuromuscular em comparação com a aplicação do veneno isolado. A análise histológica do músculo diafragma incubado com a isoflavona simultaneamente ao veneno mostrou que a maioria das fibras foi preservada (apenas 9,2% ± 1,7% foram danificadas) em comparação com o veneno isolado (50,3% ± 5,4% das fibras danificadas). Em menor nível, a incubação com a isoflavona após aplicação do veneno também foi capaz de atenuar significativamente os danos teciduais (apenas 17% ± 3,4% das fibras danificadas).

Alguns dos monos e sesquiterpenos encontrados no óleo de baru possuem atividades biológicas bem conhecidas. O limoneno apresenta atividade antioxidante e exerce um efeito protetor sobre a mucosa gástrica, enquanto o β-cariofileno é conhecido por suas atividades anti-inflamatórias, antibióticas, antioxidantes e anticancerígenas. O elemeno tem atividade antitumoral, enquanto os fitoesteróis, como campesterol, estigmasterol, β-sitosterol e cicloartenol, apresentam atividades antioxidantes, hipocolesterolêmicas, anticarcinogênicas, anti-inflamatórias e estrogênicas. O uso popular do óleo de baru como regulador de menstruação e agente antirreumático pode estar relacionado ao efeito estrogênico dos fitoesteróis e aos efeitos anti-inflamatórios dos cariofilenos e fitoesteróis. A associação de fitoesteróis com alto teor de ácidos graxos insaturados é um forte indicador de que o óleo pode ter um efeito hipocolesterolêmico, atuando na redução de lesões de fígado e de vasos sanguíneos oriundas de desordens dislipidêmicas.[4,7,29,30]

Reis e colaboradores[37] avaliaram os efeitos da suplementação com óleo de baru em ratos Wistar machos (n = 40) com e sem hipercolesterolemia induzida pela gavagem de emulsão lipídica. O óleo de baru e a emulsão lipídica foram administrados por gavagem na dose de 1 g/kg/dia e 10 mL/kg, respectivamente, durante 15 semanas. A administração de emulsão lipídica induziu uma drástica remodelação morfológica no tecido hepático em animais hipercolesterolêmicos, que foi atenuada pelo tratamento com óleo de baru. O tratamento com óleo de baru atenuou a peroxidação lipídica e reduziu a esteatose e a degeneração de hepatócitos, sem exercer modificações no perfil lipídico plasmático. Os níveis de malondialdeído (MDA) na aorta foram significativamente reduzidos nos grupos tratados com óleo de baru tanto na presença quanto na ausência da hipercolesterolemia.

Silva-Luis e colaboradores[38] realizaram experimento com ratos Wistar, que foram divididos em um grupo controle (n = 6) e dois grupos suplementados com óleo de castanha de baru em diferentes concentrações (7,2 mL/kg/dia, n = 6 e 14,4 mL/kg/dia, n = 6), durante 10 dias. Os resultados mostraram que o óleo de baru reduziu a agregação plaquetária e a produção de espécies reativas de oxigênio, e melhorou a função vascular em ambas as doses.

Schincaglia e colaboradores[39] avaliaram o efeito da ingestão de 5 gramas de óleo de castanhas de baru por dia em comparação a óleo mineral nos hábitos intestinais de 35 pacientes em hemodiálise, por meio de estudo mono-cego. Após 12 semanas de suplementação, apenas o grupo que recebeu óleo de castanhas de baru mostrou redução da pontuação Roma IV (avaliação de sintomas de constipação), do esforço para evacuação e da frequência de autopercepção da constipação, mostrando efeitos positivos na regulação do ritmo intestinal da população avaliada. O mesmo grupo de pesquisa, Schincaglia e colaboradores[40], avaliou outros parâmetros com o mesmo tipo de intervenção em estudo clínico randomizado, duplo-cego, controlado com pacientes em hemodiálise. A suplementação de 5 gramas de óleo de baru (n = 17) ou 5 gramas de óleo mineral (n = 12) foi realizada também durante 12 semanas. O tratamento diminuiu a concentração de PCR ultrassensível em relação ao placebo, mas não foi eficaz para melhorar a composição corporal, o perfil lipídico e o estresse oxidativo.

O óleo de castanha de baru demonstra grande potencial para uso como ativo cosmético, pois suas propriedades e composição são comparáveis às do óleo de argan, um dos principais óleos utilizados para hidratação capilar e efeitos de selagem cuticular após procedimentos como relaxamentos, descolorações, colorações e escovas progressivas sem formol. A capacidade antioxidante do óleo de castanha de baru indica também possível atuação na prevenção do envelhecimento cutâneo e na proteção tecidual ao estresse oxidativo.[30] Moraes e colaboradores[41] desenvolveram emulsão de fase gel lamelar utilizando óleo extraído de amêndoas de baru, que demonstrou estabilidade durante o armazenamento e foi capaz de aumentar a fluidez lipídica do *stratum corneum*, demonstrando seu potencial para atuar como um veículo para medicamentos ou no cuidado da pele. Em estudo de Gouveia e colaboradores[42], a aplicação tópica de extrato hidroalcoólico 10% de semente (n=18) ou casca (n=18) de baru por 21 dias sobre feridas cutâneas em camundongos C57BL/6 não demonstrou efeitos significativos no processo de cicatrização. Portanto, mais estudos são necessários para identificar possíveis usos do baru para fins cosméticos e dermatológicos.

Poucos autores investigaram os efeitos biológicos da polpa e da casca de baru, mas os resultados existentes são promissores. A citotoxicidade *in vitro* determinada pelo ensaio MTT, mostrou que o extrato de polpa e casca de baru foi potente contra linhas de células cancerígenas de colo de útero (SiHa e C33A).[33] A polpa liofilizada foi utilizada por Leite e colaboradores[31] para avaliação de efeitos tóxicos, influência na expectativa de vida do nematódeo *Caenorhabditis elegans*, e atividades antioxidantes. O ensaio *in vivo* indicou que a polpa de baru (10 a 1000 µg/mL) não exerceu efeitos tóxicos e promoveu resistência ao estresse oxidativo em nematódeos expostos a um agente oxidante químico, promovendo um aumento da expectativa de vida, aumentando a expressão de superóxido dismutase e a translocação nuclear do fator de transcrição DAF-16, responsável pela modulação da longevidade, lipogênese e respostas ao estresse oxidativo.

A castanha do baru consiste na parte mais estudada da espécie *Dipteryx alata*. Com relação às atividades biológicas dos principais compostos encontrados nessa parte da fruta, o ácido gálico é conhecido por sua forte capacidade de neutralizar radicais livres, sendo eficaz na prevenção de doenças, na regulação de apoptose, efeitos citotóxicos e antiproliferativos entre diferentes cepas de células tumorais, além de atividade anti-inflamatória e antimicrobiana. Os galotaninos pertencem à classe dos taninos hidrolisáveis e estão presentes em frutas como framboesa, amoras, morangos, nozes, uvas e romãs. Uma ampla gama de atividades biológicas tem sido atribuída aos galotaninos, incluindo a redução da incidência de doenças cardiovasculares, diabetes, cataratas, inflamação e inibição do crescimento tumoral, incluindo o câncer de cólon e de próstata, sem serem tóxicos para as células normais. Essas sementes ainda são ricas em mono e sesquiterpenos, fitoesteróis e derivados de tocoferol.[18,24,25,43]

Oliveira-Alves e colaboradores[24] observaram efeito antiproliferativo em células de linhagem de câncer de cólon (HT29) pela ação de extratos de castanha de baru, associando-o à presença de galotaninos, ácido gálico e derivados do éster do ácido gálico.

Siqueira e colaboradores[23] avaliaram o consumo de dieta enriquecida com 10% de castanhas de baru torradas por ratos durante 17 dias, na presença ou ausência de um suplemento oral de ferro como agente oxidante. O consumo de castanhas resultou em redução significativa do nível de carbonila cardíaca em relação ao grupo controle. Com a administração do agente oxidante, os níveis de carbonila em fígado, coração e baço e os níveis de MDA no fígado e no baço foram menores em animais que consumiram as castanhas, em comparação ao grupo que recebeu somente ferro. Os autores concluíram que o potencial antioxidante da castanha de baru contra a peroxidação lipídica nesse caso poderia estar parcialmente relacionado à propriedade quelante do ácido fítico, aliada à presença de fenóis.

A literatura existente indica que o consumo de nozes e sementes de leguminosas reduz os marcadores de risco cardiovasculares, tais como dislipidemia, resistência à insulina, à hipertensão, ao estresse oxidativo e ao estado inflamatório. Esses efeitos dependem da saúde do indivíduo, do tipo de nozes ou sementes, do tamanho das porções e do tempo de consumo. O consumo de pequenas porções na frequência de 2 a 6 vezes por semana reduz o risco de obesidade, hipertensão, infarto do miocárdio, hipercolesterolemia e lesões ao longo da superfície aórtica em indivíduos saudáveis. Entretanto, o tratamento dos marcadores de risco cardiovasculares requer um aumento no tamanho da porção e na frequência de consumo.[45]

Os ácidos graxos insaturados encontrados na castanha de baru são importantes na redução de fatores de risco para doenças cardiovasculares, bem como na diminuição das concentrações de VLDL e LDL. Os ácidos graxos monoinsaturados, especialmente o ácido oleico, possuem papel importante também no aumento do HDL-c e no aumento da resistência de lipoproteínas à oxidação. Em paralelo, a vitamina E pode atuar na regulação dos genes relacionados à absorção de lipídios e auxiliar na redução da peroxidação lipídica, como um antioxidante eficaz *in vivo*. O ácido linolênico é um precursor do ácido eicosapentaenoico e do ácido ocosahexaenoico, que reduzem respostas inflamatórias.[30,46]

Fernandes e colaboradores[15] conduziram experimento com ratos Wistar machos alimentados durante nove semanas com dietas de alto teor de gordura, pela adição de banha, castanha de baru ou castanha-do-pará. Os grupos alimentados com castanha de baru apresentaram teores séricos de colesterol total e triglicerídeos inferiores aos do grupo da banha e maior concentração de HDL-c do que os grupos da castanha-do-pará e da banha de porco, assemelhando-se ao controle. A ingestão da castanha de baru apresentou o menor nível de peroxidação lipídica entre os grupos alimentados com dieta rica em gorduras. As concentrações hepáticas de glutationa (GSH) não foram diferentes entre os grupos alimentados com dieta rica em gordura, mas o conteúdo de vitamina E hepática dos ratos tratados com castanha de baru e castanha-do-pará foi maior do que o do grupo da banha. O grupo que recebeu castanhas de baru apresentou o menor peso corporal final em comparação com os grupos de dietas com alto teor de gordura, sendo semelhante ao do grupo controle, e apresentou o menor ganho de peso entre todos os grupos. Além do efeito protetor das duas oleaginosas testadas nesse estudo, a amêndoa de baru mostrou melhores efeitos no perfil lipídico do soro e na peroxidação lipídica do que a castanha-do-pará. Essas diferenças podem estar relacionadas aos perfis de ácidos graxos desses alimentos, especialmente pelo alto conteúdo de ácidos graxos monoinsaturados da castanha de baru.

Fiorini e colaborares[47] avaliaram o uso de sementes de baru no perfil metabólico e oxidativo de ratos Wistar, durante 40 dias. O uso das sementes foi eficaz na redução de triglicerídeos, VLDL-c, LDL-c e no aumento do HDL-c, mas não interferiu no ganho de peso, na gordura visceral, nos níveis de colesterol total e no estresse oxidativo.

O estudo de Araújo e colaboradores[31] observou os efeitos do consumo da castanha de baru por ratos suíços machos obesos. Após a indução da obesidade por meio de dieta de alta glicose por 60 dias, os ratos foram alimentados com dieta de controle, dieta de alta glicose ou dieta de alta glicose adicionada com baru (82g por kg de ração) ou óleo de soja (36mL por kg de ração), durante 8 semanas. O grupo que recebeu o baru mostrou menor ganho de peso, adiposidade, níveis de glicose e triglicerídeos quando comparado à dieta de alta glicose. Com relação aos níveis de colesterol e da quantidade de tecido adiposo, não foram relatadas diferenças para o consumo do baru. Ainda assim, os efeitos observados são benéficos para prevenção do desenvolvimento de doenças crônicas como diabetes mellitus, hipertensão arterial e dislipidemia.

Cruz e colaboradores[49] realizaram experimento *in vivo* com ração e sobremesa láctea de chocolate enriquecidas com 14% de castanhas de baru. Ratos Wistar machos foram divididos em grupos que receberam somente ração padrão de laboratório (n = 6), 2 g de ração enriquecida com baru (n = 6), 2 ml de sobremesa láctea de chocolate (n = 6) ou 2 ml de sobremesa láctea de chocolate enriquecida com baru (n = 6). Após o consumo do baru, independentemente de sua preparação, houve melhora do perfil bioquímico, com redução de triglicerídeos e VLDL e aumento de HDL-c. Os resultados demonstraram que as sobremesas lácteas tradicionais aceleraram o esvaziamento gástrico e atrasaram o trânsito intestinal, provavelmente devido ao seu alto teor de creme de mesa, açúcar e chocolate. A ingestão da fruta incorporada a sobremesa provocou o efeito oposto à sobremesa tradicional, normalizando o trânsito gastrointestinal. Os efeitos observados foram associados ao teor considerável de fibras da castanha de baru, capaz e atuar na formação de gel ao ligar água, retardando o esvaziamento gástrico e, consequentemente, a absorção de glicose, triglicerídeos e colesterol. A taxa de esvaziamento gástrico pode influenciar na saciedade, portanto um esvaziamento gástrico retardado pode desempenhar um papel na manutenção dos níveis de saciedade e inibir a ingestão de alimentos de forma excessiva. Um tempo de trânsito intestinal mais rápido implica em menor absorção de lipídios, triacilglicerol, carboidratos e, consequentemente, perda de peso.

Um estudo randomizado, cruzado e controlado foi conduzido por Bento e colaboradores[50] para avaliação do consumo diário de 20 g de castanha de baru durante 45 dias por 20 indivíduos (8 homens e 12 mulheres) com hipercolesterolemia leve. A suplementação dietética resultou em uma tendência de aumento na ingestão de vitamina E e ácidos graxos poli-insaturados e em um ligeiro aumento na ingestão de ácidos graxos monoinsaturados. Em comparação com o placebo, não houve mudanças significativas nos biomarcadores de oxidação avaliados e nos níveis de HDL-c, VLDL, ApoB e homocisteína. No entanto, o consumo de amêndoas de baru reduziu concentrações séricas de colesterol total, não HDL-c e LDL-c, correspondendo a um impacto significativo nos parâmetros lipídicos do soro.

Em outro ensaio clínico randomizado e controlado, com participação de 46 mulheres com sobrepeso e obesas, foi realizada prescrição de uma dieta normocalórica e isoenergética individualizada, com o fornecimento de castanhas de baru (porção diária de 20 gramas) ou placebo (sachê diário de 800 mg de maltodextrina), durante 8 semanas. O consumo de castanhas de baru resultou na redução da circunferência da cintura, na menor expressão da proteína de transferência de éster de colesteril (CETP), no aumento das concentrações de lipoproteínas de alta densidade (HDL) e uma tendência de redução da Apolipoproteína B em comparação com o placebo. A redução na circunferência da cintura foi 1,73 vezes maior no grupo que recebeu as castanhas do que no grupo placebo. O mesmo experimento mostrou que o consumo das castanhas aumentou a atividade de glutationa peroxidase e a concentração de cobre plasmático quando comparado com o placebo. Apesar de não serem observadas diferenças entre os grupos para os demais indicadores avaliados, concluiu-se que a ingestão de castanhas de baru mesmo em pequenas porções pode oferecer benefícios à saúde humana, auxiliando na redução de estresse oxidativo, na regulação do metabolismo lipídico e na prevenção de danos cardiovasculares.[51,52]

REFERÊNCIAS

1. Matos FJA, Craveiro AA, Mentes FNP, Fonteles EMC. Constituintes Químicos e Propriedades Farmacológicas de *Dipteryx alata* Vog. Acta Amaz. 1988;18(1-2):349-50.

2. Ferreira RA, Botelho SA, Davide AC, Malavasi MM. Caracterização Morfológica de Fruto, Semente, Plântula e Muda de *Dipteryx alata* Vogel - Baru (*legumiosae papolionoideae*). Rev Cern. 1998;4(1):73-87.

3. Carvalho PER. Baru (*Dipteryx alata*). In: Espécies Arbóreas Brasileiras - Volume 1. Embrapa Florestas; 2003. p. 199-204. Disponível em: https://www.embrapa.br/florestas/busca-de-publicacoes/-/publicacao/1139709/baru-dipteryx-alata.

4. Sano SM, Ribeiro JF, Brito MA. Baru: biologia e uso. Documentos, Embrapa Cerraos, 116. Planaltina, DF: Embrapa Cerrados; 2004. 51 p. Disponível em: http://ainfo.cnptia.embrapa.br/digital/bitstream/CPAC-2009/26942/1/doc_116.pdf.

5. SiBBr - Sistema de Informação sobre a Biodiversidade Brasileira. Nó Brasileiro no GBIF (Global Biodiversity Information Facility) - *Dipteryx alata* Vogel, Baru. 2022. Disponível em: https://ala-bie.sibbr.gov.br/ala-bie/species/319150#overview.

6. BFG TBFG. Brazilian Flora 2020: Innovation and collaboration to meet Target 1 of the Global Strategy for Plant Conservation (GSPC). Rio de Janeiro - RJ; 2018. Disponível em: https://ckan.jbrj.gov.br/dataset/thebrazilfloragroup_feb2018.

7. Ministério do Meio Ambiente. Secretaria de Biodiversidade; Vieira RF, Camilo J, Coradin L (Ed.). M. Espécies Nativas da Flora Brasileira de Valor Econômico

Atual ou Potencial Plantas para o Futuro - Região Centro-Oeste. Anacardium spp. Caju-do-cerrado. 2016. 1160 p.

8. Corrêa GC, Naves RV, Rocha MR, Zica LF. Caracterização Física de Frutos de Baru (*Dipteryx alata* Vog.) em Três Populações nos Cerrados do Estado de Goiás. Pesqui Agropecuária Trop. 2000;30(2):5-11. Disponível em: https://www.revistas.ufg.br/pat/article/viewFile/2578/2755.

9. Zaruma DUG, Cambuim J, Silva AM, Canuto DSO, Luz KC, Lima DCOS, et al. Produção de amêndoas e variabilidade genética em populações naturais de *Dipteryx alata* Vog. In: Produtos Florestais Não Madeireiros: tecnologia, mercado, pesquisas e atualidades. Editora Científica Digital; 2021. p. 148-60. Disponível em: http://www.editoracientifica.com.br/articles/code/210504831.

10. Lima DC, Alves MR, Noguera NH, Nascimento RP. A review on Brazilian baru plant (*Dipteryx alata* vogel): morphology, chemical composition, health effects, and technological potential. Futur Foods. 2022;5:100146. DOI: 10.1016/j.fufo.2022.100146.

11. Melo SABX, Silva FS, Melo AX, Bento TS. Cadeia Produtiva do Cumbaru (Dipteryx alaa Vogel) em Poconé, Mato Grosso. Cad Ciência Tecnol. 2014;34(1):37-58.

12. Alves AM, Mendonça AL, Caliari M, Cardoso-Santiago RA. Avaliação química e física de componentes do baru (*Dipteryx alata* Vog.) para estudo da vida de prateleira. Pesqui Agropecu Trop. 2010;40(3):266-73.

13. Magalhães RM. A cadeia produtiva da amêndoa do Baru (*Dipteryx alata* Vog.) no Cerrado: uma análise da sustentabilidade da sua exploração. Ciência Florestal, St Maria. 2014;24(3):66576.

14. Pinho L, Mesquita DSR, Sarmento AF, Flávio EF. Enriquecimento de Sorvete com Amêndoa De Baru (*Dipteryx alata* Vogel) e Aceitabilidade por Consumidores. Unimontes Científica. 2015;17(1):39-49.

15. Fernandes DC, Freitas JB, Czeder LP, Naves MM V. Nutritional composition and protein value of the baru (*Dipteryx alata* Vog.) almond from the Brazilian Savanna. J Sci Food Agric. 2010;90(10):1650-5. DOI: 10.5539/jfr.v4n4p38

16. Vallilo MI, Tavares M, Aued S. Composição química da polpa e da semente do fruto do cumbaru (*Dipteryx alata* Vog.) - caracterização do óleo da semente. Rev do Inst Florest. 1990;2(2):115-25.

17. Nemet YKS, Rambo MKD, Nemet FE, Gregório SR. Obtenção de biocarvões ativados a partir de resíduos de baru (*Dipteryx alata* Vog) e sua aplicação como adsorventes. DESAFIOS - Rev Interdiscip da Univ Fed do Tocantins. 2021 Mar 17;8(1):130-6. Disponível em: https://sistemas.uft.edu.br/periodicos/index.php/desafios/article/view/9884.

18. Santiago GL, Oliveira IG, Horst MA, Naves MMV, Silva MR. Peel and pulp of baru (*Dipteryx alata* Vog.) provide high fiber, phenolic content and antioxidant capacity. Food Sci Technol. 2018;38(2):244-9. DOI: 10.1590/1678-457X.36416.

19. Alves-Santos AM, Fernandes DC, Naves MMV. Baru (*Dipteryx alata* Vog.) fruit as an option of nut and pulp with advantageous nutritional and functional

properties: A comprehensive review. NFS J. 2021;24:26-36. DOI: 10.1016/j.nfs.2021.07.001

20. Vera R, Soares Junior MS, Naves RV, Souza ERB, Fernandes EP, Caliari M, *et al*. Características químicas de amêndoas de barueiros (*Dipteryx alata* vog.) de ocorrência natural no cerrado do estado de Goiás, Brasil. Rev Bras Frutic. 2009;31(1):112-8.

21. Takemoto E, Okada IA, Garbelotti ML, Tavares M, Aued-Pimentel S. Composição química da semente e do óleo de baru (*Dipteryx alata* Vog.) nativo do Município de Pirenópolis, Estado de Goiás. Rev Inst Adolfo Lutz. 2001;60(2):113-7.

22. Martins FS, Borges LL, Paula JR, Conceição EC. Impact of different extraction methods on the quality of *Dipteryx alata* extracts. Rev Bras Farmacogn. 2013;23(3):521-6. DOI: 10.1590/S0102-695X2013005000033.

23. Siqueira APS, Castro CFS, Silveira EV, Lourenço MFC. Chemical quality of Baru almond (*Dipteryx alata* oil). Ciência Rural. 2016 Jun 27;46(10):1865-7. DOI: 10.1590/0103-8478cr20150468.

24. Oliveira-Alves SC, Pereira RS, Pereira AB, Ferreira A, Mecha E, Silva AB, *et al*. Identification of functional compounds in baru (*Dipteryx alata* Vog.) nuts: Nutritional value, volatile and phenolic composition, antioxidant activity and antiproliferative effect. Food Res Int. 2020;131. DOI: 10.1016/j.foodres.2020.109026.

25. Campidelli MLL, Carneiro JDS, Souza EC, Magalhães ML, Nunes EEC, Faria PB, *et al*. Effects of the drying process on the fatty acid content, phenolic profile, tocopherols and antioxidant activity of baru almonds (*Dipteryx alata* Vog.). Grasas y Aceites. 2020;71(1):1-11. DOI: 10.3989/gya.1170182.

26. Lemos MRB, Siqueira EM de A, Arruda SF, Zambiazi RC. The effect of roasting on the phenolic compounds and antioxidant potential of baru nuts [*Dipteryx alata* Vog.]. Food Res Int. 2012;48(2):592-7. DOI: 10.1016/j.foodres.2012.05.027.

27. Fraguas RM, Simão AA, Leal RS, Santos CM, Rocha DA, Tavares TS, *et al*. Chemical composition of processed baru (*Dipteryx alata* Vog.) almonds: Lyophilization and roasting. African J Agric Res. 2014;31;9(13):1061-9. DOI: 10.5897/AJAR2014. 8469.

28. Gonçalves TO, Filbido GS, Pinheiro APO, Piereti PDP, Villa RD, Oliveira AP. *In vitro* bioaccessibility of the Cu, Fe, Mn and Zn in the baru almond and bocaiúva pulp and, macronutrients characterization. J Food Compos Anal. 2020;86:103356. DOI: 10.1016/j.jfca.2019.103356.

29. Marques FG, Neto JRO, Cunha LC, Paula JR, Bara MTF. Identification of terpenes and phytosterols in *Dipteryx alata* (baru) oil seeds obtained through pressing. Rev Bras Farmacogn. 2015;25(5):522-5. DOI: 10.1016/j.bjp.2015.07.019.

30. Rocha EFL, Cabral IB, Sampaio LHF, Bento LBP, Ayres FM. Aplicabilidades do Baru (*Dipteryx alata* Vogel) na Saúde Humana: revisão de literatura. Rev EVS - Rev Ciências Ambient e Saúde. 2022 Jan 20;48(1):8306. Disponível em: http://seer.pucgoias.edu.br/index.php/estudos/article/view/8306.

31. Leite NR, Araújo LCA, Rocha PS, Agarrayua DA, Ávila DS, Carollo CA, *et al*. Baru Pulp (*Dipteryx alata* Vogel): Fruit from the Brazilian Savanna Protects

against Oxidative Stress and Increases the Life Expectancy of Caenorhabditis elegans via SOD-3 and DAF-16. Biomolecules. 2020;25;10(8):1106. DOI: 10.3390/biom10081106.

32. Silva SR, Ferreira THB, Giunco AJ, Argandoña EJS. Nutritional potential and effect of the solvent on the extraction of secondary metabolites from pulp and bark of baru (*Dipteryx alata*). J Food Meas Charact. 2021;15(4):3453-60. DOI: 10.1007/s11694-021-00926-6.

33. Barizão E, Boeing J, Rotta E, Volpato H, Nakamura C, Maldaner L, et al. Phenolic Composition of *Dipteryx alata* Vogel Pulp + Peel and Its Antioxidant and Cytotoxic Properties. J Braz Chem Soc. 2021;32(12):1-4. DOI: 10.21577/0103-5053.20210112.

34. Yoshida EH, Ferraz MC, Tribuiani N, Tavares RVS, Cogo JC, Santos MG, et al. Evaluation of the Safety of Three Phenolic Compounds from *Dipteryx alata* Vogel with Antiophidian Potential. Chin Med. 2015;6:1-12. DOI: 10.4236/cm.2015.61001.

35. Costa IV, Farisco F, Gandolfi PE, Morais ER. Ethnopharmacological study of medicinal plants used by population in district of Travessão De Minas, Minas Gerais. Int J Herb Med. 2021;9(1):127-39.

36. Ferraz MC, Yoshida EH, Tavares RVS, Cogo JC, Cintra ACO, Dal Belo CA, et al. An isoflavone from *Dipteryx alata* vogel is active against the *in vitro* neuromuscular paralysis of bothrops jararacussu snake venom and bothropstoxin I, and prevents venom-induced myonecrosis. Molecules. 2014;19(5):5790-805. DOI: 10.3390/molecules19055790.

37. Reis MA, Novaes RD, Baggio SR, Viana ALM, Salles BCC, Duarte SMDS, et al. Hepatoprotective and Antioxidant Activities of Oil from Baru Almonds (*Dipteryx alata* Vog.) in a Preclinical Model of Lipotoxicity and Dyslipidemia. Evidence-based Complement Altern Med. 2018. DOI: 10.1155/2018/8376081.

38. Silva-Luis CC, Alves JLB, Oliveira JCPL, Luis JAS, Araújo IGA, Tavares JF, et al. Effects of Baru Almond Oil (*Dipteryx alata* Vog.) Treatment on Thrombotic Processes, Platelet Aggregation, and Vascular Function in Aorta Arteries. Nutrients. 2022;14(10). DOI: 10.3390/nu14102098.

39. Schincaglia RM, Pimentel GD, Peixoto MDRG, Cuppari L, Mota JF. The Effect of Baru (Dypterix alata Vog.) Almond Oil on Markers of Bowel Habits in Hemodialysis Patients. Calapai G, editor. Evidence-Based Complement Altern Med. 2021 May 26;2021:1-8. DOI: 10.1155/2021/3187305.

40. Schincaglia RM, Cuppari L, Neri HFS, Cintra DE, Sant'Ana MR, Mota JF. Effects of baru almond oil (*Dipteryx alata* Vog.) supplementation on body composition, inflammation, oxidative stress, lipid profile, and plasma fatty acids of hemodialysis patients: A randomized, double-blind, placebo-controlled clinical trial. Complement Ther Med. 2020 Aug; 52(June):102479. DOI: 10.1016/j.ctim.2020.102479.

41. Moraes C, L.V. Anjos J, Maruno M, Alonso A, Rocha-Filho P. Development of lamellar gel phase emulsion containing baru oil (*Dipteryx alata* Vog.) as a prospective delivery system for cutaneous application. Asian J Pharm Sci. 2018;13(2):183-90. DOI: 10.1016/j.ajps.2017.09.003.

42. Gouveia MCP, Minto BW, Sargi LF, Souza RL, Pazzini JM, Colodel EM, et al. Evaluation of the alcoholic extract of *Dipteryx alata* Vogel almonds and bark in skin wound healing in C57BL6 mice. Arq Bras Med Vet e Zootec. 2021;73(6):1315-22. DOI: 10.1590/1678-4162-12289.

43. Bailão EFLC, Oliveira MG, Almeida LM, Amaral VCS, Chen LC, Caramori SS, et al. Food Composition Data: Edible Plants in Cerrado. In: Local Food Plants of Brazil. Springer; 2021. p. 179-224. Disponível em: https://link.springer.com/10.1007/978-3-030-69139-4_10.

44. Siqueira EM de A, Marin AMF, Cunha M de SB, Fustinoni AM, de Sant'Ana LP, Arruda SF. Consumption of baru seeds [*Dipteryx alata* Vog.], a Brazilian savanna nut, prevents iron-induced oxidative stress in rats. Food Res Int. 2012;45(1):427-33. DOI: 10.1016/j.foodres.2011.11.005.

45. Souza RGM, Gomes AC, Naves MM V., Mota JF. Nuts and legume seeds for cardiovascular risk reduction: scientific evidence and mechanisms of action. Nutr Rev. 2015;73(6):335-47. DOI: 10.1093/nutrit/nuu008.

46. Fernandes DC, Alves AM, Castro GSF, Jordao Junior AA, Naves MMV. Effects of Baru Almond and Brazil Nut Against Hyperlipidemia and Oxidative Stress In vivo. J Food Res. 2015;4(4):38. DOI: 10.5539/jfr.v4n4p38.

47. Fiorini AMR, Barbalho SM, Guiguer EL, Oshiiwa M, Mendes CG, Vieites RL, et al. *Dipteryx alata* Vogel May Improve Lipid Profile and Atherogenic Indices in Wistar Rats *Dipteryx alata* and Atherogenic Indices. J Med Food. 2017;20(11):1121-6. DOI: 10.1089/jmf.2017.0052.

48. Araújo ACF, Rocha JC, Paraiso AF, Ferreira AVM, Santos SHS, Pinho L. Consumption of baru nuts (*Dipteryx alata*) in the treatment of obese mice. Ciência Rural. 2017;47(2):2015-8. DOI: 10.1590/0103-8478cr20151337.

49. Cruz PN, Gama LA, Américo MF, Pertuzatti PB. Baru (*Dipteryx alata* Vogel) almond and dairy desserts with baru regulates gastrointestinal transit in rats. J Food Process Preserv. 2019;23;43(11):1-8. DOI: 10.1111/jfpp.14167.

50. Bento APN, Cominetti C, Simões Filho A, Naves MMV. Baru almond improves lipid profile in mildly hypercholesterolemic subjects: A randomized, controlled, crossover study. Nutr Metab Cardiovasc Dis. 2014;24(12):1330-6. DOI: 10.1016/j.numecd.2014.07.002.

51. Souza RGM, Gomes AC, Navarro AM, Cunha LC, Silva MAC, Junior FB, et al. Baru Almonds Increase the Activity of Glutathione Peroxidase in Overweight and Obese Women: A Randomized, Placebo-Controlled Trial. Nutrients. 2019;11(8):1750. DOI: 10.3390/nu11081750.

52. Souza RGM, Gomes AC, Castro IA, Mota JF. A baru almond–enriched diet reduces abdominal adiposity and improves high-density lipoprotein concentrations: a randomized, placebo-controlled trial. Nutrition. 2018;55–56:154-60. DOI: 10.1016/j.nut.2018.06.001.

13
BURITI (*Mauritia flexuosa* L.f.)

Renata Nascimento Matoso Souto

Anderson Junger Teodoro

Figura 15 – Buriti-Miriti (*Mauritia flexuosa*)*[15]

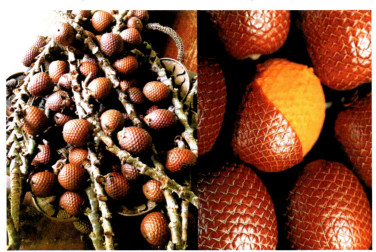

13.1 CARACTERÍSTICAS BOTÂNICAS

Pertencente à família *Arecaceae*, a *Mauritia flexuosa* Lf. é uma palmeira de grande importância econômica. Com o nome popular buriti, é amplamente distribuída na América do Sul, em especial no Peru, Venezuela, Equador, Bolívia, Guianas e no Brasil[1,2,3,4], onde é considerada uma das palmeiras de maior distribuição geográfica do país, aparecendo em estados das Regiões Norte, Nordeste, Sudeste e Centro-Oeste.[5]

---

[15] Fonte: Wikipedia e Google Imagens, 2023. Disponível em: https://commons.wikimedia.org/wiki/File:Coqueiro-buriti.jpg.

No Brasil, o buritizeiro é uma palmeira nativa dos biomas Amazônia, Pantanal, Caatinga e Cerrado, sendo encontrada especialmente em áreas baixas e úmidas como veredas, margens de rios e entornos de nascentes, sendo inclusive utilizada pelos indígenas como indicador da presença de água no solo. Buriti, em tupi-guarani, significa "palmeira que solta líquido" ou "árvore da vida".[4,6]

O buritizeiro é uma palmeira grande, de estipe solitário e ereto, que pode atingir 30 a 40 metros de altura. Suas folhas são costopalmadas, em formato de leque, e cada indivíduo possui 14 folhas, com aproximadamente 3,5 m de comprimento. Produz inflorescências formadas por pedúnculos de 0,7 a 2,5 cm. A árvore é dioica, ou seja, apresenta os órgãos reprodutores masculino e feminino em plantas diferentes.[7,8] As plantas fêmeas produzem quatro a oito infrutescências por ano, podendo ter uma produção total de 2000 a 6000 frutos.[8,9] Segundo Campos et al.[8], as características morfofisiológicas da *Mauritia flexuosa* apresentam variações relacionadas ao ambiente em que crescem, mostrando diferença, principalmente, no peso dos frutos e valor nutricional.

Devido à sua ampla distribuição nacional, o buriti também pode ser conhecido por outros nomes populares como muriti, miriti, carandaí-guaçu, carandá-guaçu, bariti e palmeira-dos-brejos. É um fruto oval, marrom-avermelhado, oblongo-globoso, medindo entre 4 e 7 cm de comprimento e possui epicarpo duro, coberto por escamas sobrepostas. Seu mesocarpo é macio, amarelo e carnoso, de sabor ácido adocicado e com alto teor de carotenoides.[1,4,10,11]

As palmeiras crescem normalmente sozinhas, produzindo de 3 ou 4 cachos, com uma média de 1.000 frutos por cacho, podendo chegar a 2.000. Os frutos pesam de 40 a 85g, costumam apresentar apenas uma semente. A produção de frutos se inicia quando a palmeira atinge entre 7 e 8 anos, e uma árvore fornece um total de 40 a 360 quilos de fruto por ano.[1,9,12,13] O buriti é climatérico e apresenta vida útil visivelmente aumentada quando colhidos no estádio maduro. Nessa condição, ao final de 10 dias de armazenamento pós-colheita, os frutos não apresentam perda de umidade ou enrugamento.[14]

Apesar de preferir se desenvolver em áreas com precipitação média de 1141 a 6315 mm por ano, o buritizeiro também pode se desenvolver em locais mais secos, desde que haja disponibilidade de água durante o ano todo, como em lençóis aflorados ou superficiais que acontecem em áreas de nascente.[13]

Na região do Cerrado, o buriti floresce de março a maio, mas apresenta frutos o ano inteiro, por esse motivo, é uma importante alternativa de alimento para a fauna local como aves, peixes, macacos e o jabuti.[4,7,15]

Além disso, a palmeira de buriti também serve de abrigo para aves, como as araras, que constroem ninhos no seu tronco seco. Populações ribeirinhas e indígenas fazem uso do buriti na alimentação, artesanato, na construção de casas e abrigos que fazem do buritizeiro símbolo de saúde, prosperidade e sustentabilidade, tornando-se parte da identidade cultural desses povos.[6,7]

13.2 CULTIVO E SAFRA

O buriti é uma planta sazonal, com a produção de frutos acontecendo de dezembro a junho na maioria das regiões.[16] A floração da *Mauritia flexuosa* é anual, produzindo de 3 a 8 inflorescências pendentes por ano. Como a inflorescência é bastante aparente e perfumada, a espécie é comumente polinizada por insetos coleópteros. A floração atinge o pico entre as estações seca e chuvosa, enquanto a frutificação ocorre durante as cheias.[1,13]

A forma usual de propagação da espécie é por meio das sementes dos frutos de buriti que caem no chão quando atingem a maturação fisiológica.[13,17] No entanto, por ser uma árvore dioica e não haver distinção definida e visível entre indivíduos machos e fêmeas, o seu cultivo comercial torna-se dificultado. Outro fator que desfavorece o cultivo comercial é a baixa taxa de germinação e pouca resistência à secagem.[18] As sementes de buriti são recalcitrantes, ou seja, possuem alto teor de umidade que não deve ser muito reduzido após a colheita com a justificativa de perder validade, possuindo durabilidade baixa.[4,5] Além disso, as sementes também apresentam dormência tegumentar, o que dificulta a absorção de água e as trocas gasosas. Sendo assim, a germinação é lenta e não uniforme.[17] De acordo com Spera *et al.*[19], a recalcitrância e a dormência são dois grandes fatores que dificultam a produção de mudas da espécie, mesmo em condições favoráveis ao desenvolvimento. Estudos mostraram que, quando colhidas imediatamente após a queda e implantadas em solo arenoso, as sementes de buriti apresentam 100% de germinação, a qual vai diminuindo gradativamente com o passar do tempo, perdendo sua viabilidade totalmente quando a umidade da semente chega a 13%.[4,13]

No seu ambiente natural, o buriti pode ocorrer individualmente ou em populações de alta densidade, em locais com grande acúmulo de matéria orgânica, composta de folhas mortas e restos de folhas e inflorescências do próprio buriti, e em água ácida, com pH até 3,5.[4] A produção de frutos é influenciada pelo tamanho da folha da planta, umidade do solo, temperatura e precipitação. A colheita deve ser feita 210 dias após o estágio final da floração, no entanto, maiores teores de carotenoides são obtidos 8 dias após a queda.[14,20] Segundo Oliveira *et al.*[21], os frutos devem ser colhidos no chão de fevereiro a maio, após queda espontânea, embora exista indicação de que as sementes para replantio devam ser colhidas ainda no pé, para evitar ataques de insetos.[22] Após a coleta das sementes, elas devem ser secas ao sol e enterradas em areia molhada. Elas começam a germinar em 24 dias e o brotamento é perceptível em 42 dias. Para se desenvolver, a muda precisa de umidade, luz e adubo orgânico.[9,13]

13.3 IMPORTÂNCIA ECONÔMICA

O buriti é um importante fator de geração de renda para populações ribeirinhas tradicionais e povos indígenas, uma vez que pode ser usado para fabricar uma grande variedade de produtos, além do seu uso na alimentação.[17] Tanto o fruto quantos os demais produtos do buritizeiro possuem importância socioeconômica e ambiental, suas folhas podem ser usadas para coberturas de casas, objetos de decoração e artesanato, enquanto a polpa é apreciada para produção de sucos, néctares, geleias, sorvetes e doces.[23] Da polpa também é possível extrair um óleo, comumente usado em cosméticos ou como protetor solar. Esse óleo vem despertando, nos últimos anos, interesse dos pesquisadores para uso alimentício, em função do seu elevado teor de ácidos graxos monoinsaturados, carotenoides e compostos bioativos que contribuem para seu incremento nutricional e funcional.[16]

Segundo Ferreira *et al.*[13], as folhas do buritizeiro são usadas como fonte de fibras artesanais e cobertura para casas, os pecíolos para produção de cestarias, utensílios e os mais variados artesanatos, a polpa e amêndoas são usadas como alimento e para extração de óleo, enquanto a planta inteira tem uso ornamental. A medula, que se localiza dentro do estipe, é usada como matéria-prima para produção de farinha que os ribeirinhos usam na produção de pães e mingau.[24] Tanto da inflorescência quanto da seiva da planta são extraídos líquidos adocicados que são fermentados para dar origem a uma bebida alcoólica, a qual chamam de vinho de buriti.[13]

13.4 VALOR NUTRICIONAL E COMPOSTOS BIOATIVOS

A polpa de buriti se destaca pelo seu considerável teor de lipídeos, especialmente ácido oleico e palmítico, além de quantidade significativa de tocoferóis, fitoesteróis e carotenoides, com destaque para beta-caroteno.[19] Segundo

Manhães e Sabaa-Srur[25], na composição centesimal da polpa de frutos colhidos no estado do Pará, encontra-se 62,93% de umidade e 13,85g de lipídeos/100g de polpa, sendo seu teor de lipídeos o seu grande diferencial (Tabela 25). Já Carneiro e Carneiro[16] encontraram na polpa úmida, 54,35% de umidade e 18,16% de lipídeos. Considerando que carboidratos e lipídeos são os macronutrientes mais relevantes da polpa, foram encontrados, respectivamente, 31,24% e 51,67% na polpa desidratada.[19]

Tabela 25 – Composição nutricional da Polpa de Buriti (*Mauritia flexuosa* L.f.)

Informações Nutricionais por 100 g			
Umidade	49,80 – 69,30 g	Potássio	218,00 – 219,00 mg
Energia	166,36 – 190,00 kcal	Magnésio	22,00 – 40,00 mg
Cinzas	0,60 – 1,58 g	Manganês	1,79 – 10,32 mg
Proteínas	1,30 – 3,70 g	Sódio	2,00 – 11,00 mg
Lipídeos	3,21 – 19,00 g	Fósforo	4,00 mg
Carboidratos	17,80 – 25,80 g	Selênio	30,00 mcg
Monossacarídeos	1,29 g	Zinco	0,60 – 0,95 mg
Dissacarídeos	0,00 – 0,27 g	Alumínio	0,20 mcg
Amido	1,61 – 1,75 g	Vitamina A RAE	1204,00 mcg
Fibra Alimentar	4,01 – 22,80 g	Vitamina A RE	2408,00 mcg
Fibra Solúvel	2,10 – 4,10 g	Vitamina E	17,70 – 21,53 mg
Fibra Insolúvel	11,60 – 14,20 g	Riboflavina	0,05 mg
Cálcio	80 – 183 mg	Niacina	8,43 mg
Cromo	0,12 mcg	Piridoxina	0,07 mg
Cobre	0,06 – 0,15 mg	Vitamina C	0,00 – 56,90 mg
Ferro	0,45 – 1,77 mg		

Fonte: Manhães e Sabaa-Srur[25] e SiBBr[39]

De acordo com Best *et al.* (2020), três morfotipos de buriti encontrados no Peru e diferenciados apenas pela cor da polpa apresentaram teores de carboidratos variando entre 35,61% e 45,27%, enquanto o teor de lipídeos variou de 46,80% a 55,85% na polpa de buriti liofilizada.

Embora haja variação na composição centesimal de amostras coletadas em regiões distintas, alguns estudo comprovam que a variação está mais associada ao estágio de maturação e umidade do fruto do que particularmente diferenças no genótipo da planta.[14,19]

O considerável perfil lipídico da polpa de buriti inspirou algumas pesquisas para determinação do seu potencial como promotor da saúde. A fruta se mostrou rica em ácidos graxos monoinsaturados (MUFA), em especial ácido oleico (75,70%), e ácidos graxos poliinsaturados (PUFA), principalmente ácidos linoleico (4,90%) e linolênico (8,20%).[26] Entre os ácidos graxos saturados encontrados na busca realizada por Barboza *et al.*[29], merece destaque os teores de ácido palmítico da polpa de buriti, variando de 15,2 a 22,18%, de acordo com alguns estudos citados.[26] Na comparação com azeite de oliva, observa-se que o óleo de buriti possui teor de ácido oleico muito similar, o que, além de trazer benefícios para a saúde, sugere boa indicação para preparações culinárias. Segundo Manhães e Sabaa-Srur[25], o óleo de buriti possui 73% de ácido oleico, 2% de ácido linoleico e 3% de ácido linolênico. Já Pereira *et al.* (2018) encontraram 89,81% de ácido oleico no óleo de buriti, além de ação antimicrobiana, em especial, contra *Staphilococcos aureus*. Além disso, o óleo da polpa de buriti possui alta concentração de tocoferóis, com destaque para β-tocoferol, seguido de α-tocoferol. Se comparado com patauá, açaí, juçara, butiá e buritirana, o buriti foi a espécie, dentre as analisadas da família *Arecaceae*, que apresentou maior teor de tocoferóis (1688,58 mg kg $^{-1}$).[19,26]

Com relação ao micronutrientes, a polpa de buriti se destaca por seu importante teor de manganês, apresentando valores que podem ultrapassar de 204 a 565% da Ingestão diária recomendada (IDR) para adultos. Possui boa concentração de magnésio (11 a 31% da IDR) e potássio (8 a 40% da IDR).[19] Segundo Morais *et al.*[26], o buriti apresenta altos teores de cromo e selênio, que promovem a síntese de lipoproteínas e bom funcionamento do sistema imunológico, respectivamente.

O buritizeiro é a palmeira brasileira com frutos mais ricos em compostos bioativos e minerais, sendo o estádio de maturação limitante da qualidade funcional do fruto. Segundo estudo realizado por Milanez e colaboradores[14], a concentração de compostos fenólicos totais nos frutos apresentou diferença de acordo com o estádio de maturação, sendo 28,9; 21,2 e 34,4 mg GAE/100g de frutos colhidos nos estádios imaturo, maduro e amadurecido, respectivamente; e após 10 dias de armazenamento, os teores aumentaram significativamente, passando para 50,43; 48,25 e 51,97 mg GAE/100g, ao final do experimento. Santos et al.[32] encontraram 118 ± 2 mg GAE/100g em buriti coletado na Floresta Amazônica, enquanto Candido e colaboradores[27] relataram que frutos do Cerrado apresentam maior teor de compostos fenólicos totais se comparados aos da Amazônia. Ácido protocatecúico, rutina, ácido clorogênico, epicatequina e luteolina são os principais compostos fenólicos encontrados no buriti.[24]

Alguns autores consideram o buriti a maior fonte de carotenoides encontrada no Brasil.[26] A concentração de carotenoides totais na polpa pode variar de 349,9 a 632,2 µg/g, de acordo com clima, estádio de maturação e solo.[14,19] Rosso e Mercadante[36] relataram um teor de 513,72 µg g^{-1} de carotenoides totais a polpa de buriti, com destaque para β-caroteno que, segundo Lima e colaboradores[37], pode chegar a 34,085 µg/100g. Fatores ambientais, clima, solo, estádio de maturação e tempo de armazenamento também influenciam o teor de carotenoides totais encontrado na polpa de buriti.[14,26]

13.5 PROPRIEDADES FUNCIONAIS

Em estudo com frutas do Cerrado, Lescano e colaboradores[34] encontraram concentração relevante de nutrientes e compostos bioativos com importância para a saúde humana nos frutos de buriti, demonstrando boa perspectiva para seu uso tanto no combate à desnutrição quanto na formulação de produtos com propriedades funcionais. O fruto integral de buriti se mostrou rico em compostos fenólicos totais, com relevante atividade antioxidante e capacidade para inibir crescimento de patógenos.[28]

O óleo extraído da polpa já vem sendo utilizado há anos pelas populações tradicionais na prevenção e tratamento de algumas doenças, devido ao seu potencial antibacteriano, antifúngico e cicatrizante.[26] Isso, em parte, pôde ser confirmado por Cruz e colaboradores[35], que relataram que os altos níveis de tocoferóis e carotenoides da polpa de buriti ajudam na modulação do metabolismo oxidativo dos neutrófilos e aumentam a fagocitose e níveis de macrófagos, inibindo o crescimento microbiano. Além disso, o óleo de buriti pode potencializar o efeito de antifúngicos e antibióticos.[19]

Embora a concentração de compostos fenólicos esteja muito associada à atividade antioxidante de um alimento, no caso do buriti, o relevante teor de β-caroteno e tocoferóis possivelmente contribui sobremaneira para essa realidade. O potencial antioxidante da polpa de buriti foi determinado por vários métodos e autores, sendo apresentados na Tabela 26. Milanez e colaboradores[14] encontraram diferença significativa entre o método sequestrante do radical DPPH e o método ORAC, na polpa do fruto colhido maduro, respectivamente, 21,46 μmol Eq. Trolox/g e 26,56 μmol Eq. Trolox/g, ao que os autores atribuem a uma maior sensibilidade do método ORAC na detecção de compostos.

Tabela 26 – Atividade antioxidante do Buriti (*Mauritia flexuosa* L.f.) por diferentes métodos

Ensaio	Resultados
DPPH	21,46 μmol TE/g[14] 167,76 ± 3,62 μmol TE/g[31] 130,80 ± 15,40 μg TE/mg extrato alcoólico[32]
ORAC	26,56 μmol TE/g[14] 89,00 ± 6,00 μM TE/g[33] 244,50 ± 7,50 μg TE/mg extrato alcoólico[32]
ABTS	70,90 ± 3,53 – 185,72 ± 9,01 μmol TE/g[31] 6,03 ± 0,16 μmol TE/g peso fresco[34]

Ácido protocatecúico (PCA), um dos compostos fenólicos encontrados em altas concentrações na polpa de buriti, é considerado um potente agente terapêutico para tratamento de doença de Parkinson e mal de Alzheimer, principalmente em função da sua capacidade de prevenir neurotoxicidade, inibindo a intoxicação por mercúrio, além da peroxidação lipídica no cérebro.[19] Outros estudos mostram que o PCA possui propriedades antiteratogênicas, antiapoptóticas, anti-inflamatórias e ainda diminuem níveis de triglicerídeos e glicose.[29]

Os estudos realizados até o momento sugerem inúmeros efeitos protetores da saúde, mas a grande maioria dos autores sugerem que estudos clínicos em animais e humanos sejam feitos para validar a utilização do buriti para essas funções.

REFERÊNCIAS

1. Lima FF, Lescano CH, Oliveira IP. Fruits of the Brazilian Cerrado – Composition and Functional Benefits. Springer Nature Switzerland; 2021. 192p. DOI: 10.1007/978-3-030-62949-6.

2. Nobre CB, Sousa EO, Lima-Silva JMF. Chemical composition and antibacterial activity of fixed oils of *Mauritia flexuosa* and Orbignya speciosa associated with aminoglycosides. European J Integr Med. 2018;23:84-89. DOI: 10.1016/j.eujim.2018.09.009.

3. Mendes FN, Melo R, Rêgo MM. The floral biology and reproductive system of *Mauritia flexuosa* (Arecaceae) in a Restinga environment in northeastern Brazil. Brittonia. 2017;69(1):11-25. DOI: 10.1007/s12228-016-9444-2.

4. Vieira RF, Costa TSA, Silva DB, Ferreira FR, Sano SM. Frutas Nativas da Região Centro-Oeste do Brasil. Brasília - DF: Embrapa Recursos Genéticos e Biotecnologia; 2006. 320 p.

5. Fontes SVR, Camillo J, Coradin L. Espécies nativas da flora brasileira de valor econômico atual ou potencial: plantas para o futuro: região Centro-Oeste. Brasília, DF: MMA, 2018.

6. Almeida SP, Silva JA. Piqui e buriti: importância alimentar para a população dos cerrados. Planaltina: Embrapa Cerrados; 1994. 38p. (Embrapa Cerrados. Documentos, 54).

7. Ribeiro BJC, Santos VS, Silva JR, & Lima, R. A. Um estudo bibliográfico sobre o buriti (*Mauritia flexuosa* Lf): um contexto socioambiental no Alto Solimões, Brasil. Educamazônia-Educação, Sociedade e Meio Ambiente. 2023;16(1),181-199.

8. Campos TS, Souza AMB, Vieira GR, Pivetta KFL. Aspectos biométricos dos frutos e diásporos de *Mauritia flexuosa* provenientes do Cerrado brasileiro. Ciência Florestal, Santa Maria. 2023;33(1):1-16. DOI: 10.5902/1980509866896.

9. Sousa ELC, Moraes EC, Carvalho JEU. Biometria do fruto e germinação de sementes de buritizeiro (*Mauritia flexuosa* L.). Ciência e tecnologia com inclusão social: anais/nota técnica. Embrapa Amazônia Oriental. Belém, PA; 2005.

10. Silva SM, Sampaio KA, Taham T. Characterization of Oil Extracted from Buriti Fruit (*Mauritia flexuosa*) Grown in the Brazilian Amazon Region. J Am Oil Chem Soc. 2009;86:611-616. DOI: 10.1007/s11746-009-1400-.

11. Lorenzi H, Noblick L, Kahn NF. Flora Brasileira - Arecaceae (Palmeiras). Nova Odessa, SP: Instituto Plantarum; 2010.

12. Pacheco-Santos LM. Nutritional and ecological aspects of Buriti or aguaje (*Mauritia flexuosa* Linnaeus flius): a carotene-rich palm fruit from Latin America. Ecol Food Nutr. 2005;44(5):345-358. DOI: 10.1080/03670240500253369.

13. Ferreira MGR, Costa CJ, Pinheiro CUB, Souza ERB, Carvalho CO. Espécies nativas da flora brasileira de valor econômico atual ou potencial: plantas para o futuro: região Nordeste. Brasília, DF: MMA; 2018.

14. Milanez JT, Neves LC, Colombo R C, Shahab M, & Roberto S R. Bioactive compounds and antioxidant activity of buriti fruits, during the postharvest, harvested at different ripening stages. Scientia Horticulturae, 2018;227:10-21. DOI: 10.1016/j.scienta.2017.08.045.

15. Prada M. Guilda de frugívoros associada com o buriti (*Mauritia flexuosa: Palmae*) numa vereda no Brasil Central. [Dissertação de mestrado]. Brasília: Universidade de Brasília; 1994.

16. Carneiro TB, Carneiro JGM. Frutos e polpa desidratada Buriti (*Mauritia flexuosa* L.): aspectos físicos, químicos e tecnológicos. Revista Verde de Agroecologia e Desenvolvimento Sustentável. 2011;6(2):105-111.

17. Fialho CS Teor de água e armazenamento de sementes na produção de mudas de buriti (*Mauritia flexuosa* L.). [Trabalho de conclusão de curso]. Uruçuí: Instituto Federal de Educação, Ciência e Tecnologia do Piaui; 2022. Disponível em: http://bia.ifpi.edu.br:8080/jspui/handle/123456789/1563.

18. Silva RS. Seed structure and germination in buriti (*Mauritia flexuosa*), the Swamp palm. Flora-Morphology, Distribution, Functional ecology of Plants. 2014;209(11):674-685.

19. Spera MRN, Cunha R, Teixeira JB. Quebra de dormência, viabilidade e conservação de sementes de buriti (*Mauritia flexuosa*). Pesquisa Agropecuária Tropical. 2001;36(12):1567-1572.

20. Nascimento-Silva NRR, Cavalcante RBM, Silva FA. Nutritional properties of Buriti (*Mauritia flexuosa*) and health benefits. Journal of Food Compos and Analysis. 2023;117:105092.

21. Oliveira MC, Pereira DJS, Ribeiro JF. Viveiro e produção de mudas de algumas espécies arbóreas nativas do cerrado. Planaltina: Embrapa Cerrados; 2005. 76p

22. Sampaio, M.B. Boas práticas de manejo para o extrativismo sustentável do buriti. Brasília, DF; 2011.

23. Gazel Filho AB, Lima JAS. O buritizeiro (*Mauritia flexuosa* L.) e seu potencial de utilização, (Embrapa Amapá. Documentos, 27). Macapá: Embrapa Amapá; 2001.

24. Aquino JS, Pessoa DCNP, Araújo KLGV, Epaminondas PS, Schuler ARP, Souza AG, Samford TLM. Refining of Buriti Oil (*Mauritia flexuosa*) Originated from the Brazilian Cerrado: Physicochemical, Thermal-Oxidative and Nutritional Implications. J. Braz. Chem. Soc. 2012;23(2):212-219.

25. Manhães LRT, Sabaa-Srur AUO. Centesimal composition and bioactive compounds in fruits of buriti collected in Pará. Food Sci Technol. 2011;31(4):856-63. DOI: 10.1590/S0101-20612011000400005.

26. Morais RA, Teixeira GL, Ferreira SRS, Cifuentes A, Block JM. Composição Nutricional e Compostos Bioativos de Frutos Nativos Brasileiros da Família Arecaceae e Suas Potenciais Aplicações para a Promoção da Saúde. Nutrientes. 2022;14:4009. DOI: 10.3390/nu14194009.

27. Candido TLN, Silva MR. Comparison of the physicochemical profiles of buriti from the Brazilian Cerrado and the Amazon region. Food Science and Technology. 2017;37:78-82. DOI: 10.1590/1678-457X.32516.

28. Koolen HHF, Silva FMA, Gozzo FC, Souza AQL, Souza ADL. Antioxidant, antimicrobial activities and characterization of phenolic compounds from buriti (*Mauritia flexuosa* L. f.) by UPLC–ESI-MS/MS. Food Research International. 2013;51:467-473.

29. Barboza NL, Cruz JMA, Correa RN, Lamarão CV, Lima AR, Inada NM, Sanches EA, Bezerra JA, Campelo PH. Buriti (*Mauritia flexuosa* L. f.): An Amazonian fruit with potential health benefits. Food Research International. 2022;159:111654.

30. Nascimento-Silva NRR, Silva FA, Silva, MR. Physicochemical composition and antioxidants of buriti (*Mauritia flexuosa* Linn. F.) – pulp and sweet. Journal of Bioenergy and Food. Science. 2020;7(1):1-12. DOI: 10.18067/jbfs. v7i1.279.

31. Tauchen J, Bortl L, Huml L, Miksatkova P, Doskocil I, Marsik P, Kokoska L. Phenolic composition, antioxidant and anti-proliferative activities of edible and medicinal plants from the Peruvian Amazon. Revista Brasileira de Farmacognosia. 2016;26(6):728-737. DOI: 10.1016/j.bjp.2016.03.016

32. Santos MFG, Alves RE & Roca M. Carotenoid composition in oils obtained from palm fruits from the Brazilian Amazon. Grasas y Aceites. 2015 66(3):e086. DOI: 10.3989/gya.1062142.

33. Schiassi MCEV, Souza VR, Lago AMT, Campos, LG & Queiroz F. Fruits from the Brazilian Cerrado region: Physico-chemical characterization, bioactive compounds, antioxidant activities, and sensory evaluation. Food Chemistry. 2018;245:305-311. DOI: 10.1016/j.foodchem.2017.10.104.

34. Lescano CH, Oliveira IP, Lima FF, Baldivia D, Justi PN, Cardoso CAL *et al*. Nutritional and chemical characterizations of fruits obtained from *Syagrus romanzoffiana, Attalea dubia, Attalea phalerata* and *Mauritia flexuosa*. Journal of Food Measurement and Characterization. 2018;12(2):1284-1294. DOI: 10.1007/s11694-018-9742-3.

35. Cruz MB, Oliveira WS, Araújo RL, França ACH, & Pertuzatti, PB. Buriti (*Mauritia flexuosa* L.) pulp oil as an immunomodulator against enteropathogenic Escherichia coli. Industrial Crops and Products. 2020;149:112330. DOI: 10.1016/j.indcrop.2020.112330Lima 2009.

36. Rosso VV, Mercadante AZ, Identification and quantification of carotenoids, by HPLC-PDA-MS/MS, from Amazonian fruits. J Agric Food Chem. 2017;55:5062-5072. DOI: 10.1021/jf0705421.

37. Lima ALDS, Lima KDSC, Silva JM, Godoy RLDO, Pacheco S. Avaliação dos efeitos da radiação gama nos teores de carotenoides, ácido ascórbico e açúcares do fruto buriti do brejo (*Mauritia flexuosa* Lf). Acta Amaz. 2009;39:649-654.

38. Best I, Casimiro-Gonzales S, Portugal A, Olivera-Montenegro L, Aguilar L, Muñoz AM, Ramos-Escudero F. Phytochemical screening and DPPH radical scavenging activity of three morphotypes of *Mauritia flexuosa* L.f. from Peru,

and thermal stability of a milk-based beverage enriched with carotenoids from these fruits. Heliyon. 2020;13,6(10):e05209. DOI: 10.1016/j.heliyon.2020.e05209.

39. SiBBr – Sistema de Informação sobre a Biodiversidade Brasileira. Biodiversidade&Nutrição – Buriti, Fruto, Polpa, Sem Casca, Sem Caroço. 2022. Disponível em: https://ferramentas.sibbr.gov.br/ficha/bin/view/FN/ShortName/350_buriti_fruto_polpa_sem_casca_sem_caroco_cru.

14

CAJÁ-MANGA (*Spondias cytherea*)

Carolina de Oliveira Ramos Petra de Almeida

Mariana Sarto Figueiredo

Figura 16 – Cajá-Manga (*Spondias cytherea*)*[16]

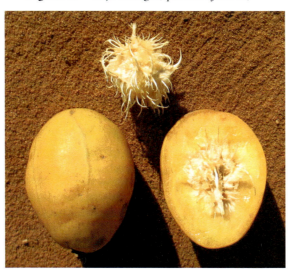

14.1 CARACTERÍSTICAS BOTÂNICAS

O cajá-manga é uma fruta originária das Ilhas da Sociedade no Pacífico Sul, Oceania, especificamente da Melanésia e Polinésia Francesa, pertencente a uma árvore frutífera da família *Anacardiaceae* e gênero *Spondias*. Essa fruta previamente foi denominada de *Spondias dulcis*, a qual foi estabelecida por Linnaeaus, em 1753, e posteriormente a descrição foi aperfeiçoada por Sonnerat como *Spondias cytherea*. Essa fruta pode ser encontrada em diversas regiões, como o Caribe, Ásia, América Central, América do Sul e em menor

---

[16] Fonte: Wikipedia, 2023. Disponível em: https://commons.wikimedia.org/wiki/File:Spondias_cytherea_-_fruit_%288750413284%29.

proporção no continente Africano. No Brasil, essa fruta foi introduzida em 1985, sendo encontrada em quase todo o território brasileiro, em especial nas Regiões Norte e Nordeste do país.[1-3]

No Brasil, o cajá-manga é popularmente conhecido como cajarana e taperebá-do-sertão. Por outro lado, em outras regiões da América do Sul e Central, é conhecido como cajamango, mango jambo, jobo dela índia, ambarella, mazana de oro e juplan, em Cuba ciruela dulces e na Jamaica june plum. Na África, é chamada de cassemango. No Caribe e Oceano Índico, jew plum, ciruela dulce e prune de cythere. Na Ásia, ambarella, pomme-cythère ou pommier de cythere, hot plum e mokak. No Pacífico Sul, é chamado de air, kedongdong, great hog plum, dedongdong, maradda, ustubal, aimemiek, hevi e tahitian marmelo. E, ainda, em outros países como *golden apple*.[2]

As árvores da *Spondias cytherea* são hermafroditas e podem atingir cerca de 8 a 25 metros de altura, seu tronco é reto, cilíndrico e com ramificações, apresentando uma coloração cinza-claro, textura lisa e diâmetro entre 20 e 40 centímetros. A árvore é de rápido crescimento, com ramos grossos e quebradiços, suas folhas são ornamentais, caducas e pinadas de 4 a 12 jugados, de 11 a 60 cm de comprimento e 9 a 15 cm de pecíolo. São de características folíolos elípticos ou obovados-oglolongos de 6,25 a 10 cm de comprimento e compostos por 9 a 25 folhas e flores dispostas em grandes panículas terminais. Ademais, suas folhas são bastante aromáticas depois de esmagadas.[2,4]

Os frutos se apresentam em cachos como drupas elipsoides ou ligeiramente obovoides e têm de 5 a 10 cm de comprimento com uma casca fina e dura. Em relação à maturação, o fruto inicialmente é verde quando ainda não está maduro e vai adquirindo uma coloração amarelo-ouro com o amadurecimento. Os frutos podem apresentar uma variação de peso entre 150 e 240 gramas e ainda um bolor fuliginoso pode cobrir áreas extensas na casca da fruta, conferindo uma coloração marrom. A polpa da fruta é suculenta, fibrosa e pouco ácido, com sabor adocicado. Apresenta uma única semente, no qual tem um formato semelhante a um "vírus", devido às projeções espinhosas das várias fibras no mesocarpo, tonando sua polpa difícil de ser cortada.[2,5,6]

14.2 CULTIVO E SAFRA

O cajá-manga cresce em clima tropical, no qual se inicia o cultivo em período de chuva, em geral, sua propagação ocorre principalmente por mergulhia ou estaquia (tipo de multiplicação vegetativa), quando suas folhas caem. Também é realizada polinização por meio de abelhas ou outros insetos e, ainda, plantam-se mudas obtidas por suas sementes. Sugere-se que ela seja cultivada com compasso de 8 por 8 metros, em solos profundos, sílico argilosos, em climas quentes e úmidos, semiáridos. A árvore da *Spondias cytherea* começa a dar frutos em aproximadamente 5 anos após o plantio e sua frutificação pode chegar a ultrapassar 40 anos. Dependendo da época da floração, o estágio de maturação começa de novembro a julho e os frutos podem ser colhidos em qualquer dia e em quaisquer condições climáticas.[7-9]

A colheita pode ser realizada quando a fruta atinge o estágio verde maduro, consistência dura e traços verde-amarelo na casca, significando que é uma fruta do tipo climatérica, ou seja, seus frutos continuam a amadurecer mesmo depois de serem colhidas. No caso dessa fruta, conforme o amadurecimento vai avançando, apresenta uma coloração amarelo-ouro nas cascas. As frutas são colhidas em cachos de uma dúzia ou mais, por meio de uma vara e um saco ou colhidas à mão. Adicionalmente, existem dois tipos dessa fruta, o tipo grande e o tipo miniatura ou anão. Após a colheita, os frutos são transportados, limpos, classificados e estocados. Quando armazenados em temperatura ambiente, os frutos demoram de 4 a 6 dias para amadurecer, mas, em ambiente refrigerado, o amadurecimento pode ocorrer após 10 dias.[2,5-7]

Em relação ao desenvolvimento e à maturação do cajá-manga, ocorrem algumas mudanças fisiológicas e bioquímicas durante o processo. A polpa da fruta muda a sua coloração do branco para amarelo e a casca do verde para amarelo ou laranja, conforme o avançar do amadurecimento, devido à degradação da clorofila e à síntese de carotenoides ou antocianinas. A fruta começa a apresentar alterações na textura, quando madura se tornar macia, devido à degradação da protopectina em pectina. Em adição, conforme o amadurecimento e o desenvolvimento da fruta, os parâmetros morfológicos aumentam (comprimento, diâmetro, volume e o peso), bem como o pH e os carboidratos, evidenciando um sabor adocicado, resultado da degradação do amido e aumento do teor de monossacarídeos da fruta em amadurecimento.[2,5,8,10-13]

14.3 IMPORTÂNCIA ECONÔMICA

No Brasil, o extrativismo da *Spondias cytherea* é a forma de exploração que apresenta grande potencial agroindustrial, sendo encontrada distribuída na zona da mata, no agreste, nas regiões semiáridas, subúmida e semiúmida, em especial na Região Nordeste. Essa espécie apresenta altas produtividades, devido à sua planta ser ornamental, que pode ser utilizada em diversos locais; sua madeira é branca e leve, serve para confecção de tábuas, caixas e ferramentas.[2,14,15]

A maior parte da produção do cajá-manga é comercializada na sua forma *in natura* ou de polpas congeladas. A fruta possui polpa firme, amarela e suculenta, apresenta sabor e aroma intensos e exóticos, com rendimento entre 61,02% e 73,58%. Ademais, seu uso atual é restrito à população local, que geralmente o consome na forma de sucos, polpas, sorvetes, conservas, geleias, bebidas fermentadas com laranja, refrigerantes e bebidas alcóolicas. Apesar de ainda ser pouco conhecido, o cajá-manga vem ganhando destaque de forma crescente, sendo cultivada especialmente em pomares domésticos da Região Norte e Nordeste do Brasil, entretanto, ainda não apresenta demanda internacional, limitando o seu consumo, especialmente em regiões de seu cultivo. Devido à baixa demanda, não há registros sobre sua produção e dados econômicos.[2,14-17]

14.4 VALOR NUTRICIONAL E COMPOSTOS BIOATIVOS

O cajá-manga apresenta características sensoriais bastante interessante, pois a sua polpa é bastante suculenta, aromática e sabor intenso. Estudos sobre a sua composição nutricional ainda são bastante escassos, no entanto, observa-se que é uma fruta com baixo teor de calorias, carboidratos, proteínas e lipídeos em 100 g de parte comestível. Verifica-se também que essa fruta contém uma quantidade interessante de fibra alimentar em sua composição, apresenta baixo teor de sódio e é fonte de alguns micronutrientes, com destaque para o potássio e a vitamina C (Tabela 27).[18]

Em relação às frutas do gênero *Spondias*, já tem sido visto na literatura que elas possuem uma variedade de compostos bioativos que apresentam propriedades promotoras da saúde, com destaque para os carotenoides, flavonoides e ácidos fenólicos.[19]

No que se refere a *Spondias cytherea*, Chaves-Neto e colaboradores[20] verificaram que a fruta apresenta em sua composição um teor interessante de carotenoides, flavonoides amarelos e antocianinas na polpa, além da atividade antioxidante. Barreto e colaboradores[21] verificaram que, além do ácido ascórbico, o cajá-manga apresenta uma gama de compostos bioativos como os pigmentos, clorofila, carotenoides, flavonoides amarelos e antocianinas, destacando também a presença dos polifenóis extraíveis totais e grande atividade antioxidante.

Tabela 27 – Composição nutricional do Cajá-Manga (*Spondias cytherea*)

Informações Nutricionais por 100 g de parte comestível crua				
Umidade	86,9 %	*Fósforo*	24 mg
Energia	46 kcal	*Ferro*	0,2 mg
Proteína	1,3 g	*Sódio*	1 mg
Lipídeos	0,0 – 0,1 g	*Potássio*	119 mg
Carboidratos	11,4 g	*Cobre*	0,02 mg
Fibra Alimentar	2,6 g	*Zinco*	0,2 mg
Cinzas	0,4 g	*Tiamina*	0,11 mg
Cálcio	13 mg	*Piridoxina*	0,05 mg
Magnésio	11 mg	*Vitamina C*	26,6 mg
Manganês	0,04 mg		

Fonte: Tabela Brasileira de Composição de Alimentos (TACO)[18]

Rosso, Silva e Mercadante[22] verificaram que o cajá-manga é fonte de carotenoides em sua composição, o all-trans-lutein foi identificado como o principal carotenoide da fruta, seguido do 9-cis-neoxantina, all-trans-violaxantina, all-trans-β-criptoxantina, 5,6-epóxi-β-cripto-xantina e all-trans-β-caroteno.

Franquin e colaboradores[7] e Barreto e colaboradores[21] determinaram a atividade antioxidante de polpa de frutos de cajá-mangueira, constataram valores médios entre 0,50 e 2,10 μM trolox g^{-1}, respectivamente pelo método ABTS. Franco e colaboradores[24] avaliaram a atividade antioxidante pelo método DPPH e compostos fenólicos da polpa da fruta. Os autores encontraram valores de IC50= 3.0 mg/ml e 165 mg/100 g de compostos fenólicos.

Tabela 28 – Compostos bioativos da Polpa de Cajá-Manga (*Spondias cytherea*)

Compostos Bioativos	Teor
Carotenoides Totais	0,30 µg/100 g [21] 227,87 mg/100 g [20]
Compostos Fenólicos Totais	338 mg/100 g [10] 349,50 mg/100 g [7] 99,40 mg/100 g [21] 33,00 mg/100 g [23]
Flavonoides Amarelos	18,20 mg/100 g [21] 1,95 mg/100 g [20]
Antocianinas	0,43 mg/100 g [20]

Em relação às folhas, cascas e caules do cajá-manga, Sinan e colaboradores[25] identificaram por meio de cromatografia líquida de ultra alta eficiência — espectrometria de massas de alta resolução (UHPLC-HRMS) — 98 compostos em seus extratos, demonstrando que os principais metabólitos secundários da planta são os ácidos gálico, elágico e seus derivados, elagitaninos, hidroxibenzoicos, hidroxicinâmico, ácidos acilquínicos, flavonóis, flavanonas e flavanonóis, além de grande atividade antioxidante.

14.5 PROPRIEDADES FUNCIONAIS

A polpa, caules e folhas do cajá-manga costumam ser utilizados com a finalidade "medicinais", pois são utilizados para o tratamento de diversas doenças. No Camboja, a casca da *Spondias cytherea* tem sido usada contra a diarreia; os frutos são usados contra coceira, ulceração, dor de garganta, inflamação da pele, para melhorar a visão e tratar infecções oculares.[26,27] Pela população rural de Bangladesh, os frutos da *Spondias cytherea* são utilizados pela população para aumentar a visão e prevenir infecções oculares.[28] Islam e colaboradores[27] relataram que a fruta e a folha do cajá-manga apresentam atividade antimicrobiana, antioxidante e trombolítica. Zofou e colaboradores[29] demonstraram que o extrato hidrolisado da pectina do cajá-manga apresentou efeito Anti-Salmonella *in vitro* e *in vivo*.

Sinan e colaboradores[25] avaliaram o potencial antioxidante e inibitório enzimático dos extratos das folhas, cascas e caule do cajá-manga. Os resultados mostraram potente inibição da tirosinase, acetilcolinesterase e α-glicosidase, A atividade biológica dos extratos pode estar associada aos derivados do ácido elágico, gálico e elagitaninos, juntamente com flavonóis e flavanonas, sugerindo que podem ser consideradas fontes interessantes de compostos bioativos nas aplicações farmacêutica, cosmecêutica e nutracêutica.

Hasibuan e colaboradores[30] verificaram o efeito anti-inflamatório das folhas do cajá-manga em ratos machos induzida por carragenina. Os resultados demonstraram que na dose 300 mg/kg teve o maior efeito anti-inflamatório. Tais resultados obtidos devem-se aos compostos bioativos, em especial, os flavonoides presentes nas folhas.

Yolande e colaboradores[31] avaliaram o efeito citotóxico do extrato da fruta *Spondias cytherea* em modelo de melanoma em camundongos. O extrato na dose 450 mg/kg reduziu a expressão de AKT/fator nuclear kappa B/ciclooxigenase-2 (Akt/NF-κB/COX-2) responsável pela proliferação celular e reduziu a expressão de CD133, levando a redução do tamanho do tumor. Observou-se também redução da expressão de vimentina em células mesenquimais, aumento da expressão de E-caderina em células epiteliais e redução do número de tubos de mimetismo vasculogênicos.

A polpa e a casca do cajá-manga podem apresentar diversas funções e aplicações em alimentos. Foi visto que as cascas do cajá-manga pode ser uma fonte alternativa de fibras e pectina. Ademais, a pectina proveniente dessa fruta apresentou melhores propriedades reológicas em comparação com a pectina comercial; aumentou de 3 a 6 vezes a resistência viscoelástica das geleias preparadas com frutas; e ainda, por serem ricas em fibras, houve aumento da capacidade de absorção de água, podendo levar a uma funcionalidade satisfatória como ingrediente dietético e funcional em produtos alimentícios.[32-35]

Perin e colaboradores[36] realizaram a caracterização físico-química, potencial funcional e análise sensorial de pães elaborados com 2 a 10% de farinha da casca de cajá-manga. A farinha da casca de fruta apresentou alta atividade antioxidante e alto teor de compostos fenólicos. De maneira geral, as formulações apresentaram bons escores de aceitabilidade sensorial e intenção de compra pelos provadores, com destaque para as formulações com menor adição de farinha 2 e 5%, destacando o sabor e a textura para os atributos mais influentes. Portanto, a adição dessa farinha em pães pode ser considerado um potencial ingrediente funcional, pois apresentou teores de compostos fenólicos interessantes, mesmo após o cozimento do pão.

Cheuczuk e colaboradores[37] avaliaram as propriedades físico-químicas, antioxidantes e sensoriais de bebida láctea fermentada adicionada de prebiótico e polpa de cajá-manga. Três formulações de bebidas lácteas foram preparadas com 25% e 30% de polpa de cajá-manga e uma formulação isenta de polpa. Foram observadas diferenças entre as bebidas quanto às características físico-químicas, sendo que a composição variou de acordo com a concentração de polpa adicionada. As bebidas com polpa apresentaram maior teor de fenólicos que a formulação controle. As bebidas lácteas apresentaram boa aceitação sensorial e antioxidantes decorrente dos compostos bioativos presentes na polpa de cajá-manga, o que contribui para a alegação de funcionalidade desse alimento.

Lago-Vanzelao e colaboradores[38] desenvolveram geleia com casca de cajá-manga. Os resultados mostraram que as cascas apresentaram maiores teores de proteína, lipídios, cinzas, fibra alimentar, carboidratos totais e pectina e menor teor de umidade em relação à polpa de cajá-manga. A análise sensorial indicou que o produto elaborado a partir da casca apresentou aceitação satisfatória para todos os atributos avaliados (aparência, cor, odor, textura, sabor e avaliação global). Sugerindo que a substituição da polpa pela casca na formulação de geleias pode resultar em produto de bom valor nutricional sem grandes impactos sensoriais.

Embora alguns estudos realizados demonstrem resultados promissores sobre seus potenciais efeitos associados à prevenção e ao tratamento de doenças, bem como às suas propriedades funcionais em alimentos, o cajá-manga, até o presente momento, apresenta poucos estudos disponíveis na literatura sobre sua composição e propriedades funcionais que podem conferir benefícios à saúde, sendo necessárias mais pesquisas sobre essas temáticas.

REFERÊNCIAS

1. Gomes RP. Fruticultura brasileira. 13. ed. São Paulo: NOBEL; 2007. 446 p.
2. Koubala BB, Kansci G, Ralet MC. Ambarella— *Spondias cytherea*. Exotic Fruits; 2018. p. 15-22.
3. SiBBr - Sistema de Informação sobre a Biodiversidade Brasileira. Spondias. 2022. Disponível em: https://ala-bie.sibbr.gov.br/ala-bie/species/369898#classification.
4. Mitchell JD, Daly DC. A revision of Spondias L. (*Anacardiaceae*) in the Neotropics. PhytoKeys. 2015;55:1-92.

5. Mohammed M, Hajar Ahmad S, Abu Bakar R, Lee Abdullah T. Golden apple (Spondias dulcis Forst. syn. *Spondias cytherea* Sonn.). In: Yahia EM (Ed.). Postharvest Biology and Technology of Tropical and Subtropical Fruits, vol. 3. Woodhead Publishing Limited, Sawston, Cambridge; 2011. p. 159-178.

6. Janick J, Paull RE. The encyclopedia of fruit & nuts. Wallingford: CABI International Publishing; 2008. 954 p.

7. Franquin S, Marcelin O, Aurore G, Reynes M, Brillquet JM. Physicochemical characterisation of the mature-green Golden apple (*Spondias cytherea* Sonnerat). Fruits. 2005;60:203-210.

8. Daulmerie, S. Investigations on Golden apple (*Spondias cytherea*) Production with Particular Reference to Post-harvest Technology and Processing. Miscellaneous Publications Series, Port of spain, Trinidad & Tobago; 1994, 112 p.

9. Fa'Anunu H'O. Final Report on the Application for Market Access of Polynesian Plum (*Spondias dulcis*) from Fiji, Vanuatu, Samoa. FAO, Cook Islands and Tonga to New Zealand; 2009, 41 p.

10. Ishak AS, Ismail N, Noor MAM, Ahmad H. Some physical and Chemical properties of ambarella (*Spondias cytherea* Sonn.) at three different stages of maturity. Journal of Food Composition and Analysis. 2005;8(8):819-827.

11. Graham OS, Wickham LD, Mohammed M. Growth, development and quality attributes of miniature golden apple fruit (*Spondias cytherea*). Part II: Physicochemical and organoleptic attributes associated with ripening. Food Agric. Environ. 2004;2(1):101-106.

12. Guadarrama A, Andrade S. Physical, Chemical and Biochemical Changes of Sweetsop (*Annona squamosa* L.) and Golden Apple (*Spondias cytherea* Sonner) Fruits during Ripening. J. Agric. Sci. Technol. 2012;1148-1157.

13. Youmbi E, Zemboudem MN, Tonfack LB. Changements morphologiques et biochimiques au cours du de veloppement et de la maturation des fruits de *Spondias cytherea* Sonn. (*Anacardiaceae*). Fruits. 2010;65:285-292.

14. Lorenzi H, Bacher L, Lacerda M, Sartori S. Frutas brasileiras e exóticas cultivadas (de consumo *in natura*). São Paulo: Instituto plantarum de estudos da Flora; 2006. 640p.

15. Secretaria de Agricultura e Abastecimento. Coordenadoria de Assistência Técnica Integral. Produção Vegetal – Cajá-Manga; 2022. Disponível em: https://www.cati.sp.gov.br/portal/produtos-e-servicos/publicacoes/acervo-tecnico/caja-manga.

16. Damiani C, Silva FA, Amorim CCM, Silva STP, Bastos IM, Asquieri ER, Vera R. Néctar misto de cajá-manga com hortelã: caracterização química, microbiológica e sensorial. Revista Brasileira de Produtos Agroindustriais. 2011;13:299-307.

17. Silva GG, Morais PLD, Rocha RHC, Santos EC, Sarmento JDA. Caracterização do fruto de cajaranazeira em diferentes estádios de maturação. Revista Brasileira de Produtos Agroindustriais. 2009;11(2):159-163.

18. NEPA-UNICAMP. Tabela Brasileira de Composição de Alimentos - TACO. Campinas: NEPA-UNICAMP; 2011.

19. Sameh S, Al-Sayed E, Labib RM, Singab NA. Genus Spondias: A Phytochemical and Pharmacological Review. Evidence-Based Complementary and Alternative Medicine. 2018. 2018:5382904. DOI: 10.1155/2018/5382904.

20. Chaves-Neto JR, Schunemann APP, Santos-Andrade MDG, Silva SDM. Compostos Fenólicos, Carotenoides e Atividade Antioxidante em Frutos de Cajá-manga. Boletim do Centro de Pesquisa de Processamento de Alimentos. 2019;36(1).

21. Barreto GPM, Benassib MT, Mercadante AZ. Bioactive Compounds from Several Tropical Fruits and Correlation by Multivariate Analysis to Free Radical Scavenger Activity. J Braz Chem Soc. 2009;20(10):1856-1861.

22. Rosso VV, Silva NA, Mercadante AZ. Identificação de carotenóides em frutas exóticas. In: Congresso Brasileiro de Ciência e Tecnologia de Alimentos, 21., 2008, Belo horizonte. Anais de Congresso, Belo horizonte; 2008.

23. Lim YY, Lim TT, Tee JJ. Antioxidant properties of several tropical fruits: A comparative study. Food Chemistry. 2007;103(3):1003-1008.

24. Franco EM. Actividad antioxidante *in vitro* de las bebidas de frutas. Bebidas-Alfa Editores Técnicos. 2006:20-27.

25. Sinan KI, Zengin G, Zheleva-Dimitrova D, Gevrenova R, Picot-Allain MCN, Dall'Acqua S, Behl T, Goh BH, Ying PTS, Mahomoodally MF. Exploring the Chemical Profiles and Biological Values of Two Spondias Species (S. dulcis and S. mombin): Valuable Sources of Bioactive Natural Products. Antioxidants. 2021;5;10(11):1771.

26. Sarker M, Nimmi I, Kawsar MH. Preliminary screening of six popular fruits of Bangladesh for *in vitro* IgM production and proliferation of splenocytes. Bangladesh Pharm J. 2012;15:31-37.

27. Islam SMA, Ahmed KT, Manik MK, Wahid MA, Kamal CSI. A comparative study of the antioxidant, antimicrobial, cytotoxic and thrombolytic potential of the fruits and leaves of Spondias dulcis. Asian Pac J Trop Biomed. 2013;3:682-691.

28. Rahmatullah M, Ferdausi D, Mollik AH, Azam NK, Taufiq-Ur-Rahman M, Jahan R. Ethnomedicinal survey of bheramara area in Kushtia district, Bangladesh. American-Eurasian Journal of Sustainable Agriculture, 2009;3(3):534-541.

29. Zofou D, Shu GL, Foba-Tendo J, Tabouguia MO, Assob JCN. *In vitro* and *in vivo* anti-Salmonella evaluation of pectin extracts and hydrolysates from "Cas Mango" (*Spondias dulcis*). Evidence-based Complementary and Alternative Medicine. 2019;2019:1-10.

30. Hasibuan, AS. Anti-Inflammatory Activity Test of Ethanol Extract of Ambarella Fruit Leaves (Spondias dulcis Frost) Against Male Rats Induced Carrageenan. Indonesian Journal of Pharmaceutical Research. 2021;1(2):38-43.

31. Yolande FN, Sayantan B, Paramita G, Deblina S, Simplice MR, Christopher TB, Murmu N. Cytotoxic Effect of Spondias cytherea Fruit Extract in Murine

Melanoma Model In vivo and In vitro. J Environ Pathol Toxicol Oncol. 2018;37(3):231-240.

32. Koubala B, Mbome L, Kansci G, Mbiapo FT, Crepeau M-J, Thibault J-F, Ralet M-C. Physicochemical properties of pectins from ambarella peels (Spondias cytherea) obtained using different extraction conditions. Food Chem. 2008;106:1202-1207.

33. Koubala BB, Kansci G, Garnier C, Mbome LI, Durand S, Thibault J-F, *et al*. Rheological and high gelling properties of mango (Mangifera indica) and ambarella (*Spondias cytherea*) peel pectins. J Food Sci Technol. 2009;44(9):1809-1817.

34. Koubala BB, Kansci G, Garnier C, Ralet M-C. Mango (Mangifera indica) and ambarella (*Spondias cytherea*) peel extracted pectins improve viscoelastic properties of derived jams. Afr. J. Food Agric Nutr Develop. 2012;12(3):6200-6212.

35. Koubala BB, Kansci G, Garnier C, Thibault J-F, Ralet M-C. Physicochemical properties of dietary fibres prepared from ambarella (*Spondias cytherea*) and mango (*Mangifera indica*) peels. Food Bioproc Technol. 2013;6(2):591-597.

36. Perin EC, Heidmann PM, Patel V *et al*. Cajá-manga peel: evolution of sensory, chemical and physical characteristics from flour to bread production. Food Measure. 2021;15:3931-3941.

37. Cheuczuk F, Rocha LA, Busanello MP, Castro-Cislaghi FP, Machado-Lunkes A. Physicochemical, antioxidant and sensory properties of fermented milk beverage with added prebiotic and caja-manga Pulp. Científica, Jaboticabal. 2018;46(3):207-214.

38. Lago-Vanzela ES, Ramin P, Umsza-Guez MA, Santos GV, Gomes E, Da Silva R. Chemical and sensory characteristics of pulp and peel 'cajá-manga' (*Spondias cytherea* Sonn.) jelly. Ciênc. Tecnol Aliment, Campinas. 2011;31(2):398-405.

15
CAMAPU (*Physalis angulata*)

Pâmela Gomes de Souza

Anderson Junger Teodoro

Figura 17 – Camapu (*Physalis angulata*)*[17]

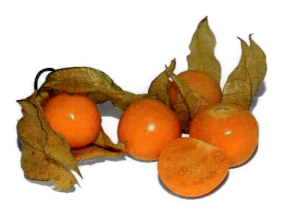

15.1 CARACTERÍSTICAS BOTÂNICAS

Pertencente à família *Solanaceae,* o gênero *Physalis* possui cerca de 120 espécies, sendo 11 ocorrentes no Brasil. A espécie *Physalis angulata* é conhecida como camapu, com estrutura ereta e ramificada e altura em torno de 35-55 cm. Pode ser encontrada em áreas tropicais e subtropicais em todo o mundo e em várias regiões do Brasil. No Brasil, é conhecida como camapu, juá-poca, balão rajado, bucho-de-rã, joá de capote, mata-fome, *ground cherry*.[1,2,3]

As folhas dessa planta são simples, pecioladas, apresentando lâmina foliar ovalada-lanceolada a oblonga, alternas, com margens irregulares serreadas, membranácea, com a face inferior de cor verde mais clara e tomentosa, atingindo em média até 7,5 cm de comprimento.[1,3]

---

[17] Fonte: Wikipedia, 2023. Disponível em: https://commons.wikimedia.org/wiki/File:Physalis_fruit_2.JPG.

As flores apresentam pedicelo cilíndrico, cálice florífero com 0,2 a 0,5 cm de comprimento, sépalas lanceoladas e colora podendo ser amarela, amarelo-esverdeada ou amarelo pálida, com manchas contínuas e castanhas em sua base, estames com filetes de até 0,5 cm de comprimento, anteras azuis, estilete filiforme e estigma captado.[4]

Os frutos possuem baga globosa com aproximadamente 2 cm de diâmetro, envolta por cálice concrescido e inflado. É climatérico, apresentando endocarpo e mesocarpo carnosos e com muitas sementes. A casca é lisa, amarela e apresenta polpa suculenta, de sabor doce. Os frutos podem ser consumidos *in natura*, sendo mais frequente a utilização em preparos culinários ou após cozimento, como geleias, sopas, saladas, tortas. Possuem sementes em forma discoide, com coloração marrom.[1,3,5]

15.2 CULTIVO E SAFRA

Na literatura, os dados referentes à propagação da *Physalis angulata* são escassos e, por isso, as referências para essa essa espécie são baseadas no cultivo da *Physalis peruviana*, espécie mais conhecida do gênero *Physalis*. A produção (semeadura até o campo) da *Physalis* dura em torno de 90 dias a depender da altitude, sendo em áreas mais altas, havendo um tempo maior de duração.[6]

A *Physalis* pode ser propagadas por sementes (sexuada), forma comumente comercializada, ou estacas, cultivo *in vitro* e enxertia. Na propagação assexuada, predomina-se o cultivo por estacas e, apesar desse tipo de propagação reduzir a segregação genética, há maior precocidade e uniformidade de colheita dos frutos. A propagação assexuada apresenta como vantagens a facilidade do processo e baixos custos operacionais.[7]

A semeadura pode ser feita em bandejas, copos ou saquinhos com substrato para hortaliças, e a germinação ocorre entre 10 e 20 dias. Quando as mudas alcançam aproximadamente 20 cm de altura, essas podem ser transferidas para o local definitivo.[4]

A área escolhida para o plantio deve ter bastante exposição ao sol e nem estar sujeita a ventos fortes, alta umidade e acúmulo de ar frio. Os solos não deverão reter muita umidade, pois a *Physalis* exige solos drenados. O espaçamento deverá ser de 0,5 a 1,5 cm entre plantas e 2,0 a 3,0 m entre filas e a profundidade deverá ser de 50 cm. A colheita dos frutos inicia-se entre 2 e 4 meses após transplantes, devendo ser feita em temperatura amena e evitando-se dias chuvosos. A mudança de coloração dos frutos (epiderme, polpa e cálice) são utilizados como indicadores do ponto de colheita. Uma escala de cores de 1 a 6 é utilizada para auxiliar a colheitas dos frutos.[6,7]

O plantio da *Physalis angulata* pode ser feito durante o ano todo, sendo considerada uma espécie muito tolerante com relação às condições de cultivo, no entanto, ainda há poucas informações sobre as necessidades nutricionais para o cultivo dessa espécie.[8]

15.3 IMPORTÂNCIA ECONÔMICA

Physalis angulata é uma planta frutífera ruderal e seus frutos podem ser consumidos de forma *in natura* ou em conservas, como picles, também sendo utilizados para elaboração de doces, bombons, geleias, sorvetes, molhos, ente outros. Na literatura, relatos sobre o aproveitamento de resíduos oriundos da produção de polpas de camapu ainda é escasso. Para além do potencial alimentício, essa espécie é utilizada na medicina popular no tratamento de algumas doenças como reumatismo, dermatite, malária, asma e hepatite.[9,10]

Os frutos da *Physalis angulata* ainda são pouco explorados economicamente, sendo normalmente oriundos de vegetação espontânea. A maior parte encontrada em supermercados brasileiros são provenientes de importações da Colômbia. O consumo dos frutos da *Physalis angulata* apresenta maior relevância nas regiões amazônicas.[9,11]

Essa espécie vem sendo incorporada ao plantio de "pequenas frutas", termo utilizado para grupos de espécies que exigem baixo custo de implementação, custo de produção acessível para pequenos produtores, alto retorno econômico e em curto espaço de tempo, demanda maior que a oferta, cultivo orgânico.[12]

A preocupação com a preservação pós-colheita dos frutos da *Physalis angulata* é importante, tendo em vista que ocorre um aumento gradual na taxa respiratória nessa etapa, sendo opções como refrigeração, uso de embalagens com atmosfera modificada (emprego de gases como CO_2, N_2 e O_2), desidratação (por secagem com ar quente ou por meio da liofilização, secagem por aspersão, como o spray dryng, entre outras técnicas), que apresentam eficiência na preservação, no que tange aos aspectos físico-químicos e microbiológicos.[4]

15.4 VALOR NUTRICIONAL E COMPOSTOS BIOATIVOS

O camapu apresenta elevado teor de vitamina C. Esse fruto possui sua composição relatada por Camlofski[13] trazendo os seguintes valores para porção de 100 g:

Tabela 29 – Composição nutricional do Camapu (*Physalis angulata*)

Composição nutricional por 100 g de fruto	
Umidade	83,68 ± 0,61 g
Energia	42,14 kcal
Proteína	1,86 ± 0,06 g
Lipídeos	0,30 ± 0,08 g
Carboidratos	8,80 ± 0,29 g
Fibra bruta	2,65 ± 0,39 g
Cinzas	1,83 ± 0,30 g
Vitamina C	26,17 ± 3,46 mg

Fonte: Camlofski[13]

Variações na composição nutricional do camapu podem ocorrer de acordo com diferenças nas técnicas de cultivo, solo, clima, grau de maturação e umidade relativa. Com relação à farinha da semente de camapu, foram encontrados para proteínas (14,37 ± 0,05 g/100g), lipídeos (28,74 ±1,61 g/100g) e carboidratos totais (46,3 g/100g), enquanto os minerais como o potássio, fósforo, magnésio e cálcio apresentaram elevadores teores, sendo (671,19 ± 4,7 mg/100g; 433,05 ± 9,13 mg/100g; 205,30 ± 3,01 mg/100g; e 1,47 ± 0,11 mg/100g, respectivamente), seguidos dos micronutrientes como o ferro, zinco e cobre (4,18 ± 0,31 mg/100g; 2,84 ± 0,21 mg/100g; 0,76 ± 0,02 mg/100g, respectivamente).[13]

Em estudo de Lima e colaboradores (2020), os principais compostos bioativos identificados por espectrometria de massas, no camapu, foram os terpenoides, ácidos fenólicos e flavonoides, para extratos etanólico e aquoso. Outros compostos como polifenóis, incluindo lignanas, cumarinas, taninos, bem como aminoácidos relacionados, alcaloides e ácidos graxos também foram identificados nesse estudo. Dos flavonoides encontrados pelos autores, pode-se citar eriodictiol I, hesperidina, narirutina, pomiferina I, ononin, quercitrina, quercetina 3-galactosídeo e luteoforol.[14]

Na Tabela 30, a seguir, estão os teores de compostos fenólicos totais e ácidos fenólicos do camapu, quantificados por cromatografia líquida de alta eficiência, para os frutos maduros da *Physalis angulata* nas frações solúvel e insolúvel.[13]

Tabela 30 – Compostos bioativos nas frações solúvel e insolúvel de frutos maduros de Camapu (*Physalis angulata*)

Compostos bioativos	Fração solúvel	Fração insolúvel
Compostos Fenólicos Totais (mg ácido gálico/100g)	749,1 ± 3,29	3847,72 ± 3,61
Ácido protocatecuico	0,80 ± 0,01	-
Ácido p-hidroxibenzoico	2,00 ± 0,02	-
Ácido vanílico	1,00 ± 0,01	-
Ácido cafeico	1,00 ± 0,02	2,00 ± 0,01
Ácido p-cumárico	6,00 ± 0,05	2,00 ± 0,01
Ácido p-ferúlico	10,00 ± 0,01	13,00 ± 0,01
Ácido sinápico	2,00 ± 0,03	-

15.5 PROPRIEDADES FUNCIONAIS

O camapu é utilizado na fitoterapia, devido às suas propriedades farmacológicas, e como alimento. Na fitoterapia, um levantamento feito por Pereira e colaboradores[15] sobre as principais indicações do uso de plantas medicinais na Amazônia demonstrou que o camapu é recomendado para o tratamento de doenças neurodegenerativas, para reduzir o colesterol LDL e fortalecer o sistema imunológico. O estudo dos autores ressalta a importância do uso de plantas medicinais, principalmente por comunidades carentes, tendo em vista que o custo é mais acessível, quando comparado a medicamentos sintetizados pela indústria farmacêutica.

Com caráter alimentício, o camapu é um fruto que pode ser utilizado para elaboração de alimentos funcionais. Um estudo conduzido por Lima e colaboradores[14] avaliou a atividade antioxidante do camapu em extratos aquosos e etanólicos, por meio dos métodos DPPH, ABTS, FRAP e ORAC, que apresentam diferentes mecanismos de ação. Os resultados mostraram para o DPPH (386,24 a 705,77 μmol Trolox/g), ABTS (419,43 a 432,74 μmol Trolox/g), FRAP (970,60 a 1183,98 Fe2SO4/g) e ORAC (11,15 a 12,30 μmol Trolox/g).

Em estudo de Lima e colaboradores[16], extratos metanólico, hidroetanólico e aquoso, obtidos da maceração do fruto com a casca e semente, foram analisados pelo método DPPH, tendo sido encontrados valores de EC50 correspondentes a 9,98 mg/ml; 10,05 mg/mL; e 9,26 mg/mL, para cada extrato respectivamente. Análise da atividade antioxidante também foi realizado para as folhas de camapu, por Dias e colaboradores[17], por meio das metodologias DPPH e ABTS. Os resultados encontrados para o DPPH foram (EC50 9,26 a 9,98 mg/mL) e ABTS (38,74 a 317,06 μmol Trolox/g).

Propriedades antimicrobianas já foram investigadas para o camapu, apresentando resultados promissores. De acordo com Dias e colaboradores[17], Extratos do camapu apresentaram atividade antimicrobiana contra as bactérias gram-positivas *Staphylococcus aureus* e *Listeria monocytogenes*, ao contrário de resultados mostrados para as bactérias gram-negativas como *E. coli* and *S. Enteritidis*. No entanto, Donkor e colaboradores[18] observaram atividade antimicrobiana para *P. aeruginosa*, uma bactéria gram-negativa.

Em estudo de Magalhães[19], os compostos denominados fisalinas B e D, provenientes de extratos etanólicos da *Physalis angulata*, foram separadas e identificadas por cromatografia em sílica gel. Outras fisalinas, como a F, 5-α-etóxi-6-β-hidróxi-5,6-diidrofisallina B, E, e uma fisalina sintética denominada de 5-α-etóxi-6-β-hidróxi-2, 3, 5, 6-tetrahidrofisalina também foram separadas. Todas as fisalinas citadas foram avaliadas quanto ao potencial citotóxico em 9 linhagens de células tumorais, sendo essas CEM, HL-60, PC-3, HCT-8, MDA-MB-231, MDA-MB 435, K-562, MCF-7, B-16, utilizando embriões de ouriço do mar. Testes *in vivo* para as fisalinas B e D foram avaliadas em camundongos com tumor sarcoma 180. Como resultados, os autores observaram promissora atividade citotóxica, sendo a fisalina D, a mais ativa sobre células tumorais (CI_{50} < 3,0 μg/mL). As fisalinas D, B, F e 5-α-etóxi-6-β-hidróxi-5,6-diidrofisallina B inibiram o desenvolvimento embrionário em uma concentração (CI_{50} < 30,0 μg/mL). Já as fisalinas B e

D apresentaram nas doses de 10 e 25 mg/kg potencial de inibição do crescimento tumoral, sendo para a fisalina D, 45% para ambas as doses, e 44 e 52% para a fisalina B, respectivamente.

Lima[20] avaliou por meio das análises de viabilidade celular, ciclo celular e apoptose, os extratos etanólico e aquoso de camapu em células prostáticas, pelos métodos MTT e citometria de fluxo. O extrato de camapu foi capaz de induzir apoptose, com incremento máximo de 80,47% na taxa de células apoptóticas para o extrato aquoso. O camapu se mostrou um potente inibidor do crescimento celular, promotor da modulação de ciclo celular e foi capaz de aumentar a morte em células de câncer de próstata.

REFERÊNCIAS

1. Kinupp VF, Lorenzi H. Plantas alimentícias não convencionais (PANC) no Brasil: guia de identificação, aspectos nutricionais e receitas ilustradas. Nova Odessa: Instituto Plantarum de estudos da flora Ltda.; 2014, 768 p.

2. Sun CP, Qiu CY, Zhao F, Kang N, Chen LX, Qiu F. Physalins V-IX, 16,24-cyclo-13,-14-seco withanolides from *Physalis angulata* and their antiproliferative and anti-inflammatory activities. Sci Rep. 2017;7:1-10. DOI: 10.1038/s41598-017-03849-9.

3. Ferreira LMSL. Caracterização anatômica e fitoquímica da *Physalis angulata* L. e seu efeito sobre células de indivíduos com mielopatia associada ao HTLV-1 (Tese). Bahia: Escola Bahiana de Medicina e Saúde Pública; 2018. 98 p.

4. Oliveira AALA. Caracterização agronômica do camapu (*Physalis angulata* L.), qualidade pós-colheita e aproveitamento tecnológico dos frutos. [Dissertação de mestrado]. Manaus: Instituto Nacional de Pesquisas da Amazônia, Ministério da Ciência, Tecnologa, Inovação e Comunicações; 2018. 93 p.

5. Lorenzi HE, Matos FJ. Plantas medicinais no Brasil/ Nativas e exóticas. Nova Odessa: Instituto Plantarum; 2002. 512 p.

6. Bolzan, RP. Conservação pós-colheita e caracterização de frutos de *Physalis* (*Physalis angulata* L.) produzidos na região metropolitana de curitiba-paraná. [Tese de doutora]. Curitiba: Departamento de Fitotecnia e Fitossanitarismo, Universidade Federal do Paraná; 2013. 102p.

7. Rufato L, Muniz J, Kretzschmar, Rufato A de R, Gatiboni, LC. Aspectos técnicos da cultura da fisalis. Belo Horizonte: Informe agropecuário. 2012;33(268):69-83.

8. Fischer G, Piedrahíta, W. Avances en cultivo, poscosecha y exportaciOn de la uchuva (Physalis peruviana L.) en Colombia, Bogota: Facultad de Agronomia, Universidad Nacional de Colombia; 2005. 222p.

9. Santiago WR. Potencial fisiológico de sementes de *Physalis angulata* L. em função de fatores ecofisiológicos, promotores químicos e maturidade fisiológica (Tese). Mossoró: Universidade Federal Rural do Semi-Árido; 2016. 88p.

10. Wu S, Ng, L.; Huang Y, Lin D, Wang S, Huang S, Lin C. Antioxidant activities of *Physalis peruviana*. Biol Pharm Bull. 2005;28(6):963-966. DOI: 10.1248/bpb.28.963.

11. Cruz JL., Souza FLFS, Pelacani CR. Influência da adubação fosfatada sobre o crescimento do camapu (*Physalis angulata* L.). Rev Bras Pl Med. 2015;17(3):360-366. DOI: 10.1590/1983-084X/13_060.

12. Schneider EP, Pagot E, Nachtigal JC, Bernardi J. Ações para o desenvolvimento da produção orgânica de pequenas frutas na região dos Campos de Cima da Serra, RS, Brasil. Rev Bras Agroecol. 2007;2:245-248.

13. Camlofski AM de O. Avaliação dos compostos bioativos e caracterização das pectinas do fruto de *Physalis angulata* L. [Tese de doutorado]. Curitiba: Universidade Federal do Paraná; 2014. 124p.

14. Lima LGBL, Montenegro J, Abreu, JP, Santos MCB, Nascimento TP, Santos MS, Ferreira AG, Cameron LC, Ferreira MSL, Teodoro AJ. Metabolite Profiling by UPLC-MSE, NMR, and Antioxidant Properties of Amazonian Fruits: Mamey Apple (*Mammea americana*), Camapu (*Physalis angulata*), and Uxi (*Endopleura uchi*). Molecules. 2020;25(342). DOI: 10.3390/molecules25020342

15. Pereira K, Lima MA, Souza GO, Plantas nativas da região amazônica: uma revisão integrativa acerca da sua aplicação na fitoterapia. Res Soc Dev. 2021;10(14). DOI: 10.33448/rsd-v10i14.22333.

16. Lima AJM, Junior ASB, Lopes DP, Lopes YMS, Mesquita AG, Soares DB, Junior CHCS, Junior ENM. Composição físico-química, fenólica e atividade antioxidante do camapu (*Physalis angulata* L.) coletado em Salvaterra, Marajó, Pará. In: Cordeiro CAM, Silva EM, Evangelista-Barreto NS. Ciência e Tecnologia de Alimentos: Pesquisa e Práticas Contemporâneas - Volume 2. Guarujá: Editora Científica digital; 2021. p. 362-372.

17. Dias FGBD, Ferreira, MJG, Silva, LMRB, Menezes, RCSM, Figueiredo EAT. Bioacessibilidade de compostos bioativos e atividade antimicrobiana de extratos aquosos de *Physalis angulata* L. Revista Ciência Agronômica. 2020;51(3):e20196619. DOI: 10.5935/1806-6690.20200053.

18. Donkor A, Oduro-Mensah D, Fiazorli M. Extracts of euphobia *hirta linn* and *P. angulata* and their amalgamation demonstrate potency against *S. aureus* and *P. aeruginosa*. Int J Pharm Pharm Sci. 2016;8(4):322-326.

19. Magalhães HF. Atividade antitumoral (*in vitro* e *in vivo*) das fisalinas isoladas de *Physalis angulata* Lin. [Dissertação de mestrado]. Fortaleza: Departamento de Farmacologia, Universidade Federal do Ceará; 2005.101p.

20. Lima LGB. Influência de extratos de abricó (*Mammea americana*), camapu (*Physalis angulata*) e uxi (*Endopleura uchi*) em linhagem celular humana de adenocarcinoma de próstata [Dissertação de mestrado]. Rio de Janeiro: Universidade Federal do Estado do Rio de Janeiro. 2019.

16
CAMBUCI (*Campomanesia phaea*)

Carolina de Oliveira Ramos Petra de Almeida

Mariana Sarto Figueiredo

Raquel Martins Martinez

Alisson David Silva

Manuela Dolinsky

Figura 18 – Flores e frutos de Cambuci (*Campomanesia phaea*). A: Flores; B: Frutos*[18]

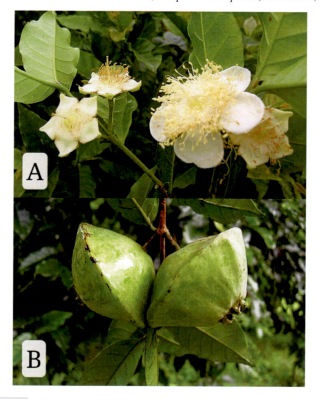

[18] Fonte: adaptada de Dierberger Plantas, 2023. Disponível em: https://fazendacitra.com.br/cambuci.html.

16.1 CARACTERÍSTICAS BOTÂNICAS

A espécie *Campomanesia phaea* é nativa dos biomas brasileiros, em especial a Mata Atlântica. Ocorre naturalmente em uma área montanhosa, denominada de Serra do Mar, localizada no estado de São Paulo. Essa fruta também pode ser encontrada em outros estados da Região Sudeste, com destaque para os estados de Minas Gerais e Rio de Janeiro.[1]

O cambucizeiro é uma árvore frutífera que pertence à família *Myrtaceae* e ao gênero *Campomanesia* (tendo como sinônimos: *Abbevillea phaea* O. Berg e *Paivaea langsdorfii* O. Berg.), que apresenta mais de 140 espécies identificadas no Brasil. Em 1857, a espécie *Campomanesia phaea* foi descrita inicialmente como *Abbevillea phaea* por Berg e atualmente é uma espécie ameaçada de extinção, devido à exploração predatória da sua madeira para fabricação de ferramentas e também pelo desmatamento da Mata Atlântica.[1-3]

Essa árvore pode alcançar até 16 metros em seu habitat natural. Em outros locais, limita-se entre 4 e 6 metros de altura, com o tronco de diâmetro entre 20 e 30 centímetros, coloração cinza-escura, possui casca ritidoma papiráceo descamante, característico da família *Myrtaceae*.[2,4-6] Suas folhas são glabras, subcoriáceas, espinhentas, variando suas formas de ovaladas a ovaladas-oblongas e obovadas-oblongas. Sua face adaxial é verde intenso, enquanto a face abaxial é verde-clara. O comprimento das folhas varia entre 7 e 10 centímetros de comprimento e 3 a 4 centímetros de largura com margens onduladas e venação pinada com veias secundárias opostamente pareadas.[5-7]

As flores dessa espécie são hermafroditas, pentâmeras com inserção na axila dos ramos. Apresentam coloração branca e grande quantidade de estames e pólen amarelo.[7]

O fruto consiste em uma baga lisa, de formato romboide, de casca fina de consistência membranosa, apresenta a coloração verde mesmo quando maduros e possui polpa carnuda e suculenta, aroma intenso e doce. Essa fruta possui chama atenção por seu formato inusitado, semelhante a um disco voador ou um pião. Cada exemplar pode pesar entre 27 e 190 g, com diâmetro de 4,6 a 9,3 cm e comprimento de 3,8 a 5,3 cm, contendo de 9 a 13 sementes de formato orbicular, achatado e coloração branca, das quais aproximadamente 30% são férteis. Sua polpa é suculenta de coloração translúcida e com elevada acidez (pH = 2,91).

Alguns frutos podem apresentar diferentes tamanhos, coloração e sabor, o que mostra a variedade dos cambucizeiros. Porém não há trabalhos com melhoramento genético, nem espécies comerciais dessa espécie, sendo essa variação decorrente das condições ambientais ou de práticas do manejo pelos agricultores. Os frutos de *Campomanesia phaea* são popularmente conhecidos como cambuci, cambuchi, camuci, cambuhi, camucim, camoti, cambucy e ubucambuci, nomes que remetem ao formato de pote ou vaso indígena, chamado kāmu-si.[2,4-6,8]

16.2 CULTIVO E SAFRA

O cambuci se desenvolve em climas que variam de tropical a subtropical úmido e sua reprodução ocorre principalmente pela polinização de abelhas, fazendo a transferência de pólen entre as árvores. Esses frutos costumam crescer em quintais, reservas naturais e em pequenos pomares. Ademais, essa espécie cresce e produz frutos em solos com características ácidas com alto teor de matéria orgânica, baixas concentrações de fósforo, cálcio, magnésio e potássio e alta concentração de alumínio.[7,8]

A forma de propagação mais comum é por sementes. Entretanto, técnicas como a alporquia e enxertia já estão sendo aplicadas para um melhor manejo da cultura.[9,10] Ainda assim, devem ser escolhidas árvores que aparentem ser superiores a outras como planta mãe para propagação de mudas ou sementes.[8] A viabilidade das sementes varia de acordo com o armazenamento. Em câmaras frias, podem ser mantidas durante 240 dias com uma taxa de germinação de 100%. Em condições naturais, onde a porcentagem de água na semente fica em torno de 3%, a porcentagem cai para 48,8% de germinação com 180 dias, e em 240 dias ela fica inviável.[1]

Sua floração ocorre em um período de até quatro meses, iniciando na primavera e finalizando no início do verão, atingindo uma intensidade entre novembro e dezembro, com abertura de algumas flores por dia. Em adição, também ocorre floração extemporânea de baixa intensidade ao longo do ano.[7]

O período de frutificação do cambucizeiro ocorre de fevereiro até junho, com maior intensidade no mês de março. A colheita consiste tipicamente na retirada manual dos frutos, na qual os produtores podem chegar a colher os frutos várias vezes ao dia, já que uma mesma árvore pode apresentar frutos com diferentes níveis de amadurecimento. Esses frutos têm como característica uma casca fina e coloração verde, inclusive quando maduros.

No entanto, a coloração verde da casca se torna menos intensa, conferindo uma tonalidade mais amarelada, conforme seu amadurecimento.[8,10]

Com relação à fisiologia da *Campomanesia phaea*, pouco se sabe ainda sobre respiração, amadurecimento, desenvolvimento e alterações fisiológicas do fruto. Embora, supõe-se que o cambuci seja uma fruta não climatérica, pois não amadurece completamente após colhida. O ponto de colheita é o que vai garantir as características físico-químicas do fruto. Por isso, a época da colheita vai depender de qual será a utilização. Se for para consumo *in natura*, essa deve ser feita com eles ligeiramente maduros e firmes, os que serão industrializados podem ser colhidos num grau de maturação menor.[8,11]

Os poucos dados sobre a produtividade anual do cambuci estimam que, quando cultivados em sistemas agroflorestais não irrigados na região de Paraibuna (São Paulo), a produção média é de cerca de 10 kg de frutos por árvore, podendo chegar a aproximadamente 100 kg por ano, dependendo da árvore. Portanto, é necessário dispor de estratégias adequadas para um cultivo em maior escala, como o uso de variedades, manutenção da vegetação ao redor, uso de inseticidas seletivos e inserir colmeias para aumentar a polinização das flores.[7,8]

16.3 IMPORTÂNCIA ECONÔMICA

A espécie *Campomanesia phaea* quase chegou à extinção diante do desmatamento e da falta de informação sobre suas características e utilidades. Porém, é crescente a busca pelo uso e conservação de plantas nativas do Brasil. A maior popularidade do cambuci ocorre na Região Sudeste do país, concentrando-se nos estados de São Paulo e Minas Gerais, onde o fruto é encontrado em quintais, feiras, mercados municipais e restaurantes. Apesar dessa fruta alcançar cada vez mais destaque, seu cultivo ainda é incipiente, em pomares domésticos para produção de frutos ou para fins ornamentais, onde pequenos agricultores compartilham suas experiências e participam de eventos locais para disseminar o conhecimento sobre a espécie. O cambuci ainda não é empregado como fonte de renda, pela falta de abastecimento confiável, insegurança na compra de matéria-prima, dificultando o aumento do cultivo. Até o presente momento, sua propagação se dá especialmente por meio de sementes, o que dificulta uma padronização das frutas e a formação de pomares comerciais.[8,12,13]

As cascas, polpas e sementes do cambuci são comestíveis, resultando em altas produtividades e aproveitamento total do fruto. A maior parte da produção do cambuci é comercializada na sua forma *in natura* ou de polpas congeladas, devido à longevidade pós-colheita, que estende-se por até quatro dias em temperatura ambiente. A polpa é suculenta, macia, carnuda, apresenta coloração creme, sabor adstringente e aroma cítrico, levemente adocicado e persistente, com rendimento entre 80% e 92%. O alto teor de taninos em sua composição é responsável pela adstringência, o que pode dificultar o seu consumo *in natura*. Outras características comerciais importantes em sua composição são as quantidades de fibras, em particular a pectina, o alto teor de sólidos solúveis e a alta acidez.[14-18]

Apesar da viabilidade da polpa do cambuci congelado, seu uso atual é restrito à população local, que geralmente o consome na forma de sucos, sorvetes e geleias. Adicionalmente, os principais consumidores do cambuci são restaurantes de alta gastronomia e cafeterias, que utilizam a fruta para fazer sucos, doces entre outras receitas. Ademais, os produtores também processam manualmente uma parte do cambuci produzindo geleias, licores, vinhos, cachaças, xaropes, conservas, biscoitos, farinhas, bolos, mousses e sorvetes especialmente.[8,12,19]

Apesar da produção atual ser voltada para o fruto, as folhas de *Campomanesia phaea* também vêm ganhando atenção, pois a partir delas é possível extrair óleo essencial com propriedades farmacêuticas.[20]

16.4 VALOR NUTRICIONAL E COMPOSTOS BIOATIVOS

O cambuci apresenta características sensoriais bastante interessantes, pois a polpa é suculenta, bastante aromática e possui sabor intenso. Estudos sobre a sua composição nutricional são escassos, mas é possível afirmar que trata-se de uma fruta com baixo teor de calorias, carboidratos, proteínas e lipídeos em 100 g de parte comestível. Verifica-se também que essa fruta contém uma quantidade interessante de fibra alimentar, apresenta baixo teor de sódio e é fonte de alguns micronutrientes, com destaque para a vitamina C. O teor de fibra alimentar próximo a 4,5% representa, numa porção diária de 20 gramas, um total de 11% do consumo diário necessário.[2,12,15,21] Na Tabela 31, estão os nutrientes presentes no cambuci, com as variações entre a quantia mínima e máxima encontradas na literatura atual.

A variação na composição nutricional é comum devido a efeitos climáticos, à região onde é cultivado e ao manejo que essa planta obteve. O alto intervalo de valores de cinzas é um dos efeitos da oscilação dos nutrientes no solo e a capacidade da própria planta em retirá-los para sua utilização. Apesar do teor de cobre ser baixa nessa amostragem, outros trabalhos trazem quantias entre 6,30 e 8,17 mg por kg. Pelo cobre em excesso ser tóxico para o organismo, é necessário atenção em áreas onde o solo possa estar contaminado com elementos tóxicos, evitando o consumo da fruta ou enviando para análises.[15]

Tabela 31 – Composição nutricional do Cambuci (*Campomanesia phaea*)

Informações Nutricionais por 100 g			
Umidade	87,90 – 88,80 g	Manganês	0,03 mg
Energia	38,00 kcal	Fósforo	1,00 – 12,40 mg
Proteína	0,26 – 0,44 g	Ferro	0,36 mg
Lipídeos	0,24 – 1,53 g	Sódio	17,20 mg
Carboidratos	9,52 g	Potássio	62,30 mg
Fibra Alimentar	4,00 – 5,00 g	Cobre	0,15 mg
Cinzas	0,23 – 1,61 g	Zinco	0,35 mg
Cálcio	1,00 – 6,13 mg	Vitamina C	47,10 – 127,40 mg
Magnésio	4,00 – 4,21 mg		

Fontes: Sistema de Informação sobre a Biodiversidade Brasileira – SiBBr[2], Vallilo e colaboradores[15], Bianchini e colaboradores[21] e Spricigo e colaboradores[12].

As frutas da família *Myrtaceae* têm sido estudadas por sua variedade de compostos bioativos, que apresentam propriedades promotoras da saúde, com destaque para elagitaninos, proantocianidinas, flavonoides e ácidos fenólicos. No cambuci, já foi detectada a presença de ácidos quínico, málico, succínico, cumárico, siríngico, gálico e elágico, elagitaninos, galotaninos, além de quercetina e kaempferol. Donado-Pestana e colaboradores[22] avaliaram por meio do HPLC a composição polifenólica do extrato da polpa do cambuci. Os principais compostos identificados foram glicosídeos, flavonoides e ácidos fenólicos. Em adição, derivados da quercetina e ácido elágico foram detectados na fração metanólica, enquanto na fração metanol/amônia apenas o ácido elágico foi detectado predominantemente. Ainda, foi visto que os extratos utilizados também eram ricos em fenólicos, proantocianidinas, flavonoides, ácidos fenólicos e uma grande atividade antioxidante, analisada pelos métodos DPPH, FRAP e ORAC.[12,22-25] A Tabela 32 mostra os teores de fitoquímicos encontrados em análises da polpa de cambuci por diversos estudos.

Tabela 32 – Compostos bioativos da polpa de Cambuci (*Campomanesia phaea*)

Compostos Bioativos	Teor
Ácido elágico	31,00 ± 2,00 mg/100 g[26] 270,00 ± 0,00007 mg/100 g[27] 4,67 mg/100 mL[28] 240,00 ± 15,00 mg/100 g[29]
Ácido cítrico	1.714,90 ± 26,00 mg/100 g[12]
Ácido quínico	373,30 ± 15,00 mg/100 g[12]
Ácido málico	17,10 ± 87,40 mg/100 g[12]
Ácido gálico	4,10 ± 51,70 mg/100 g[12]
Ácido succínico	0,70 ± 121,60 mg/100 g[12]
Ácido siríngico	2,92 mg/100 mL[28]
Quercetina	2,79 ± 0,04 mg/100 g[26] 0,35 ± 0,02 mg/100 g[27] 21,60 ± 0,30 mg/100 g[29]
Kaempferol	0,05 ± 0,01 mg/100 g[26] 0,40 ± 0,1 mg/100 g[29]
Proantocianidinas	198 ± 1 mg QTE/100 mL[28]
Elagitaninos	3,95 mg/100 mL[28]
Compostos Fenólicos Totais	617,90 ± 410,73 mg GAE/100 g[14] 246,00 ± 3,00 mg/100 g[26] 7,00 ± 0,28 g GAE/kg[27] 180,00 ± 2,00 mg CE/100 mL[28] 412,10 ± 57,30 mg/100 g[12]
Flavonoides Totais	0,35 ± 0,02 mg/kg[27] 1,40 ± 0,45 mg Quercetina/100 g[30]
Carotenoides Totais	2,99 ± 0,81 µg β-caroteno/g[30]

Nas folhas de *Campomanesia phaea*, foi identificada a presença de óleos essenciais com predominância de sesquiterpenos, especialmente óxido de cariofileno (11,7%) e β-selineno (6,9%), que apresentam de alto valor comercial para a indústria cosmética e farmacêutica, além de flavonoides, taninos e saponinas. No entanto, seus dados ainda são limitados e necessitam de mais estudos para o uso das folhas e do óleo essencial, bem como suas atividades biológicas.[31]

16.5 PROPRIEDADES FUNCIONAIS

O cambuci apresenta poucos estudos disponíveis na literatura sobre sua composição e propriedades funcionais. Na medicina popular, é possível encontrar o xarope de cambuci sendo comercializado com finalidade de combater tosse e outros problemas respiratórios ou as cascas para tratamento caseiro de diabetes. Apesar de não haver evidências suficientes sobre esses usos, alguns autores trazem dados promissores sobe seus potenciais efeitos *in vitro* e *in vivo* associados à prevenção e ao tratamento de doenças.

Devido à grande variedade de compostos bioativos presentes, uma alta atividade antioxidante é verificada nos frutos de cambuci, que pode auxiliar na proteção das células contra os radicais livres, combatendo o estresse oxidativo. Apesar de poucos resultados sobre essa propriedade da fruta, autores relatam atividade superior a outras frutas brasileiras, como a uvaia, o açaí, o murici, a pitanga e a grumixama. É possível verificar também que essa característica não está relacionada ao teor de vitamina C, sendo atribuída aos demais compostos presentes.[23,30] Na Tabela 33, estão os diferentes valores encontrados na literatura atual.

Tabela 33 – Atividade antioxidante do Cambuci (*Campomanesia phaea*) por diferentes métodos

Ensaio	Resultados
DPPH	61,86 ± 2,00 µg TE/g[30] 65,03 ± 30,99 µmol TE/g[14] 9,0 ± 0,2 µmol TE/g[26]
ABTS	32,06 ± 3,43 µmol TE/g[30] 9,23 – 12,2 µmol TE/g[32]
ORAC	4,57 – 12,5 µmol TE/g[32]

Essa fruta apresenta também compostos voláteis que contribuem para o aroma e agregam mais benefícios à saúde, como os terpenoides, entre eles o limoneno, também encontrado no limão e laranja, e o β-cariofileno, com atividades antialérgica, antifúngica, bactericida, repelente, anti-inflamatórias e antitumorais. Estudos indicam que o cambuci pode atuar com função anti-hipertensiva e antiagregante de plaquetas, contra a trombose e no controle de doenças cardiovasculares. Uma possível atuação inibitória sobre as enzimas α-amilase e α-glicosidade, ligadas à digestão de carboidratos, poderia auxiliar ainda no controle da diabetes tipo 2 e obesidade.[13,15]

Gonçalves e colaboradores[29] avaliaram diferentes espécies de frutas nativas brasileiras do bioma Amazônia, Cerrado e Mata Atlântica e seu potencial antioxidante e antidiabético *in vitro*. Dentre as frutas, os polifenóis presentes no cambuci apresentaram uma grande capacidade antioxidante e mostraram ser eficazes na inibição das atividades enzimáticas da α-amilase e da α-glicosidase.

Em testes *in vitro*, Stafussa e colaboradores[23] verificaram propriedades antimicrobianas do cambuci sobre cepas de bactérias gram-positivas (*Staphylococcus aureus* e *Bacillus cereus*) e gram-negativas (*Escherichia coli* e *Salmonella enteritidis*). O extrato seco dos frutos demonstrou atividade antibacteriana, frente aos microrganismos *S. aureus*, *L. monocytogenes*, *P. aeruginosa* e *E. coli*, também com função antifúngica combatendo as cepas de *P. expansum*, *C. Albicans* e *F. oxysporum*.[13]

Donado-Pestana e colaboradores[22] verificaram os potenciais efeitos dos polifenóis do cambuci em camundongos obesos induzidos por dieta. Os animais receberam por meio gavagem os polifenóis do cambuci (36 ou 74 mg equivalente de ácido gálico/kg de peso corporal) durante 9 semanas. O extrato da fruta promoveu ações terapêuticas atenuando a resistência à insulina e à esteatose hepática associadas à obesidade. Observou-se redução do ganho de massa corporal, glicemia, insulina, melhora resistência à insulina no fígado e no músculo esquelético, inflamação (diminuição do conteúdo hepático das citocinas pró-inflamatórias IL-6 e TNF-α) e esteatose hepática. Os autores sugerem que tais efeitos encontrados justificam-se pela grande quantidade de polifenóis, proantocianidina, ácido gálico, ácido elágico, ácido cumárico e quercetina presentes no extrato. Os mesmos autores também avaliaram efeitos *in vivo* do extrato rico em fenólicos do cambuci, no qual verificaram melhora da glicemia de jejum, tolerância à glicose, redução da insulinemia, aumento do HDL colesterol e diminuição do LDL colesterol.[24]

Wczassek e colaboradores[33] utilizaram extrato hidroalcoólico concentrado e liofilizado de cambuci para gavagem de ratos Wistar (0,5, 1,0 e 2,0 g/Kg) em testes de observação neurofarmacológica e de sistema cardiovascular. Os resultados revelaram que o extrato induziu hipotensão, bradicardia e *grooming*, um comportamento inato complexo que envolve uma série de movimentos individuais que formam sequências funcionais, incluindo padrões altamente estereotipados. O sequenciamento de *grooming* em roedores pode ser afetado pela manipulação experimental, incluindo a administração de medicamentos, mutações genéticas e estresse psicológico. Assim, esse estudo identificou uma ação da fruta sobre o sistema nervoso central e sobre a atividade cardiovascular, em que não foi encontrada associação com resposta colinérgica.

Em humanos saudáveis, Balisteiro e colaboradores[28] avaliaram diferentes sucos clarificados de espécies de frutas nativas brasileiras, incluindo o cambuci, na resposta pós-prandial da glicemia a uma refeição com carboidrato. Em uma única dose de 300 mL de suco de cambuci, juntamente com 50 g de pão branco, promoveu aumento da capacidade antioxidante plasmática e redução de 36% da quantidade de glicose absorvida após 2 horas quando comparados ao controle (água), sugerindo que o suco pode ser considerado como um possível tratamento adjuvante para redução da glicemia pós-prandial.

Além dos frutos, as folhas vêm despertando interesse por suas possíveis atividades biológicas. Os compostos presentes, como linalol, α-copaene, allo-aromadendreno, β-selineno, entre outros monoterpenos e sequiterpenos, apresentam atividades anti-inflamatórias, bactericida e antifúngica. Lorençoni e colaboradores[20] demonstraram que os compostos bioativos presentes no óleo essencial e nas folhas do cambuci apresentam efeitos anti-inflamatórios *in vitro*, devido a bloquear os radicais livres e/ou inibir suas ações intracelulares; inibir a produção de importantes mediadores do processo inflamatório, como óxido nítrico, ânion superóxido, TNF-α e IL-6; e inibir a ativação do fator de transcrição NF-kB.

REFERÊNCIAS

1. Maluf AM, Pisciottano-Ereio WA. Secagem e armazenamento de sementes de cambuci. Revista Brasileira de Ciencias Agrarias. 2014;9(1):84-90.

2. SiBBr – Sistema de Informação sobre a Biodiversidade Brasileira. Biodiversidade&Nutrição – Cambuci, Fruto Inteiro, Cru. 2022. Disponível em: https://ferramentas.sibbr.gov.br/ficha/bin/view/FN/ShortName/3716_cambuci_fruto_inteiro_cru.

3. Kawasaki ML, Landrum LR. A rare and potentially economic fruit of Brazil: cambuci Campomanesia phaea (Myrtaceae). Econ Bot. 1997;51:403-7.

4. Andrade BAGF, Fonseca PYG, Lemos F. Cambuci – o fruto, o bairro, a rota: história, cultura, sustentabilidade e gastronomia. São Paulo – SP: Ourivesaria da Palavra, 2011.

5. Donadio LC, Môro F V., Servidone AA. Frutas Brasileiras. Jaboticabal: Novos Talentos; 2002. 288p.

6. Lorenzi H, Sartori SF, Bacher B, Lacerda M. Brazilian fruits & cultivated exotics (for consuming in natura). São Paulo: Instituto Plantarum de Estudos da Flora; 2006. 185 p.

7. Cordeiro GD. Fenologia reprodutiva, polinização e voláteis florais do cambuci (Campomanesia phaea (O.Berg) Landrum 1984 - Myrtaceae. 2015.

8. Rodrigues S, Silva E de O, Brito ES de. Exotic Fruits Reference Guide. Reino Unido: Elsevier, Academic Press, 2018.

9. Santoro MB, Brogio B do A, Bueno SCS, Tanaka FAO, Jacomino AP, Silva SR. Vegetative propagation of Campomanesia phaea by the air-layering and grafting techniques. Pesquisa Agropecuária Brasileira. 2021;56.

10. Lorenzi H. Árvores brasileiras: manual de identificação e cultivo de plantas arbóreas nativas do Brasil. Nova Odessa: Plantarum; 1992. 252 p.

11. Lima MAC, Alves RE, Filgueiras HAC, Enéas-Filho J. COMPORTAMENTO RESPIRATÓRIO E QUALIDADE PÓS-COLHEITA DE GRAVIOLA (Annona muricata L.) 'MORADA' SOB TEMPERATURA AMBIENTE. Rev Bras Frutic, Jaboticabal-SP. 2003;25(1):49-52.

12. Spricigo PC, Correia BSB, Borba KR, Taver IB, Machado G de O, Wilhelms RZ, et al. Classical food quality attributes and the metabolic profile of cambuci, a native brazilian atlantic rainforest fruit. Molecules. 2021;2;26(12).

13. Helena Souza Ronchi. Cadeia Produtiva dos Frutos da Campomanesia phaea (cambuci): Prospecção de Produtos Medicinais, Aromáticos e Alimentícios e Sua Inserção no Mercado. [Botucatu]: Universidade Estadual Paulista "Júlio de Mesquita Filho", Campus de Botucatu; 2021.

14. Tokairin T de O, Silva APG, Spricigo PC, Alencar SM, Jacomino AP. Cambuci: A native fruit from the brazilian atlantic forest showed nutraceutical characteristics. Rev Bras Frutic. 2018;40(5).

15. Vallilo MI, Garbelotti ML, Oliveira E de, Lamardo LCA. Características físicas e químicas dos frutos do cambucizeiro (Campomanesia phaea). Rev Bras Frutic. 2005;27(2):241-4.

16. Adati RT. Estudo Biofarmacognóstico Campomanesia phaea (O.Berg.) Landrum. Myrtaceae. [São Paulo]: Universidade de São Paulo; 2001.

17. Kinupp VF, Lorenzi H. Plantas alimentícias não convencionais (PANC) no Brasil: guia de identificação, aspectos nutricionais e receitas ilustradas. Nova Odessa: Instituto Plantarum de Estudos da Flora Ltda.; 2014.

18. Martins L. Fruteiras Nativas do Brasil e Exóticas. Campinas: CATI; 2002. 112 p.

19. Azevedo MCS, Silva RRE, Jacomino AP, Genovese MI. Physicochemical variability of cambuci fruit (*Campomanesia phaea*) from the same orchard, from different locations and at different ripening stages. J Sci Food Agric. 2017;97(2):526-35.

20. Lorençoni MF, Figueira MM, Silva MVT, Schmitt EFP, Endringer DC, Scherer R, et al. Chemical composition and anti-inflammatory activity of essential oil and ethanolic extract of *Campomanesia phaea* (O. Berg.) Landrum leaves. J Ethnopharmacol. 2020;252:112562. DOI: 10.1016/j.jep.2020.112562

21. Bianchini FG, Balbi RV, Pio R, da Silva DF, Pasqual M, Vilas Boas EV de B. Caracterização morfológica e química de frutos de cambucizeiro. Bragantia. 2016;75(1):10-8.

22. Donado-Pestana CM, Pessoa EVM, Rodrigues L, Rossi R, Moura MHC, Santos-Donado PR, et al. Polyphenols of cambuci (*Campomanesia phaea* (O. Berg.)) fruit ameliorate insulin resistance and hepatic steatosis in obese mice. Food Chem. 2021;340(August 2020):128169. DOI: 10.1016/j.foodchem.2020.128169

23. Stafussa AP, Maciel GM, Bortolini DG, Maroldi WV, Ribeiro VR, Fachi MM, et al. Bioactivity and bioaccessibility of phenolic compounds from Brazilian fruit purees. Future Foods. 2021;4:100066. DOI: 10.1016/j.fufo.2021.100066.

24. Donado-Pestana CM, Belchior T, Festuccia WT, Genovese MI. Phenolic compounds from cambuci (*Campomanesia phaea* O. Berg) fruit attenuate glucose intolerance and adipose tissue inflammation induced by a high-fat, high-sucrose diet. Food Res Int. 2015;69:170-8. DOI: 10.1016/j.foodres.2014.12.032.

25. Soares JC, Rosalen PL, Lazarini JG, Sardi JDCO, Massarioli AP, Nani BD, et al. Phenolic profile and potential beneficial effects of underutilized Brazilian native fruits on scavenging of ROS and RNS and anti-inflammatory and antimicrobial properties. Food Funct. 2020;11(10):8905-17.

26. Genovese MI, Pinto MS, Gonçalves AESS, Lajolo FM. Bioactive compounds and antioxidant capacity of exotic fruits and commercial frozen pulps from Brazil. Food Science and Technology International. 2008;14(3):207-14.

27. Abe LT, Lajolo FM, Genovese MI. Potential dietary sources of ellagic acid and other antioxidants among fruits consumed in Brazil: Jabuticaba (*Myrciaria jaboticaba* (Vell.) Berg). J Sci Food Agric. 2012 Jun;92(8):1679-87.

28. Balisteiro DM, Araujo RL, Giacaglia LR, Genovese MI. Effect of clarified Brazilian native fruit juices on postprandial glycemia in healthy subjects. Food Res Int. 2017;100:196-203.

29. Gonçalves AEDSS, Lajolo FM, Genovese MI. Chemical Composition and Antioxidant/Antidiabetic Potential of Brazilian Native Fruits and Commercial Frozen Pulps. J Agric Food Chem. 2010;58(8):4666-74.

30. Castelucci ACL, Silva PPM, Spoto MHF. Bioactive compounds and *in vitro* antioxidant activity of pulps from fruits from the Brazilian atlantic forest. Acta Scientiarum - Technology. 2020;42(1):1-8.

31. Adati RT, Ferro VO. Volatile Oil Constituents of *Campomanesia phaea* (O. Berg) Landrum. (*Myrtaceae*). Journal of Essential Oil Research. 2006;18(6):691-2.

32. Taver IB, Spricigo PC, Neto HB, Alencar SM, Massarioli AP, Jacomino AP. Bioactive Compounds and *In vitro* Antioxidant Capacity of Cambuci and Uvaia: An Extensive Description of Little-Known Fruits from the *Myrtaceae* Family with High Consumption Potential. Foods. 2022;11(17).

33. Wczassek LR, Pontes VCB, Gamberini MT. Pharmacological evaluation of the hydro-alcoholic extract of *Campomanesia phaea* fruits in rats. Brazilian Journal of Biology. 2020;80(3):601-6.

17
CAMU-CAMU
(*Myrciaria dubia* (Kunth) McVaugh)

Oyatagan Levy Pimenta da Silva

Maria Eduarda Flores Trindade

Figura 19 – Camu-camu (*Myrciaria dubia*)*[19]

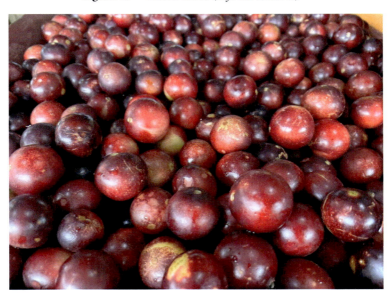

17.1 CARACTERÍSTICAS BOTÂNICAS

Pertence à família *Myrtaceae*, gênero *Myrciaria* e espécie *Myrciaria dubia* (Kunth) McVaugh. O gênero *Myrciaria* apresenta a maior diversidade de espécies encontrada no Brasil, sendo identificadas e descritas diversas espécies cultivadas e silvestres. A espécie é nativa da Amazônia, sua ocor-

---

[19] Fonte: os autores, 2023.

rência estende-se aos rios da Amazônia Peruana, Brasileira, Colombiana, Venezuelana e da Guiana Inglesa. No Brasil, a espécie predomina nos estados do Amapá, Maranhão, Pará, Rondônia, Roraima e Tocantins e sua primeira ocorrência foi registrada em 1902, quando o botânico Adolfo Ducke realizou uma expedição à Amazônia Brasileira. O camu-camu também é conhecido como camocamo, caçari, araçá d'água, araçá-de-igapó e crista de galo.[3,14]

O camu-camuzeiro caracteriza-se como um arbusto de pequeno porte que pode atingir de 4 a 8 metros de altura, seu tronco tem aproximadamente 15 cm de diâmetro, apresenta superfície lisa, de cor homogênea que varia do castanho-claro à púrpura, além disso, seu tronco apresenta capacidade de descascar de forma natural em períodos de seca e estiagem de água, possui raízes profundas e difusas, com grande número de capilares que eleva a capacidade de absorção de nutrientes e água. As folhas se apresentam de forma oposta simples, com 3 a 10 cm de comprimento e de 1,5 a 4,5 cm de largura e suas flores são hermafroditas, distribuídas em racemos, com quatro flores subsésseis em dois pares, nas axilas das folhas em toda a extensão dos ramos superiores. Seus frutos possuem formato arredondado, de superfície globosa, lisa e brilhante, com coloração vermelha arroxeada quando maduros, possuem de 1 a 4 cm de diâmetro e peso entre 4,5 e 15,5 gramas, apresenta polpa gelatinosa, esbranquiçada e cítrica, envolvendo de 2 a 4 sementes por fruto, de aproximadamente 5 milímetros recobertos por uma camada fibrosa.[2,3,14]

17.2 CULTIVO E SAFRA

É uma planta típica de clima tropical quente e úmido, em que a temperatura média oscila entre 22 °C e 28 °C, suportando temperaturas mínima e máxima em torno de 17 °C e 35 °C. A espécie ocorre nas margens dos rios e lagos, ao longo de cursos d'água, em solos inundados com pH neutro rico em matéria orgânica, os quais permanecem inundados de 3 a 9 meses por ano.[14]

O camucamuzeiro pode ser propagado por via sexuada e assexuada. A propagação sexuada do camu-camu, por meio de sementes, é a forma mais utilizada por agricultores, principalmente pelo fato da espécie ter uma fase jovem curta, iniciando a produção de frutos 2 a 3 anos após o plantio, entretanto, a propagação por sementes não é recomendada para a implantação de pomares comerciais, pois permite variações entre plantas, que se manifestam tanto na produtividade quanto na qualidade dos frutos. Já a forma assexuada por enxertia é recomendada para a redução do período jovem ou quando se pretende propagar plantas que apresentem características agronômicas desejáveis, seja por enxertia ou estaquia.[14]

A colheita é feita manualmente e, em áreas de cultivo, sua safra se inicia em setembro e estende-se até maio do ano seguinte. Os frutos estão em ponto de colheita, quando pelo menos 50% de sua superfície apresentam coloração avermelhada ou arroxeada. No pico da safra, são necessárias duas colheitas por semana e, em um espaçamento de 4m × 4m, pode-se esperar uma produção de 10 toneladas de frutos por hectare/ano.[10,14]

Por se tratar de um fruto climatérico, o camu-camu apresenta rápida deterioração, na pós-colheita, atribuída à alta taxa de respiração nas células vegetais, com aumento da produção de etileno, sendo assim, os frutos colhidos nos estádios mais verdes têm maior vida pós-colheita, no entanto, os frutos colhidos nos estádios mais maduros apresentam qualidade superior. Após a colheita, os frutos devem ser transportados para o local de beneficiamento o mais breve possível, pois as altas temperaturas associadas à respiração celular do fruto e aumento dos níveis de etileno aceleram a sua decomposição. Uma técnica eficiente para reduzir as perdas pós-colheita do camu-camu é o resfriamento dos frutos, reduzindo seu metabolismo; esse processo não é muito caro e resulta em frutos conservados com maior qualidade.[1,6,14]

17.3 IMPORTÂNCIA ECONÔMICA

O potencial econômico da *Myrciaria dubia* está em seus frutos, principalmente pelo seu elevado teor de vitamina C, tendo diversos trabalhos desenvolvidos para conhecimento e exploração do camu-camu para obter informações básicas para manejo agronômico e melhoramento genético.[7]

A comercialização é feita em pequena escala, em feiras, na região produtora, comumente feita na forma de frutos frescos ou de polpa congelada. O fruto é muito pouco conhecido dentro do país, mas é muito procurado pelos japoneses, americanos e europeus, sendo exportados em contêineres refrigerados.[14]

Nos últimos anos, o consumo da polpa do camu-camu cresceu, entretanto, devido à elevada acidez e ao sabor azedo que a polpa possui, não é comum que seja consumida na forma *in natura*, sendo assim, a forma mais encontrada de consumo é feita por meio de agregação de valor ao produto, isto é, na forma de refresco, sorvete, vinho, licor, geleia, doce e coquetéis, assim como em fixadores de sabor em tortas e sobremesa. Além disso, um ponto interessante é a transformação de polpa em pó hidrossolúvel com alta concentração de ácido ascórbico (até 23%) e preservação de antocianinas para dar coloração no suco e permanência de aroma do fruto à produtos derivados.[4,13]

O camu-camu também movimenta a economia no mercado farmacêutico, com empresas de cosméticos produzindo xampu, modelador, desembaraçante e condicionador, utilizando a fruta como ativo, assim como xaropes. Além disso, o camu-camu é uma das poucas espécies que vale a pena o extrativismo de frutas, principalmente para os pescadores, pois o fruto amadurece no período de enchentes, quando os pescadores ficam sem trabalho, e, como forma alternativa de renda e utilizando seus conhecimentos sobre os rios e localização de mudas, aproveitam seus barcos e canoas para coletar os frutos e armazenar em câmara refrigerada do barco e entregar na fábrica de polpa.[14]

Outra forma de uso para o fruto entre os pescadores, é seu emprego como isca de pesca, pois o camu-camu faz parte da dieta natural de peixes como o tambaqui, pacu e jundiá, que são, inclusive, considerados dispersores das sementes.[11]

A polpa do camu-camu representa em média 45% do volume do fruto, sendo seus subprodutos (casca e semente) descartados pela indústria por não terem as mesmas características sensoriais da polpa da fruta. Entretanto, existem poucos estudos com o objetivo de reduzir o impacto ambiental e explorá-los economicamente, fazendo com que esses subprodutos sejam uma matéria-prima promissora para a elaboração de alimentos funcionais e/ou produtos fitoterápicos.[5,8,9,12]

17.4 VALOR NUTRICIONAL E COMPOSTOS BIOATIVOS

O camu-camu é uma fruta com ocorrência prevalente na Amazônia Ocidental, sendo encontrada no Brasil, Peru, Bolívia e Colômbia. O camu-camu é uma fruta com valor significativo em vitamina C, além de fonte de vitamina A, vitamina E, fibras e minerais como nitrogênio, fósforo e potássio.[15] Em 100g da polpa fruta apresenta a seguinte composição:

Tabela 34 – Composição nutricional de Camu-camu (*Myrciaria dubia* (Kunth) McVaugh)

Informações Nutricionais por 100 g			
Umidade	94,10 %	Cloro	6,60 – 11,60 mg
Cinzas	0,30 g	Cobre	200,00 – 800,00 µg
Carboidratos	3,50 g	Manganês	140,00 – 211,00 µg
Proteínas	0,40 g	Zinco	120,00 – 472,00 µg
Lipídeos	0,20 g	Selênio	0,33 – 0,52 µg
Fibra Alimentar	0,10 g	Fosfato	25,60 – 29,50 µg
Cálcio	6,20 – 15,70 mg	Boro	50,00 µg
Ferro	180,00 – 665,00 µg	Alumínio	210,00 – 300,00 µg
Potássio	60,00 – 144,10 mg	Bromo	17,00 – 26,80 µg
Sódio	2,70 – 11,10 mg	Cromo	8,80 – 19,90 µg
Magnésio	4,70 – 12,40 mg	Molibdênio	2,30 – 6,20 µg

Fonte: Justi *et al.*[15] e Castro, Maddox e Imán[17]

Diferentes técnicas ou regiões de cultivos podem influenciar na composição da fruta, assim como grau de maturação e método de análise. Entre os micronutrientes presentes, o que mais se destaca é o ácido ascórbico, que a quantidade apresenta uma variação de 1.380 mg a 1.490 mg/100g e de 2.400 mg a 3.000 mg/100g, para fruta e polpa seca, respectivamente.[15,16] Os valores encontrados no camu-camu são muito superiores aos de outras frutas como laranja, caju e acerola, por exemplo. Entre os demais micronutrientes, estão presentes no camu-camu niacina, riboflavina, tiamina, cálcio, ferro, selênio entre outros[17], descritos na Tabela 34.

O interesse de estudos e experimentos com o camu-camu está relacionada com a apresentação de sua composição variada, com relevantes concentrações de compostos bioativos, fazendo com que a fruta seja considerada uma matéria prima relevante para a criação de produtos farmacêuticos e alimentos funcionais. Dentre os compostos bioativos, são encontrados no camu-camu carotenoides: β caroteno e luteína, antocianinas, ácido elágico, flavonoides: rutina e quercetina e vitamina C.[18]

Tabela 35 – Compostos bioativos de Camu-camu (*Myrciaria dubia* (Kunth) McVaugh)

Compostos Bioativos	Teor
Compostos Fenólicos Totais	1.100 – 1.800 mg AGE/100g
Antocianinas totais	40 – 100 mg/100g
Quercetina	4,1 mg/100g
Ácido elágico total	45 – 48 mg/100g
Vitamina C	1.800 – 2.500 mg/100g
β-caroteno	140 µg/100g
Luteína	600 µg/100g

Fontes: Maeda et al.[19], Zanatta et al.[20], Genovese et al.[21], Maeda et al.[4] e Zanatta e Mercadante et al.[22]

17.5 PROPRIEDADES FUNCIONAIS

Várias propriedades funcionais têm sido relacionadas à prevenção e a tratamentos de doenças e promoção da saúde e, devido à presença desses compostos bioativos, as frutas da Amazônia são recomendadas e passam a compor estudos para o tratamento, principalmente, de doenças cardiovasculares e metabólicas.

Os dados mostraram que a atividade antioxidante do camu-camu tende a aumentar com a maturidade, apresentando os maiores valores nos estádios maduro e semimaduro.[23] Essas atividades são atribuídas aos compostos fenólicos e vitamina C, que podem diminuir os metais de transição e eliminar os radicais livres.[24]

Estudo realizado *in vitro* com o extrato da fruta mostrou o efeito antialérgico, apresentando uma redução da liberação de histamina e degranulação de mastócitos por alergias induzidas por A23187 em células RBL-2H3. O efeito foi obtido por meio da modulação dos receptores de histamina H1 e H4, levando a uma diminuição na expressão da histidina descarboxilase (HDC) e, portanto, uma diminuição na liberação de histamina.[25]

Atividade antitumoral foi identificada em experimentos com o pó da fruta, variação na composição microbiana de camundongos (n=10/grupo) demonstraram atividade antitumoral e uma resposta anti-PD-1 mais forte pela suplementação oral de camu-camu.[26] O extrato de etanol 70% mais 1% de ácido fórmico obtido do fruto seco do camu-camu a 10μg/mL mostrou um efeito protetor contra o estresse oxidativo e a inflamação em um modelo de queratinócitos humanos induzidos por alta glicose de dano à pele. O mecanismo anti-inflamatório proposto foi uma regulação na produção de citocinas e quimiocinas por diferentes vias de sinalização (NF-κB/AP-1, MAPK e NFAT). Além disso, o extrato de camu-camu, na mesma concentração, promoveu a ativação do fator de transcrição Nrf2, que levou ao aumento do nível da enzima antioxidante NAD(P)H:quinona oxidorredutase 1(NQO1).[27]

REFERÊNCIAS

1. Cardoso CEF, Trindade MEF, Coelho CCS, Teodoro AJ, Freitas-Silva O. Qualitative and safety aspects in the camu-camu production chain. Revista Agro@mbiente On-line; 2022. vol. 16

2. Donadio LC. Jabuticaba (Myrciaria jaboticaba (Vell.) Berg). Jaboticabal: Funep; 2000. 55 p.

3. Embrapa. A cultura do camu-camu/Brasília, DF: Embrapa Amazônia Oriental. Coleção Plantar; 71. 2012.

4. Maeda RN et al. Determinação da formulação e caracterização do néctar de camu-camu (Myrciaria dubia McVaugh). Food Sci Technol. 2006;26(1):70-74.

5. Panduro MP et al. Sistema de producción de camu camu en restinga. Lima, PE:IIAP; 2001. 141 p.

6. Pinto PM et al. Ponto de colheita e maturação de frutos de camu-camu colhidos em diferentes estádios. Pesquisa Agropecuária Brasileira. 2013;48(6):605-12.

7. Santana RS et al. Uso do camu-camu (Myrciaria dubia (kunth) McVaugh) entre os pescadores do município de presidente médici, Rondônia, Brasil. Flovet. 2016;1(8):17-26.

8. Santos IL et al. Camu-camu [Myrciaria dubia (HBK) McVaugh]: A review of properties and proposals of products for integral valorization of raw material. Food Chem. 2022;372:131290.

9. Souza A. Bioactive compounds in the peel of camu camu genotypes from Embrapa's active germplasm bank. Food Sci Technol, Campinas. 2018;38(1):67-71.

10. Souza AG. Frutas Nativas da Amazônia. in: XX Congresso Brasileiro de Fruticultura 54th Annual Meeting of the Interamerican Society for Tropical Horticulture - Vitória/ES. 2008.

11. Sousa NR, Souza AGC. Capítulo 4 – Recursos genéticos de camu-camu. Em: Souza NR, Souza AGC. Recursos fitogenéticos na Amazônia Ocidental: conservação,

pesquisa e utilização. Manaus: Embrapa Amazônia Ocidental, 2001. Disponível em: https://www.embrapa.br/en/busca-de-publicacoes/-/publicacao/671608/recursos-geneticos-de-camu-camu

12. Villanueva-Tiburcio, JE, Condezo-Hoyos LA, Asquieri ER. Antocianinas, ácido ascórbico, polifenoles totales y actividad antioxidante, en la cáscara de camu-camu (*Myrciaria dubia* (H.B.K) McVaugh). Food Sci Technol. 2010;30:151-169.

13. Yuyama K, Aguiar JPL, Yuyama LKO. Camu-camu: um fruto fantástico como fonte de vitamina C1. Acta Amazonica. 2002;32(1):169-74.

14. Yuyama K. A cultura de camu-camu no Brasil. Revista Brasileira de Fruticultura. 2012;33:1-2.

15. Justi KC et al. Nutritional composition and Vitamin C stability in stored camu-camu (*Myrciaria dubia*) pulp. Arch Latinoam Nutr. 2000;50:405-408.

16. Roque P. O camu-camu. Manchete Rural. 1994. 88:47-47.

17. Castro JC, Maddox JD, Imán AS. Camu-camu – *Myrciaria dúbia* (Kunth) McVaugh. Exotic Fruits Reference Guide. Reino Unido: Elsevier, Academic Press, 2018. p. 97-105.

18. Ribeiro PFA. Compostos bioativos de camu-camu (*Myrciaria dúbia*) em função do ambiente de cultivo e do estágio de maturação. Viçosa, 2012.

19. Maeda RN, Pantoja L, Yuyama LKO, Chaar JM. Estabilidade de ácido ascórbico e antocianinas em néctar de camu-camu (Myrciaria dubia (H. B. K.) McVaugh). Ciência e Tecnologia de Alimentos. 2007;27(2):313-316.

20. Zanatta CF, Cuevas E, Bobbio FO, Winterhalter P, Mercadante AZ. Determination of anthocyanins from camu-camu (Myrciaria dúbia) by HPLC-PDA, HPLC-MS, and NMR. J Agric Food Chem. 2005;53:9531-9535. doi: 10.1021/jf051357v.

21. Genovese MI et al. Bioactive compounds and antioxidante capacity of exotic fruits and commercial frozen pulps from Brazil. Food Sci Technol Int. 2008;14:207-214.

22. Zanatta CF, Mercadante AZ. Carotenoid composition from the Brazilian tropical fruit camu-camu (*Myrciaria dúbia*). Food Chem. 2007;101:1526-1532.

23. Neves LC, Silva VX, Pontis JA, Flach A, Roberto SR. Bioactive compounds and antioxidant activity in pre-harvest camucamu (Myrciaria dúbia) (H.B.K.) Mc Vaugh] fruits. Sci Hortic. 2015;186:223-229. doi: 10.1016/j.scienta.2015.02.031.

24. Fujita A, Sarkar D, Wu S, Kennelly E, Shetty K, Genovese MI. Evaluation of phenolic-linked bioactives of camu-camu (*Myrciaria dubia* McVaugh) for antihyperglycemia, antihypertension, antimicrobial properties and cellular rejuvenation. Food Res Int. 2015;77:194-203. doi: 10.1016/j.foodres.2015.07.009.

25. Do NQ et al. Anti-allergic effects of Myrciaria dubia (camu-camu) fruit extract by inhibiting histamine H1 and H4 receptors and histidine decarboxylase in RBL-2H3 cells. Antioxidants. 2022;11(104).

26. Messaoudene M. *et al.* A natural polyphenol exerts antitumor activity and circumvents anti-PD-1 resistance through effects on the gut microbiota. Cancer Discovery. 2022;12:1070-1087.

27. Silva FC *et al. Myrciaria dubia* juice (camu-camu) exhibits analgesic and antiedematogenic activities in mice. J Med Food. 2021;24:626-634.

18
CEREJA-DO-RIO-GRANDE
(*Eugenia involucrata* DC.)

Taissa Lima Torres

Figura 20 – Cereja-do-Rio-Grande (*Eugenia involucrata* DC.)*[20]

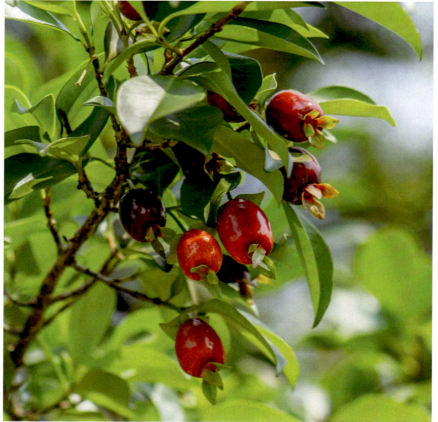

---

[20] Fonte: Google Imagens, 2023. Disponível em: https://www.floralondrina.com.br/img/products/muda-de-cereja-do-rio-grande-eugenia-involucrata_1_1200.jpg.

18.1 CARACTERÍSTICAS BOTÂNICAS

A cerejeira-do-rio-grande (*Eugenia involucrata* DC.) é uma espécie frutífera nativa do Brasil, pertencente à família das mirtáceas.[1] Originária do bioma da Mata Atlântica, estende-se por toda a costa brasileira, predominantemente nas florestas semidecíduas de altitude inseridas das Regiões Sul e Sudeste do Brasil.[2,3] Possui sinonímia popular de cerejeira, cereja-do-mato, cereja-da-terra, ibaíba e ivaí.[4]

A árvore frutífera perene caducifólia da cerejeira-do-rio-grande apresenta tronco reto, ramificação cimosa, casca com até 5 mm de espessura. A formação da copa é densa e ovalada. Comumente atinge de 5 a 8 metros de altura, sendo que nas matas pode alcançar 15 metros. As folhas são simples, pecioladas, filotaxia oposta com lâmina cartácea e glabra, com discreta inervação na face superior e medem de 5 a 9 centímetros de comprimento. As flores hermafroditas, vistosas e melíferas são solitárias e axilares com presença de pedúnculo de até 3 cm.[4,5]

O epiteto da espécie, *involucrata*, é atribuído à coroa de sépalas na extremidade dos frutos que sugerem seu invólucro e se apresentam como frutos em bagas piriformes, lisas, corada por cálice persistente, apresentando a casca brilhante e glabra, com coloração variando do vermelho ao vermelho-escuro.[4,5] O mesocarpo dos frutos (polpa) apresenta coloração verde quando imaturo, tornando-se vermelho quando maduro, medindo de 1,3 cm a 2,3 cm de comprimento e contendo de uma a três sementes, apresenta característica organoléptica carnosa e suculenta, de sabor doce ou acidulado.[5]

Os estádios fenológicos reprodutivos são determinados em nove fases, que correspondem: Indução floral; Botão floral; Início da abertura da flor; Antese; Curvatura dos estigmas e queda dos estames; Formação do fruto com queda das pétalas; Fruto maduro; Sementes; Ramos com frutos, respectivamente.[6]

18.2 CULTIVO E SAFRA

A cerejeira-do-rio-grande é uma espécie de importância para silvicultura, uma vez que é adequada à recuperação de áreas degradadas e para a restauração dos ecossistemas ecológicos, já que é dispersada, pela avifauna silvestre.[5] Pode ser cultivada em pomares domésticos, utilizada em paisagismo e arborização urbana.[6,7]

A *E. involucrata* é uma espécie autógama, e o principal agente de polinização são as abelhas, principalmente nas primeiras horas da manhã e no final da tarde, os insetos também contribuem para a polinização da espécie.[6]

A propagação da espécie é normalmente efetuada por via seminífera, entretanto, quando utilizadas sementes, essas devem ser imediatamente semeadas, pois a redução do teor de umidade reduz também a viabilidade das sementes, onde as sementes armazenadas por mais de 30 dias apresentaram baixo poder germinativo. A espécie também pode ser propagada de forma assexuada através de estaquia e enxertia, entretanto essas técnicas não apresentaram resultados satisfatórios de enraizamento e fixação.[7-9] Pelo método de propagação por semeadura, por meio de mergulhia, o enraizamento leva cerca de seis meses, mas, assim que enraíza e inicia o brotamento, pode ser iniciada a separação da planta mãe.[8]

A floração e frutificação é sazonal. O início da floração ocorre comumente na primavera, com todas as fases concentradas no período de junho a setembro, com picos nos períodos de menor precipitação. Já no sul do Brasil a floração se dá de setembro a novembro e a maturação dos frutos se dá início de novembro, podendo se estender até a segunda semana de dezembro, sendo que os eventos de frutificação ocorrem no início do período das chuvas.[10]

A coloração dos frutos apresenta diferença da época do início do desenvolvimento, dependendo das condições climáticas e ambientais da região. A média de tempo para desenvolvimento dos frutos é de 43 dias.[11]

Os fatores pré-colheita, tais como aspectos genéticos, ambientais e culturais, pelo manuseio da colheita e, durante a pós-colheita, pelo transporte e armazenamento, podem influenciar a qualidade do fruto. A variabilidade fenotípica e o comportamento pós-colheita são fundamentais para que cultivares sejam estabelecidas e, consequentemente, técnicas de cultivo sejam desenvolvidas.[5]

18.3 IMPORTÂNCIA ECONÔMICA

O consumo da cereja-do-rio-grande normalmente se faz em frutos *in natura* ou como ingrediente base para produtos processados, tais como polpas, sucos, doces, geleias e licores.[4]

A qualidade do fruto pós-colheita refere-se a um conjunto de atributos sensoriais, tais como aparência, sabor, firmeza e aroma, além da composição nutricional. A aceitação pelo consumidor se faz a partir do grau de excelência e superioridade desses atributos.[12-14]

Pesquisas avaliando a aptidão tecnológica da cereja-do-rio-grande apontam que o fruto pode constituir uma alternativa para a indústria alimentícia, principalmente para a extração de pectina.[13] No entanto, pode haver degradação de alguns compostos fenólicos após o processamento dos frutos.[14]

Esses estudos contribuem para a preservação das espécies nativas, bem como possibilitam a comercialização de forma sustentável da cereja-do-rio-grande.[5]

18.4 VALOR NUTRICIONAL E COMPOSTOS BIOATIVOS

Além das características sensoriais satisfatórias, pela presença de 66 compostos voláteis, que caracterizam sua riqueza aromática, a cereja-do--rio-grande apresenta alto teor de vitaminas, minerais, fibras dietéticas e compostos bioativos.[14]

A composição nutricional da cereja-do-rio-grande (*E. involucrata* DC.) é apresentada na Tabela 36.

Tabela 36 – Composição nutricional de Cereja-do-rio-grande (*Eugenia involucrata* DC.)

Informações Nutricionais por 100 g			
Umidade	91,60 g	Sódio	0,00 mg
Cinzas	0,47 g	Magnésio	9,00 mg
Energia	30 kcal	Fósforo	9,00 mg
Carboidratos	6,86 g	Cobre	0,07 mg
Proteínas	0,80 g	Manganês	0,121 mg
Lipídeos	0,28 g	Zinco	0,21 mg
Fibra Alimentar	1,50 g	Vitamina A RAE	56,00 mcg
Fibra Insolúvel	1,00 g	Vitamina A RE	112,00 mcg
Fibra Solúvel	0,40 g	Riboflavina	0,01 mg
Cálcio	13,00 mg	Ácido pantotênico	0,30 mg
Ferro	1,26 mg	Piridoxina	0,27 mg
Potássio	172,00 mg	Vitamina C	2,51 mg

Fonte: Relatório final do Projeto Biodiversidade para Alimentação e Nutrição[15]

Todas as partes dos frutos de *E. involucrata* apresentam alta atividade antioxidante, no intervalo de 36,68 ± 1,44 a 873,87 ± 18,24 µmol/TE g (métodos DPPH·, ABTS·+ e ORAC), sendo os maiores valores encontrados nas sementes e casca. Uma variedade de compostos fenólicos estão presentes na polpa, casca e sementes, como ácidos gálico, clorogênico, ferúlico, p-cumárico e elágico, quercetina e miricetina, sendo com maior abundância o ácido p-cumárico na polpa, quercetina na casca e ácido gálico nas sementes.[16]

Os compostos bioativos identificados no fruto da *E. involucrata* DC são pertencentes às classes das saponinas, esteroides livres, flavonoides (flavonas, flavonoides e flavanonóis), xantonas e taninos.[17]

Embora os métodos de atividade antioxidante sugiram que a casca e as sementes tenham maior potencial antioxidante, uma variedade maior de compostos fenólicos se encontra na polpa. Outros estudos sobre a avaliação dos compostos bioativos reafirmam a maior presença dos compostos fenólicos na polpa dos frutos da *E. involucrata*, conforme apresentado na Tabela 37.[5,14-17]

Tabela 37 – Compostos bioativos de Cereja-do-rio-grande (*Eugenia involucrata* DC.)

Compostos Bioativos	Teor
Flavonoides totais*	13,36 a 63,37 mg/100g[15,17]
Antocianinas totais*	6,44 a 179,49 mg/100g[5,17]
Ácido p-cumárico*	14 ± 2 mg/kg[17]
Quercetina**	47 ± 5 mg/kg[17]
Ácido gálico***	74 ± 4 mg/kg[17]
Alfa-caroteno*	16 mcg[15]
Beta-caroteno*	217 mcg[15]
Beta-criptoxantina*	895 mcg[15]
Luteína*	101 mcg[15]
Licopeno*	49 mcg[15]
Zeaxantina*	22 mcg[15]

Legenda: *polpa. **casca. ***semente

18.5 PROPRIEDADES FUNCIONAIS

As propriedades funcionais da *E. involucrata* DC são evidenciadas por seu potencial antioxidante natural.[14-17] Sua atividade antioxidante está relacionada aos compostos bioativos capazes de preservar os sistemas biológicos dos efeitos nocivos dos radicais livres. Assim, têm um papel fundamental nos processos de dano celular e envelhecimento.[18] Além disso, sua ação antioxidante previne a deterioração de alimentos, cosméticos e produtos farmacêuticos, bem como o crescimento de micro-organismos indesejáveis.[5]

O potencial bioativo dessa espécie foi elucidado por ensaios in vivo atribuído à presença de catequina nas folhas da cereja-do-rio-grande, as quais já são comumente utilizadas na medicina popular, por apresentar propriedades digestiva, antidiarreica e antirreumática.[15] As folhas de *E. involucrata* também apresentam potencial anti-inflamatório em ensaios in vivo.[18] Os frutos, com destaque para o ácido p-cumárico e as antocianinas, apresentam propriedade antinoceptiva, gastroprotetora, cardioprotetoras e proteção de doenças neurodegenerativas.[20,21]

De acordo com esses achados promissores, informações sobre o pool de fitoquímicos e atividades biológicas de *E. involucrata* DC. são uma valiosa contribuição para futuros bioensaios e seu possível uso em diferentes setores da indústria.[15]

REFERÊNCIAS

1. INPE (2020). Instituto Nacional de Pesquisas Espaciais: Atlas dos remanescentes florestais da Mata Atlântica. Fundação SOS Mata Atlântica. Sao Paulo - SP; 2021. Disponível em: https://cms.sosma.org.br/wp-content/uploads/2021/05/SOSMA_Atlas-da-Mata-Atlantica_2019-2020.pdf.

2. Araújo FF, Neri-Numa IA, Paulo Farias D, Cunha GRMC, Pastore GM. Wild Brazilian species of Eugenia genera (*Myrtaceae*) as an innovation hotspot for food and pharmacological purposes. Food Res Int. 2019;121:57-72. DOI: 10.1016/j.foodres.2019.03.018.

3. Donádio LC. Coleção de frutas nativas e exóticas. Jaboticabal: Funep; 2022. 300 p.

4. Lorenzi H, de Lacerda MTC, Bacher LB. Frutas no Brasil: nativas e exóticas. Brasil; 2015. 768p.

5. Antonia BD. Qualidade pós-colheita de cereja-do-rio-grande (*Eugenia involucrata* DC.): caracterização de acessos e estádios de maturação [Dissertação]. Piracicaba: USP, 2020. 54p.

6. Santoro MB, Brogio BA, Forte MJ, Soares MRR, Collusso GT, Jacomino AP, et al. Vegetative multiplication of the Atlantic Rainforest species *Eugenia involucrata*. Pesq agropec bras. 2022;57:e02921. DOI: 10.1590/S1678-3921.

7. Pirolla K. Caracterização fisiológica e conservação de sementes de oito fruteiras nativas do bioma floresta com araucária. [Dissertação de mestrado em Agronomia]. Pato Branco – PR: Universidade Tecnológica Federal do Paraná; 2013. 129 p.

8. Alegretti AL, Wagner AJ, Bortolini A, Hossel C, Zanela J, Citadin I. Armazenamento de sementes de cerejas-do-mato (*Eugenia involucrata* DC.) submetidas ao recobrimento com biofilmes e embalagem a vácuo. Rev Ceres. 2015;62:1.

9. Hossel C, Oliveira JSMA, Wagner Júnior A, Moura JC, Silva M. Propagação da cerejeira do mato por alporquia. Em: VI Encontro sobre Pequenas Frutas e Frutas Nativas do Mercosul. Anais. Pelotas - RS: Embrapa Clima Temperado, 2014. 91p.

10. Carvalho PER. Espécies arbóreas brasileiras. Embrapa Informação Tecnológica; Colombo - PR: Embrapa Florestas. 2008;5(3):593 p.

11. Carvalho PER. Cerejeira *Eugenia involucrata*. Comunicado Técnico, 224. Colombo - PR: Embrapa Florestas, 2009. 8p. Disponível em: https://www.infoteca.cnptia.embrapa.br/handle/doc/578655

12. Rego GM, Lavoranti OJ, Assumpção NA. Monitoramento dos estádios fenológicos reprodutivos da cerejeira-do-mato. Circular Técnica EMBRAPA; 2006.

13. Lisbôa GN, Kinupp VF, Barros IBI. *Eugênia involucrata* Cerejeira-do-rio-grande. Grupos de Uso e as Espécies Prioritárias - Espécies Alimentícias. Brasília: MMA; 2011. 163-168p.

14. Marin R, Apel MA, Limberger RP, Jose AG, Zuanazzi S, Henriques AT. Volatile Components and Antioxidant Activity from some *Myrtaceous* Fruits cultivated in Southern Brazil. Food Res Int. 2011;44:1843-1855.

15. Rockett FC, Schmidt H, Pagno CH, Possa J, Monteiro PL, Fochezzatto E, Assis RQ, Gedoz K, Bazzan AV, Flôres SH, Rios AO, Oliveira VR, Silva VL. Relatório final de atividades do projeto Biodiversidade para Alimentação e Nutrição (BFN) da Região Sul. UFRS; 2018.

16. Nicácio AE, Rotta EM, Boeing JS, Barizão EO, Kimura E, Visentainer JV, Maldaner L. Antioxidant activity and determination of phenolic compounds from *Eugenia involucrata* DC. Fruits by UHPLC-MS/MS. Food Anal Methods. 2018;10(8);2718-2728.

17. Toledo AG, Souza JGL, Santana CB, Mallmann AP, Dos Santos CV, Corrêa JM, Pinto FGDS. Antimicrobial, antioxidant activity and phytochemical prospection of Eugenia involucrata DC. leaf extracts. Braz J Biol. 2021;83:e245753. DOI: 10.1590/1519-6984.245753.

18. Infante J, Rosalen PL, Lazarini JG, Franchin M, Alencar SM. Antioxidant and Anti-Inflammatory Activities of Unexplored Brazilian Native Fruits. PLoS One. 2016;11(4):e0152974.

19. Fernández-Agulló A, Pereira EM, Valentão P, Andrade P, González-Álvarez J, Pereira J. Influence of solvent on the antioxidant and antimicrobial properties of walnut (Juglans regia L.) green husk extracts. Ind Crops Prod. 2013;42:126-132.

20. Maia RM, Moura CW, Bispo VS, Santos JL, Santana RS, Matos HR. Avaliação do sequestro do óxido nítrico (NO) pelo extrato metanólico da alga Bryothamnion triquetrum (Gmelin) Howe. Revista Brasileira de Farmacognosia. 2010;20:489-493. DOI: 10.1590/S0102-695X2010000400005.

21. Möller MN, Rios N, Trujillo M, Radi R, Denicola A, Alvarez B. Detection and quantification of nitric oxide–derived oxidants in biological systems. J Biol Chem. 2019;294(40):14776-14802. DOI: 10.1074/jbc.119.006136.

19
CIRIGUELA (*Spondias purpurea*)

Grazielle Vilas Bôas Huguenin

Gabrielle Cordeiro Maciel

Figura 21 – Ciriguela (*Spondias purpurea*). A: Comércio local de Ciriguela; B: Ciriguela como alimento para a fauna*[21]

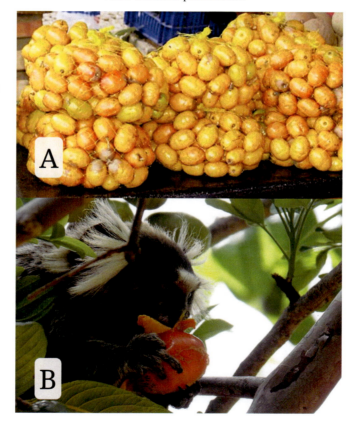

---

[21] Fonte: Wikipedia (A: Rodrigo Teixeira, 2010; B: Jamilis, 2014). Disponível em: https://commons.wikimedia.org/wiki/File:Soim_e_siriguela.jpg / https://commons.wikimedia.org/wiki/File:Siriguela_1.jpg.

19.1 CARACTERÍSTICAS BOTÂNICAS

Spondias purpurea L. é uma espécie de árvore frutífera pertencente à família *Anacardiaceae*, cujo gênero Spondias compreende cerca de 18 espécies (*Spondias cirouella Tussac, Spondias jocote-amarillo Kosterm., Spondias mexicana Watson, Spondias negrosensis Kosterm, Spondias purpurea var. munita IM Johnst* são seus principais sinônimos).[1] Mundialmente difundida, é nativa de florestas tropicais secas do norte do México ao sudoeste do Equador, cultivada nos trópicos e subtrópicos. No Brasil, é predominantemente encontrada nas Regiões Norte e Nordeste.[17] Bastante resistente à seca, é uma espécie capaz de crescer em solos arenosos, argilosos e pedregosos, é eficiente em se adaptar a condições de baixa precipitação e altas temperaturas.[1-3,4,7]

Sua árvore é de pequeno a médio porte, variando de 3 a 8 metros (algumas podendo chegar a 15 metros)[2,3,4], possui um tronco robusto, de casca lisa e cor acinzentada, com galhos grossos e esparramados. As folhas são compostas, pinadas, com comprimento entre 15 e 20 cm.[4] No início do período de seca, a árvore desfolha e o desenvolvimento das flores se dá pelo estresse hídrico.[4,7] As flores dessa planta são estaminadas, pistiladas e de coloração vermelha a roxa.[1,4] Podem ser solitárias ou fasciculadas nas axilas das folhas caídas.[7]

Seu fruto é uma drupa elipsoidal cuja coloração da casca varia entre verde, amarelo, alaranjado, vermelho e violeta[3,4], com dimensões de 1,5 cm de largura e de 3 a 5,5 cm de comprimento, seu interior contém de 1 a 5 sementes (quanto mais maduro o fruto, maiores são suas dimensões e menos sementes ele abriga).[2] É conhecido por aproximadamente 180 nomes, entre seriguela, ciriguela, cajá vermelho, ciruela, jocote, ameixa mexicana, dentre outros.[1-5,8]

Spondias venulosa (*Spondias purpurea L. var. venulosa* Mart. ex Engl.) é uma variedade da planta bastante difundida na Mata Atlântica do Brasil e pode ser encontrada desde o centro-leste da Bahia até o sul do Rio de Janeiro e extremo sudeste de Minas Gerais; sendo cultivada até no estado de São Paulo. Seus frutos são conhecidos como cajá-graúdo ou cajá-grande.[1]

Além do consumo humano, assim como outras frutas brasileiras, a ciriguela serve de alimento para a fauna nativa dos ecossistemas em que está inserida (Figura 21).

19.2 CULTIVO E SAFRA

Graças às suas condições adaptativas, *Spondias purpurea* cresce espontaneamente em florestas semidecíduas, é capaz de armazenar água em seu tronco e subsistir sem cultivo humano.[1-3] Trata-se de uma espécie dioica (apresenta os órgãos reprodutores masculino e feminino de formas separadas), cuja propagação pode se dar de forma sexuada ou assexuada.[1,4-6]

Na propagação sexuada, depende de insetos para polinização cruzada.[6] Os principais polinizadores são abelhas e algumas espécies de vespas.[1,5] Cirigueleiras selvagens se reproduzem a partir das sementes[3,4] cuja dispersão se dá por vertebrados, principalmente mamíferos.[1,6] Entretanto, muitas cirigueleiras não produzem pólen ou sementes férteis, impossibilitando a reprodução sexuada.[4,7] Seus frutos são geralmente menores, mais ácidos e com menos polpa ao redor da semente comparativamente aos frutos das plantas cultivadas.[3]

As árvores domesticadas são partenocárpicas, e o método mais utilizado para reprodução é o de enraizamento utilizando grandes estacas, de 60 a 180 cm.[1,3,7] Durante o processo de domesticação de *S. purpúrea*, foram selecionadas as árvores que poderiam ser reproduzidas facilmente, cujos frutos eram maiores, polpudos e com maior dulçor.[3,4]

Sua fenologia varia de acordo com a região onde é encontrada. No México, a floração ocorre em dezembro-agosto e a frutificação em maio-setembro; na América Central, a floração ocorre em dezembro-setembro e a frutificação em março-outubro; no noroeste da América do Sul ao oeste dos Andes, a floração ocorre de fevereiro a outubro e no restante do norte da América do Sul a floração ocorre em janeiro e a frutificação em setembro-novembro.[1] A frutificação dá-se logo após a floração e, ao atingir a maturação fisiológica, a coloração dos frutos é bem definida, variando entre os tons amarelo, laranja, vermelho e roxo.[4]

Ciriguelas nascem em cachos e a colheita geralmente é realizada de forma manual, de maneira que se selecionem os frutos em maturação fisiológica (processo importante para evitar perdas durante o armazenamento e exposição à venda). Quando colhidas, devem ser acondicionadas em recipientes bem ventilados, rasos e de cor clara para reduzir perdas e danos físicos pós-colheita.[7]

19.3 IMPORTÂNCIA ECONÔMICA

A ciriguela é uma das frutas mais cultivadas do gênero *Spondias*. Desde os maias, que preservaram o conhecimento de seu plantio, a espécie é tida como economicamente importante no México.[4,16] Entretanto, devido ao cultivo ainda basear-se em práticas agrícolas informais, como o uso de quintais, cercas vivas e pequenas propriedades[16], a fruta é pouco explorada comercialmente.[9]

No Brasil, a comercialização se dá principalmente de forma regional, concentrada na Região Nordeste, devido ao seu sabor exótico, valor nutricional e presença de compostos bioativos, proporciona crescente interesse em fruticultores e na agroindústria.[8-10]

Contém um mesocarpo amarelo, suculento e agridoce que pode ser consumido fresco, congelado, processado, desidratado, em conserva ou em salmoura.[12,16] Utiliza-se para fazer geleias, sorvete e bebidas variadas.[1-5,7,12] Seus resíduos podem ser aproveitados para a produção de farinha, empregada na confecção de bolos e biscoitos.[8] Acredita-se que por todas essas características a fruta possui grande potencial de comercialização no exterior.[16]

19.4 VALOR NUTRICIONAL E COMPOSTOS BIOATIVOS

A ciriguela é uma fonte não convencional de amido, com alto teor de amilose e fortes propriedades de gelificação.[11] Por conter grande concentração de carboidratos totais, assim como de sacarose e frutose, possui um alto valor energético.[12]

Pode ser considerada boa fonte de fibras alimentares, apesar da existência de variações no teor de fibras encontrado em análises de frutos de diferentes países. Tais variações são esperadas visto que podem ocorrer alterações na composição dos frutos de acordo com as condições climáticas, região e prática de cultivo. A Tabela 38 apresenta a composição nutricional de acordo com a Tabela Brasileira de Composição de Alimentos (Taco).[13,15]

Tabela 38 – Composição nutricional de Ciriguela (*Spondias purpurea*)

Informações Nutricionais por 100 g de parte comestível crua			
Umidade	78,70 %	Sódio	2,00 mg
Energia	76,00 kcal	Potássio	248,00 mg
Proteína	1,40 g	Cobre	0,12 mg
Lipídeos	0,40 g	Zinco	0,50 mg
Carboidratos	18,90 g	Tiamina	0,14 mg
Fibra Alimentar	3,90 g	Riboflavina	Traços
Cinzas	0,70 g	Piridoxina	Traços
Cálcio	27,00 mg	Niacina	Traços
Magnésio	18,00 mg	Vitamina C	27,00 mg
Manganês	0,06 mg	Ácidos Graxos Saturados	0,20 g
Fósforo	49,00 mg	Ácidos Graxos Monoinsaturados	Traços
Ferro	0,40 mg	Ácidos Graxos Poli-insaturados	0,10 g

Fonte: Tabela Brasileira de Composição de Alimentos (TACO)[15]

S.purpurea possui uma alta concentração de compostos bioativos, destacando-se os polifenóis e os carotenoides.[7,9-14,16,17] Em relação aos polifenóis, foram detectados em grande quantidade o ácido gentísico, ácido p-hidroxibenzoico, ácido p-cumárico, rutina, ácido vanílico, ácido protocatecuico e o ácido sinápico; a miricetina, quercetina, catequina, entre outros, foram encontrados em menores quantidades (Tabela 39).[9]

Tabela 39 – Compostos bioativos de Ciriguela (*Spondias purpurea*)

Composto	Fruta	Polpa congelada	Variação
Ácido protocatecuico	143.77 ± 5.26[a]	188.96 ± 14.21[b]	+ 31.43
Ácido p-hidroxibenzoico	391.25 ± 22.87[a]	110.2 ± 16.50[b]	-71.83
Ácido p-cumárico	217.8 ± 20.76[a]	16.20 ± 2.53[b]	-92.56
Ácido salicílico	98.56 ± 4.66[a]	21.39 ± 4.58[b]	-78.30
Ácido sinápico	122.83 ± 11.60[a]	78.43 ± 8.9[b]	-36.15
Ácido siríngico	17.37 ± 2.54[a]	9.07 ± 1.38[b]	-47.78
Ácido trans-cinâmico	1.19 ± 0.55[a]	1.97 ± 0.24[a]	+65
Ácido gentísico	762.73 ± 33.90[a]	316.67 ± 27.09[b]	-58.48
Ácido vanílico	158.78 ± 4.23[a]	46.02 ± 2.75[b]	-71
Ácido gálico	13.82 ± 1.34[a]	16.20 ± 2.54[b]	+17.22
Ácido ferrulico	Não detectado	Não detectado	
Ácido elágico	Não detectado	13.78 ± 4.52	
Rutina	174.35 ± 25.33[b]	124.46 ± 18.58[a]	-28.61
Miricetina	51.52 ± 1.69[b]	22.36 ± 6.96[b]	-56.60
Quercetina	59.92 ± 7.62[b]	23.66 ± 1.37[a]	-60.50
Catequina	62.61 ± 6.85[b]	40.84 ± 10.08[a]	-34.77

Fonte: adaptada de Dutra *et.al.*[9]. Valores expressos em 100 g de matéria seca. Letras diferentes na mesma linha representam diferenças estatisticamente significativas no teor de composto fenólico entre fruta e polpa em fenólicos livres ($p<0,05$).*% var: variação das quantidades apresentadas em percentual: + aumenta; -diminui.

Na ciriguela o teor de carotenoides totais aumenta durante o amadurecimento, com maior concentração presente no epicarpo em comparação com a polpa, onde foram identificados principalmente a β-criptoxantina e a zeaxantina.[7] A Tabela 40 mostra a quantificação de alguns dos carotenoides encontrados na polpa liofilizada de *S.purpurea*.

Tabela 40 – Composição de carotenoides da polpa de Ciriguela (*Spondias purpurea*)

Carotenoide	Concentração (µg/g*)
Auroxantina ou neocromo	1.34 ± 0.00
Luteína	13.92 ± 0.73
Zeaxantina	2.76 ± 0.08
Luteoxantina miristato	3.41 ± 0.11
β-criptoxantina	9.26 ± 0.53
Luteína-3'-O-laurato	2.04 ± 0.04
β-laurato de criptoxantina	2.01 ± 0.03
Dicaprato de luteína	1.94 ± 0.09
Luteína-3-O-miristato-3'-O-laurato	2.75 ± 0.21
β-caroteno	10.78 ± 0.34
Luteína -3-O-estearato 3'-O-palmitato	1.34 ± 0.03
Miristato de β-criptoxantina	3.04 ± 0.01
Dipalmitato de luteína	3.31 ± 0.24
Provitamina A (µg RAE/100 g)	298.9 ± 8.4

Fonte: adaptada de da Costa[17]. Os valores estão representados como média e desvio-padrão triplicado. *polpa de ciriguela liofilizada, base seca

19.5 PROPRIEDADES FUNCIONAIS

Graças aos fitoconstituintes presentes nas plantas do gênero *Spondias*, *S.purpurea* possui atividade citotóxica, antioxidante, protetora de úlceras, hepatoprotetora, fotoprotetora, anti-inflamatória, antiartrítica, antidemencial, antipirética, analgésica, trombolítica, hipoglicêmica, anti-hipertensiva, antimicrobiana e anti-helmínticas.[10]

O óleo da folha contém β-cariofileno, δ-cadineno, torreyol e T-muurolol; e dos frutos foram extraídos pigmentos carotenoides luteína e zeaxantina, ácidos fenólicos (ácido gálico, ácido clorogênico) e flavonol O-glicosídeos de quercetina, kaempferol, kaempferide e ramnetina.[14] No México, utilizam-se as folhas frescas de *S. purpurea* para tratar dores de estômago e flatulência, e a decocção das folhas frescas é aplicada no tratamento de anemia, diarreia, disenteria e infecções de pele.[10]

REFERÊNCIAS

1. Mitchell JD, Daly DC. A revision of Spondias L. (*Anacardiaceae*) in the Neotropics. PhytoKeys. 2015;(55):1-92.

2. Muñiz-Ramirez A, Garcia-Campoy AH, Pérez Gutiérrez RM, Garcia Báez EV, Mota Flores JM. Evaluation of the Antidiabetic and Antihyperlipidemic Activity of. Plants (Basel). 2021;10(7).

3. Miller A, Schaal B. Domestication of a Mesoamerican cultivated fruit tree, *Spondias purpurea*. Proc Natl Acad Sci U S A. 2005;102(36):12801-6.

4. Ruenes-Morales MdR, Casas A, Jiménez-Osornio JJ, Caballero J. ETNOBOTÁNICA DE *Spondias purpurea* L. (*ANACARDIACEAE*) EN LA PENÍNSULA DE YUCATÁN. Interciencia. 2010;35(4):247-54.

5. Cristóbal-Pérez EJ, Fuchs EJ, Harvey N, Quesada M. Isolation and characterization of microsatellites loci in *Spondias purpurea* (*Anacardiaceae*) and cross amplification in congeneric species. Mol Biol Rep. 2019;46(5):5581-5.

6. Cristóbal-Pérez EJ, Fuchs EJ, Olivares-Pinto U, Quesada M. Janzen-Connell effects shape gene flow patterns and realized fitness in the tropical dioecious tree *Spondias purpurea* (*ANACARDIACEAE*). Scientific Reports. 2020;10(1):4584.

7. Mohammed M, Bridgemohan P, Graham O, Wickham L, Bridgemohan RSH, Mohammed Z. Postharvest Physiology, Biochemistry and Quality Management of Chili Plum (Spondias purpurea var. Lutea): A Review. J Food Res. 2019;8(3):1.

8. Albuquerque JGD, Duarte AM, Conceição MLD, Aquino JDS. Integral utilization of seriguela fruit (Spondias purpurea L.) in the production of cookies. Rev Bras Frutic. 2016;38(3).

9. Dutra RLT, Dantas AM, Marques DdA, Batista JDF, Meireles BRLdA, de Magalhães Cordeiro ÂMT, *et al*. Bioaccessibility and antioxidant activity of phenolic compounds in frozen pulps of Brazilian exotic fruits exposed to simulated gastrointestinal conditions. Food Res Int. 2017;100:650-7.

10. Sameh S, Al-Sayed E, Labib RM, Singab AN. Genus. Evid Based Complement Alternat Med. 2018;2018:5382904.

11. Rodrigues FAM, Dos Santos SBF, Lopes MMA, Guimarães DJS, de Oliveira Silva E, de Souza Filho MSM, *et al*. Antioxidant films and coatings based on starch and phenolics from *Spondias purpurea* L. Int J Biol Macromol. 2021;182:354-65.

12. Koziol MJ, Macia MJ. Chemical composition, nutritional evaluation, and economic prospects of *Spondias purpurea* (*Anacardiaceae*). Economic Botany. 1998;52(4):373-80.

13. Montero ML, Rojas-Garbanzo C, Usaga J, Pérez AM. Composición nutricional, contenido de compuestos bioactivos y capacidad antioxidante hidrofílica de frutas costarricenses seleccionadas. Agron Mesoam. 2022;46175.

14. Almeida CLF, Brito SA, Santana TI, Costa HBA, Carvalho Júnior CHR, Silva MV et al. *Spondias purpurea* L. (*Anacardiaceae*): Antioxidant and Antiulcer Activities of the Leaf Hexane Extract. Oxid Med Cell Longev. 2017;2017:6593073.

15. NEPA-UNICAMP. Tabela Brasileira de Composição de Alimentos - TACO. NEPA-UNICAMP. Campinas; 2011.

16. Maldonado-Astudillo YI, Alia-Tejacal I, Núñez-Colín CA, Jiménez-Hernández J, Pelayo-Zaldívar C, López-Martínez V, et al. Postharvest physiology and technology of *Spondias purpurea* L. and S. mombin L. Sci Hortic. 2014;174:193-206.

17. Costa GA. Carotenoides e compostos fenólicos de "Spondias" do Nordeste brasileiro: composição e bioacessibilidade. [Tese de doutorado]. Campinas – SP: Universidade Estadual de Campinas, Faculdade de Engenharia de Alimentos, 2018. Disponível em: https://repositorio.unicamp.br/Acervo/Detalhe/995661.

20
CUBIU (*Solanum sessiliflorum* Dunal)

Klenicy Kazumy de Lima Yamaguchi

Waldireny Rocha Gomes

Tiago Maretti Gonçalves

Anderson de Oliveira Souza

Kemilla Sarmento Rebelo

Figura 22 – Cubiu (*Solanum sessiliflorum* Dunal)*[22]

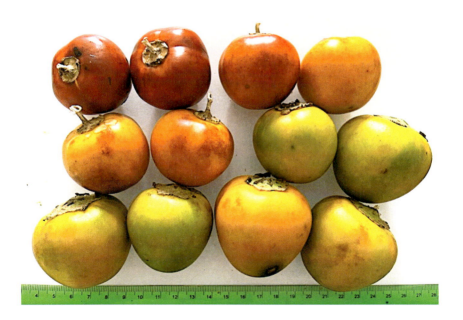

---
[22] Fonte: os autores, 2023.

20.1 CARACTERÍSTICAS BOTÂNICAS

O Cubiu, planta pertencente a espécie *Solanum sessiliflorum* Dunal, é nativo do Brasil e se distribui na região norte do país, principalmente nos estados do Amazonas, Pará e Amapá. Faz parte do domínio fitogeográfico da Amazônia, sendo que o tipo de vegetação é o da Floresta de Terra Firme.[1] Essa planta é um arbusto pertencente à família das Solanacea, e recebe além do nome popular cubiu, os nomes cocona, maná-cubiu, kubiú, maná, topiro ou tomate de índio.[2,3]

Suas folhas apresentam limbo não dividido (simples) em formato de lâminas com uma textura fina dotada de pelos (tricomas) tanto na porção adaxial como abaxial.[1] Suas flores são em sua maioria alógamas e se apresentam em ramos axilares curtos, medindo de 4 a 5 cm de diâmetro. Seu cálice possui cinco sépalas duras, com formatos triangulares, possuem pelos na face externa e ausência destes na interna. A corola possui cinco pétalas de coloração esbranquiçada, ligeiramente amarelada ou esverdeada.[4] Seus frutos (Figura 22) variam em relação ao formato tendendo para quase esférico ou ovoide ou, até mesmo, ovalado. Possui um tamanho que varia de 4 a 12 cm de largura e de 3 a 6 cm de comprimento. Sua coloração possui variação, tendendo do amarelo até mesmo tons avermelhados. Sua casca é fina acompanhando o mesocarpo que é grosso amarelo e com bastante teor de água. Seu sabor é moderadamente ácido e suas sementes se assemelham com às do tomate.[4]

20.2 CULTIVO E PLANTIO

O cubiu é uma espécie frutífera de fácil cultivo e manejo, uma vez que é uma planta rústica sendo pouco atacada por pragas e doenças.[5] É uma planta arbustiva que pode atingir até 3 metros de altura, sendo cultivada em áreas de clima quente e úmido.

Essa planta pode ser propagada por meio de sementes que podem ser obtidas de frutos maduros e que germinam em cerca de 20 dias após o plantio.[4,5] A escolha do solo é importante, devendo ser bem drenado e rico em matéria orgânica para que a germinação ocorra em condições adequadas. O plantio deve ser feito em covas com cerca de 30 cm de profundidade e espaçamento de 2 a 3 metros entre as plantas. A irrigação é essencial para o desenvolvimento da planta e deve ser realizada regularmente, especialmente durante períodos de estiagem.[6,7]

A poda é recomendada para a formação da planta e também para controlar seu crescimento. O período de colheita do cubiu ocorre entre janeiro e julho, sendo que a fruta atinge seu ponto máximo de maturação entre maio e junho.[7]

Segundo Silva Filho et al.[8] na agroindústria moderna, o cubiu se desponta como uma ótima matéria-prima devido à sua rusticidade e ser de fácil cultivo. Dependendo do genótipo, é muito produtiva e pode chegar a produzir 100 toneladas por hectare de frutos.

20.3 IMPORTÂNCIA ECONÔMICA

O cubiu é uma fruta nativa da região amazônica, com aspectos únicos e com grande importância cultural e gastronômica. Além do seu sabor agradável, também apresenta importância econômica, tanto para a região amazônica quanto para o Brasil como um todo, sendo rica em nutrientes e compostos bioativos.[6]

Apresenta um aroma agradável e sabor característico doce e ácido. Pode ser consumido tanto in natura, na culinária tradicional, quanto em preparações de sucos, sorvetes, geleias, compotas, produção de bebidas e outros. Originalmente, era utilizado pelas populações tradicionais como tempero e para limpar o peixe, mas com as descobertas científicas, a popularidade da espécie tem crescido nos últimos anos, principalmente devido ao seu potencial nutricional e medicinal, rico em substâncias bioativas e nutraceuticas, o que o torna um importante aliado na prevenção e tratamento de doenças e vêm despertando o interesse da indústria.[5,7]

A fruta e produtos à base dela têm sido comercializados com a alegação de propriedades hipolipidêmicas (redução de colesterol e triglicérides) e hipoglicêmica. Porém apesar da grande utilidade dos frutos de cubiu e do crescente interesse da pesquisa, ainda são poucos os estudos publicados sobre a espécie.[9]

20.4 VALOR NUTRICIONAL

A popularidade da espécie tem crescido nos últimos anos, principalmente devido ao seu potencial nutricional e medicinal. A polpa do cubiu (mesocarpo) representa a parte comestível da fruta. Sua composição nutritiva, relatada em dois estudos, está descrita na Tabela 41. A fruta apresenta baixo pH (4,12), que é responsável pelo seu sabor ácido acentuado.[10] No entanto, a acidez relatada na literatura varia de 0,53 (±0,01) g/100 g a 1,47 (±0,22) g/100 g.[11,12] Seu teor de vitamina C é de 1,97 mg/100 g, valor que pode estar subestimado devido à provável degradação sofrida no tratamento térmico utilizado no estudo.[10] Esse valor de vitamina C é equivalente ao encontrado na maçã com casca (*Malus* spp.), *in natura* (1,95 mg/100 g).[13]

O cubiu pode ser considerado como fonte de fibra alimentar, já que contém mais de 3 g por 100 g[14], embora já tenham sido relatadas quantidades menores para fibra alimentar (2,22 g/100 g)[12]. Entre as fibras, destaca-se a pectina, que chega a representar 1,61 g/100 g.[10] Devido ao seu conteúdo de pectina, essa fruta tem sido utilizada para a elaboração de produtos dietéticos como geleia e pães.[12,15] A quantidade de fibra insolúvel (1,48 g/100 g) é maior que a quantidade de fibra solúvel (0,74 g/100 g).[12]

O cubiu apresenta uma baixa densidade energética (0,24 a 0,41 kcal/g)[10,16-17] que é equivalente à de outros frutos como o melão (0,24 kcal/g) e a pitanga (0,36 kcal/g).[18] Portanto, pode ser uma excelente escolha para dietas que promovam déficit calórico.

As variações nos teores de alguns componentes em diferentes estudos podem ser resultantes das condições edafoclimáticas nas regiões onde os estudos foram realizados.[16]

Tabela 41 – Composição nutricional de Cubiu (*Solanum sessiliflorum*)

Informações Nutricionais por 100 g de parte comestível			
Umidade	90,63 g	Ferro	0,42 mg
Cinzas	0,67 g	Potássio	356,4 mg
Energia	24,15 kcal	Sódio	0,13 mg
Carboidratos	3,63 g	Magnésio	12,2 mg
Proteínas	0,72 g	Fósforo	21,3 mg
Lipídeos	0,75 g	Cobre	0 mg
Fibra Alimentar	3,6 g	Zinco	0,36 mg
Pectina	1,61 g	Vitamina C	1,97 mg
Cálcio	12,5 mg	pH	4,12

Fontes: Aguiar[16] e Pires[10]

O cubiu é rico em compostos bioativos, como carotenoides, flavonoides e alcaloides. Esses compostos são comumente relacionados com as propriedades antioxidantes, anti-inflamatórias e antitumorais, o que o torna um importante aliado na prevenção e tratamento de diversas doenças e muito importante do ponto de vista econômico, agrícola e farmacêutico.[19-21]

Vários estudos demostram que a composição química do cubiu é bem característica do gênero *Solanum*, com ampla atividade biológica. Entre os principais metabólitos secundários dos frutos de *S. sessiliflorum* estão os flavonoides e alcaloides. Alguns dos alcaloides encontrados nos frutos de cubiu incluem solasodina solanocarpina e solasonina, que apresentam atividade anticolinérgica e podem ter potencial terapêutico para o tratamento de doenças neurodegenerativas.[22] Esses compostos possuem propriedades farmacológicas e são conhecidos por sua capacidade de atuar sobre o sistema nervoso central.

Além dos alcaloides, os frutos também contêm flavonoides, que são compostos que possuem atividade antioxidante e anti-inflamatória. Os flavonoides encontrados nos frutos de cubiu incluem a quercetina, kaempferol, naringenina, salicilato de metilo e rutina que foram estudados pelo seu potencial no tratamento de doenças cardiovasculares, câncer e diabetes.[23]

Além dessa classe, cita-se a presença de carotenoides. O trabalho realizado por Rodrigues e colaboradores[23,24] caracterizou quimicamente o extrato de cubiu e detectou por análise de HPLC a presença de 17 carotenoides sendo a maior concentração de b-caroteno. O ácido 5-cafeoilquinico foi detectado como o composto fenólico mais abundante representando 78% do total de compostos fenólicos.

Vargas-Arana e colaboradores[25] estudaram cinco variedades de cubiu do Peru e detectaram, por UPLC-PDA-MS, 70 substâncias da classe dos ácidos fenólicos, aminoácidos, flavonoides, açucares, terpenos, amidas, aldeído e ácidos orgânicos além de 2 cianidinas: Pelargonidina-3-sophorosideo e Pelargonidina-3-glicosideo.

A literatura apresenta a existência de pelo menos 28 etnovariedades do cubiu, com dimensões e fenótipos diferentes e que, mesmo com o avanço nas descobertas científicas relacionada a espécie, ainda apresenta a lacuna relacionada a variação química no teor de alcaloides e flavonoides nas diferentes variedades e regiões dessa espécie.[21,26,27]

20.5 PROPRIEDADES FUNCIONAIS

Os frutos de cubiu apresentam uma variedade de étnicas (diferentes formas e tamanhos), as quais podem diferenciar os metabólitos secundários, por isso, estudos envolvendo a variação morfológica e a composição química desses frutos são necessários.[27] Na região Amazônica, o cubiu é utilizado na alimentação, remédios e cosméticos pelas populações nativas e possui propriedades nutricionais e funcionais importantes para a saúde.[26]

Tradicionalmente, as folhas e raízes são utilizadas contra picadas de cobras e escorpiões.[28] Estudos demonstraram que as frutas de cubiu possuem elevadas quantidades de fitoquímicos, os quais contribuem com relevantes efeitos terapêuticos, como inibidores de mediadores pró-inflamatórios[29], redução nos níveis de colesterol, glicose e coadjuvante no tratamento de H. pylori[29-31], cicatrizante e antioxidante.[32]

Tabela 42 – Atividade antioxidante do Cubiu (*Solanum sessiliflorum*) por diferentes métodos

Ensaio	Resultados
DPPH	IC50 5,49 g/g DPPH c[33]
	IC50 606,3 ± 3,5 µg/mL a[34]
	IC50 9,90 mg/mL e[35]
	IC50 267,72 µg/mL b[36]
	IC50 313,54 ± 14,13 µmol TE/100g e,1[37]
	IC50 360,49 ± 13,13 µmol TE/100g e,2[38]
	IC50 19,88 ± 0,34 µmol TE/g e,1[39]
ABTS	IC50 290,3 ± 10,7 µg/mL a[34]
	IC50 45,61 ± 1,56 µmol TE/100g e,1[37]
	IC50 108,50 ± 17,32 µmol TE/100g e,2[37]
	IC50 19,70 ± 0,81 µmol TE/g e,1[25]
FRAP	IC50 105,41 ± 14,13 µmol TE/100g e,1[37]
	IC50 137,09 ± 1,13 µmol TE/100g e,2[37]

Legenda: a extrato etanólico. b extrato hidroetanólico. c extrato aquoso. d extrato acetona. e extrato metanólico. f extrato hexânico. 1 extrato da polpa da fruta. 2 extrato da casca da fruta. 3 extrato de semente; TE: Trolox equivalente. IC50 concentração necessária para inibir 50% do radical DPPH.

Recentes estudos demonstram diferentes metodologias para mensurar a atividade antioxidante do extrato de S. sessiliflorum, tais como DPPH, ABTS e FRAP, destacados na Tabela 42.

Vários estudos têm sido realizados indicando efeito antioxidante do fruto inteiro como também na polpa, casca e semente de cubiu.[38, 39] Além da atividade antioxidante, pesquisas indicam que o fruto possui propriedades cicatrizantes e regeneradoras da pele, além de ser eficaz no tratamento de doenças como psoríase e dermatite, apresentarem atividade hipoglicemiante e cicatrizante. Algumas das principais propriedades funcionais do cubiu podem ser visualizadas na Tabela 43.

Tabela 43 – Propriedades funcionais das diferentes partes do Cubiu (*Solanum sessiliflorum*)

Propriedades Funcionais	Parte do Fruto
Antioxidante	Casca, polpa e semente[32,38,39]
Anti-inflamatória	Polpa e casca[40]
Hipoglicemiante	Polpa do fruto; Farinha de cubiu[38, 41]
Antimimicrobiano	Polpa[32]
Cicatrizante	Polpa[32]

Os estudos têm mostrado que o cubiu possui compostos com propriedades anti-inflamatórias que podem ajudar a reduzir a inflamação no corpo, prevenindo doenças crônicas, como artrite e doenças autoimunes, além do potencial efeito hipoglicemiante, o que pode ser benéfico para pessoas com diabetes.[32,40,41] Um estudo em animais mostrou que o extrato de cubiu reduziu significativamente os níveis de glicose no sangue.[41]

Dessa forma, verifica-se que o cubiu é um fruto que está sendo redescoberto e suas propriedades nutricionais e químicas têm cada vez mais contribuído para isso, sendo um potencial a ser explorado pela indústria de processamento de alimentos, cosméticas e biotecnológica.

REFERÊNCIAS

1. Jardim Botânico do Rio de Janeiro. *Solanaceae* in Flora e Funga do Brasil. 2023. Disponível em: https://floradobrasil.jbrj.gov.br/FB88108.

2. Sereno AB, Gibbert L, Bertin RL, Krüger CCH. Cultivo do maná-cubiu (*Solanum sessiliflorum* Dunal) no litoral do Paraná e sua contextualização com a segurança alimentar e nutricional. Divers@!, 2017;10(2):123-132. DOI: 10.5380/diver.v10i2.58070.

3. Stefanello S, Schuelter AR, Scapim CA, Finger FL, Pereira GM, Bonato CM, Silva J M. Amadurecimento de frutos de cubiu (*Solanum sessiliflorum* Dunal) tratados com Etefon. Acta Amazonica, 2010;40:424-434. DOI: 10.1590/S0044-59672010000300003.

4. Villachica H. Frutales y hortalizas promisorios de la Amazonia. Lima: TCA; 1996.

5. Silva Filho DF, Machado FM. Cubiu (*Solanum sessiflorum* Dunal). In: Cardoso MO (ed). Hortaliças não convencionais da Amazônia. Brasília: EMBRAPA-SPI. Manaus: EMBRAPA, CPAA; 1997. p. 97-104.

6. Ferreira EA, Corrêa DS, Leandro WM, Soares AG, Vieira AJ. Cultivo do cubiu (*Solanum sessiliflorum* Dunal) no Brasil. Embrapa Amazônia Ocidental; 2008.

7. Andrade ALS, Silva DJH, Noda H, Ohashi ST, Pereira MGM. Cubiu: caracterização, cultivo e uso. Belém – PA: Embrapa Amazônia Oriental; 2001.

8. Silva Filho DF, Anunciação Filho CJ, Noda H, Reis OV. Variabilidade genética em populações naturais de cubiu da Amazônia. Horticultura Brasileira, 1996;14(1):9-15. Disponível em: https://www.scielo.br/j/aa/a/GNQ9zxkBZQCwmtWLccngFkt/?format=pdf&lang=pt.

9. Santos FJ, Souza CR, Silva GDN, Santos IHS. Evaluation of the healing activity of *Solanum sessiliflorum* Dunal ("cubiu") extract in experimental skin lesions in rats. Brazilian Journal of Pharmaceutical Sciences. 2011;47(1):141-147.

10. Pires AMB, Silva PS, Nardelli PM, Gomes JC, Ramos AM. Caracterização e processamento de cubiu (*Solanum sessiliflorum*). Revista Ceres. 2006;53(307):309-16. Disponível em: https://www.redalyc.org/articulo.oa?id=305226699004.

11. Silva Filho DF da, Andrade JS, Clement CR, Machado FM, Noda H. Correlações fenotípicas, genéticas e ambientais entre descritores Morfológicos e Químicos em frutos de Cubiu (*Solanum sessiliflorum* Dunal) da Amazônia. Acta Amaz. 1999;29:503-11. DOI: 10.1590/1809-43921999294511.

12. Yuyama LKO, Pantoja L, Maeda RN, Aguiar JPL, Silva SB da. Desenvolvimento e aceitabilidade de geléia dietética de cubiu (*Solanum sessiliflorum* Dunal). Ciênc Tecnol Aliment. 2008;28(4):929-34. DOI: 10.1590/S0101-20612008000400026.

13. TBCA. Maçã, Argentina, c/ casca, *in natura*, *Malus domestica*. 2023. Disponível em: http://www.tbca.net.br/base-dados/int_composicao_estatistica.php?cod_produto=C0063C.

14. Brasil. Ministério da Saúde. Agência Nacional de Vigilância Sanitária. RDC Nº 54, de 12 de novembro de 2012. Dispõe sobre o Regulamento Técnico sobre

Informação Nutricional Complementar. 2012. Disponível em: https://bvsms.saude.gov.br/bvs/saudelegis/anvisa/2012/rdc0054_12_11_2012.html.

15. Sereno AB, Santos IE, Hauser AB, Gibbert L, Bampi M, Pinto CD, et al. Desenvolvimento e aceitabilidade de pães adicionados de farinha de maná cubiu (*Solanum sessiliflorum* Dunal): impacto no índice glicêmico. Res Soc Dev. 2022;11(3):e28111326294. DOI: 10.33448/rsd-v11i3.26294.

16. Aguiar JPL. Tabela de composição de alimentos da Amazônia. Manaus: INPA; 2019. 20 p.

17. Philippi ST, Aquino RC, Leal GVS. Planejamento dietético: princípios, conceitos e ferramentas. Em: Dietética: Princípios para o planejamento de uma alimentação saudável. Barueri, SP: Manole; 2015.

18. TBCA. Tabela Brasileira de Composição de Alimentos. Energia, frutas e derivados, *in natura*. 2023. Disponível em: http://www.tbca.net.br/base-dados/busca_componente.php.

19. Zadra M, Piana M, Brum FT, Boligon AA, Freitas BR, Machado MM, Stefanello TS, Soares AAF, Athayde LM. Antioxidant activity and phytochemical composition of the leaves of Solanum guaraniticum A. St.-Hil. Mol. 2012;17(11):12560-12574. DOI: 10.3390/molecules171112560.

20. Oliveira RC, Monteiro FS, Silva JLV, Ribeiro LAA, Santos RF, Nascimento RJ, Duarte JC, Agra MF, Silva TMS, Almeida FRC. Extratos de metanol e acetato de etila de Solanum megalonyx Sendtn. (*Solanaceae*) apresentam atividade espasmolítica em cobaia: um estudo. Rev Bras Farmacogn. 2006;16:146-151.

21. Almoulah NF, Al-Shamrani AM, Alomary MN, Al-Showiman SS, Elbehairi SEI. Antibacterial, antiproliferative and antioxidant activity of leaf extracts of selected *Solanaceae* species. S Afr J Bot. 2017;112:368-374.

22. Barbosa-Filho JM, Agra MF, Oliveira RA, Paulo MQ, Trolin G, Cunha EV, Ataide JR, Bhattacharyya J. Chemical and pharmacological investigation of Solanum species of Brazil—a search for solasodine and other potentially useful therapeutic agents. Mem Inst Oswaldo Cruz. 1991;86Suppl 2:189-191.

23. Rodrigues E, Mariutti LRB, Mercadante AZ. Carotenoids and phenolic compounds from *Solanum sessiliflorum*, an unexploited Amazonian fruit, and their scavenging capacities against reactive oxygen and nitrogen species. J Agric Food Chem. 2013;61(25):3022-9. DOI: 10.1021/jf400175z.

24. Vargas-Muñoz DP, Silva LC, Oliveira LAN, Teixeira Godoy H, Kurozawa LE. 5-Caffeoylquinic acid retention in spray drying of cocona, an Amazonian fruit, using hydrolyzed collagen and maltodextrin as encapsulating agents. Dry Technol. 202;39(11):1854-1868. DOI: 10.1080/07373937.2020.1711581.

25. Vargas-Arana G, Merino-Zegarra C, Riquelme-Peñaherrera M, Nonato-Ramirez L, Delgado-Wong H, Pertino MW, Parra C, Simirgiotis MJ. Antihyperlipidemic and antioxidant capacities, nutritional analysis and UHPLC-PDA-MS caracterization of cocona fruits (*Solanum sessiliflorum* Dunal) from the Peruvian Amazon. Antioxidants. 2021;10(9):1566. DOI: 10.3390/antiox10091566.

26. Silva Filho DF, Yuyama LKO, Aguiar JPL, Oliveira MC, Martins LHP. Characterization and evaluation of the agronomic and nutritional potential of ethnovarieties of cubiu (*Solanum sessiliflorum* Dunal) in Amazonia. Acta Amazônica. 2005;35(4):399-406.

27. Yuyama LKO, Macedo SHM, Aguiar JPL, S. Filho D, Yuyama K, Fávaro DIT, Vasconcellos MBA. Quantificação de macro e micro nutrientes em algumas etnovariedades de cubiu (*Solanum sessiliflorum* Dunal). Acta Amazonica. 2007;37(3):497-504. DOI: 10.1590/S0044-59672007000300017.

28. Hernandes LC, Aissa AF, Almeida MR, Darin JDC, Rodrigues E, Batista BL, Barbosa F, Mercadante AZ, Bianchi MLP, Antunes LMG. *In vivo* assessment of the cytotoxic, genotoxic and antigenotoxic potential of maná-cubiu (Dunal) fruit. Food Res Int, 2014;(62):121-127. DOI: 10.1016/j.foodres.2014.02.36.

29. Silva FDF, Noda H, Yuyama K, Yuyama LKO, Aguiar JPL, Machado FM. Cubiu (*Solanum sessiliflorum*, Dunal): A medicinal plant from Amazonia in the process of selection for cultivation in Manaus, Amazonas, Brasil. Revista Brasileira de Plantas Medicinais. 2003;5(2):65-70.

30. Maia JRP, Schwertz MC, Sousa RFS, Aguiar JPL, Lima ES. Efeito hipolipemiante da suplementação dietética com a farinha do cubiu (*Solanum sessiliflorum* Dunal) em ratos hipercolesterolêmicos. Revista Brasileira de Plantas Medicinais. 2015;17(1):112-119. DOI: 10.1590/1983-084XI11_163

31. Tocto-Chaquila Y, Tarrillo-Peralta L, Veja-Huamán K, Galliani-Huamanchumo I, Ganoza-Yupanqui M, Campos-Florián J. Efecto hipocolesterolemiante y sobre actividad de catalasa del fruto de *Solanum sessiliflorum* "cocona" en ratones. Revista Médica de Trujillo. 2020;15(2):57-65. DOI: 10.17268/rmt.2020.v15i02.03.

32. Goncalves K, Soldati P, Silva A, Venancio R, Miranda M, Barboza N. Biological activities of *Solanum sessiliflorum* Dunal. Bioscience Journal. 2013;29(3):541-549.

33. Rincón AM, González D, Rached LB, Emaldi U, Padilla FC. Actividad antioxidante y contenido de polifenoles en frutos de túpiro (*Solanum sessiliflorum* Dunal) provenientes del Amazonas venezolano. Rev Fac Farm. 2011;74(1):41-45.

34. Mascato DRLH, Monteiro JB, Passarinho MM, Galeno DML, Cruz RJ, Ortiz C, Morales L, Lima ES, Carvalho RP. Evaluation of antioxidant capacity of *Solanum sessiliflorum* (Cubiu) extract: An *in vitro* assay. J Nutr Metab. 2015;364185. DOI: 10.1155/2015/364185.

35. Barreiros ML, de Jesus RA, Barreiros ALBS, Sandes TS, Ramalho AS, Narain N. Evaluation of the antioxidant activity of eight tropical fruits by DPPH method. Acta Horticulturae. 2018;(1198):185-192. DOI: 10.17660/actahortic.2018.1198.29.

36. Montagner GFFS, Barbisan F, Ledur PC, Bolignon A, Motta JR, Ribeiro EE, Praia RS, Azzolin VF, Cadoná FC, Machado AK, Barcelos RP, Cruz IBM. *In vitro* Biological Properties of *Solanum sessiliflorum* (Dunal), an Amazonian Fruit. J Med Food, 2020;2020:1-10. DOI: 10.1089/jmf.2019.0193.

37. Sereno AB, Andrade MTP, Borges GSC, Montrucchio DP, Ferreira SMR, Bertin RL, Reason IJM, Krüger CCH. Content of phenolic and antioxidante capacity found in cocona peel (*Solanum sessiliflorum* Dunal), cultivated from Brazi-

lian Atlantic Forest. Braz J of Develop. 2020;6(11):93187-93199. DOI: 10.34117/bjdv6n11-650.

38. Bagattoli PCD, Cipriani Dc, Mariano LNB, Correa M, Wagner TM, Noldin VF, Cechinel Filho V, Niero R. Phytochemical, antioxidant and anticancer activities of extracts of seven fruits found in the southern Brazilian flora. Indian J Pharm Sci. 2016;78(1):34-40.

39. Rincón AM, González D, Rached LB, Emaldi U, Padilla FC. Actividad antioxidante y contenido de polifenoles en frutos de túpiro (*Solanum sessiliflorum* Dunal) provenientes del Amazonas venezolano. Rev Fac Farm. 2011;74(1):41-45.

40. Costa GM, Carvalho JE, Queiroz VT, Marinho HA, Arruda MSP, Tomé AR, *et al*. Anti-inflammatory and anti-arthritic properties of Cubiu (*Solanum sessiliflorum* Dunal) fruit peel hydroalcoholic extract. Food Chem Toxicol. 2019;127:6-16.

41. Vargas-Arana G, Rengifo-Salgado E, Simirgiotis MJ. (2023). Antidiabetic potential of medicinal plants from the Peruvian Amazon: A review. Bol Latinoam Caribe Plantas Med Aromat. 2023;22(3).

21
CUPUAÇU (*Theobroma grandiflorum*)

Pâmela Gomes de Souza

Anderson Junger Teodoro

Figura 23 – Cupuaçu (*Theobroma grandiflorum*)*[23]

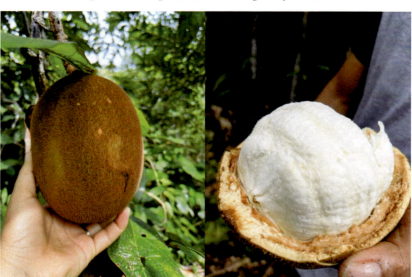

21.1 CARACTERÍSTICAS BOTÂNICAS

Pertencente à família Sterculiaceae, o gênero *Theobroma* abrange 22 espécies nativas da região amazônica, sendo o cacau (*Theobroma cacao*), o mais importante economicamente. A espécie *Theobroma grandiflorum* é conhecida como cupuaçu, com estrutura arbórea variando entre 4 e 8 metros de altura. Pode ser encontrada por toda bacia amazônica, como nos estados da Bahia, Pará, Acre, Maranhão, Tocantins, Mato Grosso e em outros países

---

[23] Fonte: os autores, 2023.

como Venezuela, Colômbia, Equador, Peru, México, Costa Rica, Panamá e Suriname.[1,2,3,4] O cupuaçu também pode ser conhecido pelos nomes cupu (estado do Pará e Acre), pupu e puaçu (Maranhão e Bahia), cacau cupuaçu (Bahia), cupuazur (Peru), bacau (Colômbia), cacau blanco e pastate (México, Costa Rica e Panamá), patashte e cupuaçu (Inglaterra), patas (Equador), Iupu (Suriname).[5,6]

O caule do cupuaçuzeiro apresenta casca marrom-escura, com fissuras. As folhas jovens possuem cor rósea e são revestidas de pelos, enquanto as folhas maduras apresentam coloração verde-escura. As flores possuem pétalas brancas ou vermelhas.[3,7] As sementes são circulares, apresentando aproximadamente 2,6 cm de comprimento por 2,3 cm de largura e 0,9 cm de espessura e representam cerca de 20% da fruta. Apresentam peso médio de quatro gramas e podem ser utilizadas para a obtenção do cupulate.[8]

O fruto apresenta forma alongada e extremidades arredondadas, com drupa e baga, comprimento variando de 12 a 25 cm, peso variando de 0,5 kg a 4,5 kg, epicarpo com camada rígida e lenhosa, epiderme verde e com revestimento ferrugíneo, sendo este desprendido facilmente com a manipulação do mesocarpo, de coloração branco-amarelada, limitada por uma película.[2,3]

A polpa possui maior importância econômica em comparação as outras partes do cupuaçuzeiro e sua cor pode ser branca, amarela ou creme, com aroma e sabor ácido, sendo considerado agradável.[9]

As principais variedades do cupuaçu são: cupuaçu-redondo (mais comum, com frutos arredondados, casca com 6 a 7 mm de espessura e peso médio de 1,5 kg); cupuaçu-mamona (frutos com extremidade alongada, casca variando de 7 a 9 mm, peso médio de 2,5 Kg, podendo chegar a 4 Kg); cupuaçu-mamaú (fruto arredondado, casca de 6 a 7 mm de espessura e peso médio e 1,5 Kg).[10]

21.2 CULTIVO E SAFRA

A reprodução do cupuaçuzeiro ocorre comumente por sementes (sexuada), podendo ser também de forma assexuada, como por enxertia, garfagem no topo em fenda cheia ou por garfagem lateral no alburno, gema e enraizamento de estacas. Na reprodução sexuada, alguns aspectos considerados são: a seleção de plantas produtivas, porte baixo, frutos grandes e ovados, com maior percentual de polpa e livre de doenças e pragas, a seleção de sementes com maior percentual de germinação (em torno de 98%) que tende a diminuir em sementes maiores e mais pesadas. Outros aspectos a serem considerados nesae tipo de propagação são o preparo e a conservação das sementes, os tipos de semeadura (por sementeira ou com sementes pré-germinadas), os recipientes e substratos a serem empregados, bem como os cuidados no viveiro, como a irrigação, adubação, e controle de pragas.[11]

A germinação ocorre entre 10 e 15 dias, após a semeadura, em que as plantas já tenham atingido aproximadamente 10 cm de altura. O cultivo do cupuaçu exige solo com profundidade adequada, boa permeabilidade, textura argilosa (25 a 40%) para que seja possível uma maior retenção de umidade e nutrientes. A sombra atrasa o crescimento deste fruto, devendo descartar-se o cultivo em regiões com permanente nebulosidade. A temperatura ótima para o desenvolvimento da planta é entre 18 e 27°C, e com o tronco a 100 cm da superfície do solo.[12]

O cupuaçu é um fruto não climatérico, sendo fundamental que a colheita seja realizada quando este alcance o máximo de desenvolvimento e crescimento de todas as suas estruturas, estando a semente apta para a reprodução.[13]

O período de floração inicia-se em junho e podendo estender-se a março, atingindo o pico entre novembro e janeiro (coincidindo com menor período de chuvas), enquanto a frutificação ocorre entre novembro e junho, com o pico entre fevereiro e março. O ponto ótimo de colheita ocorre entre 4 e 5 meses após a floração, no momento em que o odor agradável e característico é fortemente detectado. Os frutos caem naturalmente no solo e são coletados manualmente, de 2 a 3 vezes por semana. O rendimento é de até 40 frutos por planta, a depender da fertilidade do solo em que o cupuaçuzeiro foi cultivado.[11]

21.3 IMPORTÂNCIA ECONÔMICA

O cultivo do cupuaçu apresenta grande importância para a agricultura familiar da região amazônica, com grande expressividade na mão de obra e geração de renda neste segmento. A polpa do cupuaçu é a parte da planta mais importante economicamente, sendo elaborada a partir desta, sucos, iogurtes, bolos, sorvetes, geleias, entre outros.[14]

As sementes podem ser utilizadas para a fabricação de cupulate, quando fermentadas, secas, torradas e moídas, adquirindo textura e sabor muito próximas ao chocolate. O cupulate foi desenvolvido e patenteado em 1980 pela Embrapa da Amazônia Oriental, do estado do Pará. Na indústria de cosméticos, as sementes de cupuaçu também são utilizadas para produzir creme de pele. As cascas do cupuaçu são resíduos que podem ser aproveitados para produção de farinhas, pães, embalagens ecológicas para bombons, para decoração e artesanato, para ração animal e adubo orgânico. Também podem ser utilizadas como biossolvente de corantes em solução aquosa na indústria têxtil.[4,14,15,16]

O processamento do cupuaçu exige tecnologia simples e é facilmente utilizada pela agricultura familiar, contribuindo com o fortalecimento de pequenos e médios produtores da Região Norte do Brasil, além de contribuir com o meio ambiente, visto que os frutos são aproveitados de forma integral.[14]

A produção de cupuaçu, a industrialização de sua polpa e a comercialização vêm crescendo nas últimas décadas nos estados do Pará, Amazonas, Acre e Rondônia, assim como em outros estados do Brasil e em outros países.[6,17]

21.4 VALOR NUTRICIONAL E COMPOSTOS BIOATIVOS

O consumo de cupuaçu representa boa fonte de energia, fibras, minerais, como cálcio, magnésio, potássio e fósforo, sendo fonte também de vitamina C. Essa fruta tem sua composição relatada pela Tabela Brasileira de Composição de Alimentos (Taco)[18], trazendo os seguintes valores para a porção de 100 g:

Tabela 45 – Composição nutricional do Cupuaçu (*Theobroma grandiflorum*)

Informações Nutricionais por 100 g de parte comestível crua			
Umidade	86,2 %	Sódio	3 mg
Cinzas	1,2 g	Magnésio	18 mg
Energia	49 kcal	Cobre	0,07 mg
Carboidratos	10,4 g	Zinco	0,3 mg
Proteínas	1,2 g	Vitamina C	24,5 mg
Lipídeos	1,0 g	Tiamina	0,37 mg
Fibra Alimentar	3,1 g	Riboflavina	0,04 mg
Cálcio	13 mg	Piridoxina	0,07 mg
Potássio	331 mg	Niacina	4,34 mg

Fonte: Tabela Brasileira de Composição de Alimentos (TACO)[18]

Os teores de nutrientes encontrados no cupuaçu podem variar de acordo com o local e técnicas de cultivo, clima, solo, umidade relativa e grau de maturação do fruto. Na polpa do cupuaçu, o teor de proteínas e carboidratos totais podem variar entre 2,61 e 8,8 gramas e 10 a 49 gramas, respectivamente a cada 100 gramas.[5,19,20] O carboidrato é o principal macronutriente presente na polpa do cupuaçu. Com relação aos micronutrientes da polpa, apresenta destaque a vitamina C (7,35 a 111 mg/100g), podendo apresentar discrepante variação em seu teor, a depender de fatores ambientais e modo de cultivo.[21] Em estudo de Rogez e colaboradores[19], foram encontrados na polpa de cupuaçu teores elevados de cálcio (5,57±0,85 mg/100g), potássio (34,27±4,27 mg/100g), magnésio (13,07±1,94 mg/100g) e fósforo (15,73±0,48 mg/100g). Souza e colaboradores[22] avaliaram compostos nutricionais nos resíduos da polpa de cupuaçu. Foram encontrados para a vitamina C (14,47±0,001 mg/100g), proteínas (1,65 ±0,38 g/100g), lipídeos (3,69 ±0,026 g/100g) e carboidratos (0,6 g/100g).

A semente de cupuaçu apresentou teores de 22±1; 4,3 ± 0,1 e 16±1 gramas por 100 gramas para lipídeos, proteínas e carboidratos, respectivamente. As proteínas da semente do cupuaçu apresentam alto valor biológico por apresentar qualidade na composição de aminoácidos, assim como teores de alguns aminoácidos essenciais acima do recomendado para crianças e adultos.[20]

Os compostos fenólicos são substâncias originárias do metabolismo secundário das plantas, formadas em resposta a condições de estresse, proteção contra ataques de pragas, infecções e ferimentos.[23]

O cupuaçu contém compostos bioativos, como os flavonoides (grupo pertencente à classe dos compostos fenólicos), que atuam como substâncias protetoras de agentes oxidantes, na redução da pressão arterial, na modulação do sistema imune e vias inflamatórias, entre outros efeitos. Esses compostos são amplamente encontrados em frutas e hortaliças. Alguns flavonoides antioxidantes encontrados no cupuaçu são a teograndina I, teograndina II, (+)-catequina, (-) epicatequina, isocutelarina 8-O-β-D-glucuronídeo, hipolaetina 8-O-β-D-glucuronídeo, quercetina 3-O-β-D-glucuronídeo, éster metílico 6" de quercetina 3-O-β-D-glucuronídeo, quercetina, campeferol e éster metílico 6" de isoscutelarina 8-O-β-D-glucuronídeo.[20,24,25]

Na Tabela 46, a seguir, estão os teores dos principais compostos relatados pela literatura existente sobre a polpa e resíduo de cupuaçu.

Tabela 46 – Compostos bioativos na polpa e nos resíduos de Cupuaçu (*Theobroma grandiflorum*)

Compostos Bioativos	Polpa	Resíduo
Carotenoides Totais	0,17 – 0,74 mg/100g[21]	0,12 ± 4,54 mg/100g[22]
Compostos Fenólicos Totais	350 a 540 mg Eq Cat/100g[20]	4,66 mg GAE/100g[22]
Flavonoides	20,5 ± 3,0 mg/100g[5]	0,1 mg/100g[22]
Antocianinas	2,58 ± 0,8 mg/100g[5]	$3,06.10^{-6}$ mg/100g[22]

Legenda: Eq Cat: equivalente em catequinas; GAE: equivalente em ácido gálico.

Em estudo de Pugliese e colaboradores[26], foram identificados nas sementes de cupuaçu originárias do Brasil, por meio da técnica de espectrometria de massas, alguns flavonoides como hipolaetina 8-O-β-D-glucuronídeo, teograndina I, teograndina II; 8-O-β-Dglucuronídeo de isoscutelareína, hipolaetina 3'-metil éter 8-O-β-D-glucuronídeo, teograndina I e hipolaetina 3'-metil éter 8-O-β-D-glucuronídeo 3''-O-sulfato.

21.5 PROPRIEDADES FUNCIONAIS

Com relação à atividade antioxidante, a polpa do cupuaçu foi avaliada por diferentes métodos e autores. Os resultados podem ser visualizados na Tabela 47. Os compostos bioativos de extratos de cupuaçu possuem relevância para o atendimento clínico e na indústria (alimentícia e farmacêutica), tanto para elaboração de alimentos funcionais como para o desenvolvimento de fitofármacos, devido às suas propriedades farmacológicas, como atividade antioxidante, microbiológica e anti-inflamatória.[27]

Em estudo realizado por Melo e colaboradores[31], os resíduos de cupuaçu, como a semente e a casca, também foram avaliados quanto à atividade antioxidante. A semente apresentou para o método DPPH (261,02 ± 6,38 μmol Trolox/g), ABTS (359,61 ± 8,37 μmol Trolox/g) e ORAC (1214,69 ± 173,68 μmol Trolox/g), enquanto na casca foi encontrado para o DPPH (168,38 ± 1,69 μmol Trolox/g), ABTS (220,01 ± 6,33 μmol Trolox/g) e ORAC (571,44 ± 43,51 μmol Trolox/g). Os resíduos apresentaram elevada atividade antioxidante e apresentam potencial para serem utilizados pela indústria alimentícia e farmacêutica.

Tabela 47 – Atividade antioxidante do Cupuaçu (*Theobroma grandiflorum*) por diferentes métodos

Ensaio	Resultados
DPPH	1171 ± 9,0 µmol Trolox C/100 g[28] 23,0 ± 3,00 EC50 (g/g DPPH)[28]
ABTS	0,6 ± 0,20 µmol Trolox/L[29]
FRAP	464 ± 5,00 µmol Trolox /100g[28]
ORAC	9,52 ± 0,1 µmol Trolox /g[30]

Chagas[32] avaliou os efeitos de uma dieta enriquecida com polpa de cupuaçu a 5 e 10% em ratos, a fim de avaliar efeitos anti-inflamatórios no intestino, por meio de um modelo de inflamação induzido por TNBS. A dieta enriquecida com polpa de cupuaçu a 5% foi capaz de evitar a depleção da glutationa (antioxidante endógeno), enquanto a dieta enriquecida com polpa de cupuaçu a 10% diminuiu a atividade das enzimas mieloperoxidase e fosfatase alcalina, assim como das citocinas pró-inflamatórias IL-1β e IL-6. A dieta a 10% também foi responsável pela manutenção da citoarquitetura intestinal e secreção de muco no lúmen intestinal.

Ramos e colaboradores[33] analisaram a microbiota a partir da fermentação espontânea das sementes do cupuaçu, tendo sido possível encontrar leveduras como a *Hanseniaspora* e *Pichia*, assim como as bactérias *Lactobacillus* e *Acetobacter*. Foram testadas as concentrações (0; 7,5 e 15%) de polpa presente na semente de cupuaçu. A maior concentração de polpa presente nas sementes foi associada com o maior tempo de fermentação e, logo, o aumento da diversidade microbiana, inferindo a possibilidade de obtenção de cepas probióticas para aplicação alimentícia funcional.

Silva e colaboradores[27] avaliaram a atividade antimicrobiana para dois tipos de extratos do cupuaçu (etanólico e hidroalcólico). O extrato hidroetanólico apresentou atividade antimicrobiana para as cepas *S aureus*, *Salmonella* sp e *E. coli* na concentração de 1000 µg/mL, enquanto o extrato etanólico apresentou atividade apenas para a *Salmonella* sp. As leveduras *C. albicans*, *C. tropicalis*, *C. krusei*, *C. parapsilosis* e *C. glabrata* não foram inibidas pelos extratos de cupuaçu. Os flavonoides e ácidos fenólicos encontrados no cupuaçu foram associados à atividade antimicrobiana dos extratos desse fruto.

REFERÊNCIAS

1. Andrade WDC. A emergência da agroindústria de processamento de frutas no nordeste paraense, região metropolitana de Belém e no Marajó: Uma análise do potencial da capacidade produtiva e inovativa sob a ótica de Arrajo e Sistema Produtivo e inovativo Local – ASPL (Dissertação). Belém: Universidade Federal do Pará; 2004. 213p

2. Martins, VB. Perfil sensorial de suco tropical de cupuaçu (*Theobroma grandiflorum* Schum) com valor calórico reduzido. Campinas: Universidade Estadual de Campinas; 2008.142p.

3. Campos ICC. Desenvolvimento de achocolatados em pó com adição de subprodutos de frutas, processadas or spray dryer e com modificador reológico [Tese de doutora]. São Paulo: Faculdade de Ciências Farmacêuticas, Universidade de São Paulo; 2020, 199p.

4. Costa CM, Silva KA, Santos IL, Yamaguchi KL. Aproveitamento integral do cupuaçu na área de panificação. Res Soc Dev. 2022;11(5):e34711528176.

5. Couto AGV, Santos AB, Mercês ZC, Silva ASS. Avaliação físico química e bioativa da polpa e geleia produzida a partir do fruto de *Theobroma grandiflorum* Schum (cupuaçu). Revista Arquivos Científicos (IMMES). 2020;3(2):146-154.

6. Salgado HLC. Sobremesa láctea de cupuaçu (*Theobroma grandiflorum* Schum): desenvolvimento e estudo da vida de prateleira [Dissertação de mestrado]. Belém: Universidade Federal do Pará; 2010. 84p.

7. Souza AGC. Boas práticas agrícolas da cultura do cupuaçuzeiro. [Cartilha] Manaus: Embrapa Amazônia Ocidental; 2009. Disponível em: https://ainfo.cnptia.embrapa.br/digital/bitstream/CPAA-2009 09/18684/1/Livro_BPA.pdf.

8. Nazaré RFR, Barbosa WC, Viégas RMF. Processamento das sementes e cupuaçu para a obtenção de cupulate. Boletim de Pesquisa. Belém: Empresa Brasileira de Pesquisa e Agropecuária; 1990, 38p.

9. Martim SR. Características físico-químicas e atividade da peroxidase e polifenoloxidase em genótipos de cupuaçu (*Theobroma grandiflorum* Willd ex-Spreng Schum) submetidos ao congelamento [Dissertação de estrado]. Manaus: Universidade Federal do Amazonas; 2013. 69p.

10. Calzavara BBG. O cupuaçuzeiro (*Theobroma grandiflorum* Schum.). Série Cultivos Pioneiros. 1982; 11 p.

11. Gondim TMS, Thomazini MJ, Cavalcante, MJB, Souza JML. Aspectos da produção de cupuaçu. Acre: Empresa Brasileira de Pesquisa e Agropecuária; 2001, 43p.

12. Acevedo CJE, Cruz DC, Herrera W. Copoazú [*Theobroma grandiflorum* (Willd. Ex Spreng.) Schum.]: variabilidade y manejo del cultivo en el piedemonte amazônico. Colômbia: Corpoica; 2009. 40p.

13. Guimarães PVP, Durigan, MFB. Crescimento e desenvolvimento defrutos de cupuaçuzeiros em sistema agroflorestal no estado de Roraima, Brasil. Revista Ambiente: Gestão e Desenvolvimento. 2018;11(1).

14. Silva LS, Pierre FC. Aplicabilidade do cupuaçu (*Theobroma grandiflorum* (Willd. ex Spreng.) Schum. em produtos e subprodutos processados. Tekhne e Logos. 2021;12(1).

15. Alves RMA, Madruga MR, Tavares HR, Lobato TC, Oliveira TF. Modelo de efeitos fixos com medida repetida aplicado em experimentos de melhoramento genético do cupuaçuzeiro. Rev Bras Frutic. 2015;37(4):993-1000. DOI: 10.1590/0100-2945-234/14.

16. Rebouças AM, Costa DM, Priulli E, Teles J, Pires CRF. Aproveitamento tecnológico das sementes de cupuaçu e de okara na obtenção de cupulate. Revista Desafios. 2020. DOI: 10.20873/uftsupl2020-8614.

17. Cohen KO, HOELZ MN. Estudo do liquor de cupuaçu. Cienc Tecnol Aliment. 2005;25(1):182-190.

18. NEPA-UNICAMP. Tabela Brasileira de Composição de Alimentos - TACO. Campinas: NEPA-UNICAMP; 2011.

19. Rogez H, Buxant R, Mignolet E, Souza JNS, Silva EM, Larondelle Y. Chemical composition of the pulp of three typical Amazonian fruits: araça-boi (*Eugenia stipitata*), bacuri (*Platonia insignis*) and cupuaçu (*Theobroma grandiflorum*). Eur Food Res Technol. 2004;218:380-384. DOI: 10.1007/s00217-003-0853-6

20. Pugliese AG. Compostos fenólicos do cupuaçu (*Theobroma grandiflorum*) e do cupulate: Composição e possíveis benefícios [Dissertação de mestrado]. São Paulo: Universidade de São Paulo; 2010. 146p.

21. Santos GM, Maia GA, Sousa PHM, Figueiredo, RW, Costa, JMC, Fonseca AVV. Antioxidant activity and correlations with bioactive components from commercial products of cupuaçu. Ciência Rural. 2010;40(7):1636-1642.

22. Sousa MSBS, Vieira LM, Silva MJM, Lima A. Caracterização nutricional e compostos antioxidantes em resíduos de polpas de frutas tropicais. Cienc Agrotec. 2011;35(3):554-559.

23. Angelo PM, Jorge N. Compostos fenólicos em alimentos-uma breve revisão. Rev Inst Adolfo Lutz. 2007;66(1):1-9.

24. Yang H, Protiva P, Cui B, Ma C, Baggett S, Hequte V, Mori S, Weinstein IB, Kennelly EJ. New bioactive polyphenols from Theobroma grandiflorum ("cupuaçu"). J Nat Prod. 2006;6:1501-1504.

25. Gadelha MRA. Desenvolvimento de blends com frutos tropicais à base de tamarindo. Pombal – PB: Universidade Federal de Campina Grande, 2016. Disponível em: http://dspace.sti.ufcg.edu.br:8080/jspui/handle/riufcg/2679.

26. Pugliese AG, Tomas-Barberan FA, Truchado P, Genovese MI. Flavonoids, Proanthocyanidins, Vitamin C, and Antioxidant Activity of *Theobroma grandiflorum* (Cupuassu) Pulp and Seeds. J Agric Food Chem. 2013;61:720-2728. DOI: dx.doi.org/10.1021/jf304349u.

27. Silva HA. Estudos fitoquímicos, antioxidante e microbiológico de resíduos agroindustriais de cupuaçu (*Theobroma grandiflorum* Schum.) da Amazônia

[Dissertação de mestrado]. Santarém: Universidade Federal do Oeste do Pará; 2020. 64p.

28. Dantas AM. Avaliação da bioacessibilidade de compostos fenólicos de polpas de frutas nativas e exóticas oriundas dos distintos biomas brasileiros [Dissertação de mestrado]. João Pessoa: Universidade Federal da Paraíba; 2018. 76p.

29. Canuto GAB, Xavier AAO, Neves LC, Benassi MT. Caracterização físico-química de polpas de frutos da amazônia e sua correlação com a atividade anti-radical livre. Rev Bras Frutic. 2010;32(4):1196-1205.

30. Kuskoski EM, Asuero AG.; Troncoso AM, Fett R. Antioxidant capacity ($ORAC_{FL}$) of frozen fruits' pulps. J Brazilian Soc Food Nutr. 2006;31(1):53-64.

31. Melo PS. Compostos fenólicos de resíduos agroindustriais: identificação, propriedades biológicas e aplicações em matriz alimentar de base lipídica. Piracicaba: Universidade de São Paulo; 2016. 181p.

32. Chagas AS. Avaliação dos efeitos de dietas enriquecidas com frutos das espécies *Theobroma grandiflorum* e *Musa* spp AAA em diferentes modelos de inflamação intestinal [Tese de doutorado]. Botucatu: Universidade Estadual Paulista; 2017. 53p.

33. Ramos S, Salazar M, Nascimento L, Carazzolle M, Pereira G, Delfrono T, Nascimento M, Aleluia T, Celeghini R, Efraim P. Influence of pulp on the microbial diversity during cupuassu fermentation. Int J Food Microbiol. 2019. DOI: 10.1016/j.ijfoodmicro.2019.108465.

22
GABIROBA (*Campomanesia xanthocarpa*)

Talita Azevedo dos Santos

Taissa Lima Torres

Figura 24 – Gabiroba (*Campomanesia xanthocarpa*)*[24]

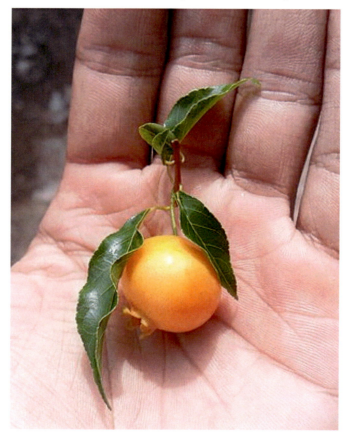

---
[24] Fonte: Wikipedia, 2023. Disponível em: https://commons.wikimedia.org/wiki/File:Campomanesia_xantocarpa.jpg.

22.1 CARACTERÍSTICAS BOTÂNICAS

Campomanesia xanthocarpa Berg. (*Myrtaceae*) é uma planta arbórea que pode atingir até 15 metros de altura, conhecida popularmente como gabiroba, guabiroba, guavirova e árvore da gabiroba; essa espécie arbórea pode ser encontrada na Argentina, Paraguai, Uruguai e Brasil, desde Minas Gerais até o Rio Grande do Sul.[1]

Guabiroba vem do tupi guarani e significa "fruto da casca amarga" característica bem notória para qualquer pessoa que mastigar a casca desse fruto. Existe a variedade arbórea chamada popularmente de guabiroba amarela ou do mato; e a variedade rasteira chamada de Guabiroba rasteira ou da praia.

Trata-se de uma planta heliófila, seletiva higrófila até mesófila, sendo bastante frequente na Floresta Ombrófila Mista, especialmente nos solos úmidos das formações aluviais, nos capões e em áreas mais abertas das florestas secundárias.[2] Os frutos dessa espécie, tais como de outras do mesmo gênero, são consumidos por várias espécies de pássaros e mamíferos, sendo também usados na produção de doces caseiros, sorvetes, aguardente, licores e refrescos.[3] Além disso, C. xanthocarpa é indicada para plantios em áreas degradas e pode ser utilizada como espécie ornamental.

Pode ser um arbusto de 50 cm de altura por até 1,5 m de ramagem lateral ou uma arvore de 5 cm a 20 metros de altura com tronco reto de 30 a 50 cm de diâmetro, com casca sulcada, suberosa (com espessura variável e áspera) e descamante. A guabiroba rasteira é facilmente reconhecida por suas folhas arredondadas de coloração verde-clara com margens enrugadas e nervuras profundamente impressas na face superior. A folha é papirácea (textura de papel) e medem 4,5 a 8 cm de comprimento por 2 a 4 cm de largura. A base é cuneada (tem forma de cunha), a margem é ondulada e o ápice é obtuso (arredondado). A guabiroba amarela tem folhas mais estreitas, medindo no máximo 1,2 a 2,2 cm de largura, com textura coriácea (rija como couro) e ápice acuminado (com ponta longa), diferindo da primeira pela coloração verde amarelada das folhas. As flores são simples, solitárias, axilares ou laterais e hermafroditas. Cada flor mede de 1,5 a 2,0 cm de comprimento, são actinomorfas (com vários planos passando num mesmo eixo), com longos pedicelos (haste que suporta a flor) e cálice (invólucro esterno) com 5 lobos ou recortes agudos; e corola (invólucro interno) com 4 a 6 pétalas brancas ovadas.[4]

As folhas são verdes e opostas, simples, membranáceas, ovalado-oblongas, medindo de 4-10 cm de comprimento por 3-4,5 cm de largura.[5-7] É uma espécie de ocorrência em floresta estacional e/ou floresta ombrófila mista.[8-10]

Assim como ocorre com grande parte da flora brasileira, pouco se conhece sobre os aspectos morfológicos e anatômicos das plantas de *C. xanthocarpa* no início do seu desenvolvimento, logo após a germinação. Tanto o comportamento germinativo da semente quanto o desenvolvimento inicial da planta são estágios críticos para o seu estabelecimento. A germinação de *C. xanthocarpa* é epígea e a plântula tem desenvolvimento fanerocotiledonar, com paracotilédones foliáceos, fotossintetizantes.

A folha, o fruto, a casca, o lenho e o caule possuem considerável potencial para exploração comercial e medicinal.[11]

22.2 CULTIVO E SAFRA

Arvore de crescimento rápido que é resiste a geadas inferiores a 0 grau, vegeta bem em qualquer altitude. O solo pode ser profundo, úmido, neutro, com constituição arenosa ou argilosa (solo vermelho) e até pedregoso, porém deve ter boa fertilidade natural. A arvore inicia a frutificação a partir do 3 ano para a guabiroba rasteira e a partir do 5 ano para a Guabiroba amarela.[12]

As sementes são de cor creme, arredondadas, semelhantes a uma ferradura e recalcitrantes (perde o poder germinativo rapidamente). Germinam em 10 a 40 dias se o substrato for rico em matéria orgânica e haver irrigação diária. As mudas de guabiroba amarela atingem 30 cm com 4 meses e as mudas de guabiroba rasteira atingem 20 cm com 4 ou 5 meses.[4]

Podendo ser plantada a pleno sol, como em bosques com arvores grandes bem espaçadas. Espaçamento 6 x 6 m para a guabiroba amarela ou 3 x 3 m para guabiroba rasteira. Em covas com 40 cm de largura, altura e profundidade, misturando a terra solta 500g de calcário e 1 kg de cinzas e 8 kg de matéria orgânica bem curtida, deixando do se em espera curtir por 2 meses. Sua melhor época de plantio é de setembro a outubro. Posteriormente, ao ser plantada, deve se irrigar a cada quinze dias nos primeiros 3 meses e então somente se faltar água na época da florada. A guabiroba rasteira pode ser plantada em vasos grandes com 40 cm de boca e 50 cm de altura substrato feito com 50% de terra vermelha, 30% de matéria orgânica e 20% de areia saibro de reboco.[4]

Seu cultivo se faz por meio de podas de formação da copa e elimina os galhos que nascerem na base do tronco. Então, é adubado com composto orgânico, em torno de 6 kg de matéria orgânica bem curtida + 30 g de N-P-K 10-10-10, dobrando essa quantia a cada ano até o 4º ano.

Com ampla distribuição natural na Região Sul do Brasil. Floresce durante os meses de setembro e outubro, produzindo frutos com características sensoriais e nutricionais atrativas, que amadurecem a partir de novembro. Embora apresentem frutificação expressiva, esses frutos não são coletados e se perdem nos campos.[13]

22.3 IMPORTÂNCIA ECONÔMICA

Os frutos são de formato redondo e de cor verde quando jovens e amarelos e adocicados quando maduros. O tipo de dispersão é zoocórica, atraindo, principalmente, as aves, dentre as quais os sabiás, saíras e sanhaços.[14]

Os frutos são muito saborosos e, quando maduros, são consumidos *in natura* ou usados para sucos, geleias, doces, sorvetes, licores ou para aromatizar cachaça e vinho. Os frutos são ricos em vitamina C. As cascas e folhas possuem propriedades medicinais e, juntamente com as flores, são matéria-prima para a produção de óleos essenciais, usados para aromatizar bebidas e cosméticos. A guabiroba, por seu porte arbóreo elegante, pode ser usada no paisagismo e arborização de parques urbanos. Na zona rural, pode recompor ou enriquecer áreas degradas de matas nativas.[15]

A guabiroba pode ser utilizada para a produção de geleias caseiras, pois contém componentes pécticos necessários para a fabricação desses produtos.[16,17] Além do valor nutritivo, as frutas nativas podem ser processadas, sendo uma alternativa viável para agregar valor e diversificar os produtos regionais, bem como aumentar a renda dos pequenos agricultores.

Usada na medicina em uma infusão da pele dos frutos que gera um óleo que é empregado para tratar catarros, diarreia e disenteria.[18] O chá das folhas elimina o colesterol e fortalece a memória, cura disenteria, regula o intestino elimina catarros da bexiga e do útero.[19] As folhas combatem a gripe.[20] As cascas são utilizadas no tratamento de cistites e de urenites, e antidiarreicas.[21] Banhos com o chá da casca ajuda na cura de hemorroidas. Os índios usam suas folhas, o tronco e caule para o tratamento de sapinhos, feridas na boca, fratura óssea, dor de dente, contusões, dor de barriga, disenteria para induzir o parto (apressar as contrações).[22]

Suas flores são indicadas como melíferas. Sua madeira é usada na produção de instrumentos musicais, agrícolas, lenha, carvão, cerca e tabuado. Algumas espécies são indicadas para paisagismo e reflorestamento para recuperação ambiental. Apresenta valor medicinal no combate à disenteria, febre, escorbuto, e doenças das vias urinárias.[23]

22.4 VALOR NUTRICIONAL E COMPOSTOS BIOATIVOS

A gabiroba possui importância nutricional, pois seus frutos possuem altos teores de vitaminas, fibras[24] e pectinas.[25] Como vistos a seguir nas tabelas:

Tabela 48 – Composição nutricional da Gabiroba (*Campomanesia xanthocarpa*)

Informações Nutricionais por 100 g de parte comestível crua			
Energia	38,98 kcal	*Sódio*	16,05 mg
Carboidratos	7,75 g	*Magnésio*	77,94 mg
Proteínas	1,30 g	*Cobre*	1,14 mg
Lipídeos	0,62 g	*Zinco*	1,37 mg
Fibra Alimentar	6,51 g	*Fósforo*	19,51 mg
Cálcio	161,38 mg	*Manganês*	2,37 mg
Potássio	192,58 mg	*Ferro*	0,48 mg

Fonte Embrapa.[26]

Tabela 49 – Compostos bioativos da Gabiroba (*Campomanesia xanthocarpa*)

Compostos Bioativos	Teor
α-caroteno	4,8 μg/100g
β-caroteno	5,4 μg/100g
β-criptoxantina	5,8 μg/100g
λ-caroteno	4,3 μg/100g
Compostos Fenólicos Totais	19,59 μg/g

Fonte Embrapa.[26]

Os frutos da guabiroba são consumidos *in natura* pelas populações locais e são subutilizados para a industrialização.[17] A gabiroba possui 234mg vitamina C em 100g de polpa.

Os frutos possuem alto teor de água (81,4%), lipídios (1,9%), carboidratos totais (8,9%), fibras alimentares (6,3%) e quantidades razoáveis de ácido ascórbico (17,8 mg.100 g-1) e vestígios de riboflavina (0,09 mg.100 g-1). Foram identificados 62 compostos no óleo volátil (0,2%), correspondendo a 100% dos constituintes do óleo apresentando hidrocarbonetos monoterpênicos, α-pineno (15%), o-cimeno (10,8%) e β-pineno (10,5%) como principais compostos. Entre os minerais (16), os principais elementos foram quantificados como K (2.084 mg.kg-1), P (149 mg.kg-1) e Mg (135 mg/kg); os microelementos foram quantificados como Fe (6,4 mg/kg), Cu (93,3 mg/kg) e, adicionalmente, Pb (1,3 mg/kg) como contaminante. O valor calórico da fruta (57,3 kcal/100 g) deve-se quase exclusivamente ao teor de carboidratos totais (8,9%).[24]

Na literatura, tem registrados o valor de atividade antioxidante da polpa de gabiroba (107,96 μmol TE/g). A atividade antioxidante do resíduo de gabiroba (197,13 μmolTE/g) foi superior à da polpa. O teor de fenólicos totais da polpa de gabiroba foi de 1.222,59 mg AGE/100g.[27]

22.5 PROPRIEDADES FUNCIONAIS

Recentemente, foi demonstrado que o uso de folhas de plantas do grupo *Myrtaceae*, como a guavirova (*Campomanesia xanthocarpa Berg*), tem potencial para ser usado como tratamento natural para aterosclerose.[28-30] Em pacientes hipercolesterolêmicos, a administração de folhas de guavirova demonstrou reduzir o estresse oxidativo plasmático.[31,11] e diminuiu os níveis de colesterol total e LDL, inibindo a atividade dependente da concentração da enzima precursora de síntese de colesterol HMGR.[11,32] Em modelos animais, folhas de guavirova mostraram efeitos antitrombóticos e fibrinolíticos[33] e diminuiu os níveis de óxido nítrico[31] e citocinas pró-inflamatórias como IL-1, IL6, TNF-α e IFN-γ.[30] Em um estudo *in vitro*, também foi demonstrado que as folhas de guavirova podem atuar como antiplaquetários.[33]

A marmelada de guabiroba apresentou teores consideráveis de vitamina C (97,39 – 123,39 mg/100 g), compostos fenólicos (322,09-728,48 mg/100 g) e carotenoides (72,76 – 90,19 mg/100 g), sendo descrita correlação positiva entre esses compostos e atividades antioxidantes.[17]

A infusão preparada de suas folhas é comumente utilizada como depurativo, antidiarreico, depurativo, antirreumático e para baixar o colesterol sanguíneo.[34] Recentemente, confirmaram que é popularmente utilizado para reduzir a obesidade pela população de Porto Alegre, na Região Sul do Brasil.[28] Apesar de seu uso popular, são escassas as informações farmacológicas disponíveis sobre essa planta. Recentemente, descreveram a atividade antiulcerogênica do extrato alcoólico e demonstraram potencial mutagênico e antimutagênico.[35,36] O tratamento crônico de ratos obesos com a infusão das folhas de C. xanthocarpa levou a uma diminuição significativa da massa corporal, bem como à redução da glicemia.[13] Uma vez que C. xanthocarpa causou um efeito hipoglicemiante em ratos obesos, os objetivos dessa pesquisa foram verificar os efeitos do tratamento crônico de ratos normais e diabéticos induzidos por estreptozotocina usando uma decocção foliar de C. xanthocarpa (20 g/L) sobre parâmetros bioquímicos e histopatológicos.

Estudos realizados nas folhas dessa espécie indicaram a presença de flavonoides, taninos, saponinas e óleo essencial.[37] O teor de óleo encontrado foi de 0,11%, sendo o linalol (29%) e globulol (20%) identificados como os principais componentes do óleo. Segundo Markman[37], o extrato vegetal liofilizado das folhas apresentou atividade antimicrobiana com concentração mínima de inibição (CMI) > 1000 e < 500 µg/mL em relação à *Staphylococcus aureus*; CMI < 500 e > 100 µg/mL para *Salmonella cholerasuis* e CMI < 1000 e > 500 µg.mL-1 em relação à *Candida albicans*, além de mostrar atividade citotóxica nos ensaios da letalidade de artêmias, com DL50 de 0,503 mg/mL.

REFERÊNCIAS

1. Lorenzi H. Árvores brasileiras: manual de identificação e cultivo de plantas arbóreas nativas do Brasil. Nova Odessa: Editora Plantarum; 2008.

2. Reitz R, Klein RM, Reis A. Projeto Madeira do Rio Grande do Sul Itajaí: SUDESUL; 1983.

3. Vallilo MI, et al. Composição química das sementes de Archontophoenix alexandrae H. Wendl. e Drude (ARECACEAE). Revista Árvore. 2004;28(5):676-79.

4. Sobral M, Proença C, Souza M, Mazine F, Lucas E. *Myrtaceae* in Lista de Espécies da Flora do Brasil. Rio de Janeiro: Jardim Botânico; 2015.

5. CORREA MP. Dicionário das plantas úteis do Brasil e das exóticas cultivadas. Rio de Janeiro: Imprensa Nacional. 1974;5:512.

6. Legrand CD. *Myrtaceae* catharinense novae. Sellowia, 1957;8:71-79.

7. Mattos JR. *Myrtaceae* do Rio Grande do Sul. Roessléria: Porto Alegre. 1983;5(1):75-163.

8. Backes P, Irgang B. Árvores do sul do Brasil: guia de identificação e interesse ecológicos. As principais espécies nativas sul brasileiras. Santa Cruz do Sul: Instituto Souza Cruz; 2002.

9. Lorenzi H. Árvores Brasileiras: Manual de Identificação e Cultivo de Plantas Arbóreas do Brasil. São Paulo: Plantarum; 1992. p. 256.

10. Reitz R, Klein RM, Reis A. Projeto Madeira do Rio Grande do Sul Porto Alegre: Sec. Agric. Abast. 1988;525.

11. Klafke, JZ, Da Silva, MA, Panigas, TF, Belli KC, Oliveira MF, Barichello MM, Rigo FK, Rossato MF, et al. Effects os *Campomanesia xanthocarpa* on biochemical, hematological and oxidative stress parameters in hypercholesterolemic patients. J Ethnopharmacol. 2010;127(2):299-305.

12. Carnevali TO, Vieira MC, Luciano AT, Gonçalves WV, Rodrigues WB, Ramos MBM. Crescimento inicial de *Campomanesia xanthocarpa* O. Berg sob diferentes composições de substratos. Revista Brasileira de Plantas Medicinais. 2015;17:316-23.

13. Biavatti MW, Farias C, Curtius F, Brasil LM, Hort S, Schuster L et al. Preliminary studies on *Campomanesia xanthocarpa* (Berg.) and Cuphea carthagenensis (Jacq.) J.F. Macbr. Aqueous extract: weight control and biochemical parameters. J Ethnopharmacol. 2004;93:289-385. DOI: 10.1016/j.jep.2004.04.015.

14. Frisch JD, Frisch CD. Aves brasileiras e plantas que as atraem. 3.ed. São Paulo: Dalgas Ecoltec-Ecologia Técnica; 2005. p. 480.

15. Lisboa GN et al. *Campomanesia xanthocarpa* (guabiroba). In: Coradin, L, Siminski, A, Reis, A. Espécies nativas da flora brasileira de valor econômico atual ou potencial: plantas para o futuro – Região Sul. Brasília: MMA; 2011.

16. Pereira DF, Kappel VD, Cazarolli LH, Boligon AA, Athayde ML, et al. Influence of the traditional Brazilian drink *Ilex paraguariensis* tea on glucose homeostasis. Phytomedicine. 2012;19(10):868-877.

17. Santos HG, Jacomine PKT, Anjos LD, Oliveira VD, Oliveira JD, Coelho MR. Sistema brasileiro de classificação de solos. 3rd ed. Rio de Janeiro: Embrapa Solos; 2013.

18. Lopez JA, Little EL, Ritz GF, Rombold JS, Hahn WJ. Arboles comunes del Paraguay: ñande yvyra mata kuera. Washington: Peace Corps; 1987. p. 425.

19. Franco IJ, Fontana VL. Ervas & plantas: a medicina dos simples. Erechim: Imprimax; 1997. p.177.

20. Körbes VC. Manual de plantas medicinais. Francisco Beltrão: Associação de Estudos, Orientação e Assistência Rural; 1995. p.188.

21. Carrara MR, Carrara D. Importância econômica e medicinal de duas espécies de Campomanesia Ruiz & Pavón. In: Congresso Nacional de Botânica, 47,

1996, Nova Friburgo. Resumos. Nova Friburgo: Sociedade Botânica do Brasil; 1996. p. 312.

22. Marquesini NR. Plantas usadas como medicinais pelos índios do Paraná e Santa Catarina, Sul do Brasil: guarani, kaingang, xokleng, ava-guarani, kraô e cayuá. Tese (Mestrado em Botânica) – Setor de Ciências; 1995. p. 290.

23. Alice CB, Siqueira NCS, Mentz LA, Brasil GAA, Silva KFDJ. Plantas medicinais de uso popular: atlas farmacognóstico Canoas: Editora da Ulbra; 1995.

24. Vallilo MI, Moreno PRH, De Oliveira E, Lamardo LCA, Garbelotti ML. Composição química dos frutos de *Campomanesia xanthocarpa* Berg-*Myrtaceae*. Ciência e Tecnologia de Alimentos. 2008;28:231-237.

25. Barbieri SF, Amaral SDC, Ruthes AC, Petkowicz CLD, Kerkhoven NC, et al. "Pectins from the Pulp of Gabiroba (*Campomanesia xanthocarpa* Berg): Structural Characterization and Rheological Behavior." Carbohydr Polym. 2019;214:250-58.

26. Embrapa. Valor nutricional da Guabiroba. 2015. Disponível em: https://ainfo.cnptia.embrapa.br/digital/bitstream/item/131712/1/2015-folder-guabiroba-ef.pdf.

27. Alves MA, et al. Caracterização física e química, fenólicos totais e atividade antioxidante da polpa e resíduo de gabiroba. Revista Brasileira de Fruticultura. 2013; 35(3):837-44.

28. Dickel ML, Rates SM, Ritter MR. Plantas popularly used for losing weight purposes in Porto Alegre, South Brazil. J Ethnopharmacol. 2007;109:60-71.

29. Klafke JZ, Porto FG, Almeida AS, Parisi MM, Hirsch GE, Trevisan g & Viecili PRN. Biomarkers of Subclinical Atherosclerosis and Natural Products as Complementary Alternative Medicine. Curr Pharm Des. 2016;22(3):372-82.

30. Klafke JZ, Pereira RLD, Hirsch GE, Parisi MM, Porto FG, Almeida AS, et al. Study of oxidative and inflammatory parameters in LDLr-KO mice treated with a hypercholesterolemic diet: Comparison between the use of *Campomanesia xanthocarpa* and acetylsalicylic acid. Phytomedicine. 2016;23:1227-1234.

31. Viecili PRN et al. Effects of *Campomanesia xanthocarpa* on Inflammatory Processes, Oxidative Stress, Endothelial Dysfunction and Lipid Biomarkers in Hypercholesterolemic Individuals. Atherosclerosis. 2014;234(1):85-92.

32. Islam A, Sharma C, Adem a, Aburawi e & Ojha S. Insight into the Mechanism of Polyphenols on the Activity of HMGR by Molecular Docking. Drug Des Devel Ther. 2015;9:4943-51.

33. Klafke, JZ, Silva, MA, Rossato MF, Trevisan G, Walker CIB, et al. Antiplatelet, antithrombotic, and fibrinolytic activities of *Campomanesia xanthocarpa*. Evid Based Complement Alternat Med. 2012;2012:8.

34. Ballvé AC, Siqueira NCS, Mentz LA, Silva GAB, José KFD. Plantas medicinais de uso popular. Atlas Farmacognóstico Canoas: Editora da ULBRA; 1995.

35. Markman B, Bacchi E, Kato E. Antiulcerogenic effects of *Campomanesia xanthocarpa*. J Ethnopharmacol. 2004;94(1):55-7.

36. Fernandes JBF, Vargas VMS. Mutagenic and antimutagenic potential of the medicinal plant M. laevigata and C. xanthocarpa. Phytochem Res. 2003;1:269-73.

37. Markman B, Bacchi E. Caracterização farmagnóstica de *Campomanesia xanthocarpa Myrtaceae*. Dissertação de mestrado]. São Paulo: Faculdade de Farmácia, Universidade de São Paulo; 2002. p. 169.

23
GRAVIOLA (*Annona muricata*)

Aline Silva de Aguiar

Raquel Martins Martinez

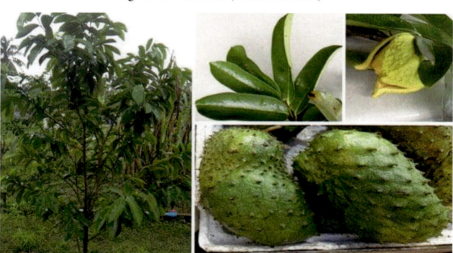

Figura 25 – Graviola (*Annona muricata*)*[25]

3.1 CARACTERÍSTICAS BOTÂNICAS

A gravioleira, originária das Antilhas e Vales Peruanos e considerada a fruteira mais importante e tropical da família *Annonaceae*, possui cerca de 75 gêneros e mais de 600 espécies. Portanto, apenas quatro gêneros produzem frutos comestíveis: *Annona, Rollinia, Uvaria e Asimina*. O *Annona* possui cerca de 60 espécies, sendo a graviola a mais importante. A polpa é branca, suculenta e subácida, com sementes pretas, tendo cerca de 100 por fruto. Cresce bem em qualquer tipo de solo bem drenado e em áreas com precipitação de

---
[25] Fonte: Moghadamtousi *et al.*[3]

chuva alta com temperatura média de 25 a 28 °C. Possui frutificação durante o ano todo, sendo conhecida como graviola, anona-de-espinho, jaca-de-pobre, jaca-do-pará, araticum-manso, araticum-grande, coração de rainha.[1,2]

É usualmente propagada por meio de semeadura das suas sementes. As sementes, antes de plantadas, devem ser colocadas em água por 24 horas para germinar após 15 a 20 dias. Depois de semeada, suas mudas podem ser retiradas para plantio.[1] Suas raízes e folhas são utilizadas para fazer chá com efeito no controle do diabetes, sedativo ou antiespasmódico. As folhas e frutos verdes são antidiarreicos e antiespasmódico.[2]

Cresce ereta, o que dificulta a colheita dos frutos em plantas com mais de cinco anos de idade. Por isso, é importante fazer a poda, principalmente nos períodos chuvosos, para retirada dos galhos secos e facilitar o acesso aos frutos. Após o segundo ou terceiro ano do plantio, é iniciada a colheita com frutos em estado "de vez", quando perde o verde brilhante da casca para verde opaco e acomodada em caixas evitando esmagamento.[1]

23.2 CULTIVO E SAFRA

A gravioleira tem grande destaque nos mercados da América do Sul, América Central e Caribe. No Brasil, apesar de não ser nativa, seu cultivo é encontrado nas Regiões Nordeste, Norte e Sudeste, favorecido pelas temperaturas mais elevadas. Iniciam a floração no terceiro ano de cultivo e sua produção natural de fruto por planta é de 10 a 12 frutos. O peso do fruto varia de 750 a 2700g. Por ser um fruto climatérico (completa a maturação após a colheita), pode ser colhida "de vez" e colocada em prateleiras em temperatura ambiente de 22°C e 40 a 50% de umidade, atingindo o amadurecimento após seis dias de colheita.[2]

A produção das flores e dos frutos da graviola ocorre de maneira contínua, porém cada região pode possuir períodos de amadurecimento específico. Em Porto Rico, por exemplo, esse período acontece de março a setembro, enquanto em Queensland, na Austrália, tem início em abril. No sul da Índia, no México e na Flórida (Estados Unidos), concentra-se nos meses de junho a setembro.[5]

23.3 IMPORTÂNCIA ECONÔMICA

O México é o principal produtor mundial de graviola, tendo destaque também a produção da Venezuela, de Porto Rico e do Brasil. Cerca de

8.000 toneladas são produzidas em mais de 2.000 hectares brasileiros, com direcionamento de quase toda a venda ao mercado interno.[5]

Consumida fresca como outras frutas do gênero (Ex.: pinha), a graviola é uma fruta que pode ser industrializada, devido ao seu sabor agridoce e aroma agradável da polpa. Há demanda para comercialização da sua polpa principalmente na indústria de sucos, mas também pode ser utilizada na produção de sorvetes e outras sobremesas. A retirada da polpa e o seu congelamento, viabiliza a comercialização por mais tempo, sendo o rendimento médio de 78 a 85% de polpa, 8 a 9% de casca, 3 a 4% de sementes e 2 a 3% de talo.[4] Também são importantes a casca do tronco e as sementes, por conter alcaloides "anonina" e a "muricina", úteis na produção de inseticidas.[2]

23.4 VALOR NUTRICIONAL E COMPOSTOS BIOATIVOS

A graviola é uma fruta de média densidade calórica, com seu valor energético representado majoritariamente pela presença de carboidratos. O teor de proteínas pode alcançar valores próximos a 2 gramas por 100 gramas de fruta, acompanhado pela presença de aminoácidos essenciais, como a metionina (7 mg/100g), a lisina (60 mg/100g) e o triptofano (11 mg/100g). Entre os micronutrientes, destacam-se o potássio, a vitamina C e a vitamina B3.[5-7]

Além do valor nutricional reconhecido, a *Annona muricata* apresenta compostos bioativos das classes dos fenóis, flavonoides, carotenos, alcaloides, saponinas e acetogeninas, destacando-se alcaloides como anonaina e nor-muciferina, compostos anonáceos, acetogenina.[3,6] Os principais compostos encontrados nessa fruta incluem ácidos gálico, clorogênico, 4-hidroxibenzoico, siríngico e elágico, kaempferol, epicatequina, quercetina, luteína, tocotrienol e tocoferóis. Substâncias classificadas como carotenoides e alcaloides possuem baixa representatividade.

Estudos com frutos verdes de graviola destacaram o glicosídeo cardíaco (27,19 mg/g) como o fitoquímico de maior ocorrência no extrato, seguido por terpenoides (19,30 mg/g), taninos (13,10 mg/g), flavonoides (9,09 mg/g), saponinas (4,63 mg/g) e antraquinonas (1,10 mg/g). Na polpa também são encontrados ésteres de ácidos alifáticos (51%), éster metílico do ácido 2-hexanoico (24%) e éster etílico do ácido 2-hexenoico (8,6%) como compostos principais, que são classificados como óleos essenciais.[6]

Tabela 50 – Composição nutricional da Graviola (*Annona muricata*)

Informações Nutricionais por 100 g de fruta			
Energia	64,01 – 71,00 kcal	Ferro	0,64 – 0,82 mg
Umidade	75,80 – 82,80 %	Manganês	2.010,00 mg
Cinzas	0,40 – 8,90 g	Zinco	35,00 mg
Carboidratos	13,83 – 18,20 g	Cromo	0,79 mg
Proteínas	0,26 – 1,70 g	Vitamina A	8,90 – 20,00 mg
Lipídeos	0,30 – 0,97 g	Vitamina C	16,40 – 29,60 mg
Fibra Alimentar	0,36 – 5,77 g	Vitamina E	29,00 mg
Cálcio	10,30 – 15,00 mg	Tiamina	0,06 – 0,11 mg
Potássio	278,00 mg	Riboflavina	0,05 mg
Sódio	32,00 mg	Niacina	1,28 mg
Magnésio	0,04 – 58,00 mg	Vitamina B12	0,05 – 0,12 mg
Fósforo	27,70 – 29,00 mg	Vitamina B5	0,89 – 1,52 mg

Fontes: Sanusi e Bakar[5], Esparza e Montalvo-González[6], Ahajumobi e Oparaocha[7].

Na Tabela 51, estão apresentados os teores dos principais compostos bioativos observados na graviola.

Tabela 51 – Compostos bioativos da Graviola (*Annona muricata*)

Compostos Bioativos	Teor (mg/100 g base seca)
Polifenois Solúveis	2470,00
Polifenois Hidrolisáveis	568,00
Taninos Condensados	286,00
Polifenois Totais	3324,00
Ácido cinâmico	42,04
Ácido p-cumárico	0,07
Ácido gálico	15,86
Ácido clorogênico	12,80
Ácido 4-hidroxibenzoico	131,63
Ácido siríngico	148,83
Ácido elágico	74,00
Flavonoides	5,24
Antocianinas	7,35
Apigenina	0,019
Miricetina	0,125
Kaempferol	325,00
Epicatequinas	151,00
Quercetina	171,00
Rutina	36,00
Saponinas	1,40
α-Caroteno	0,002
β-Caroteno	0,005

Fonte: Esparza e Montalvo-González[6]

23.5 PROPRIEDADES FUNCIONAIS

Os compostos bioativos encontrados nos frutos de *Annona muricata* estão relacionados a diversas propriedades funcionais, como efeitos antidepressivos, antioxidante, analgésico e anti-inflamatório. Suas atividades anticâncer, antiparasitária e inseticida têm sido indicadas como as mais promissoras para essa fruta.[3]

A graviola possui compostos bioativos que atuam como agente imunossupressor, antiprotozoário (contra malária, leishmaniose e tripanossomoses) e anti-helmíntico. As sementes trituradas têm ação contra parasitas. A casca, as folhas e a polpa são consideradas sedativas, antiespasmódicas, hipotensivas e relaxantes. A tradição indígena utiliza toda a graviola para manter a saúde do fígado e combater problemas na pele.[10]

Há estudos relatando seus efeitos no controle da dor na artrite, por suprimir a ação de citocinas pró-inflamatórias nos tecidos.[11] Estudos em ratos com doses de extrato alcoólico de *Annona muricata* de 10 a 300 mg/kg reduziram edema, migração de leucócitos e volume do exudato.[12]

Alguns estudos também descrevem o efeito antiproliferativo de diferentes extratos da planta em linhagens celulares de câncer de cólon e pulmão, porém ainda sem descrição sobre os mecanismos de ação. Observou-se, por exemplo, que o extrato das folhas da graviola inibiu a invasão e migração de células de câncer de cólon, com possível efeito na ativação da caspase 3, induzindo apoptose.[3]

Outro possível efeito da planta é como anticonvulsivante. Em países africanos, as folhas da graviola são tradicionalmente usadas no controle da febre e convulsões. N'gouemo e colaboradores[14] observaram, em camundongos, que doses de 100 a 300 mg/kg do extrato alcoólico das folhas diminuíram a incidência e mortalidade por convulsões tônicas nos animais. Esse estudo sugere o isolamento de composto bioativo que poderá ser usado como medicamento anticonvulsivante.

Possivelmente, a quantidade de flavonoides e ácidos fenólicos presentes na *A. muricata* exercem ação modulatória sobre o sistema gabaérgico e monoaminérgico do Sistema Nervoso Central (SNC), explicando seus efeitos ansiolíticos e sedativos semelhante aos benzodiazepínicos.[15] No entanto, os efeitos dessa espécie sobre o sistema nervoso carecem de mais estudos para melhor esclarecimento de suas atividades. Enquanto alguns autores observam que o consumo excessivo de produtos de graviola (infusões de folhas, raízes e cascas, e também a polpa da fruta) pode causar distúrbios degenerativos, outros experimentos mencionam um potencial para utilização como agente antiamnésico contra a doença de Alzheimer.[6]

Demonstrando a versatilidade de ações benéficas relacionadas ao consumo da graviola, também há estudos sobre a sua ação hipoglicemiante, hipolipemiante e anti-hipertensiva, devido à presença dos flavonoides, taninos, saponinas e cumarinas, que podem atuar regulando enzimas, hormônios, receptores e transportadores que atuam no metabolismo glicídico, lipídico e sistema cardiovascular.[6,16]

Apesar de sua ampla ação orgânica, ainda não há recomendação para a prescrição da graviola (*Annona muricata*) como fitoterápico na Farmacopeia Brasileira.[17] Assim, não é possível relatar doses seguras para uso em humanos por meio de cápsulas ou tinturas.

REFERÊNCIAS

1. Ledo AS. Recomendações básicas para o cultivo da gravioleira (*Annona muricata* L.). EMBRAPA- CPAF/Acre. Acre: Rio Branco; 1992. 10p.

2. Silva SEL, Garcia TB. A cultura da gravioleira (*Annona muricata* L.). Manaus: Embrapa Amazônia Ocidental; 1999. 19p. (Embrapa Amazônia Ocidental. Documentos, 4).

3. Moghadamtousi SZ, Fadaeinasab, M, Nikzad S, Mohan G, Mohd Ali H, Kadir HA. *Annona muricata* (Annonaceae): A Review of Its Traditional Uses, Isolated Acetogenins and Biological Activities. Int J Mol Sci. 2015;16(7):15625-58. DOI: 10.3390/ijms160715625.

4. Souza R, Benassi E, da Silva RR, Afonso S, Scarminio IS. Enhanced extraction yields and mobile phase separations by solvent mixtures for the analysis of metabolites in *Annona muricata* L. Leaves. J Sep Sci. 2009;32:4176-4185. DOI: 10.1002/jssc.200900375.

5. Sanusi e Bakar. Soursop — *Annona muricata*. Em: Exotic Fruits – Reference Guide. Rodrigues S, Silva EO, Brito ES. Reino Unido: Academic Press, 2018. p. 391 – 395. ISBN: 978-0-12-803138-4.

6. Esparza e Montalvo-González. 11 – Bioactive Compounds of Soursop (*Annona muricata* L.) Fruit. Em Bioactive Compounds in Underutilized Fruits and Nuts - Reference Series in Phytochemistry. Mérillon J-M, Ramawat KG. Cham – Suíça: Springer Nature Switzerland AG, 2020. ISSN 2511-8358. DOI: 10.1007/978-3-030-30182-8.

7. Ahajumobi e Oparaocha. A Comparative Analysis of the Nutritional and Chemical composition of six West African Medicinal Fruits. International Journal

of Current Science Research and Review. 2023;6(10):6807-6818. DOI: 10.47191/ijcsrr/V6-i10-34.

8. Donadio LC, Zaccaro RP. Valor nutricional de frutas. Jaboticabal: SBF, Coopercitrus; 2012. 248 p.

9. Tabela Brasileira de Composição de Alimentos (TBCA). Food Research Center (FoRC). Versão 7.2. São Paulo: Universidade de São Paulo (USP); 2022. Disponível em: http://www.fcf.usp.br/tbca

10. Sacramento CK *et al*. Graviola. Em: Serejo JAS, Dantas JL. Fruticultura Tropical: espécies regionais e exóticas. Brasília – DF: Embrapa Informação Tecnológica, 2009.

11. Chan, P, Ah R, Mh K. Anti-arthritic activities of *Annona muricata* L. Leaves extract on complete freund's adjuvant (CFA)-induced arthritis in rats. Planta Med. 2010;76:166. DOI: 10.1055/s-0030-1264464.

12. Roslida, A, Tay C, Zuraini A, Chan P. Anti-inflammatory and anti-nociceptive activities of the ethanolic extract of *Annona muricata* leaf. J Nat Rem. 2010;10:97-104.

13. Moghadamtousi SZ, Karimian H, Rouhollahi E, Paydar M, Fadaeinasab M, Kadir, HA. *Annona muricata* leaves induce g1 cell cycle arrest and apoptosis through mitochondria-mediated pathway in human HCT-116 and HT-29 colon cancer cells. J. Ethnopharmacol. 2014;156:277-289.

14. N'gouemo P, Koudogbo B, Tchivounda HP, Akono-Nguema C, Etoua MM. Effects of ethanol extract of *Annona muricata* on pentylenetetrazol-induced convulsive seizures in mice. Phytother Res. 1997;11:243-245.

15. Souza DO, Salesa VS, Rodrigues CKS, Oliveira LR, Lemosa ICS, Delmondesa GA *et al*. Phytochemical Analysis and Central Effects of *Annona muricata* Linnaeus: Possible Involvement of the Gabaergic and Monoaminergic Systems. Iranian J Pharmacol Res. 2018;17(4):1306-1317.

16. Adeyemi DO, Komolafe OA, Adewole OS, Obuotor EM, Adenowo TK. Anti-hyperglycemic activities of *Annona muricata* (Linn). Afr J Tradit Complement Altern Med. 2009;6:62-69.

17. Agência Nacional de Vigilância Sanitária – Anvisa. Memento Fitoterápico da Farmacopéia Brasileira. Brasília – DF: Agência Nacional de Vigilância Sanitária, 2016. Disponível em: http://www.farmacia.pe.gov.br/sites/farmacia.saude.pe.gov.br/files/memento_fitoterapico.pdf

24

GRUMIXAMA (*Eugenia brasiliensis*)

Talita Azevedo dos Santos

Taissa Lima Torres

Figura 26 – Grumixama (*Eugenia brasiliensis*)*[26]

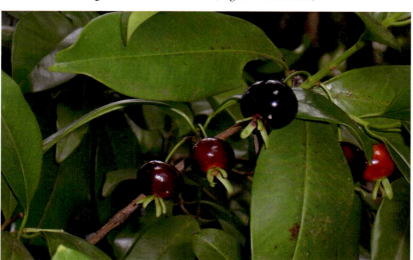

24.1 CARACTERÍSTICAS BOTÂNICAS

A espécie *Eugenia brasiliensis* Lam., pertencente à família: *Myrtaceae*, possui os seguintes nomes populares, devido a suas frutas: grumichameira, grumixaba, grumixameira, ibaporoiti, grumixama, cumbixaba, ibaporoti. É originária da Mata Atlântica brasileira, desde o sul da Bahia passando por Minas Gerais até o Rio Grande do Sul.[1]

---

[26] Fonte: Wikipedia, 2023. Disponível em: https://pt.wikipedia.org/wiki/Grumixameira#/media/Ficheiro:Eugenia_brasiliensis.JPG.

O nome Grumixama vem do Tupi e significa "Fruta que pega ou aperta na boca ao comer". Existem três variedades Botânicas de *Eugenia brasiliensis*: Var. *Erythrocarpus*, de frutos grandes e roxos ou avermelhados; *Iocarpus* de frutos pretos e a *Leucocarpus* de frutos amarelos;

Sua árvore de 3 a 6 metros (ou até 15 m quando na mata) com copa cônica ou piramidal, compacta e de folhagem perene, o troco é curto e cilíndrico, com casca verde-acinzentada que se solta em planas finas no sentido longitudinal. As folhas são inteiras, brilhantes, opostas e glabras (sem pelos). Tem textura coriácea (como couro), obovada (com forma de ovo invertido, com a parte mais larga voltada para o ápice) e oblonga (mais longa que larga) medindo 6 a 13 cm de comprimento por 4 a 6 cm de largura. O pecíolo mede 1,5 cm de comprimento, a base é cuneada (com forma de cunha) e o ápice tem acúmem ou ponta curto e arredondado. As flores são solitárias, cíclicas (distribuídos em vários ciclos), diclamídeas (com dois envoltórios) e medem 2,5 cm de diâmetro e nascem nas axilas das folhas solitárias ou em grupos de 3 a 5 flores. Essas têm cálice (invólucro externo da flor) cupulado (com forma de cúpula) com 4 sépalas livres de 1 cm de comprimento e corola (invólucro esterno) com 4 pétalas brancas.[2,3,4] Frutos de 2,5cm em média, variam a coloração entre amarelo, negro e vermelho, arredondados, bastante atraentes à avifauna; polpa espessa, de cor clara e adocicada.

No Brasil, a grumixama é produzida comercialmente nas Regiões Sul e Sudeste do Brasil, sendo colhida entre novembro e fevereiro, e utilizada em jardins públicos e programas de arborização.[5]

Espécie nativa do bioma mata atlântica, adapta-se bem no clima tropical e subtropical, podendo ser cultivada até 1.000 m de altitude, pois suporta temperaturas abaixo de zero por pouco tempo. Prefere solos bem drenados, profundos e férteis, úmidos e ricos em matéria orgânica.

24.2 CULTIVO E SAFRA

Planta de crescimento rápido que aprecia qualquer tipo de solos com boa fertilidade natural e rápida drenagem da água das chuvas, é resistente a geadas leves de até -3 ºC. A planta frutifica abundantemente em pleno sol, mas necessita de muita água na época da florada e frutificação. Tem sua frutificação com 3 a 4 anos a depender do clima e tratos culturais. Também pode ser cultivada na sombra onde frutifica bastante.[2]

As sementes são redondas, recalcitrantes (perdem o poder germinativo se forem secadas) e germinam em 30 a 60 dias se plantadas em substrato de 50% de terra vermelha, 30% de matéria orgânica e 20% de areia. Podem ser plantadas em jardineiras e quando atingirem 10 cm podem ser transplantadas para embalagens individuais. As mudas necessitam de sombra até atingem 30 cm com 10 a 12 meses de vida.

A planta cresce rápido e não necessita de cuidados especiais, apenas recomenda-se cobrir a superfície com capim cortado e eliminar qualquer erva daninha que possa sufocar a planta. Necessita de poda no fim do inverno para fazer a formação da planta e eliminar o ramos e brotos da base e todo o excesso de ramos que nascerem voltados para o interior da copa.[6,7] Como toda frutífera nativa a grumixama serve como alimento para a fauna e é muito utilizada nos projetos de restauração florestal. A frutificação acontece nos meses de outubro a dezembro.

24.3 IMPORTÂNCIA ECONÔMICA

Os frutos são deliciosos para serem consumidos *in natura* ou aproveitados para fazer sucos, doces, rechear bolos e sorvetes. A arvore é ornamental e ótima para arborização urbana e as flores são melíferas.[6] A madeira é própria para obras de marcenaria comum, carpintaria e forros.

Grumixama é muito encontrada comercialmente como fruta congelada e polpa congelada para suco ou geleia.[8] Além disso, o uso da casca da grumixama roxa tem sido relatado como matéria-prima para extração de corante natural para a indústria alimentícia.[9] Podem também ser utilizadas para preparar sucos, licores, aguardentes, vinagres e doces.

A árvore é ornamental e ótima para arborização urbana apesar de sujeira quando em frutificação. Pode ser indicada para a recuperação de áreas degradadas por atrair a fauna em áreas de preservação permanente e reserva legal.

A Grumixama pode e vem sendo utilizada nos modelos agroflorestais em consórcio com outras espécies diversas (madeireiras e anuais), apresentando resultados satisfatórios, mostrando-se uma espécie com grande potencial para produção de frutos.

24.4 VALOR NUTRICIONAL E COMPOSTOS BIOATIVOS

Embora existam poucas pesquisas sobre a composição fitoquímica da fruta grumixama, ela é conhecida por possuir um ótimo perfil de polifenóis e capacidade antioxidante, o que pode contribuir para a promoção da saúde, reduzindo o risco de desenvolvimento de doenças crônicas.[10] Os principais compostos bioativos presentes na fruta são compostos fenólicos, principalmente flavonoides e elagitaninos.[11] Outros compostos fitoquímicos, como carotenoides, também são relatados em grumixama roxa, principalmente *all-trans-β* -criptoxantina.[12]

Os dados sobre a composição química e física e o perfil de polifenóis da grumixama podem variar significativamente em função do bioma onde o fruto foi cultivado. A Mata Atlântica brasileira, região nativa da grumixama, geralmente tem uma taxa de precipitação muito alta na maior parte do ano, e o clima varia em diferentes tipos de áreas florestais.[13] Em contraste, a região do Cerrado tem um clima diferente, caracterizado por uma forte separação das estações chuvosa e seca (de maio a outubro)[14], o que pode afetar a qualidade e a composição química dos frutos.

Tabela 52 – Composição nutricional da Grumixama (*Eugenia brasiliensis*)

Informações Nutricionais por 100 g de fruta			
Energia	45,60 kcal	*Potássio*	201,63 mg
Carboidratos	9,07 g	*Cálcio*	29,86 mg
Proteínas	0,71 g	*Magnésio*	22,57 mg
Lipídeos	0,72 g	*Fósforo*	1,93 mg
Fibra Alimentar	5,94 g	*Zinco*	0,22 mg
Ferro	0,32 mg	*Sódio*	1,93 mg

Fonte: Xu *et al.*[15]

Tabela 53 – Compostos bioativos da Grumixama (*Eugenia brasiliensis*)

Compostos Bioativos	Peso Fresco	Peso Seco
Compostos Fenólicos Totais (mg GAE/100g)	926,00	5434,30
Taninos Totais (mg TAE/100g)	797,20	4678,50
Carotenoides Totais (μg/g)	14,95	87,70
Capacidade antioxidante (μmol TE/g)	119,00	698,50

Fonte: Xu *et al.*[15]

No entanto, foi relatado como uma fruta com alto teor de elagitanino (82-243 mg equivalentes de ácido elágico/100g de polpa fresca).[11] No estudo de Xu e colaboradores[15], a grumixama cultivada em Goiás apresentou alto teor de taninos totais superiores. Sugerindo um alto teor de proantocianidinas (taninos condensados); taninos hidrolisáveis, como o elagitanino, e outros taninos complexos. De acordo com a literatura, os taninos apresentam diversos benefícios à saúde, como modulação do ritmo cardíaco e da funcionalidade celular.[16] Além disso, os taninos e outros polifenóis complexos apresentam propriedades prebióticas, pois promovem o crescimento de bactérias benéficas no intestino e têm sido associados a um menor risco de sobrepeso e obesidade.[17-18]

24.5 PROPRIEDADES FUNCIONAIS

O principal composto bioativo identificado em grumixama até agora inclui antocianinas (delphinidin-3-glucoside, delphinidin-3-pentoside, cyanidin-3-glucoside, cyanidin-3-galactoside, cyanidin-3-arabinoside, cyanidin-3-xyloside, malvidin-3 –glicosídeo, delfinidina e cianidina), mas também outros tipos de flavonoides (rutina, miricetina, quercetina, epicatequina, catequina e miricetina), elagitaninos (isômeros da pedunculagina, isômeros da estritinina e galoil hexósido do ácido elágico), bem como ácidos fenólicos (ácido protocatecúico, ácido 4-hidroxibenzoico, ácido vanílico, ácido siringico, ácido elágico, ácido gálico, ácido clorogênico, ácido cafeico, ácido ferúlico e ácido p-cumárico).[19-24,11]

Rodrigues e colaboradores[25] relataram atividade antiquorum sensing, medida pela capacidade do extrato em inibir a produção de violaceína em *Chromobacterium violaceum*, e da polpa de grumixama, sendo 119,9 mg

GAE/L a melhor concentração inibitória sem nenhum efeito detectado no crescimento celular. A inibição da detecção de quorum tem sido uma área de pesquisa intensamente investigada, uma vez que a detecção de quorum regula uma variedade de fenótipos que influenciam a virulência bacteriana.[20]

As propriedades antimicrobianas de *Eugenia brasiliensis* L. ainda não foram extensivamente estudadas, principalmente considerando sua porção comestível. Recentemente, foram demonstradas atividades antifúngicas de extratos de diferentes partes (sementes, folhas e polpa) dessa espécie contra biofilmes de *Candida albicans*.[26] Alguns estudos também foram realizados com óleos essenciais extraídos de folhas de E. brasiliensis. Por exemplo, Magina et al.[27] relataram que o óleo essencial dessa espécie apresentou efeito antimicrobiano contra S. aureus, P. aeruginosa e E. coli. Esses mesmos autores relataram que as folhas de E. brasiliensis contêm uma gama de compostos bioativos, como triterpenos e compostos fenólicos, com bom potencial para inibir bactérias Gram-negativas.[28] Adicionalmente, Siebert et al.[29] relataram atividade inibitória de óleos essenciais obtidos de folhas de E. brasiliensis em diferentes épocas do ano contra *Staphylococcus saprophyticus* e *P. aeruginosa*. Juntamente com o nosso trabalho, esses estudos mostram o grande potencial apresentado pela grumixama, seja em suas folhas ou em sua polpa, para inibir o crescimento e a atividade microbiana.

REFERÊNCIAS

1. Legrand CD. Fl. Ilustr. Catarin. 1969,76.
2. Sobral M, Proença C, Souza M, Mazine F, Lucas E. *Myrtaceae* in Lista de Espécies da Flora do Brasil. Rio de Janeiro: Jardim Botânico do Rio de Janeiro; 2015.
3. Mazine FF, Bünger M, Faria JEQ, Fernandes T, Giaretta A, Valdemarin KS *et al*. *Eugenia* L. Flora e Funga do Brasil. Jardim Botânico do Rio de Janeiro. 2023. Disponível em: https://floradobrasil.jbrj.gov.br/FB10338
4. BFG. Growing knowledge: an overview of Seed Plant diversity in Brazil. Rodriguésia. 2015;66(4):1085-1113.
5. Teixeira LL, Hassimotto NMA, Lajolo FM. Grumixama - *Eugenia brasiliensis* Lam. In: Rodrigues S, Silva EO, Brito ES (Eds.). Guia de referência de frutas exóticas. Massachusetts: Academic Press; 2018. p. 219-224.
6. BFG. Innovation and collaboration to meet Target 1 of the Global Strategy for Plant Conservation (GSPC). Brazilian Flora. Rodriguésia. 2018;69(4):1513-1527.
7. The Brazil Flora Group - BFG. Brazilian Flora 2020: Leveraging the power of a collaborative scientific network. TAXON; 2021. DOI: 10.1002/tax.12640

8. Aguiar TM, Sabaa-Srur AUO, Smith RE. Study of Grumixama (*Eugenia brasiliensis*, Lam) fruit pulp and development of a jelly: rheological, sensorial and colorimetric evaluation. The Natural Products Journal. 2016;6(2):142-151.

9. Santiago MCPA, Gouvêa ACMS, Peixoto FM, Borguini RG, Godoy RLO, Pacheco S et al. Characterization of jamelão (*Syzygium cumini* (L.) Skeels) fruit peel powder for use as natural colorant. Fruits. 2016;71(1):3-8. DOI: 10.1051/fruits/2015041

10. Araújo FF, Neri-Numa IA, Farias DP, Cunha GRMC, Pastore GM. Wild Brazilian species of Eugenia genera (*Myrtaceae*) as an innovation hotspot for food and pharmacological purposes. Food Res Int. 2019;121:57-72. DOI: 10.1016/j.foodres.2019.03.018.

11. Teixeira LL, Bertoldi FC, Lajolo FM, Hassimotto NMA Identificação de elagitaninos e flavonoides de *Eugenia brasilienses* Lam. (Grumixama) por HPLC-ESI-MS/MS. J Agric Food Chem. 2015;63(22):5417-5427.

12. Silva NA, Rodrigues E, Mercadante AZ, Rosso VV. Compostos fenólicos e carotenoides de quatro frutas nativas da Mata Atlântica brasileira. J Agric Food Chem. 2014;62(22):5072-5084.

13. Salemi LF, Groppo JD, Trevisan R, Moraes JM, Ferraz SFB, Vilani JP et al. Land-use change in the Atlantic rainforest region: consequences for the hydrology of small catchments. J Hydrol. 2013;499:100-109. DOI: 10.1016/j.jhydrol.2013.06.049.

14. Cianciaruso MV, Batalha MA. A year in a Cerrado wet grassland: a non-seasonal island in a seasonal savanna environment. Braz J Biol. 2008;68(3):1678-4375.

15. Xu K, Alves-Santos AM, Dias T, Naves MMV. Grumixama (*Eugenia brasiliensis* Lam.) cultivated in the Cerrado has high content of bioactive compounds and great antioxidant potential. Cienc Rural. 2020;50(4):1-7.

16. Blade C, et al. Proanthocyanidins in health and disease. Biofactors. 2016;42(1):5-12.

17. Lamuel-Raventos RM, Onge MPS. Prebiotic nut compounds and human microbiota. Crit Rev Food Sci Nutr. 2017;57(14):3154-3163.

18. Sugizaki CSA, Naves MMV. Potential prebiotic properties of nuts and edible seeds and their relationship to obesity. Nutrients. 2018;10(11):1645.

19. Flores G, Dastmalchi K, Paulino S, Whalen K, Dabo AJ, Reynertson KA et al. Antocianinas de frutos comestíveis de *Eugenia brasiliensis* como potenciais terapêuticas para o tratamento da DPOC. Food Chem. 2012;134(3):1256-1262.

20. Infante J, Rosalen PL, Lazarini JG, Franchin M, Alencar SM. Antioxidant and anti-inflammatory activities of unexplored Brazilian native fruits. Plos One. 2016;11(4).

21. Karwowski MSM. Estudo da estabilidade, comportamento reológico e dos compostos fenólicos de frutas da Mata Atlântica (Dissertação de Mestrado). Universidade Federal do Paraná, Curitiba. 2012.

22. Lazarini JG, Sardi JCO, Franchin M, Nani BD, Freires IA, Infante J et al. Bioprospecção de *Eugenia brasiliensis*, uma fruta nativa do Brasil, como fonte de

compostos antiinflamatórios e antibiofilme. Biomedicine and Pharmacotherapy. 2018;102:132-139.

23. Machado APDF, Pereira ALD, Barbero GF, Martínez J. Recovery of anthocyanins from residues of *Rubus fruticosus, Vaccinium myrtillus* and *Eugenia brasiliensis* by ultrasound assisted extraction, pressurized liquid extraction and their combination. Food Chem. 2017;231:1-10.

24. Nascimento LSM, Santiago MCPA, Oliveira EMM, Borguini RG, Braga EEO, Martins VC *et al.* Characterization of bioactive compounds in *Eugenia brasiliensis* Lam. (Grumixama). Nutrition and Food Technology. 2017;3(3):1-7.

25. Rodrigues AC, Oliveira BDA, Silva ER, Sacramento NTB, Bertoldi MC, Pinto UM. Anti-quorum sensing activity of phenolic extract from *Eugenia brasiliensis* (*Brazilian cherry*). Food Sci Technol. 2016;36(2):337-343.

26. Sardi JC, Freires IA, Lazarini JG, Infante J, Alencar SM, Rosalen PL. Espécies frutíferas endêmicas inexploradas do Brasil: propriedades antibiofilme, percepções sobre o modo de ação e toxicidade sistêmica de quatro *Eugenia* spp. Microbial Pathogenesis. 2017;105:280-287

27. Magina MD, Dalmarco EM, Wisniewski AJr, Simionatto EL, Dalmarco JB, Pizzolatti MG, Brighente IM. Composição química e atividade antibacteriana de óleos essenciais de espécies de *Eugenia*. J Nat Med. 2009; 63(3):345-350.

28. Magina MDA, Dalmarco EMD, Dalmarco JB, Colla G, Pizzolatti MG, Brighente IMC. Triterpenos bioativos e compostos fenólicos das *folhas de Eugenia brasiliensis*. New Chemistry. 2012; 35(6):1184-1188.

29. Siebert DA, Tenfen A, Yamanaka CN, Cordova CM, Scharf DR, Simionatto EL e Alberton MD. Avaliação da composição química sazonal, atividade antibacteriana, antioxidante e anticolinesterásica do óleo essencial de *Eugenia brasiliensis* Lam. Nat Prod Res. 2015;29(3):289-292.

25
GUAJURU (*Chrysobalanus icaco*)

Talita Azevedo dos Santos

Taissa Lima Torres

Figura 27 – Guajuru (*Chrysobalanus icaco*)*[27]

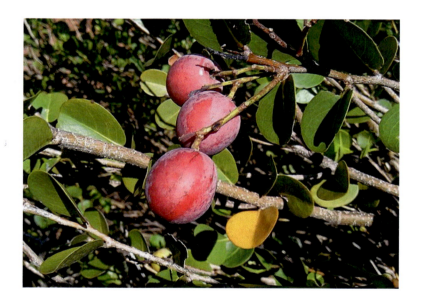

25.1 CARACTERÍSTICAS BOTÂNICAS

Guajuru (*Chrysobalanus icaco*) ou abajerú é um arbusto ou árvore de até 10 metros, do gênero *Chrysobalanus*, pertencente à família *Chrysobalanaceae*. É uma planta medicinal conhecida popularmente como "Grageru" ou "Abajeru" e caracterizada como uma árvore arbustiva de médio porte

---

[27] Fonte: Rhalah, Wikipedia, 2021. Disponível em: https://commons.wikimedia.org/wiki/File:Guajuru_%28Chrysobalanus_icaco%29_02.jpg.

encontrada em diversas regiões do Brasil e em outros países da América Latina, como Colômbia e Venezuela.[1,2] Possui folhas variadas, flores em racemos, geralmente esbranquiçadas, e drupas comestíveis, especialmente quando postas em conservas. O frutos também são comestíveis.

As espécies são nativas das áreas costeiras do sul da Flórida, das Bahamas e do Caribe. Também é encontrado na América Central e do Sul, incluindo México, Equador e norte do Brasil, bem como na África tropical.[3] No Brasil, extratos aquosos de folhas de *C. icaco* são comumente usados na medicina tradicional brasileira para controlar a glicemia de pacientes diabéticos.[4-6]

C. icaco é conhecido por muitos nomes comuns, incluindo cocoplum, icaco, icaque ponne, porco-gordura-maçã e zicate; é um arbusto costeiro de porte médio, chegando ocasionalmente ao tamanho de uma pequena árvore.[7]

A planta é caracterizada por folhas simples e alternadas, flores pentâmeras, geralmente brancas ou roxas, possuindo óvulos epítropos eretos, com a micrópila voltada para a base, formando frutos secos ou carnosos, drupas, com uma ou raramente duas sementes carnosas com cotilédones planoconvexos.[7] O diâmetro médio do fruto foi relatado em 2,66 cm, com massa de 9,40 g. Pesquisas também demonstraram que as massas médias das nozes e das sementes são de 3,049 g e 1,558 g, respectivamente. Além disso, a análise aproximada das nozes mostrou 22,46% de umidade, 1,19% de cinzas, 5,93% de proteína, 24,92% de carboidrato, 45,50% de gordura e 22,3007 kJ/g de valor calórico.[7]

Chrysobalanus icaco é nativo das áreas costeiras tropicais e subtropicais do mundo e seu alcance é estendido para o interior nessas áreas por perturbação e plantio.[7] Forma um arbusto sempre verde de tamanho médio ou, raramente, uma pequena árvore com folhas coriáceas, verde-escuras, redondas a ovais pertencentes à família *Chrysobalanaceae*.[8,9] Essa família apresenta distribuição pantropical, com 18-20 gêneros e mais de 500 espécies.[10]

O guajuru possui alta adaptabilidade às condições ambientais, resistência à salinidade e a níveis baixos de umidade, em locais onde outras plantas padecem por estresse hídrico, ao fogo e a geadas moderadas.[1] Seu fruto é arredondado, com largura de 2-5 cm, cor diversificada entre o branco-creme, o rosa e o púrpura, por algumas vezes quase preto.

Sua polpa branca, um tanto esponjosa, às vezes adocicada outras insípida, é bastante adstringente, quando não está bem maduro. Cada fruto possui apenas uma semente tipo noz, constituída por uma casca dura e uma amêndoa tenra.[11]

25.2 CULTIVO E SAFRA

Espécie vegetal pertencente à família *Chrysobalanaceae*, constituída por 18 a 20 gêneros e mais de 500 espécies, das quais *Chrysobalanus icaco* L.[1,11]

Sendo da espécie angiosperma perene com habitus arbustivo e porte médio, atingindo altura máxima de 3 metros.[12,13] As folhas são simples e alternas, apresentando consistência dura e formato oval, quase circular, com 3 a 10 centímetros de comprimento e 2,5 a 7 centímetros de largura, a coloração variando do verde ao vermelho. O tronco possui de 15 a 30 centímetros de diâmetro e a casca é acinzentada ou marrom-avermelhada, com manchas brancas. As flores são pequenas, brancas, vistosas, reunidas em inflorescência, aparecendo no final da primavera.

No final do verão, produzem os frutos em gomos, com até 5 centímetros de diâmetro, amarelo-pálidos com tons rosa ou roxo-escuro.[14,2] Sua reprodução acontece por meio de sementes oriundas de fecundação cruzada e a frutificação e floração podem ocorrer durante todo o ano, com maior intensidade nos meses de agosto a dezembro.[15]

Oriunda geralmente de áreas de restinga (Mata Atlântica) que corresponde à faixa litorânea, representada, principalmente, por terrenos baixos da orla continental externa ou atlântica, sendo limitada pela linha da maré alta até alcançar o interior do continente.[13] Em consequência disso, essas plantas são classificadas como heliófilas e higrófitas, habitando locais pantanosos ensolarados.[11,16]

Os frutos estão disponíveis nos períodos de agosto a setembro. No entanto, a fenologia não está esclarecida, já que a literatura para essa espécie é escassa.

O guajuru é um fruto não climatérico, definido por não apresentar crescimento repentino na taxa de respiração durante o processo de amadurecimento, ou seja, responde de forma mais lenta ao etileno, hormônio que estimula o amadurecimento.[16] Dessa maneira, os frutos são colhidos em seu estágio maduro, caracterizado pela cor que varia do vermelho escuro ao roxo.[16] Tal coloração é proveniente das antocianinas, substâncias químicas resultantes do metabolismo das plantas.

25.3 IMPORTÂNCIA ECONÔMICA

Pelo potencial de uso que apresenta, *Chrysobalanus icaco* L. tem sido recorrentemente citado na literatura. Pescadores da América e África cozinham sua casca e utilizam para tingir, endurecer e tornar mais duradouras as suas redes.[17,18] Seus frutos com uma polpa branca e adocicada são comestíveis e em muitos países utilizados como doces e em conservas, sendo em alguns locais comercializados em feiras e mercados.[17,19,20,21] O óleo da semente era outrora aproveitado para preparação de uma emulsão antidiarreica e para unguentos.[17] Suas raízes, cascas e folhas são adstringentes e utilizadas contra disenterias, catarro de bexiga, leucorreias[17,22,23] e pedra nos rins[18]. O potencial como agente anti-tumoral[24] e no combate ao diabetes mellitus foram amplamente divulgados na literatura.[25,26,27,18] Ela também é utilizada como planta ornamental na América do norte.

Chrysobalanus icaco L. é utilizado na medicina popular como diurético e hipoglicêmico para controlar a glicemia em pacientes diabéticos. Diversas atividades farmacológicas já foram comprovadas, além do efeito hipoglicemiante. Indicada para infecções da pele e afecções de tecidos subcutâneos.

Raiz, casca, folha e flor são adstringentes devido à quantidade de tanino presente, são usadas ao combate de problemas intestinais, hemorragias e doenças infecciosas.[28]

O óleo da semente já foi aproveitado no preparo de emulsão antidiarreica e unguento. Raízes, cascas e folhas são utilizadas contra disenterias, catarro de bexiga, leucorreias e pedra nos rins. São conhecidos o potencial como agente antitumoral e no combate ao diabetes mellitus.[28]

A árvore é cultivada pelo fruto carnudo (amarelo, roxo ou preto) na América, África e Ásia (Índia, Filipinas), comido cru, cozido, em doces, conservas ou preparado como xarope. As sementes contêm óleo que serve em saladas ou aplicações técnicas.

A polpa é utilizada em fábricas de curtumes e para tingimento de tecidos têxteis na cor preta.[30]

No Brasil, normalmente, é consumido *in natura*. Entretanto, em outras regiões, sua importância é maior, já que grande parte de sua produção é industrializada na forma de conservas e doces em calda. Por exemplo, no México, o doce da polpa de guajuru, como o fruto é conhecido, está entre as iguarias mais apreciadas.[11]

25.4 VALOR NUTRICIONAL E COMPOSTOS BIOATIVOS

Trabalhos indicam que os frutos de Guajuru possuem baixa concentração de lipídeos e proteínas e baixo valor calórico, porém, os teores de ácidos graxos esteárico e oleico devem ser considerados.[31] Entretanto, são ricos em micronutrientes como ferro e cálcio, além dos minerais antioxidantes selênio, cromo e cobre e possuem teores substanciais de antocianinas. Porém com relação ao seu valor nutricional e benefícios à saúde, a literatura é escassa.[32]

Tabela 54 – Composição nutricional do Guajuru (Chrysobalanus icaco)

Informações Nutricionais por 100 g de fruta			
Energia	64,09 kcal	Fibra Alimentar	2,63 g
Carboidratos	13,43 g	Ferro	12,60 mg
Proteínas	0,68 g	Sódio	870,00 mg
Lipídeos	0,85 g	Potássio	1620,00 mg
Saturados	46,25 % m/m	Cálcio	289,30 mg
Insaturados	52,32 % m/m	Magnésio	181,50 mg
C16 Palmítico	16,68 % m/m	Zinco	0,80 mg
C18 Esteárico	28,05 % m/m	Manganês	2,10 mg
C18:1 Oleico	26,55 % m/m	Selênio	59,00 µg
C18:2 Linoleico	20,22 % m/m	Cromo	890,00 µg
C20 Araquídico	1,52 % m/m	Vanádio	0,01 mg
C 22:1 Docosenoico	3,14 % m/m	Boro	1,70 mg
C 22:2 Docosadienoico	2,62 % m/m	Níquel	0,37 mg

Fonte: Aguiar et al.[31]

Os frutos são ricos em antocianinas, pigmentos naturais que possuem capacidade antioxidante e são responsáveis por muitos efeitos benéficos, como proteção contra estresse oxidativo. Células no organismo geram espécies reativas ao oxigênio (ROS), e a superprodução dessas moléculas leva a interações deletérias com DNA, RNA, proteínas e lipídios. Os compostos antioxidantes obtidos a partir da dieta podem reduzir ou impedir a produção excessiva de ROS, promovendo a ação antioxidante endógena e neutralizando rapidamente essas 12 moléculas.[33] Dados indicam que compostos fitoquímicos e minerais no fruto do guajuru protegem contra danos no DNA, associado às propriedades antioxidantes.

Chrysobalanus icaco L. é uma planta medicinal pertencente à família Chrysobalanaceae. Estudos fitoquímicos demonstraram a presença de flavonoides (polifenóis) como rutina, miricitrina e quercitrina, além de outros derivados de miricetina e quercetina nos extratos aquoso e hidroalcoólico de suas folhas.[13] Com base na medicina popular, a infusão de suas folhas é tradicionalmente utilizada como hipoglicemiante e diurético.[34]

25.5 PROPRIEDADES FUNCIONAIS

Estudos farmacológicos relataram diminuição da glicemia em roedores com o extrato aquoso das folhas de *C. icaco* (AECI), além de analgésico, anti-inflamatório e atividades antimicrobianas com o extrato metanólico de suas folhas.[35-38] Além disso, estudos anteriores reforçam o uso de AECI na hiperglicemia e destacam o potencial efeito do extrato na prevenção do ganho de peso de camundongos obesos induzidos por dieta.[39]

Estudos demonstraram o efeito do extrato aquoso de *Chrysobalanus icaco* na redução da adiposidade e melhora da intolerância à glicose.[36]

Análises da administração de diferentes doses mostraram que uma dose de 0,35 mg/mL, em torno de 200 mg/kg de peso corporal, produziu os melhores resultados para melhorar a intolerância à glicose e reduzir a adiposidade.[39]

Foi encontrado redução significativa nos níveis de glicemia em ratos diabéticos induzidos por aloxana tratados com extrato de abajeru na dose de 200 mg/kg após seis semanas de tratamento.[36]

Alguns estudos envolvendo *Chrysobalanus icaco* mostraram que uma dieta contendo 10% de sementes da planta pode induzir a redução de peso em ratos normais sem efeitos tóxicos,[40] promover redução nos níveis glicêmicos e inibir o ganho de peso e gordura no fígado de camundongos obesos induzidos por dieta rica em gordura tratados com o extrato aquoso.[35,36,39] E também induzir atividade analgésica e anti-inflamatória usando o extrato de metanol e aumentar a atividade locomotora, aumentando o gasto energético e prevenindo o armazenamento de gordura, além de mostrar capacidade de manter a homeostase da glicose pela normalização da sensibilidade à insulina e à tolerância à glicose, apesar da alta ingestão de gordura.[39,40]

Um trabalho investigou os efeitos biológicos no DNA do extrato metanólico das folhas de plantas de campo e cultivadas *in vitro*. Os autores concluiram que não foi observado efeito genotóxico dos extratos metanólicos de C. icaco que, por outro lado, apresentaram uma ação antioxidante indireta, ao proteger o DNA plasmidial contra os danos causados pelo SnCl2 (cloreto estanoso).[7]

As antocianinas extraídas de C. icaco têm ação quimiopreventiva seletiva contra células proliferativas de câncer HT-29 após um tratamento de 20 µg/mL por 48 h. Além disso, um triterpeno (ácido pomólico) isolado de *C. icaco* mostrou-se eficaz contra a linha celular K562 (eritroleucemia humana) e previne a proliferação de Lucena 1, um derivado resistente à vincristina da linha celular K562 que apresenta múltiplos características de resistência a drogas.[7]

REFERÊNCIAS

1. Vargas SG. Icaco (*Chrysobalanus icaco* L.): análisis químico de flavonoides y propagación por estacas. [Dissertação de mestrado]. Montecillo Edo. de México: Colegio de Postgraduados en Ciencias Agrícolas; 1998. p. 65.

2. Kruel VSF, Peixoto AL. Etnobotânica na reserva extrativista marinha de Arraial do Cabo, RJ, Brasil. Acta Botânica Brasileira. Porto Alegre. 2004;18(1):177-190.

3. Little EL-Jr, Woodbury RO, Wadswort FH. Trees of Puerto Rico and the Virgin Islands, Agriculture Handbook. Washington, DC: U.S. Department of Agriculture. 1974; 449(2).

4. Costa OA. Brazilian plants with hypoglycaemic effects. Leandra. 1977;7:63-75.

5. Barbosa-Filho JM, Vasconcelos THC, Alencar AA, Batista LM, Oliveira RAG, Guedes DN, Falcão HS, Moura MD, et al. Plants and their active constituents from South Central, and North America with hypoglycemic activity. Rev Bras Farmacogn. 2005;15:392-413.

6. Agra MF, Freitas PF, Barbosa-Filho JM. Sinopse das plantas conhecidas como medicinais e venenosas no Nordeste do Brasil. Rev Bras Farmacogn. 2007;17(1):114-40.

7. Onilude, HA, Mutiu IK, Oluwatosin BA. "*Chrysobalanus icaco*: A Review of Its Phytochemistry and Pharmacology." J Integr Med. 2021;19(1):13-19

8. Mendez J, Bilia AR, Morelli I. Phytochemical investigations of *Licania genus*. Flavonoids and triterpenoids from Licania pittieri.Pharma Acta Helv. 1995;70:223-26.

9. Coradin L, Giannasi DE, Prance AT. Chemosystematic studies in the *Chrysobalanaceae*. Flavonoids in Parinari. Brittonia. 1985;37:169-78.

10. Prance GT. The taxonomy and phytogeography of the *Chrysobalanaceae* of the Atlantic coastal forest of Brazil. Revista Brasileira de Botânica. 1979; 2(5/6):19-39.

11. Mares FM, Simón GV, Martínez RFM, Sánchez AS. Frutales tropicales de Tabasco. 2. ed. Villahermosa – México: Centro de Investigación de Ciencias Biológicas – Universidad Juárez Autónoma de Tabasco, 2000.

12. Freire MSB. Levantamento florístico do Parque Estadual das Dunas de Natal. Acta Botânica Brasileira. 1990;4(2):41-59.

13. Barbosa WLR, Peres A, Gallori S, Vincieri FF. Determination of myricetin derivatives in *Chrysobalanus icaco* L. (*Chrysobalanaceae*). Rev Bras Farmacogn. 2006;16:333-337.

14. Mattos FJA. Plantas da medicina popular do Nordeste. Ceará: Universidade Federal do Ceará, UFC edições; 1999.

15. Lorenzi H, Matos FJA. *Plantas medicinais no Brasil.* Nova Odessa: Instituto Plantarum; 2002.

16. Aguiar TM. Caracterização física e química de folhas, frutos e sementes do abajerú (*Chrysobanalus icaco*, L.) e avaliação do chá dessas folhas em camundongos (*swiss*) normais e diabéticos. [Dissertação de mestrado]. Seropédica – RJ: Universidade Federal Rural do Rio de Janeiro; 2010.

17. Pio CM. Dicionário de Plantas Úteis do Brasil e das exóticas cultivadas. Rio de Janeiro: Imprensa Nacional; 1926.

18. Fonseca-Kruel VS, Peixoto AL, Sá CFC, Araújo DSD, Silva WL, Ferreira AJ Plantas úteis da restinga: o saber dos pescadores artesanais de Arraial do Cabo, Rio de Janeiro. Rio de Janeiro: Instituto de Pesquisas Jardim Botânico do Rio de Janeiro; 2006.

19. Braga R. Plantas do Nordeste, especialmente do Ceará. 2. ed. Fortaleza: Imprensa Oficial; 1960.

20. Ferrão JEM. Fruticultura tropical. Espécies com frutos comestíveis. Lisboa: Instituto de Investigações Científica Tropical; 1999.

21. Ugent D, Ochoa CM. La etnobotánica del Perú: desde la Prehistoria al Presente. Lima: Imprenta Univ. Nacional Mayor San Marcos; 2006.

22. Freise FW. Plantas medicinais brasileiras. São Paulo: Secretaria de Agricultura; 1934.

23. Agra MF, Silva KN, Basílio IJLD, França PF, Barbosa-Filho JM. Survey of medicinal plants used in the region Northeast of Brazil. Rev Bras Farmacogn. 2008;18:472-508.

24. Fernandes J, Castilho RO, Costa MR, Wagner-Souza K, Kaplan MAC, Gattass CR Pentacyclic triterpenes from *Chrysobalanaceae* species: cytotoxicity on multidrug resistent and sensitive leukemie cell lines. Cancer Lett 2003;190:165-169.

25. Costa AO. Brazilian plants with hypoglycaemic effects. Leandra. 1977;7:63-75.

26. Pereira NA. Plants as hypoglycemic agents. Cienc Cult. 1997;49:354-358.

27. Albuquerque UP, Monteiro AJM, Ramosa MA, De Amorim EL. Plantas medicinais e mágicas de um mercado público no Nordeste do Brasil. J Ethnopharmacol. 2007;110(1):76-91.

28. Santana LM, Rêgo FAO, Silva AF. Características de frutos e morfológicas de plantas de guajuru (Chrysobalanus icaco) desenvolvidas no litoral paraibano. Revista Ceres. 2000;47(270):181-187.

29. Silva IM, Peixoto AL. O abajurú (Chrysobalanus icaco L. e Eugenia rotundifolia Casar.) comercializado na cidade do Rio de Janeiro, Brasil. Rev. bras. farmacogn. 2009;19(1b):325-32.

30. Paracampo NENP, Prance GT, Poppi RJ, Silva JAF. Chemotaxonomic study of Chrysobalanus icaco Linnaeus (Chrysobalanaceae) using ultra-high performance liquid chromatography coupled with diode array detection fingerprint in combination with multivariate analysis. Journal of Separation Science. 2017;40(10):2161-2169. DOI: 10.1002/jssc.201601444

31. Aguiar TM, Sabaa-Srur AUO, Samico GF. Potencial nutritivo e características físicas e químicas do Abajeru. Pesq. Agropec. Trop., Goiânia. 2011;41(1):102-109.

32. Brito ES, Araújo MCP, Alves RE, Carkeet C, Clevidence BA, Novotny JA. Anthocyanins present in selected tropical fruits: acerola, jambolão, jussara, and guajiru. Journal of Agricultural and Food Chemistry. 2007;55:9389-9394.

33. Venancio VP, Cipriano PA, Kim H, Antunes, LMG, Talcott ST, Mertens Talcott SU. Cocoplum (Chrysobalanus icaco L.) anthocyanins exert anti inflamatory activity in human colon cancer and non-malignant colon cells. Food & Function; 2016. DOI: 10.1039/c6fo01498d

34. Presta GA, Fonseca AS, Bernardo-Filho MA. O extrato de Chrysobalanus icaco altera a topologia do plasmídeo e os efeitos do cloreto estanoso no DNA dos plasmídeos. Revista Brasileira de Farmacognosia. 2007;17(3):331-5.

35. Presta GA, Pereira NA. Atividade do Abageru (Chrysobalanus icaco L in, Chrysobalanaceae) em Modelos Experimentais para o estudo de Plantas Hipoglicemiantes. Revista Brasileira de Farmácia. 1987;68:91-101.

36. Barbosa APDO, Silveira GDO, Menezes IAC, Neto JMR, Bitencurt JLC, Estavam CS, et al. Efeito antidiabético do extrato aquoso de Chrysobalanus icaco L. em ratos. Jornal de Alimentos Medicinais. 2013;16(6):538-43.

37. Castilho RO, Souza I, Guimarães UP, Kaplan MACA. Levantamento da química e atividades biológicas de Chrysobalanaceae. Anais da Academia Brasileira de Ciências. 2000;72(2):292-3

38. Castilho RO, Kaplan MAC. Phytochemical study and antimicrobial activity of Chrysobalanus icaco. Chemistry of Natural Compounds. 2011;47(3).

39. White PAS, Araújo JMD, Cercato LM, Souza LA, Barbosa APO, Quintans-Junior LJ, et al. Chrysobalanus icaco L. deixa normaliza a sensibilidade à insulina e

glicose no sangue e inibe o ganho de peso em camundongos obesos induzidos por dieta rica em gordura. Jornal de Alimentos Medicinais. 2016;19(2):155-60.

40. Edema MO, Omogbai EK, Afijabi SA, Ildaeor PE. Alterações patológicas induzidas por sementes *de Chrysobalanus icaco*. Nigerian journal of health and biomedical sciences. 2007;6(1):35-7.

41. XXIII Simpósio de Plantas Medicinais do Brasil: Avaliação da toxidez dos extratos metanólicos de plantas de *Chrysobalanus icaco* L. em DNA plasmidial. 2014.

26
GUARANÁ (*Paullinia cupana*)

Aline Silva de Aguiar

Raquel Martins Martinez

Figura 28 – Guaraná (*Paullinia cupana*)*[28]

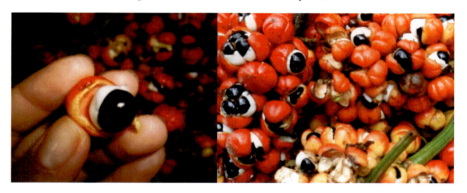

26.1 CARACTERÍSTICAS BOTÂNICAS

O guaranazeiro é uma dicotiledônea nativa da Amazônia, pertencente à família *Sapindaceae*, com cerca de 120 gêneros e mais de 2 mil espécies de árvores, arbustos e cipós. O gênero *Paullinia* possui cerca de 150 espécies, distribuídas pelas Américas. A *Paullinia cupana* pertence à divisão *Angiospermae*, na classe *Dicotyledoneae*. A espécie cupana possui duas subespécies: *sorbilis e typica*.[1]

O nome guaraná é derivado do tupi "uara" = senhor, morador, nativo, próprio do lugar; "nã" = certo, positivo, bebidas dos senhores.[2] Das nove espécies selvagens do gênero *Paullinia* distribuídas na Amazônia brasileira, duas são prioritárias para o melhoramento genético: *P. cuneata* e *P. yoco*.[3] O

---

[28] Fonte: os autores, 2023.

guaraná plantado na Amazônia brasileira é o da subespécie *sorbilis*. Por isso, serão descritas nesse material as características botânicas desta variedade.[3]

Na *Paullinia cupana* var. *sorbilis,* as plantas jovens apresentam folículos pouco lobados e são do tipo arbusto, que podem apoiar em outras árvores da floresta, atingindo de 9 a 10 metros. Quando as flores estão abertas (antese) soltam pólen por volta das 6 horas da manhã, emitem um aroma característico de jasmim. As flores masculinas e femininas não abrem no mesmo dia. A abertura das flores masculinas ocorre por 18 dias não consecutivos e as femininas por dois dias, também não consecutivos. A polinização natural é feita principalmente pelas abelhas, mas há uma considerável taxa de autofecundação. Seus frutos são pequenos, redondos, preto-brilhante, assumindo a forma de uma cápsula de 1 a 3 válvulas, com uma semente cada. Quando maduro, torna-se vermelho ou amarelo e faz surgir o arilo, substância branca que envolve parte da semente (Figura 28).

26.2 CULTIVO E SAFRA

O guaranazeiro tem reconhecido potencial econômico, social e ecológico como plantação na Região Amazônica e na Bahia, principalmente. Sua produção começa a partir do 3º ou 4º ano de implantação e já no 5º ano atinge nível de produção econômica, com vida útil de até 20 anos.[4] Suas sementes têm considerável potencial comercial devido às suas propriedades estimulantes. Os primeiros cultivos datam da época pré-colombiana, realizado por tribos indígenas Maués e Andirás, situadas no baixo Amazonas. Atualmente, sua área de cultivo está também no Acre, Rondônia, Roraima, Pará e Mato Grosso.[1,4]

No Amazonas, a colheita ocorre entre outubro e janeiro, com maior intensidade nos meses de novembro e dezembro e a comercialização ocorre entre dezembro e março. Já na Bahia, a colheita ocorre entre outubro e fevereiro, com maior intensidade nos meses de novembro e dezembro e a comercialização entre outubro e abril.[4]

A comercialização do guaraná é feita em ramas, grãos, torrados e limpos pelos produtores e vendidos aos intermediários e indústrias; na forma de bastão ou rolo, com os grãos sendo torrados, moídos e misturados com água formando uma pasta que é moldada na forma de bastão; na forma de pó fabricado por pequenas e médias indústrias que moem o grão e repassam o pó ao comércio varejista e como xaropes e essências, usados em refrigerantes e produtos energéticos em geral.[4]

Seguindo as condições mais modernas para o cultivo do guaraná (utilizando mudas clonadas de alta resistência), o produtor pode obter uma produtividade entre 1 kg e 1,5 kg de sementes secas por guaranazeiro, o que representaria 400 600 kg/ha.[5]

26.3 IMPORTÂNCIA ECONÔMICA

O Brasil é praticamente o único produtor mundial de guaraná, havendo poucas áreas plantadas na Venezuela e Peru. Sua venda no mercado nacional e internacional tem aumentado principalmente após a "lei dos sucos" (Lei n.° 8.918, de 14 de julho de 1994), que exige o emprego mínimo de 0,02% do produto natural nos refrigerantes, aumentando o interesse industrial do guaraná como matéria-prima.

O guaraná produzido no Brasil além de ser consumido no mercado interno é direcionado também para o mercado externo. Até 1996, utilizando a Nomenclatura Brasileira de Mercadoria (NBM), específica para o guaraná, era possível acompanhar o perfil das exportações do produto. A partir de 1997, com a implantação da Nomenclatura Comum do Mercosul (NCM), o produto guaraná e seus derivados não obtiveram códigos específicos, não permitindo o acompanhamento das informações sobre exportação.

Entre 2006 e 2015, a produção de guaraná no Brasil atingiu 3.653 toneladas por ano, em média.[6] De acordo com o Censo Agropecuário de 2017, a produção do guaraná nacional é feita principalmente por agricultores familiares (88,7%). Desses agricultores, 71,1% encontravam-se no estado da Bahia; 24,7% do total no Amazonas; e 0,8% do total de agricultores familiares encontravam-se no Mato Grosso. Atualmente, o principal estado produtor do guaraná é a Bahia, em segundo o Amazonas e em terceiro lugar está o Mato Grosso.[4]

Nos municípios produtores, os agricultores familiares contam com a comercialização por meio de cooperativas, empresas integradoras e intermediários que atendem os diversos compradores, como as indústrias farmacêutica e de refrigerantes. A Ambev, a exemplo do que fez a Coca-Cola, produz parte do guaraná em rama de que necessita como forma de diminuir a dependência da matéria-prima, pois, em caso de insuficiência de oferta, esse produto não está disponível no mercado internacional para ser importado.[4]

Os principais produtos derivados do guaraná são as bebidas, o pó e suplementos. Refrigerantes e bebidas energéticas à base dessa fruta são produzidas e comercializadas pela indústria brasileira de forma nacional e internacional, tornando a fruta um dos sabores mais característicos do Brasil. O pó de guaraná é produzido a partir das sementes e tem sido utilizado como aromatizante natural e na produção de suplementos dietéticos, de forma isolada ou combinada com outras substâncias visando emagrecimento, aceleração de metabolismo, performance e maior disposição. Há relato ainda da utilização da fruta na indústria cosmética para fabricação de shampoos e sabonetes, além de produtos com função tônica e adstringente.[6]

26.4 VALOR NUTRICIONAL E COMPOSTOS BIOATIVOS

Utilizada pelos indígenas há séculos, pelo seu valor medicinal e nutricional, estudos científicos têm validado as propriedades do guaraná como estimulante do Sistema Nervoso Central e sistema cardiovascular. Por ser importante fonte de cafeína natural conhecida, seu uso contínuo e moderado reduz a sensação de fadiga física e mental, regula a atividade intestinal e é um comprovado afrodisíaco, sendo por isso indicado seu uso clínico nos casos de convalescência e para pessoas maduras e idosas sem problemas cardíacos.[5]

O consumo do guaraná muitas vezes está associado a refrigerantes, logo um alimento ultraprocessado que deve ser evitado de acordo com o Guia Alimentar para a População Brasileira (2014).[7] Não há informações isoladas para o fruto guaraná na Tabela Brasileira de Composição de Alimentos (Taco)[8], havendo apenas seu ingrediente guaraná associado ao refrigerante ou ao açaí com xarope de guaraná. Na Tabela Brasileira de Composição de Alimentos (TBCA), há apenas informações sobre o valor nutricional do guaraná em pó/100g quanto às calorias e aos macronutrientes, a saber: 337 kcal; 71,6g de carboidratos; 16,5g de proteínas e 2,76g de lipídios.[9]

A semente, parte mais utilizada do guaraná, possui em sua composição cerca de 40,30% de carboidratos, dos quais a maior parte é constituída por amido (cerca de 60%); 3,90% de lipídeos; e entre 7,60 e 14,60% de proteínas.[6] Considerando a importância comercial do pó de guaraná e o raro consumo da fruta fresca, a Tabela 55 apresenta valores encontrados para a composição nutricional desse ingrediente, produzido a partir das sementes. Seu valor nutricional destaca-se principalmente pelo teor de proteínas e de fibras alimentares, necessitando de mais estudos para entender o perfil de aminoácidos e micronutrientes presentes.

Tabela 55 – Composição nutricional do pó comercial de sementes de Guaraná (*Paullinia cupana*)

Informações Nutricionais por 100 g de pó comercial			
Umidade	7,64 – 8,17 %	Fibra Alimentar	43,10 g
Resíduo Mineral Fixo	1,54 – 2,53 g	Fibras Solúveis	4,07 ± 0,78 g
Energia	201,15 – 337,00 kcal	Fibras Insolúveis	39,03 ± 1,41 g
Carboidratos	31,25 g	Sódio	24,76 ± 0,18 mg
Proteínas	9,30 – 16,46 g	Potássio	818,20 ± 4,67 mg
Lipídeos	2,64 – 6,40 g	pH	5,67 ± 0,02

Fonte: Oliveira.[10]

Diversos compostos bioativos estão presentes no guaraná, majoritariamente catequinas, epicatequinas e proantocianidinas. Destacam-se os teores de cafeína (1308 mg/100g), teobromina (21,5 mg/100g) e catequina (233,3 g/100mg),[12] seguidos por teofilina (50 mg/100g, epicatequina (13 mg/100g) e protocianidinas (300 mg/100g).[13] O pó de guaraná é fonte considerável de polifenóis totais, atingindo 1.766,67 ± 126,87 mg GAE/100 g.[10] Na Tabela 56, estão alguns dos teores de compostos bioativos encontrados na semente de guaraná.

Tabela 56 – Compostos bioativos das sementes de Guaraná (*Paullinia cupana*)

Compostos Bioativos	Teor*
Taninos	3,740 – 14,100 %
Cafeína	2,150 – 5,070 %
Teofilina	0,007 – 0,026 %
Teobromina	0,007 – 0,015 %

*sementes secas, Fonte: Marques e colaboradores.[19]

26.5 PROPRIEDADES FUNCIONAIS

Os compostos bioativos presentes no guaraná atribuem a essa fruta uma relevante propriedade antioxidante. Oliveira[10] avaliou o guaraná em pó, encontrando valores de 769 µM pelo método ABTS e 0,34 g de guaraná/g DPPH (EC50) — 81% inibição do radical pelo guaraná em pó pelo método DPPH.

Após seu consumo, os componentes bioativos do guaraná são absorvidos na corrente sanguínea e atingem tecidos e células. Enquanto a cafeína tem uma boa biodisponibilidade, os polifenóis apresentam absorção mais lenta e rápida eliminação.[13] Poucos estudos avaliaram a biodisponibilidade dos compostos bioativos do guaraná. Yonekura e colaboradores[14] observaram que a concentração plasmática de catequina, epicatequina e seus metabólitos metilados variaram entre 0,38 e 0,64 nmol/ mL em humanos após 1h de ingestão de guaraná em pó (3g contendo 90 mg de catequina e 60 mg de epicatequina). Apesar da baixa quantidade, foi possível observar efeitos antioxidantes demonstrando que há suficiente biodisponibilidade e bioeficácia dos polifenóis provenientes do guaraná.

Além de estimulante energético, o guaraná apresenta propriedades antioxidantes e anti-inflamatórias, melhorando disfunção metabólica e podendo ser utilizado como adjuvante ao tratamento de pessoas com dislipidemia, obesidade, doenças cardiovasculares, diabetes e doenças neurológicas.[13] A teofilina é associada à broncodilatação e a efeitos estimulantes, enquanto a teobromina é atribuída às propriedades diuréticas dessa fruta.[6]

Em meta-análise sobre a utilização do guaraná para melhora da função cognitiva, Hack e colaboradores[18] verificaram que a ingestão aguda de guaraná parece ter um pequeno efeito no tempo de resposta, indicando um desempenho mais rápido durante uma variedade de tarefas cognitivas sem afetar a precisão. No entanto, não se sabe se essas alterações de desempenho estão relacionadas com o teor de cafeína ou com outras substâncias biodisponíveis do guaraná, sendo necessários mais estudos para entender os mecanismos envolvidos. Uma dificuldade encontrada nos estudos é a grande variedade de suplementos de pós de guaraná existentes, acarretando variação no teor de compostos presentes, principalmente da cafeína. Para que seja observada a ação relatada, é recomendado que o teor de cafeína do guaraná seja calculado em relação à massa corporal, com dose mínima eficaz para o desempenho cognitivo estimada em 1-3 mg/kg de massa corporal.

Apesar dos efeitos benéficos, estudos demonstram possibilidade de toxicidade mesmo no consumo de poucas quantidades. As metilxantinas presentes no guaraná, principalmente quando utilizada na forma de extrato, pode causar aumento da frequência cardíaca e arritmias. Além disso, podem causar irritação gástrica e aumento da diurese. Os efeitos adversos devido à cafeína são geralmente leves e transitórios, embora frequentes. A cafeína pode exacerbar estados ansiosos e contribuir para distúrbios do sono. Também pode potencializar a ação de analgésicos e, quando administrado com anticoagulantes, inibir a agregação plaquetária aumentando o risco de sangramento.[15,19] Portanto, o uso do guaraná como suplemento deve ser avaliado de maneira bastante individualizada.

Como fitoterápico, a *Paullinia cupana* tem sido utilizada em cápsulas ou comprimidos por via oral, 2 capsulas pela manhã e 1 a 2 capsulas após almoço, contendo extrato seco (250 mg de extrato padronizado em cafeína), sendo indicada como psicoestimulante, principalmente.[16]

Estudos recentes investigam as propriedades da casca do guaraná, que constitui um resíduo gerado na utilização dessa fruta. Pinho e colaboradores[17] verificaram que essa parte da fruta também possui compostos bioativos, incluindo carotenoides e apresentando propriedade antioxidante quantificada pelos métodos ABTS (62 ± 2 μmol TE/g), FRAP (1,16 ± 0,02 μmol TE/g), ORAC (76 ± 3 μmol TE/g) e DPPH (3,0 ± 0,1 μmol TE/g). A composição das cascas de guaraná inclui fibras insolúveis, macro (Ca, K e Mg) e micro (Cu, Fe, Mn e Zn) minerais, cafeína, teobromina, compostos fenólicos e carotenoides, all-trans-βcaroteno, cis-β-caroteno e luteína.

Outros efeitos têm sido observados com o uso do guaraná em estudos experimentais em animais e humanos. O teor de metilxantina do extrato é associado a alterações no metabolismo lipídico. Adicionalmente, o guaraná apresentou potencial antiadipogênico, devido à sua capacidade de modular micro RNAs e genes relacionados a esse processo ou aumento do metabolismo energético e estimulação da biogênese mitocondrial, contribuindo para o controle de peso, mesmo quando associado à dieta rica em gordura. Os resultados apontam ainda propriedades antioxidante, anti-inflamatória, gastroprotetora, hepatoprotetora, antidepressiva, anticarcinogênica, neuroprotetora e citoprotetora do guaraná.[19]

REFERÊNCIAS

1. Nascimento-Filho FJ, Garcia TB, Sousa NR, Atroch AL. Recursos Genéticos de Guaraná. Em: Sousa NR, Souza AGC. Recursos fitogenéticos na Amazônia Ocidental: conservação pesquisa e utilização. Manaus: Embrapa Amazônica Ociental; 2001. Cap 7.

2. Monteiro MY. Antrogeografia do guaraná. Cadernos da Amazônia. Manaus: INPA. 1965;6:1-84.

3. Ducke A. Diversidades dos guaranás. Rodriguésia, Rio de Janeiro. 1937;3(10):155-156.

4. Fagundes MH. Guaraná. Análise mensal. Outubro 2019.

5. Fundação Getúlio Vargas, Instituto Superior de Administração e Economia (ISAE). Projeto Potencialidades Regionais, Estudo de Viabilidade Econômica. Guaraná, 2003.

6. Todorov SD, Pieri FA. Tropical Fruits – From Cultivation to Consumption and Health Benefits, Fruits from the Amazon. Nova York: Nova Science Publishers. 2016. 433 p. ISBN: 978-1-53612-840-6 (eBook).

7. Ministério da Saúde. Guia Alimentar para a População Brasileira. 2. ed. Brasília-DF; 2014.

8. NEPA-UNICAMP. Tabela Brasileira de Composição de Alimentos - TACO. Campinas: NEPA-UNICAMP; 2011.

9. Tabela Brasileira de Composição de Alimentos (TBCA). Universidade de São Paulo (USP). Food Research Center (FoRC). Versão 7.2. São Paulo, 2022. Disponível em: http://www.fcf.usp.br/tbca.

10. Oliveira TA. Caracterização Físico-Química e Avaliação da Atividade Antioxidante *In Vitro* do Guaraná em Pó (*Paullinia cupana*). [Trabalho de Conclusão de Curso]. Ouro Preto – MG: Universidade Federal de Ouro Preto – UFOP; 2021. 74 p. Disponível em: https://www.monografias.ufop.br/handle/35400000/3533.

11. Alves AO, Weis GCC, Nascimento V, Assmann CE, Cruz, IBM. Quantificação de compostos bioativos em amostras de café, chás verde e preto, erva-mate e guaraná e sua relação com a modulação de enzimas antioxidantes: em busca da longevidade. Em: Anais V Congresso Internacional de Envelhecimento Humano. Campina Grande – PB, 2017. Disponível em: https://www.editorarealize.com.br/artigo/visualizar/34789.

12. Marques LLM, Panizzon GP, Aguiar BAA, Simionato AS, Cardozo-Filho L, Andrade G *et al*. Guaraná (*Paullinia cupana*) seeds: Selective supercritical extraction of phenolic compounds. Food Chem. 2016;212:703-711

13. Torres EAFS, Pinaffi-Langley ACC, Figueira MS, Cordeiro KS, Negrão LD, Soares MJ *et al*. Effects of the consumption of guarana on human health: a narrative review. Compr Rev Food Sci Food Saf. 2022;21(1):272-95.

14. Yonekura L, Martins CA, Sampaio GR, Monteiro MP, César LAM, Mioto BM *et al*. Biovailability of catechins from guarana (*Paullinia cupana*) and its effect

on antioxidant enzymes and other oxidative stress markers in healthy human subjects. Food Funct. 2016;13;7(7):2970-78.

15. Nicoletti MA, Oliveira-Junior MA, Bertasso CC, Caporossi PY, Tavares APL. Principais interações no uso de medicamentos fitoterápicos. Infarma. 2007;19(1/2):32-40.

16. Agência Nacional de Vigilância Sanitária – Anvisa. Memento Fitoterápico da Farmacopéia Brasileira. Brasília – DF: Agência Nacional de Vigilância Sanitária, 2016. Disponível em: http://www.farmacia.pe.gov.br/sites/farmacia.saude.pe.gov.br/files/memento_fitoterapico.pdf

17. Pinho LS, Silva MP, Thomazini M, Cooperstone JL, Campanella OH, Rodrigues CEC, Favaro-Trindade CS. Guaraná (Paullinia cupana) by-product as a source of bioactive compounds and as a natural antioxidant for food applications. J Food Process Preserv. 2021;00:e15854. DOI: 10.1111/jfpp.15854.

18. Hack B, Penna EM, Talik T, Chandrashekhar R, Millard-Stafford M. Effect of Guarana (Paullinia cupana) on Cognitive Performance: A Systematic Review and Meta-Analysis. Nutrientes. 2023;15(34):1-12. DOI: 10.3390/nu15020434.

19. Marques LLM, Ferreira EDF, Paula MN, Klein T, Mello JCP. Paullinia cupana: a multipurpose plant – a review. Revista Brasileira de Farmacognosia. 2019;29:77-110. DOI: 10.1016/j.bjp.2018.08.007

27
JABUTICABA
(*Myrciaria cauliflora* (Mart.) O. Berg)

Manuela Cristina Pessanha de Araújo Santiago

Renata Galhardo Borguini

Sidney Pacheco

Monalisa Santana Coelho de Jesus

Figura 29 – Flores e frutos da Jabuticabeira (*Plinia cauliflora*). A: Jabuticabeira florida; B: Frutos verdes; C: Frutos maduros.*[29]

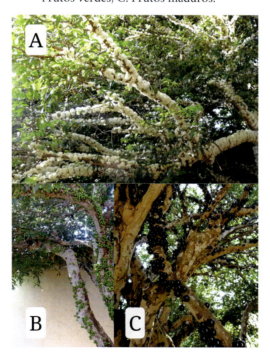

---

[29] Fonte: Pedro Bezerra, Flickr, 2012. Disponível em: https://www.flickr.com/photos/pedro_bezerra/albums/72157628684922709/with/6621853695.

27.1 CARACTERÍSTICAS BOTÂNICAS

A jabuticaba ou jaboticaba, fruto da jabuticabeira ou jaboticabeira, é uma espécie pertencente à família *Myrtaceae*, conhecida pelo nome científico *Myrciaria jaboticaba* (Vell.) O. Berg., tem como sinônimos *Plinia jaboticaba* (Vell.) Kausel, *Myrtus jaboticaba* Vell., *Myrcia jaboticaba* (Vell) Baill., *Eugenia jaboticaba* (Vell.) Kiaersk., *Plinia jaboticaba* (Vell.) Kausel e *Myrtus cauliflora* Mart.[1,2]

Trata-se de uma arvoreta semidecídua, de 6 a 9 metros de altura, com tronco nodoso de cor pardo-escura uniforme, tendo sido descrita em 1827 provavelmente a partir de material cultivado, sendo, porém, depois encontrada na natureza na serra da Mantiqueira. Possui floras cartáceas, glabras, de 2,4 a 4,3 cm de comprimento, com a nervura principal pubescente na face inferior. Flores reunidas em fascículos sobre o caule e ramos desfolhados, com pedicelos curtos, formadas na primavera-verão. Os frutos em geral de casca fina e lisa, de sabor muito doce; maturação em outubro-novembro.[1] As flores e frutos brotam afixadas no caule (Figura 29). Ocorrência em Minas Gerais, Mato Grosso do Sul e de São Paulo até o Rio Grande do Sul, principalmente na mata pluvial atlântica e nas submatas de altitude.[3]

Há várias formas botânicas em cultivo. A jabuticaba Sabará corresponde à espécie mais plantada no mundo, em pomares domésticos e comerciais. Outras variedades seriam a Cascuda, com forma pouco comum, frutos maiores e casca grossa, o sabor da polpa doce; a Pingo de Mel, que ocorre em Goiás, possui folhas jovens verde claras, muito doce e sabor que lembra o do jambo; a Rajada, com folhas ainda maiores, frutos grandes, de casca negra com veios e pintas claras; e a Sabará Gigante, com folhas maiores, frutos grandes com casca fina e sabor muito doce.[1]

27.2 CULTIVO E SAFRA

A propagação da planta ocorre por sementes e por enxertia. A jabuticabeira floresce geralmente duas vezes por ano, em julho-agosto e novembro-dezembro. Os frutos ficam maduros em agosto-setembro e janeiro. Normalmente, dependendo do período de chuva, a jabuticabeira floresce uma vez ao ano e os frutos encontram-se maduros em outubro e novembro, quando ocorre a safra.[1,3]

Embora essa fruta seja uma cultura subutilizada, possui alta produtividade e praticamente não requer tratamentos específicos de cultivo. É muito comum em pomares domésticos nas regiões Sul e Sudeste do Brasil.[4,5]

A colheita é realizada manualmente quando os frutos estão negros (atropurpúreos), o que expressa o grau máximo de maturação, devido à concentração de antocianinas. A jabuticaba é tida como uma fruta de alta perecibilidade, no entanto, frutos mantidos, imediatamente, após a colheita em geladeira, acondicionados em embalagens fechadas, mantêm suas características organolépticas aceitáveis por cerca de 15 dias. Para comercialização, os frutos devem ser colhidos, manualmente, com todo cuidado e acondicionados, se possível, já em embalagens pequenas para minimizar danos mecânicas.[6]

27.3 IMPORTÂNCIA ECONÔMICA

Entre as partes da planta utilizadas estão a madeira e os frutos. A madeira é moderadamente pesada, compacta, elástica, dura, de longa durabilidade quando protegida de intempéries. Pode ser empregada para tabuado em geral, confecções de móveis, para construção civil e para lenha. Os frutos são comestíveis e muito saborosos, tanto para o consumo *in natura* como na forma de doces, geleias, licores e aguardentes. Assim, é uma das fruteiras mais cultivadas nos pomares domésticos em todo o país. São também procurados por aves e outros animais. A árvore é bastante ornamental, podendo ser empregada no paisagismo em geral.[3]

Os frutos da jabuticaba Sabará são geralmente de pele fina, pequenos e sempre doces.[4,5] Seus frutos, muito apreciados, são consumidos *in natura* e para elaboração de doces, geleias, vinhos e licores, produtos ricos em antocianinas e considerados benéficos à saúde.[1]

As principais espécies de jabuticaba comercializadas na Central de Entrepostos e Armazéns Gerais de São Paulo (Ceagesp), em 2022, foram a Sabará e a Paulista, que possui frutos maiores e de polpa mais acidulada que a Sabará.[7]

Há produtores experientes que cultivam a espécie há anos em diferentes regiões do brasil e alguns trabalhos de pesquisa importantes realizados no país e no exterior. A jabuticaba tem todos os atributos para tornar-se a fruta símbolo da valorização da biodiversidade alimentar brasileira. No entanto, é necessário investir em cultivo em larga escala e em pesquisas básicas e aplicadas sobre essa espécie, que tem potencial de mercado nacional e internacional, desde que com produção em quantidades e qualidades satisfatórias.[6]

27.4 VALOR NUTRICIONAL E COMPOSTOS BIOATIVOS

A jabuticaba apresenta elevado teor de carboidratos, sendo a maior parte dos mesmos composta por açúcares simples (frutose e glicose em maior quantidade), o que contribui para o sabor doce do fruto.[8] As fibras alimentares também estão presentes em considerável quantidade, especialmente na casca, sendo essa fração do fruto recomendada como fonte desses nutrientes.[8,5] O fruto integral, bem como suas frações apresentam baixo teor de lipídeos e valor de pH aproximadamente 3. Ressalta-se que baixos valores de pH favorecem a estabilidade das antocianinas presentes na casca.[8,9,5]

Na Tabela 57, encontra-se a composição do fruto relatada pela Tabela Brasileira de Composição de Alimentos.[10]

Tabela 57 – Composição nutricional da Jabuticaba (*Myrciaria cauliflora* (Mart.) O. Berg)

Informações Nutricionais por 100 g de parte comestível crua			
Umidade	83,60 %	Ferro	0,10 mg
Cinzas	0,40 g	Sódio	Traços
Energia	58,00 kcal	Potássio	130,00 mg
Carboidratos	15,30 g	Cobre	0,07 mg
Proteínas	0,60 g	Zinco	0,30 mg
Lipídeos	0,10 g	Tiamina	0,06 mg
Fibra Alimentar	2,30 g	Riboflavina	Traços
Cálcio	8,00 mg	Piridoxina	Traços
Magnésio	18,00 mg	Niacina	Traços
Manganês	0,30 mg	Vitamina C	16,20 mg
Fósforo	15,00 mg		

Fonte: Tabela Brasileira de Composição de Alimentos (TACO)[10]

Os compostos bioativos encontrados em maior quantidade na jabuticaba são as antocianinas delfinidina-3-O-glicosídeo e cianidina-3-O-glicosídeo presentes em sua maioria na casca do fruto. Quando se trata da composição da casca, é possível encontrar na literatura valores dessas substâncias para o material desidratado, principalmente devido à dificuldade de extração dela *in natura* por conta do seu elevado teor de fibras. Leite e colaboradores[11] encontraram para a casca de jabuticaba liofilizada 635 mg/100g de delfinidina-3-O-glicosídeo e 1964 mg/100g de cianidina-3-O-glicosídeo, representando esta última 75,6% das antocianinas monoméricas totais da casca. Santiago e colaboradores[5] ao produzirem um corante natural a partir da secagem convectiva da casca de jabuticaba encontraram para o material desidratado 34,39 mg/100g de delfinidina-3-O-glicosídeo e 470 mg/100g de cianidina-3-O-glicosídeo.

Tabela 58 – Compostos bioativos da casca de Jabuticaba (*Myrciaria cauliflora* (Mart.) O. Berg)

Compostos Bioativos da Casca de Jabuticaba	Inada et al.[8]*	Santiago et al.[5]*
Ácido gálico	153,20 mg	417,40 mg
Ácido protocatecuico	-	14,60 mg
Ácido p-cumárico	-	13,70 mg
Ácido m-cumárico	0,20 mg	-
Ácido trans-cinâmico	0,50 mg	-
Ácido 3,4-dihidroxibenzoico	16,10 mg	-
Ácido elágico	276,00 mg	285,40 mg
Rutina	247,00 mg	16,00 mg
Mirecetina	5,10 mg	-
Mirecetrina	20,00 mg	-
Quercetina	3,50 mg	7,80 mg

*Os resultados da tabela são referentes ao somatório entre os compostos fenólicos solúveis livres e os compostos fenólicos quantificados após etapas de hidrólise.

Além das antocianinas, outros compostos fenólicos já foram identificados na jabuticaba, estando a maior parte na casca: ácido gálico, ácido protocatecuico, ácido p-cumárico, ácido m-cumárico, ácido trans-cinâmico, ácido 3,4-dihidroxibenzoico, ácido elágico, rutina, mirecetina, mirecetrina, quercetina (Tabela 58).[8,5]

Também pertencentes à classe dos compostos bioativos, os carotenoides foram detectados no pó obtido a partir da casca desidratada de jabuticaba na concentração total de 1.192 mg/100g.[5] Embora esse não seja um valor que torne o fruto uma fonte rica de carotenoides, o consumo do mesmo ajuda a aumentar a ingestão desses antioxidantes naturais.

27.5 PROPRIEDADES FUNCIONAIS

A jabuticaba, devido aos compostos bioativos presentes em sua composição, com destaque para as antocianinas da casca, tem sido muito estudada quanto à sua atividade biológica.

Frauches e colaboradores[12] avaliaram a influência dos compostos bioativos presentes na casca de frutos da família *Myrtaceae*, incluindo a jabuticaba, na atividade antioxidante *in vitro* e nos efeitos antiproliferativos em células de adenocarcinoma de cólon humano. A análise da capacidade antioxidante foi realizada por diferentes métodos, a fim de se correlacionar melhor os resultados aos diferentes grupos de compostos presentes na matriz (Tabela 59). Foram avaliadas duas matrizes: extrato liofilizado e extrato da casca desidratada de jabuticaba. Os resultados obtidos para o extrato da casca desidratada foram superiores aos obtidos para o extrato liofilizado. Além disso, dentre os três frutos avaliados (jabuticaba, jambo e jamelão), a jabuticaba apresentou maior valor de capacidade antioxidante, o que se justifica pelo fato de ela apresentar maior teor de compostos fenólicos quando comparada às outras duas matrizes. Os autores constataram ainda que os pós secos das cascas dos três frutos avaliados inibiram a proliferação celular, interromperam o ciclo celular e aumentaram a indução de apoptose em células de adenocarcinoma humano (HT-29) de maneira dependente da dose.

Romualdo e colaboradores[13] avaliaram os efeitos de cascas ricas em antocianinas de frutos da família *Myrtaceae* em fibrose hepática induzida quimicamente e carcinogênese em camundongos. O pó obtido a partir da casca desidratada de jabuticaba apresentou efeito protetor no desenvolvimento de lesão pré-neoplásica. Os resultados indicaram que respostas biológicas diferenciais podem ser atribuídas a perfis e teores distintos de antocianinas.

Tabela 59 – Atividade antioxidante da Jabuticaba (*Myrciaria cauliflora* (Mart.) O. Berg) por diferentes métodos

Ensaio	Extrato liofilizado	Extrato da casca desidratada
DPPH ($\mu mol\ Trolox/100\ g$)	554,44 ± 2,68	576,02 ± 3,66
FRAP ($\mu mol\ Fe^{3+}/g$)	338,14 ± 3,15	708,48 ± 3,40
TEAC ($\mu mol\ trolox/g$)	987,15 ± 0,70	1271,91 ± 5,02
ORAC ($\mu mol\ trolox/g$)	508,81 ± 2,73	883,94 ± 5,03

Fonte: Frauches e colaboradores[12]

A fim de se compreender melhor o mecanismo de ação das antocianinas no trato gastrointestinal, Peixoto e colaboradores[14] avaliaram a bioacessibilidade *in vitro* das antocianinas presentes em algumas matrizes, onde observou-se que 13% das antocianinas presentes inicialmente no pó obtido a partir da casca desidratada de jabuticaba encontraram-se disponíveis para absorção ao final do processo digestivo. Os autores ainda avaliaram dois modelos de absorção (um intestinal e outro gástrico), onde foi possível constatar a maior absorção das antocianinas presentes oriundas também do pó das cascas dos frutos na fase gástrica, muito provavelmente devido ao pH ácido do meio favorável a esse grupo de flavonoides.

Além dos efeitos potencialmente benéficos à saúde, devido à funcionalidade das substâncias bioativas presentes em sua composição, a casca da jabuticaba também tem sido avaliada como possível fonte de corante natural. Freitas-Sá e colaboradores[9] avaliaram a aceitabilidade de iogurtes contendo corantes obtidos a partir da casca de frutos ricos em antocianinas e os que foram adicionados do corante à base de jabuticaba foram os que tiveram maior pontuação na aceitabilidade do sabor. Esse resultado é positivo e relevante, uma vez que o produto avaliado passa a ser uma possível alternativa ao uso de corantes sintéticos, agregando valor ao alimento ao qual ele for adicionado.

REFERÊNCIAS

1. Lorenzi H, Lacerda MTC, Bacher LB. Frutas no Brasil nativas e exóticas. São Paulo: Instituto Plantarum de Estudos da Flora; 2015.

2. Stadnik A, Proença CEB, Caldas DKD. *Myrciaria* in Flora e Funga do Brasil. Rio de Janeiro: Jardim Botânico do Rio de Janeiro. 2023. Disponível em: https://floradobrasil.jbrj.gov.br/FB19884.

3. Lorenzi H. Árvores brasileiras: manual de identificação e cultivo de plantas arbóreas do Brasil. 4. ed. Nova Odessa, SP: Instituto Plantarum; 2002.

4. Lorenzi H, Bacher LB, Lacerda MTC, Sartori SF. Brazilian fruits & cultivated exotics: (for consuming *in natura*). São Paulo: Instituto Plantarum de Estudos da Flora; 2006.

5. Santiago MCPA, Borguini RG, Nascimento LSM, Braga ECO, Martins VC, Gouvêa ACMS, Peixoto FM, Pacheco S, Nogueira RI, Godoy RLO. Jabuticaba (*Myrciaria jaboticaba* (Vell.) O. Berg) peel powder produced by convective drying process: a rich anthocyanin product. Fruits. 2018;73(4):201-08. DOI: 10.17660/th2018/73.4.1.

6. Coradin L, Siminski A, Reis A. Espécies nativas da flora brasileira de valor econômico atual ou potencial: plantas para o futuro – Região Sul. Brasília: MMA; 2011. 934p.

7. CEAGESP. Jabuticaba - Guia de identificação. 2021. Disponível em: https://ceagesp.gov.br/hortiescolha/hortipedia/jabuticaba.

8. Inada KOP, Oliveira AA, Revorêdo TB, Martins ABN, Lacerda ECQ, Freire AS, Braz BF, Santelli RE, Torres AG, Perrone D, Monteiro MC. Screening of the chemical composition and antioxidants in jabuticaba (*Myrciaria jaboticaba*) and jussara (*Euterpe edulis*) fruits and their fractions. J Funct Foods. 2015;422-33. DOI: 10.1016/j.jff.2015.06.002.

9. Freitas-Sá DDGC, Souza RC, Araujo MCP, Borguini RG, Mattos LS, Pacheco S, Godoy RLO. Effect of jabuticaba (*Myrciaria jaboticaba* (Vell) O. Berg) and jamelão (*Syzygium cumini* (L.) Skeels) peel powders as colorants on color-flavor congruence and acceptability of yogurts. LWT-Food Sci Technol. 2018;96:215-21. DOI: 10.1016/j.lwt.2018.05.024

10. Tabela Brasileira de Composição de Alimentos - TACO. Campinas: NEPA-UNICAMP; 2011.

11. Leite AV, Malta LG, Riccio MF, Eberlin MN, Pastore GM, Maróstica Júnior MR. Antioxidant potential of rat plasma by administration of freeze-dried jaboticaba peel (Myrciaria jaboticaba Vell. Berg). J Agric and Food Chem. 2011;59:2277-83. DOI: https://doi. org/10.1021/jf103181x.

12. Frauches NS, Montenegro J, Amaral T, Abreu JP, Laiber G, Borguini R, Santiago M, Pacheco S, Nakajima VM, Godoy R, Teodoro AJ. Activity on Human Colon Adenocarcinoma Cells and *In vitro* Antioxidant Effect of Anthocyanin-Rich Extracts from Peels of Species of the *Myrtaceae* Family. Moelcules. 2021;26:564. DOI: 10.3390/molecules26030564.

13. Romualdo GR, Souza IP, Souza LV, Prata GB, Fraga-Silva TFC, Sartori A, Borguini RG, Santiago MCPA, Fernandes AAH, Cogliati B, Barbisan LF. Beneficial effects of anthocyanin-rich peels of *Myrtaceae* fruits on chemically-induced liver fibrosis and carcinogenesis in mice. Food Res Int. 2021;139:109964. DOI: 10.1016/j.foodres.2020.109964.

14. Peixoto FM, Fernandes I, Gouvêa ACMS, Santiago MCPA, Borguini RG, Mateus N, Freitas V, Godoy RLO, Ferreira IMPLVO. Simulation of *in vitro* digestion coupled to gastric and intestinal transport models to estimate absorption of anthocyanins from peel powder of jabuticaba, jamelão and jambo fruits. J Funct Foods. 2016;24:373-81. DOI: 10.1016/j. jff.2016.04.021.

28
JAMBO-VERMELHO (*Syzygium malaccense* (L.) Merr. & L.M. Perry)

Renata Galhardo Borguini
Manuela Cristina Pessanha de Araújo Santiago
Sidney Pacheco
Monalisa Santana Coelho de Jesus

Figura 30 – Jambo (*Syzygium malaccense*). A: Flores; B: Jambo; C: Seção transversal do Jambo*[30]

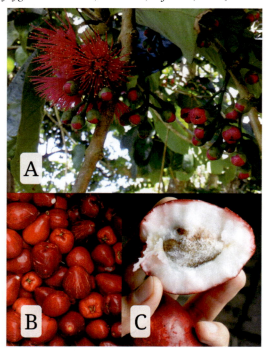

---

[30] Fontes: Wikipedia (Muriel Bendel, 2014 / Gsgoes, 2022 – Disponível em: https://commons.wikimedia.org/wiki/File:Syzygium_malaccense_flowers_Beqa_Fiji.jpg / https://commons.wikimedia.org/wiki/File:Jambo_vermelho_-_Syzygium_malaccense.png); Flickr - Dr. Alexey Yakovlev, 2017 (Disponível em: https://www.flickr.com/photos/botalex/32440662352).

28.1 CARACTERÍSTICAS BOTÂNICAS

A espécie *Syzygium malaccense* (L.) Merr. & L.M.Perry (sinonímia *Jambosa domestica* DC.) pertence à família *Myrtaceae*. Trata-se de uma árvore, de origem cultivada e não endêmica do Brasil.[1]

A árvore de copa densa e piramidal, de 7 a 13 metros de altura, com tronco de casca parda, é nativa da Polinésia e Malásia. Folhas simples, de lâmina coriácea, glabra em ambas as faces, verde-escuras na maturação e marrom-avermelhadas quando jovens, lustrosas, de 15 a 30 cm de comprimento, com pecíolo de 1 a 2 cm. Suas flores são dominadas por numerosos estames de intensa coloração vermelho-púrpura, dispostas em cimeiras sobre os ramos, formadas entre abril e junho. Seus frutos são piriformes, lisos, com polpa carnoso-suculenta, de agradável sabor adocicado, contendo 1 a 2 sementes, maturação de janeiro a março e conhecidos como jambo-vermelho, jambo-roxo, jambo, jambo-encarnado, jambo-de-malaca.[2]

O jambo é comum e apreciado na América do Sul e Central, onde é cultivado tanto como fruteira quanto como planta ornamental, devido à forma piramidal de sua copa que alcança 20 m de altura. A inflorescência contém de 1 a 12 flores, com pedicelos curtos. As flores são hermafroditas, actinomorfas, diclamídeas, apopétalas ou dialipétalas, com numerosos estames vermelhos; ao caírem no solo formam um tapete vermelho, muito bonito. O fruto é drupáceo piriforme, vermelho a roxo purpúreo quando maduro, considerado como um dos maiores frutos do grupo *Eugenia-Syzygium*, com uma só semente, polpa espessa, branca, suculenta, de sabor acidulado, agradável, semelhante ao da maçã.[3]

No Brasil, é encontrado nos estados das Regiões Norte, Nordeste e nas regiões quentes do Sudeste. O jambo possui forma de pera, é vermelho quando maduro, com aproximadamente 7 cm de comprimento, de casca fina e polpa branca, suculenta, crocante, comestível e levemente adocicada, dotado de uma única semente.[4]

Há diferentes colorações de frutos e características sensoriais, dependendo da variedade do jambo vermelho. A variedade Alba apresenta frutos com casca branca, mesmo quando completamente maduros, são crocantes e doces. A Kingston de origem jamaicana apresenta frutos muito grandes, de polpa crocante e saborosa. A variedade Riscado de casca com linhas longitudinais, alternadamente escura e clara, tem sabor doce. A variedade Roxo de casca atropurpúrea, com polpa muito suculenta e saborosa, é a forma mais apreciada.[2]

28.2 CULTIVO E SAFRA

O jambo vermelho tem sua propagação por meio de sementes e por enxertia.[2] O período de floração é muito curto, levando de 7 a 15 dias entre a abertura dos botões e a queda das pétalas ou das flores não polinizadas. A frutificação ocorre imediatamente após a floração, com a safra ocorrendo cerca de um mês após a floração máxima. Sua safra não é muito prolongada, dura em torno de 3 a 4 semanas após frutificação. Cada árvore produz entre 450 e 1200 frutas, resultando em torno de 20 a 85 kg de frutas por árvore.[3]

A frutificação ocorre geralmente em períodos mais chuvosos, três meses após a floração, sendo que a colheita se dá entre os meses de janeiro a maio.[4] A forma de colheita é manual a partir do momento em que os frutos estão vermelhos e aromáticos.

Os frutos são carnosos, possuindo a polpa esbranquiçada e suculenta e a casca de coloração característica, conforme estádio de maturação, do rosa ao vermelho bem escuro.[5]

28.3 IMPORTÂNCIA ECONÔMICA

Espécie trazida da antiga colônia portuguesa de Malaca para o Brasil, de amplo cultivo nas regiões tropicais do país, tanto como frutífera quanto como árvore de sombra. Existem várias formas definidas pelo aspecto dos frutos.[2] O peso dos frutos, em média, é de 62 gramas, 6 cm de diâmetro longitudinalmente e 5 cm de diâmetro transversal.[6]

As árvores são amplamente cultivadas nas regiões tropicais do Brasil na arborização, bem como em pomares domésticos para a produção de frutos. Estes são consumidos principalmente *in natura*, contudo podem ser transformados em pratos diversos. As flores também são comestíveis e têm grande potencial para uso em sobremesas e decoração de pratos na alta gastronomia.[7] No Brasil, os frutos são consumidos *in natura* ou sob forma de sucos, molhos, compotas, geleias e doces em calda. Na Índia e Malásia, o jambo é utilizado também como planta medicinal.[4] Na Indonésia, os frutos são usados em saladas e são também conservados como "picles". Tanto as folhas como as raízes são usadas tradicionalmente na medicina caseira na Tailândia.[3]

Apresenta grande destaque na medicina popular, sendo empregado como estimulante de apetite, diurético, anti-inflamatório, tratamento contra diabetes, entre outros.[8]

Devido ao alto desperdício de jambo, referente à elevada produção por árvore e à reduzida vida útil, sugere-se o possível uso das antocianinas da casca do jambo na indústria alimentícia, visando, sobretudo, as suas propriedades antioxidante, flavorizante e corante.[9] O uso de corantes de origem natural é limitado devido à baixa estabilidade das antocianinas frente às condições de processamento e estocagem, destacando alguns parâmetros que afetam a estrutura química destas substâncias como as altas temperaturas, o oxigênio, a luz e a ação enzimática.[10]

28.4 VALOR NUTRICIONAL E COMPOSTOS BIOATIVOS

O jambo-vermelho tem sua composição relatada pela Tabela Brasileira de Composição de Alimentos (Taco).[11]

Tabela 60 – Composição nutricional do Jambo (*Syzygium malaccense* (L.) Merr. & L.M. Perry)

Informações Nutricionais por 100 g de parte comestível crua			
Umidade	92,10 %	Ferro	0,10 mg
Energia	27,00 kcal	Sódio	22,00 mg
Proteína	0,90 g	Potássio	135,00 mg
Lipídeos	0,10 g	Cobre	0,02 mg
Carboidratos	6,50 g	Zinco	0,10 mg
Fibra Alimentar	5,10 g	Tiamina	0,08 mg
Cinzas	0,50 g	Riboflavina	Traços
Cálcio	14,00 mg	Piridoxina	Traços
Magnésio	14,00 mg	Niacina	1,18 mg
Manganês	0,05 mg	Vitamina C	3,80 mg
Fósforo	18,00 mg		

Fonte: Tabela Brasileira de Composição de Alimentos (TACO)[11]

A polpa fresca e a casca do jambo-vermelho apresentaram elevado teor de umidade e parte sólida contendo compostos bioativos de interesse nutricional e farmacológico. Cada parte de *S. malaccense* pode ser destacada por diferentes características químicas: a polpa é uma rica fonte de fibras solúveis e açúcares redutores; a casca concentra fibras insolúveis, teor de lipídeos, potencial antioxidante lipofílico e hidrofílico, além de antocianinas; as sementes também se destacaram pelo potencial antioxidante lipofílico e hidrofílico; e finalmente as folhas que apresentam grandes quantidades de catequinas, quercetina, carotenoides e grande capacidade antioxidante.[12]

As espécies da família *Myrtaceae* são conhecidas por possuírem em sua composição química substâncias consideradas bioativas. Estas são oriundas do metabolismo secundário dos vegetais e compreendem diferentes classes de substâncias com atividade antioxidante, cuja ação está associada à redução do risco de doenças crônicas não transmissíveis, como câncer.[13,14,15]

A coloração das cascas do fruto do jambo-vermelho sugere a presença de antocianinas, pertencentes à classe dos flavonoides e caracterizadas como pigmentos hidrossolúveis presentes em diversas flores e frutos como morango, jabuticaba, jamelão e açaí.[16,17,18,10] A estrutura química das antocianinas, oriunda de biossíntese mista, favorece uma ampla absorção de luz na região do visível e uma facilidade de oxidação, sendo capazes de doar elétrons ou átomos de hidrogênios para radicais livres.[14]

Os estudos ressaltam que o teor de compostos fenólicos totais e as propriedades antioxidantes do jambo-vermelho apresentam-se em maiores quantidades na casca da fruta e que isso é possivelmente atribuído à cor vermelha intensa dela, que indica a presença de antocianinas.[12,6]

Peixoto e colaboradores[19] verificaram que os compostos bioativos com maior prevalência no fruto de jambo vermelho são as antocianinas, que estão concentradas na casca do fruto. As antocianinas podem ser utilizadas como corante natural e vem despertando grande interesse pelos seus benefícios, principalmente atividade antioxidante.

Foram identificados no fruto do jambo-vermelho os seguintes compostos: antocianinas (cianidina-3,5-O-diglicosídeo, cianidina-3-O-glicosídeo, peonidin-3-O-glicosídeo), seguido de epicatequina, catequina, procianidina A2, B1 e B2, alguns ácidos (benzoico e para-cumárico) e flavonoides (rutina, quercetina e isoquercitrina).[12,6,19]

Frauches e colaboradores[20] indicaram que o importante potencial bioativo do jambo-vermelho está relacionado às suas antocianinas e ao conteúdo de outros fenólicos. As cascas desidratadas do fruto apresentaram alto teor de antioxidantes e fenólicos totais.

Entre os diversos aspectos abordados, destaca-se a importância da espécie *Syzygium malaccense* como uma fruta com diversas propriedades nutricionais (macro e micronutrientes) e compostos bioativos, tornando interessante o seu consumo e trazendo esses resultados como base para agregar valor aos produtos da biodiversidade e fortalecer políticas públicas que promovam segurança alimentar e nutricional.[21]

28.5 PROPRIEDADES FUNCIONAIS

Nunes e colaboradores[6] avaliaram as propriedades físico-químicas, compostos bioativos e atividade antioxidante do jambo-vermelho e concluíram que o teor de compostos fenólicos totais e a atividade antioxidante foram menores na polpa da fruta quando comparada com a casca. Frutos de diferentes origens geográficas do Brasil apresentaram diferenças significativas nos parâmetros químicos e físicos. A casca é fonte de vitamina C e contém maior teor de compostos bioativos e atividade antioxidante. Os extratos da casca demonstraram maior poder de inibição da oxidação em comparação com os extratos da polpa. Foi observado um efeito sinérgico positivo entre os extratos da casca e o BHT.

Entre todos os compostos identificados no jambo-vermelho, a cianidina-3-*O*-glicosídeo foi a principal antocianina encontrada. Esse composto está relacionado com efeitos protetores sobre o estresse oxidativo, além de minimizar processos inflamatórios e de redução de risco de doenças crônicas não transmissíveis.[12,6,19]

Romualdo e colaboradores[22] avaliaram se as cascas de desidratadas de jabuticaba (*Myrciaria jaboticaba*), jamelão (*Syzygium cumini*) e jambo-vermelho (*S. malaccense*) reduziriam a fibrose e a hepatocarcinogênese em camundongos. O tratamento com pó de casca de *S. malaccense* diminuiu o estresse oxidativo hepático e os níveis de citocinas pró-inflamatórias, mas não exerceu efeitos protetores no desenvolvimento de focos pré-neoplásicos ou nos resultados de deposição de colágeno. O pó da casca de *S. malaccense* apresentou os menores teores de antocianinas em relação aos outros frutos.

Frauches e colaboradores[20] apresentaram evidências experimentais de que extratos de casca de frutas de *M. jabuticaba, S. cumini* e *S. malaccense* podem inibir a viabilidade celular de células HT-29 de câncer de cólon. Estudos com esses extratos de frutas relatados em outras linhagens celulares mostraram que eles são antioxidantes potentes e fornecem evidências iniciais que podem ser usadas para desenvolver novas estratégias quimioterápicas destinadas a redução do risco para o desenvolvimento de muitas doenças, incluindo o câncer.

As descobertas que atribuíram efeitos biológicos aos pós de casca altamente estáveis e ricos em antocianinas produzidos por secagem convectiva podem agregar valor de mercado a esses frutos tropicais subutilizados da família *Myrtaceae*, fomentando a sua cadeia produtiva.[22]

REFERÊNCIAS

1. Pizzardo RC, Antonicelli MC. Syzygium in Flora e Funga do Brasil. Rio de Janeiro: Jardim Botânico do Rio de Janeiro. 2023. Disponível em: https://floradobrasil.jbrj.gov.br/FB620389.

2. Lorenzi H, Lacerda MTC, Bacher LB. Frutas no Brasil nativas e exóticas. São Paulo: Instituto Plantarum de Estudos da Flora; 2015.

3. Falcão MA, Paraluppi ND, Clement CR. Fenologia e produtividade do jambo (*Syzygium Malaccensis*) na Amazônia central. Acta amaz. 2002;32(1):3-8.

4. Brasil. Ministério da Saúde. Secretaria de Atenção à Saúde. Departamento de Atenção Básica. Alimentos regionais brasileiros. 2. ed. Brasília: Ministério da Saúde; 2015. 484 p.

5. Costa RS, Oliveira IVM, Môro FV, Martins ABG. Aspectos morfológicos e influência do tamanho da semente na germinação do jambo-vermelho. Rev Bras Frutic. 2006;28:117-120.

6. Nunes PC, Aquino JS, Rockenbach II, Stamford TLM. Physico-Chemical Characterization, Bioactive Compounds and Antioxidant Activity of Malay Apple [*Syzygium malaccense* (L.) Merr. & L.M. Perry]. J Plos. 2016;1-11.

7. Kinupp VF, Harry L. Plantas Alimentícias Não convencionais (PANC) no Brasil: guia de identificação, aspectos nutricionais e receitas ilustradas. São Paulo: Instituto Plantarum de Estudos da Flora; 2014. 768 p.

8. Oliveira AMD, Humberto MMS, Silva JM, Rocha RFA, Sant'Ana AEG. Estudo fitoquímico e avaliação das atividades moluscicida e larvicida dos extratos da casca do caule e folha de *Eugenia malaccensis* L. (*Myrtaceae*). Rev Bras Farmacogn. 2006;16:618-624.

9. Augusta IM, Resende JM, Borges SV, Maia MCA, Couto MAPG. Caracterização física e química da casca e polpa de jambo vermelho (*Syzygium malaccensis* (L.) Merry l & Perry). Braz J Food Technol. 2010;4(30):928-932.

10. Santiago MCPA, Gouvêa ACMS, Peixoto FM, Borguini RG, Godoy RLO, Pacheco, S et al. Characterization of jamelão (*Syzygium cumini* (L.) Skeels) fruit peel powder for use as natural colorant. Fruits. 2016;71(1):3-8.

11. Tabela brasileira de composição de alimentos (TACO). 4. ed. Campinas: NEPA/UNICAMP; 2011. 161 p.

12. Batista AG, Silva JK, Cazarin CBB, Biasoto ACT, Sawaya ACHF, Prado MA, et al. Red-jambo (*Syzygium malaccense*): Bioactive compounds in fruits and leaves. Food Sci Technol. 2016:1(1):1-8.

13. Pietta PG. Flavonoids as Antioxidants. J Nat Prod. 2000;63(7):1035-1042.

14. Angelo PM, Jorge N. Compostos fenólicos em alimentos – Uma breve revisão. Rev Inst Adolfo Lutz. 2007;66(1):9.

15. Dewick PM. Medicinal natural Products: a biosynthetic approach. 3. ed. Inglaterra: John Wiley & Sons; 2009. 539p.

16. Bridle P, Timberlake CF. Anthocyanins as natural food colours - selected aspects. Food Chem. 1997;58(1-2):103-109.

17. Gouvêa ACMS, Araujo MCP, Schulz DF, Pacheco S, Godoy RLO, Cabral LMC. Anthocyanins standards (cyanidin-3-O-glucoside and cyanidin-3-O-rutinoside) isolation from freeze-dried açaí (*Euterpe oleraceae* Mart.) by HPLC. Food Sci Technol. 2012;32:43-46.

18. Gouvêa ACMS, Melo A, Santiago MCPA, Peixoto FM, Freitas V, Godoy RLO, et al. Identification and quantification of anthocyanins in fruits from *Neomitranthes obscura* (DC.) N. Silveira an endemic specie from Brazil by comparison of chromatographic methodologies. Food Chem. 2015;185:277-283.

19. Peixoto FM, Fernandes I, Gouvêa ACMS, Santiago MCPA, Borguini RG, Mateus N, et al. Simulation of *in vitro* digestion coupled to gastric and intestinal transport models to estimate absorption of anthocyanins from peel powder of jabuticaba, jamelão and jambo fruits. J Funct Foods. 2016;24(1):373-381.

20. Frauches NS, Montenegro J, Amaral T, Abreu JP, Laiber G, Junior J, et al. Antiproliferative Activity on Human Colon Adenocarcinoma Cells and *In vitro* Antioxidant Effect of Anthocyanin-Rich Extracts from Peels of Species of the *Myrtaceae* Family. Molecules. 2021;26:564.

21. Gibbert L, Bertin R, Kruger CH. A brief review of the species *Syzygium malaccense* (L.) Merr. & L.M. Perry as source of bioative compounds. Visão Acadêmica. 2017;18(4):140-152.

22. Romualdo GR, Souza IP, Souza LV, Prata GB, Fraga-Silva TF, Sartori A, et al. Beneficial effects of anthocyanin-rich peels of *Myrtaceae* fruits on chemically--induced liver fibrosis and carcinogenesis in mice. Food Research International. 2021;139:1-11.

29
JAMBOLÃO (*Syzygium cumini*)

Monalisa Santana Coelho de Jesus

Sidney Pacheco

Renata Galhardo Borguini

Manuela Cristina Pessanha de Araújo Santiago

Figura 31 – Jambolão (*Syzygium cumini*)*[31]

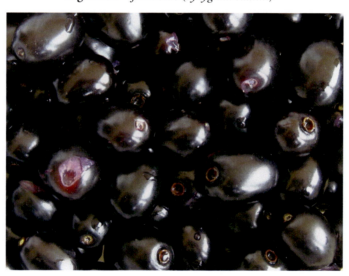

29.1 CARACTERÍSTICAS BOTÂNICAS

A espécie *Syzygium cumini* (L.) Skeels tem como sinônimos *Eugenia jambolana* Lam., *Siphoneugena aromatica* O.Berg, *Syzygium jambolanum* (Lam.) DC. e *Myrtus cumini* L. Trata-se de uma árvore de substrato terrícola, com troncos glabros, de 6 a 20 m de altura. Suas folhas são simples e opostas,

---

[31] Fonte: Wikipedia - Ton Rulkens, 2011. Disponível em: https://commons.wikimedia.org/wiki/File:Syzygium_cumini_-_fruits_dark.jpg.

lâminas de oblongas a elípticas, com margem inteira, coriáceas; 7 a 18 cm de comprimento e 3 a 8 cm de largura, com ápices finos. Possui inflorescências axilares e cimosas-paniculadas, de 3 a 4 vezes compostas, 4 a 12 cm de comprimento, pedúnculo de 1 a 3 cm de comprimento, com flores sésseis de em grupos de 3 ou mais nas pontas. Suas flores são pequenas, de 1 a 1,5 cm, tetrâmeras; hipanto obconico; cálice truncado, rosa acastanhado, sépalas livres e triangulares; corola pseudocaliptrada, pétalas creme a brancas e orbiculares. Apresenta estames numerosos, de 4 a 5 mm de comprimento, anteras dorsifixas; estilete de 2 a 5 mm de comprimento; ovário ínfero, bilocular e com numerosos óvulos com placentação axilar. Seus frutos são carnosos, de cor esverdeada quando imaturos, passando a roxo e negro quando maduros, 0,6 a 1 cm de diâmetro e 1 a 1,5 cm de comprimento; cálice não persistente. Semente solitária de testa dura, 1 a 1,5 cm de comprimento.[1]

Essa espécie é nativa da Índia e do Sri Lanka.[2] Não é endêmica do Brasil, mas sua distribuição geográfica é ampla, têm ocorrência confirmada nas Regiões Norte (Amazonas, Roraima), Nordeste (Bahia, Pernambuco, Sergipe), Sudeste (Espírito Santo, Minas Gerais, Rio de Janeiro, São Paulo) e Sul (Paraná, Rio Grande do Sul, Santa Catarina). Está presente nos biomas Amazônia, Cerrado, Mata Atlântica e Pantanal.[1]

A espécie *Syzygium cumini* popularmente conhecida como jamelão, jambolão, cereja, azeitona-doce e *java plum* pertence à família *Myrtaceae*. Suas flores são dominadas pelas estames brancos, em racemos axilares ramificados, formadas de setembro a novembro.[2] O fruto possui uma semente única e grande, quando comparada com o tamanho dele, envolta por uma polpa carnosa. Sua coloração, inicialmente branca, torna-se vermelha e posteriormente preta, quando os frutos estão maduros.[3]

29.2 CULTIVO E SAFRA

A propagação da espécie ocorre exclusivamente por sementes.[2] Segundo Silva e colaboradores[4], a propagação da espécie por sementes é método inviável, devido aos problemas de segregação genética e pelo longo período que as plantas levam para alcançar a idade reprodutiva. Dessa forma, os autores desenvolveram um protocolo para propagação vegetativa dessa espécie por meio da alporquia.

A frutificação do jamelão ocorre de janeiro a maio e os frutos são do tipo baga, assemelhando-se bastante à azeitona.[3] A safra ocorre entre janeiro e fevereiro.² A colheita é realizada manualmente, quando os frutos estão roxos ou negros, o que expressa o grau máximo de maturação.

29.3 IMPORTÂNCIA ECONÔMICA

A espécie foi introduzida desde os tempos coloniais, tomando-se subespontânea em várias partes do país, sendo também muito cultivada como árvore ornamental e de sombra, principalmente ao longo da costa; os frutos são consumidos frescos, especialmente por crianças, sendo muito apreciados.[2]

Frutos oblongos, com polpa espessa suculenta, de sabor adocicado e adstringente, que exsuda intensa coloração arroxeada, de grande capacidade de tingimento.[2] Apesar de pouco adstringente, tem sabor agradável ao paladar. O fruto é geralmente consumido *in natura*, mas pode ser processado na forma de compotas, licores, vinhos, vinagre, geleias, geleiadas, tortas e doces.[3]

Quanto aos resíduos, como não há comercialização ou mesmo amplo consumo pela população, grande parte da fruta é desperdiçada, o que chama a atenção para o potencial de aproveitamento da mesma para obtenção de corante natural.[5]

29.4 VALOR NUTRICIONAL E COMPOSTOS BIOATIVOS

O fruto do jamelão possui altos teores de açúcares (10,60 – 19,50 g), divididos entre 6,20 g/100 g de frutose e 5,03 g/100 g de glicose (Tabela 61). Esse conteúdo varia de acordo com o estádio de maturação, variando de 22% a 35% quando completamente maduro. Foram encontrados teores de açúcares redutores de 27,9 % e 0,65 % de pectina e 5,23 g/100 g de amido na polpa dos frutos. Esses teores favorecem o uso dos frutos como ingredientes na produção de iogurtes, geleias e bebidas fermentadas.[6,7,8]

A polpa do fruto desidratada possui teores de minerais de 5,9 g/100 g, semelhantes aos do fruto da jabuticaba (*Myrciaria cauliflora*). Dentre eles 3,8 g/100 g de potássio, 1,04 g/100 g de cálcio, 0,78 g/100 g de magnésio e 0,31 g/100 g de sódio. O processo de maturação causa redução de 18 % nos teores de minerais totais.[6]

Tabela 61 – Composição nutricional do Jambolão (*Syzygium cumini*)

Informações Nutricionais por 100 g de parte comestível crua			
Umidade	77,20 – 87,70 %	Sódio	1,00 mg
Cinzas	0,23 – 1,00 g	Potássio	394,00 mg
Energia	41,00 – 61,00 kcal	Cobre	0,03 mg
Carboidratos	10,60 – 19,50 g	Zinco	0,00 mg
Proteínas	0,50 – 0,99 g	Tiamina	0,17 mg
Lipídeos	0,10 – 0,49 g	Riboflavina	Traços
Fibra Alimentar	0,11 – 1,80 g	Piridoxina	0,12 mg
Cálcio	3,00 mg	Niacina	Traços
Magnésio	2,00 mg	Vitamina C	27,10 mg
Manganês	Traços	Sólidos solúveis totais	13,00 – 14,31 °Brix
Fósforo	4,00 mg	Acidez titulável	0,65 – 5,25 g ácido cítrico
Ferro	0,00 mg	pH	3,22 – 3,79

Fonte: Nascimento-Silva et al.[6] e Tabela Brasileira de Composição de Alimentos (TACO)[7]

Os frutos contêm óleos graxos: ácidos vernólico (3 %), mirístico (31,7 %), láurico (1,2 %), linoleico (16,1 %), esteárico (6,5 %), malválico (1,2 %), oleico (32,2 %), estercúlico (1,8 %) e palmítico (4,7 %).[8]

Os compostos bioativos majoritários encontrados na parte comestível são miricetina, ácido oxálico, ácido gálico, citronelol, cianidina diglicosídeo, hotrienol, fitosteróis, flavonoides, carotenoides e polifenóis.[8]

Os frutos possuem pigmentos naturais solúveis em água, da classe das antocianinas, principalmente derivados de delfinidina (37-48 %), cianidina (3 %), petunidina (29-33 %), peonidina (1-2 %) e malvidina (19-27 %) que alcançam um total de 1.318,4 mg/100 g nos frutos maduros (Tabela 62). Do verde ou amarelo, passam a ter colorações arroxeadas e pretas quando maduros. A maior parte destes pigmentos (97 %) estão concentrados na casca dos frutos. O conteúdo de antocianinas cai dependendo do período e condições de armazenamento. A casca desidratada dos frutos perde até 36 % das antocianinas em 5 meses de estocagem.[6,8,9]

Tabela 62 – Antocianinas do Jambolão (*Syzygium cumini*)

Antocianina	Polpa e casca (mg/100 g BS)*	Polpa e casca (mg/100 g BU)*	Polpa e casca (mg/100 g BS)*	Polpa (mg/100 g BU)*	Casca (mg/100 g BU)*	Casca em pó (mg/100 g BU)*
Delfinidina-3,5-O-diglicosídeo	256,0	95,6	583,5	4,0	3,8	23,9
Delfinidina-3-O-glicosídeo	–	–	30,8	0,1	0,2	–
Delfinidina-acetil-diglicosídeo	–	0,4	–	–	–	–
Cianidina-3,5-O-diglicosídeo	29,0	8,8	35,6	0,3	0,3	5,6
Cianidina-3-glicosídeo	–	–	–	0,02	0,04	–
Petunidina-3,5-O-diglicosídeo	245,0	68,0	–	3,0	3,3	44,6
Petunidina-3-O-glicosídeo	–	1,1	385,6	–	–	–
Peonidina-3,5-O-diglicosídeo	75,0	4,7	14,6	0,6	0,1	1,5
Malvidina-3,5-O-diglicosídeo	166,0	32,0	268,3	2,4	2,3	48,0
Malvidina-3-O-glicosídeo	–	0,4	–	0,01	0,02	–
TOTAL	771,0	210,9	1318,4	0,6	24,6	124,1

*BS= Base Seca; BU = Base Úmida

Fonte: Nascimento-Silva et al.[6]

Quando comparado a outros frutos tropicais brasileiros, os níveis de antocianinas do fruto do jamelão são mais altos do que os do fruto da acerola (*Malpighia emarginata*) e do jambo (*Syzygium malaccense*), porém menores do que dos frutos do guajiru (*Chrysobalanus iaco*), juçara (*Euterpe edulis*) e jaboticaba (*Myrciaria jaboticaba*).[6] Os frutos do jamelão são uma fonte vegetal rica para a extração e purificação de padrões analíticos tão necessários e escassos para as análises laboratoriais de pesquisa e controle de qualidade de alimentos.[9]

A parte comestível do jamelão possui teores de compostos fenólicos totais variando de 995 a 1117 mg de Equivalente de Ácido Gálico (EAG)/100 g (base seca). Na casca dos frutos, essa concentração é 4 vezes maior do que na polpa. Essas substâncias são importantes antioxidantes e efeitos benéficos contra doenças degenerativas, câncer, desordens metabólicas e doenças autoimunes.[6,8,10,11,12]

Alguns estudos identificaram flavonoides, flavonas, galotaninos e elagitaninos nos frutos com altas concentrações de ácido gálico galoil glicose, hexahidroxidifenoil e derivados. O sabor exótico dos frutos é devido à presença de ácidos orgânicos, taninos e outras substâncias fenólicas que conferem sabor ácido e adstringente.[6,8]

Também já foi reportada a presença dos pigmentos naturais lipossolúveis da classe dos carotenoides: luteína, zeaxantina, β-caroteno, β-criptoxantina, entre outros, sendo o todo-*trans*-β-caroteno e todo-*trans*-luteína os majoritátrios.[6,8]

As folhas e frutos possuem óleos essenciais (82% nas folhas). Os componentes majoritários no óleo essencial das folhas são aromadendreno, β-cariofileno, α-gurjeueno e guaiol. Já a polpa contém α-muurolol, terpeneol, eucarvona, mirtenol, α-mirtenal, α-cadinol, geranil acetona e pinocarvona.[8,13]

O conteúdo de nutrientes e de compostos bioativos depende da variedade, do estádio de maturação, das condições edafoclimáticas, das práticas agrícolas, do tratamento de pós-colheita e processamentos.[6,8]

A incorporação de frutos não convencionais, como o jamelão, na elaboração de produtos industrializados pode contribuir para aumentar a disponibilidade de compostos bioativos nesses produtos alimentícios. Portanto, o estudo do fruto é uma grande oportunidade para promover o uso da biodiversidade em benefício da segurança alimentar e nutricional.[5]

O pó da casca do jamelão obtido por Santiago e colaboradores[5] manteve sua qualidade como corante durante a avaliação de estabilidade, devido à alta concentração inicial desses pigmentos, apesar da redução dos teores de antocianina. O produto pode ser utilizado como ingrediente funcional no desenvolvimento de produtos alimentícios, devido às suas propriedades antioxidantes. Além disso, o pó também se mostrou rico em fibras alimentares, sendo assim, um bom ingrediente para ser utilizado em dietas hipocalóricas.

29.5 PROPRIEDADES FUNCIONAIS

As espécies do gênero *Syzygium*, apesar de subutilizadas, possuem grande potencial econômico para usos alimentícios e medicinais, devido à significante atividade biológica, já que é fonte de substâncias naturais que promovem cor, além de serem antioxidantes e bioativas. Os frutos podem ser consumidos *in natura* ou na forma de geleias, sucos, sorvetes, vinagre, bebidas fermentadas, iogurtes, massas ou como matéria-prima para a indústria de alimentos funcionais. Das folhas também pode ser extraído o óleo essencial para a produção de cosméticos. As flores contribuem para a produção de mel.[6,8]

As medicinas Ayuvedica, Unani e Chinesa usam a casca e as sementes do jamelão para tratamento de diarreia, hiperglicemia, glicosuria, úlcera, bronquite, asma, entre outras. Todas as partes da planta podem trazer benefícios para a saúde pela redução do risco de doenças degenerativas como câncer, melhoria cognitiva e efeitos antiaminésicos, hipoglicêmicos, anti-inflamatório, antianêmico, antibacteriano, antioxidante, antialérgico, hepatoprotetivo, hipolipidêmico e antipirético.[5,6,8,10,11,12]

As antocianinas são antioxidantes potentes no combate a radicais livres, principalmente a delfinidina, majoritáriamente presente no jamelão. Elas também possuem outros tipos de atividade biológica. A petunidina, por exemplo, que também está presente em grande quantidade no jamelão, estimula a osteoblastogênese, reduzindo a osteopenia. O pó da casca dos frutos de jamelão tem potencial para uso como corante natural alternativo e funcional para a indústria de alimentos, cosmética e farmacêutica, em substituição aos corantes sintéticos.[6,8,9,14,15]

Peixoto e colaboradores[15] avaliaram a bioacessibilidade das antocianinas após a digestão gástrica do pó da casca dos frutos da jabuticaba, jambo e jamelão e os resultados foram de 13%, 45% e 65%, respectivamente. Já a bioacessibilidade, após a digestão intestinal, foi de 10% para a jabuticaba, 15% para o jambo e 45% para o jamelão, evidenciando que as antocianinas do jamelão estão mais bioacessíveis do que as do jambo e da jabuticaba e que, nos três casos, a digestão gástrica exerce um papel muito importante.[8,15]

As substâncias fenólicas presentes nos frutos estão relacionadas à supressão da lipogênese, à melhoria da ação da insulina, à melhora da resposta inflamatória, ao combate ao estresse oxidativo e à atividade antifúngica. A galoil glicose tem alto potencial na redução do risco de câncer e diabetes.[6,8]

Na digestão simulada, os compostos fenólicos totais se tornam mais bioacessíveis após a fase gástrica (677,13 mg EAG/100 g; 58,23%), seguida da fase duodenal (535,64 mg EAG/100 g; 28,86 %), oral (309,82 mg EAG/100 g; 26,64%), e colônica (47,87 mg EAG/100 g; 4,12%). Já os flavonoides se tornam mais bioacessíveis após a fase duodenal (118,59 mg EAG/100 g; 192,67%), seguida da fase gástrica (84,17 mg EAG/100 g; 51,81%), oral (75,25 mg EAG/100 g; 46,32%) e colônica (10,31 mg EAG/100 g, 6,34%). As flavonas só são encontradas na fase gástrica (2,52 mg EAG/100 g; 8,71%) e oral (1,06 mg EAG/100 g; 3,66%). As proantocianidinas se tornam mais bioacessíveis após a fase gástrica (9174,46 mg EAG/100 g; 111,61%), seguida da fase duodenal (174,46 mg EAG/100 g; 90,93%), oral (134,27 mg EAG/100 g, 69,98%) e colônica (9,26 mg EAG/100 g; 4,82%).[6]

Os carotenoides presentes no jamelão são também antioxidantes. Alguns deles possuem atividade pró-vitamínica A, pois podem ser convertidos em retinóis. A luteína e a zeaxantina têm potencial para combater desordens visuais, filtrando a luz azul e contribuindo para a formação dos pigmentos maculares. Além disso, a luteína exerce importante papel na regulação de sinais celulares por meio de efeitos antioxidantes, anti-inflamatórios, assim como melhoria na condução das células nervosas, aumentando as funções cognitivas. O β-caroteno, além de ser um potente antioxidante pró-vitamínico A, protege contra doenças cardiovasculares já que inibe o processo de oxidação de lipoproteínas como o LDL-colesterol, cuja oxidação é fator crucial no desenvolvimento da arteriosclerose.[6,8]

Os óleos essenciais são antioxidantes naturais usados em cosméticos e medicamentos. O β-sitosterol, com estrutura similar ao colesterol, é anti-inflamatório, antimicrobiano e hipolipidêmico, além de induzir apoptose em células de câncer de colo.[8,13]

Há ainda poucos trabalhos que investiguem o efeito dos processamentos sobre a estabilidade dos compostos bioativos e as suas bioacessibilidades nas diversas formas de consumo do jamelão. Os conhecimentos da espécie, dos seus potenciais usos, de suas propriedades e dos processamentos possíveis das diferentes partes do vegetal agregam valor econômico aos seus produtos e oferecem opção para desenvolvimento sustentável. São necessários mais estudos para novas formas de processamento e usos alimentícios que proporcionem o máximo de aproveitamento dos nutrientes e substâncias bioativas desse valioso fruto, ainda subutilizado.[5,6,8,14,15]

REFERÊNCIAS

1. Pizzardo RC, Antonicelli MC. *Syzygium* in Flora e Funga do Brasil. Rio de Janeiro: Jardim Botânico do Rio de Janeiro. 2023. Disponível em: https://floradobrasil.jbrj.gov.br/FB86017.

2. Lorenzi H, Lacerda MTC, Bacher LB. Frutas no Brasil nativas e exóticas. São Paulo: Instituto Plantarum de Estudos da Flora; 2015.

3. Brasil. Ministério da Saúde. Secretaria de Atenção à Saúde. Departamento de Atenção Básica. Alimentos regionais brasileiros. 2. ed. Brasília: Ministério da Saúde; 2015. 484 p.

4. Silva M, Wagner Júnior A, Castro JD, Bressan D, Moura GC. Propagação de jamboleiro [*Syzygium cumini* (L.) Skeels] por alporquia. Ciência Florestal. 2019;29(3):1296-1306. DOI: 10.5902/1980509835226

5. Santiago MCPA, Gouvêa ACMS, Peixoto FM, Borguini RG, Godoy RLO, Pacheco S, Nascimento LSM, Nogueira RI. Characterization of jamelão (*Syzygium cumini* (L.) Skeels) fruit peel powder for use as natural colorant. Fruits. 2016;71(1):3-8. DOI: 10.1051/fruits/2015041

6. Nascimento-Silva NRR, Bastos RP, Silva FA. Jambolan (*Syzygium cumini* (L.) Skeels): A review on its nutrients, bioactive compounds and health benefits. Journal of Food Composition and Analysis. 2022;109:104491. DOI: 10.1016/j.jfca.2022.104491

7. NEPA-UNICAMP. Tabela Brasileira de Composição de Alimentos - TACO. Campinas: NEPA-UNICAMP; 2011.

8. Chhikara N, Kaur R, Jaglan S, Sharma P, Gata Y, Panghal A. Bioactive compounds and pharmacological and food applications of *Syzygium cumini* – a review. Food Funct. 2018;9:6096-6115. DOI: 10.1039/c8fo00654g

9. Gouvêa ACMS, Santiago MCPA, Oliveira LM, Godoy RLO, Peixoto FM, Pacheco S, Borguini RG. Natural sources anthocyanins for obtaining standards for analysis of red fruits and their products. Higiene Alimentar. 2013;27(218/219):122-126.

10. Qamar M, Akhtar S, Ismail T, Yuan Y, Ahmad N, Tawab A, Ismail A, Barnard RT, Cooper MA, Blaskovich MAT, Ziora ZM. *Syzygium cumini*(L.),Skeels fruit extracts: *In vitro* and *in vivo* anti-inflammatory properties. J Ethnopharmacol. 2021;271:113805. DOI: 10.1016/j.jep.2021.113805

11. Mahindrakar KV, Rathod VK. Ultrasonic assisted aqueous extraction of catechin and gallic acid from *Syzygium cumini* seed kernel and evaluation of total phenolic, flavonoid contents and antioxidant activity. Chemical Engineering & Processing: Process Intensification. 2020;149:107841. DOI: 10.1016/j.cep.2020.107841

12. Franco RR, Zabisky LFR, Júnior JPL, Alves VHM, Justino AB, Saraiva AL, Goulart LR, Espindola FS. Antidiabetic effects of *Syzygium cumini* leaves: A non-hemolytic plant with potential against process of oxidation, glycation, inflammation and digestive enzymes catalysis. J Ethnopharmacol. 2020;261:113132. DOI: 10.1016/j.jep.2020.113132

13. Godoy RLO, Porte A, Gouvêa ACMS, Borguini RG, Santiago MCP de A, Pacheco S, Torquilho HS, Porte LHM. Identification of volatile compounds from jamelão (*Syzygium cumini*). Higiene Alimentar. 2013;27(218/219):1569-1573.

14. Freitas-Sá DGC, Souza RC, Araujo MCPA, Borguini RG, Mattos LS, Pacheco S, Godoy RLO. Effect of jabuticaba (*Myrciaria jaboticaba* (Vell) O. Berg) and jamelão (*Syzygium cumini* (L.) Skeels) peel powders as colorants on color-flavor congruence and acceptability of yogurts. LWT - Food Science and Technology. 2018;96:215-222. DOI: 10.1016/j.lwt.2018.05.024.

15. Peixoto FM, Fernandes I, Gouvêa ACMS, Santiago MCP, Borguini RG, Mateus N, Freitas V, Godoy RLO, Ferreira IMPLVO,. Simulation of *in vitro* digestion coupled to gastric and intestinal transport models to estimate absorption of anthocyanins from peel powder of jabuticaba, jamelão and jambo fruits. Journal of Functional Foods. 2016;24:373-381. DOI: 10.1016/j.jff.2016.04.021

30
JATOBÁ (*Hymenaea courbaril*)

Manoela Pessanha da Penha

Figura 32 – Jatobá (*Hymenaea courbaril*). A: Casca e polpa de Jatobá; B: Arara-canindé alimentando-se de Jatobá; C: Fruto do Jatobá*[32]

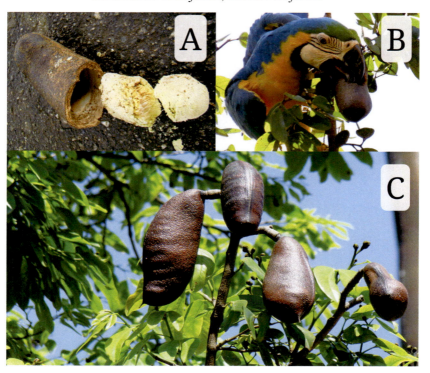

---

[32] Fontes: Wikipedia – Diogo Kanouté, 2018 (Disponível em: https://commons.wikimedia.org/wiki/File:%22a-rara-canind%C3%A9%22_-_Ara_ararauna_-_se_alimentando_de_frutos_e_sementes_de_jatob%C3%A1_-_Hymenaea_courbaril_09.jpg); Flickr (Mauro Halpern, 2009 – Disponível em: https://www.flickr.com/photos/mauroguanandi/3955894113/in/photostream/ e https://www.flickr.com/photos/mauroguanandi/4144202304/).

30.1 CARACTERÍSTICAS BOTÂNICAS

As plantas de *Hymenaea*, popularmente conhecidas como jatobás, são árvores de troncos retos e cilíndricos, de súber liso e de coloração cinza. metros de altura, com copa ampla. As folhas são compostas, bifolioladas, de filotaxia alternada com estipulas e pecíolo livre do lado interno. Suas flores são hermafroditas, diclamídeas e pentâmeras, com cálice gamossépalo e corola dialipétala, com 10 estames e um pistilo. O fruto em forma de legume unicarpelar apresenta sabor adocicado, aspecto farináceo, elevado teor de fibra alimentar e grandes quantidades de cálcio e magnésio e é muito utilizado na alimentação humana e animal[1], possuindo potencialidades para ser utilizado na indústria farmacêutica, cosmética e como matéria-prima na agroindústria.[1-3]

O fruto do jatobá é um legume indeiscente, lenhoso, de cor verde quando imaturo, marrom escuro quando maduro e preto em sua senescência, oblongo a cilíndrico, que mede de 8 a 15cm de comprimento. O exocarpo é espesso e vermelho-escuro; o endocarpo é farináceo, adocicado e amarelo-claro. O fruto é composto por sementes (25% a 40% do peso), vagem (50% a 70%) e polpa (apenas 5% a 10%).[2]

Cerca de 15 espécies no gênero *Hymenaea* L. são encontradas no México e em partes tropicais da América Central e do Sul. Na América do Sul, o jatobá é encontrado no Brasil, Guiana Francesa, Suriname, Guiana, Venezuela, Colômbia, Peru e Bolívia. Também há registros de ocorrência de espécies *Hymenaea courbaril* L. na costa leste da África, Madagascar e Ilha Mascarenhas. Das 15 espécies mencionadas anteriormente, 13 ocorrem no Brasil, sendo a *Hymenaea courbaril* L. considerada uma espécie polimórfica, com seis variedades: *courbaril; villosa; altissima; longifolia; stilbocarpa e subsessilis*.[2]

No Brasil, o jatobá é encontrado na Região Norte até o Sudeste[2]. No bioma Cerrado, existem três espécies de jatobá que são mais frequentes. Essas três espécies são do mesmo gênero, *Hymenaea*, pertencente à família das Leguminosas (*Fabaceae – Caesalpinioideae*). Mas, apesar de todas as espécies se encontrarem no cerrado, a espécie mais conhecida e característica do bioma é o jatobá-do-cerrado (*Hymenaea stigonocarpa*). O jatobá-do-cerrado também ocorre nos biomas Amazônia, no Pantanal e na Caatinga, tendo relatos nos estados do Pará, Bahia, Ceará, Maranhão, Amazonas, Piauí, Tocantins, Goiás, Mato Grosso do Sul, Mato Grosso, Minas Gerais, São Paulo e no Distrito Federal.[2,4]

30.2 CULTIVO E SAFRA

O jatobá-do-cerrado ocorre naturalmente em solos secos e em solos de fertilidade química baixa, mas sempre em terrenos com boa drenagem. A planta possui alguma tolerância à deficiência hídrica, dependendo da região. A temperatura média anual vai depender da região, mas geralmente fica entre 18 e 27°C.[4]

Os eventos reprodutivos do jatobá são iniciados aos 8 a 12 anos de idade e não são necessariamente anuais. Normalmente, conforme literatura, o jatobá floresce entre setembro e outubro, frutifica entre março e julho e desfolha quase que totalmente entre junho e agosto. Na Amazônia Central, floresce de agosto a novembro e frutifica de fevereiro a setembro. Uma árvore adulta produz, em média, 800 frutos, mas pode alcançar até 2.000 frutos. As flores do jatobá são melíferas, produzindo néctar e mel de alta qualidade. Em tempos de seca na região do Cerrado, as árvores adultas de jatobá (acima de 8 anos), sem sofrer efeitos de queimada, produzem em média até 50 kg de fruto bruto por safra, com produção anual no período de julho a setembro.[2]

A floração e a frutificação têm início entre 8 e 12 anos de idade da planta e não são necessariamente anuais. A floração do jatobá geralmente coincide com o início das chuvas. Para o estado de São Paulo, a floração acontece de setembro a outubro, para o Mato Grosso do Sul, de outubro a dezembro, no Distrito Federal, de outubro a abril e em dezembro, no Piauí. A frutificação acontece durante um período mais longo e os frutos não ficam maduros de uma única vez. No Distrito Federal, encontram-se frutos maduros de abril a julho, de julho a novembro no Mato Grosso do Sul, e em agosto em Minas Gerais e Goiás. Os meses em que essas fases ocorrem não são os mesmos para todas as regiões, principalmente devido a diferenças de temperatura, umidade e período de chuvas. O calendário apresentado inclui essas fases no geral, não considerando as especificidades de cada região.[3,4]

A quantidade de frutos produzida pela arvore de jatobá varia com a idade e o tamanho da planta. Pesquisas mostram uma variação média de 238 a 338 sementes em um quilo. Uma planta que produz muitos frutos em uma safra, não frutifica muito na safra seguinte, mas não há grandes alterações na produção total por safra. O peso médio do fruto é de 80 g, com comprimento de cerca de 10 cm. Podem conter de 4 a 8 sementes, que possuem dormência. A dormência permite que a semente sobreviva por um longo período até encontrar condições mais favoráveis para sua germinação e sobrevivência.[4]

30.3 IMPORTÂNCIA ECONÔMICA

As resinas naturais de jatobá são empregadas em obras de arte desde a antiguidade para fins variados, mas principalmente como componentes de vernizes. A resina é um líquido amarelado transparente que exsuda das cascas (seiva) e se concentra cristalizado em pedaços ou sobre as raízes, com cheiro aromático e brilho, podendo também ter aplicação medicinal e terapêutica. A seiva da árvore pode ser usada como combustível, remédio, verniz vegetal e impermeabilizante.[2,4]

Na alimentação de muitas comunidades, a polpa farinácea do fruto é consumida *in natura* e na forma de vitaminas, geleias, licores, farinhas para bolos, pães e mingaus. Do fruto do jatobá-do-cerrado, obtém-se uma farinha com alto teor de fibra alimentar total e insolúvel; açucares; grandes quantidades de sais minerais, como potássio, cálcio e zinco, sendo, portanto, muito utilizada por pastorais da criança e pela população mais vulnerável na fabricação de biscoitos, pães e mingaus, em substituição a farinha de trigo.[5,6]

Na medicina popular, a polpa do fruto é utilizada como laxante. A casca do caule, na forma de chá ou xarope, é usada como depurativo e contra tosse. A madeira muito apreciada na construção civil e naval. Por ser bastante procurada pela fauna, é bem recomendada para recuperação de áreas.[4]

Muitas das espécies de jatobá encontradas no Brasil são utilizadas como fonte de alimento por populações mais vulneráveis das regiões onde elas estão presentes. A pidentificação e caracterização dos compostos dessas partes utilizadas como alimento pode tornar o acesso a uma alimentação de qualidade, como já comprovado por algumas pesquisas, e de menor valor de aquisição, já que a planta pode ser cultivada, facilitando o acesso a alimentação a um número maior de pessoas.[1]

30.4 VALOR NUTRICIONAL E COMPOSTOS BIOATIVOS

O valor proteico da farinha de jatobá é semelhante ao do fubá de milho e superior ao da farinha de mandioca. Cerca de 100 gramas do fruto fornecem 115 calorias, 29,4 gramas de glicídios e 33 miligramas de vitamina C.[2]

A análise da composição química do súber (tecido vegetal de proteção mecânica com ação impermeabilizante) de espécies de jatobá mostra a presença de óleos essenciais, taninos, terpenos, substâncias amargas, matérias resinosas e pécticas, amido e açucares. Em análises preliminares, esses taninos apresentaram ação protetora sobre a pele e as mucosas de mamíferos, agindo em infecções no olho, cérvix, reto, vagina e boca, e promoveram a contração de vasos capilares, auxiliando em casos de hemorragias. Já os terpenos, presentes também em suas folhas, podem agir como antifúngico, antibacteriano e moluscida.[1]

Tabela 63 – Composição nutricional do Jatobá (*Hymenaea courbaril*)

Informações Nutricionais por 100 g de parte comestível crua			
Umidade	10,90 – 12,95 %	Potássio	1328,00 – 1868,00 mg
Cinzas	3,38 – 4,60 g	Magnésio	57,00 – 190,00 mg
Energia	248 kcal	Manganês	8,86 – 19,38 mg
Carboidratos	30,90 – 76,23 g	Sódio	0,00 – 3,00 mg
Proteínas	6,20 – 7,60 g	Fósforo	27,00 – 39,00 mg
Lipídeos	2,12 – 4,04 g	Zinco	14,00 – 23,82 mg
Fibra Alimentar	48,40 – 56,00 g	Vitamina A RAE	36,00 – 141,00 mcg
Fibras Solúveis	4,90 – 13,60 g	Vitamina A RE	73,00 – 281,00 mcg
Fibras Insolúveis	36,40 – 45,40 g	Piridoxina	0,01 – 0,04 mg
Cálcio	23,00 – 55,00 mg	Vitamina C	0,01 – 330,40 mg
Cobre	3,10 – 5,71 mg	Niacina	0,14 – 0,30 mg
Ferro	0,00 mg	Folato	25,00 – 29,00 mcg

Fonte: Almeida[8], Silva et al.[5], Silva et al.[9] e SiBBr[13]

Em comparação com a maioria das frutas, o teor de umidade do jatobá-do-cerrado é baixo. Com relação às proteínas, quando comparado com as frutas tradicionais como banana prata (1,3%), laranja lima (1,1%) e mamão papaia (0,5%), o jatobá apresenta teor elevado de proteínas. No entanto, ao ser comparado com certas leguminosas, já que o jatobá se classifica como tal, sua polpa se apresenta com teores inferiores de proteínas. A diferença entre a composição química do jatobá com as demais leguminosas pode ser devido ao fato de, no jatobá, o material comestível referir-se a polpa do fruto, enquanto em outras leguminosas, referir-se às sementes.[7,9]

Na literatura técnico-científica, estudos sobre a composição nutricional e funcional das espécies do jatobá são incipientes. A Tabela 63 apresenta a composição centesimal da polpa do jatobá-do-cerrado *in natura*, conforme dados da literatura.[7-9,5]

O jatobá é a espécie frutífera do Cerrado com maior teor de carboidratos, em açucares. Sobre micronutrientes, o jatobá-do-cerrado apresenta expressivas quantidades de cálcio, magnésio, fosforo e manganês, quando comparada com frutas tradicionais. Estudos sobre a composição das sementes do jatobá informam que essa parte do fruto apresenta teores significativos de ácidos graxos essenciais, como o ácido linoleico (52,8%) e outros ácidos graxos, como o ácido oleico (31,6%). Observa-se também que as sementes de jatobá apresentam altos teores da maioria dos aminoácidos essenciais, quando comparado com as recomendações da Organização das Nações Unidas para a Alimentação e a Agricultura (*Food and Agriculture Organization* – FAO).[7]

Apesar de pouco estudado por seus compostos bioativos, o jatobá é uma fruta que possui interessante perfil de carotenoides. Estudos anteriores quantificaram os carotenoides presentes na polpa de jatobá. Os resultados estão apresentados na Tabela 64.

Tabela 64 – Perfil de Carotenoides do Jatobá (*Hymenaea courbaril*)

Compostos Bioativos	Teor (mcg)
Carotenoides totais	111,00
Alfa-caroteno	184,00 – 725,00
Beta-caroteno	345,00 – 1326,00
Beta caroteno cis	74,00 – 364,00
Beta caroteno equiv.	437,00 – 1689,00
Luteína	591,00 – 1660,00
Licopeno	0,00
Zeaxantina	0,00

Fonte: SiBBr[13]

Em estudo sobre parâmetros físico-químicos, tecnológicos, atividade antioxidante, conteúdo de fenólicos totais e carotenoides das farinhas dos frutos do jatobá-do-cerrado, observou-se que as farinhas da casca, arilo e sementes do fruto de espécies de jatobá apresentaram boas qualidades tanto física, físico-química, tecnológica, antioxidante, de fenólicos totais e carotenoides. Com esses resultados, sugere-se a utilização dessas farinhas vegetais para a utilização para confeitaria e na indústria de alimentos que necessitam de matérias-primas que necessitam de formação de gel, bem como coadjuvantes em produtos nutracêuticos empregados na panificação, agregando valor ao produto com características bioativas importantes.[10]

30.5 PROPRIEDADES FUNCIONAIS

Apesar da utilização do jatobá na culinária regional, principalmente no Cerrado, existem poucas informações disponíveis sobre seu aproveitamento tecnológico, além de escassos trabalhos relacionados aos seus constituintes. Em estudo de utilização tecnológica de frutos de jatobá na elaboração de biscoitos fonte de fibra alimentar e isentos de açúcar, o fator de expansão foi maior nos biscoitos elaborados com farinha de jatobá-do-cerrado nos níveis 20 e 25% de substituição e nos biscoitos contendo 15 e 25% de farinha de jatobá-da-mata. Os biscoitos com substituição de 10% das farinhas de jatobá foram os que apresentaram maior nível de aceitação. Biscoitos isentos de açúcares e fontes de fibra alimentar podem ser produzidos com a substituição de 10% de farinha de trigo pelas farinhas de jatobá.[11]

As sementes de espécies de jatobá apresentam em sua composição xiloglucanas e galactomananas, principais hemiceluloses encontradas na parede celular de plantas dicotiledôneas, utilizadas na fabricação de papéis, assim como a goma guar e o amido. A semente de jatobá mostrou-se pobre em macronutrinentes, quando comparada a leguminosas utilizadas na alimentação, mas o alto teor de fibras, possivelmente constituídas de xiloglucanas e galactomananas, pode levar ao aproveitamento rentável destas sementes, sendo necessárias pesquisas sobre sua composição e aplicações.[12]

REFERÊNCIAS

1. Cipriano J, Martins L, Deus MSM, Peron AP. O gênero Hymenaea e suas espécies mais importantes do ponto de vista econômico e medicinal para o Brasil. Caderno de Pesquisa, série Biologia. 2014;26(2):41-5. DOI: 10.17058/cp.v26i2.5248

2. Costa WS, Souza AL, Souza, PB. Projeto: Prospecção do Conhecimento Científico de Espécies Florestais Nativas (Convênio de Cooperação Técnica FAPEMIG/FUNARBE). Polo de Excelência em Florestas Universidade Federal de Viçosa,

Viçosa-MG. Departamento de Engenharia Florestal Universidade Federal de Viçosa. Viçosa – MG; 2011. Disponível em: http://www.bibliotecaflorestal.ufv.br/bitstream/handle/123456789/11139.

3. Almeida MB, Souza WCO, Gomes ECS, Villar FCR. Descrição morfológica do fruto e semente do jatobá (*Hymenaea courbaril* L.). Revista Semiárido De Visu. 2011;1(2):107-15. DOI: 10.31416/rsdv.v1i2.200.

4. Costa CB. Boas Práticas de Manejo para o Extrativismo Sustentável do Jatobá/ Camila Brás Costa. Brasília: Instituto Sociedade, População e Natureza; 2015. 76 p. Disponível em: https://portal.ifma.edu.br/wp-content/uploads/2020/03/cartilha-jatobá-completa.

5. Silva DB, Silva JA, Junqueira NTV, Andrade LRM. Frutas do cerrado. Brasília: Embrapa Informação Tecnológica. 2001. Disponível em: http://livimagens.sct.embrapa.br/amostras/00068920.

6. Batista AG, Esteves EA, Dessimoni-Pinto, NAV, Oliveira LG, Pires, ST, Santana RC. Chemical composition of jatobá-do-cerrado (*Hymenaea stigonocarpa* Mart.) flour and its effect on growth of rats. Alimentos e Nutrição. 2011;22:173-180. Disponível em: https://www.researchgate.net/publication/267982390.

7. Cohen KO. Jatobá-do-cerrado: composição nutricional e beneficiamento dos frutos. Documentos/Embrapa Cerrados, 2010. 27p. ISSN online 2176-5081. Disponível em: https://ainfo.cnptia.embrapa.br/digital/bitstream/item/79551/1/doc-280.

8. Almeida SP. Cerrado: aproveitamento alimentar. Planaltina – DF: Embrapa – CPAC, 1998. 188p. Disponível em: http://www.infoteca.cnptia.embrapa.br/infoteca/handle/doc/558643.

9. Silva MR, Silva MAA, Chang YK. Utilização da farinha de jatobá (Hymenaea stigonocarpa Mart.) na elaboração de biscoitos tipo cookie e avaliação de aceitação por testes sensoriais afetivos univariados e multivariados. Food Sci Technol. 1998;18(1). DOI: 10.1590/S0101-20611998000100007.

10. Filho ACPM, Silva MA, Pereira AV, Filho JGO, Castro CFS. Parâmetros físico-químicos, tecnológicos, atividade antioxidante, conteúdo de fenólicos totais e carotenóides das farinhas dos frutos do jatobá-do-cerrado (*Hymenaea stigonocarpa* Mart. ex Hayne). Multi-Science Journal. 2019;2(1):93-100. DOI: 10.33837/msj.v2i1.900.

11. Silva MR, Silva MS, Martins KA, Borges S. Utilização tecnológica dos frutos de jatobá-do-cerrado e de jatobá-da-mata na elaboração de biscoitos fontes de fibra alimentar e isentos de açúcares. Food Sci Technol. 2001;21(2). DOI: 10.1590/S0101-20612001000200010.

12. Matuda TG, Netto FM. Caracterização química parcial da semente de jatobá-do-cerrado (*Hymenaea stigonocarpa* Mart.). Food Sci Technol. 2005;25(2):353-357. DOI: 10.1590/S0101-20612005000200029.

13. SiBBr - Sistema de Informação sobre a Biodiversidade Brasileira. Biodiversidade&Nutrição – Jatobá, Polpa, Crua. 2022. Disponível em: https://ferramentas.sibbr.gov.br/ficha/bin/view/FN/ShortName/3927_jatoba_polpa_crua.

31
JENIPAPO (*Genipa americana* L.)

Manoela Pessanha da Penha

Figura 33 – Jenipapo (*Genipa americana*). A: Fruta Jenipapo; B: Jenipapeiro*[33]

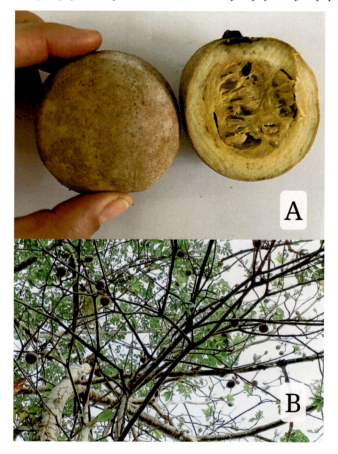

---
[33] Fonte: os autores, 2023.

31.1 CARACTERÍSTICAS BOTÂNICAS

O jenipapeiro (*Genipa americana* L.) é uma espécie frutífera nativa dos neotrópicos, com grande adaptação aos mais diferentes ecossistemas. A espécie *Genipa americana* L., popularmente conhecida no Brasil como jenipapeiro e jenipapo, possui ampla distribuição, desde o México e Antilhas até o norte da Argentina. Apresenta diferente nomenclatura popular em função da região de ocorrência. No Brasil, tem distribuição confirmada em todos os estados da federação, exceto Rio Grande do Sul, e em todos os biomas (Cerrado, Mata Atlântica e Floresta Amazônica), exceto o Pampa (Campos Sulinos).[1]

Com relação ao seu habitat, o jenipapeiro pode ser encontrado em florestas abertas, restingas, matas de tabuleiro, cerrados, matas de galeria até vegetação secundária em áreas temporariamente ou permanentemente inundadas. O jenipapeiro tem folhas simples, opostas e com estômatos na face inferior. As diferentes espécies têm altura variando entre 8 e 14 m e geralmente apresentam tronco reto, cilíndrico e de casca lisa, copa estreita e arredondada. O jenipapeiro apresenta copa ramificada e bastante frondosa, com galhos pendentes e fracos. As folhas são simples, opostas cruzadas, pecíolos curtos, obovadas até oblongas, ápice afilado ou arredondado, base estreita, subcoriácea, glabras. As flores são grandes, hermafroditas, na forma de tubos longos, brancas quando se abrem, passando a amareladas, levemente aromáticas, reunidas em grupos terminais axilares, às vezes poucas ou apenas uma flor.[2-4]

Os frutos imaturos do jenipapeiro possuem coloração verde e, após amadurecimento, tornam-se castanhos-esverdeados e podem apresentar até 500 sementes por fruto. O fruto é arredondado, podendo variar muito de tamanho. Quando está maduro, o jenipapo dobra de tamanho e a cor da casca e da polpa podem apresentar variações cromáticas e de textura, assim como alterações em suas características químicas. O jenipapo é uma baga, subglobosa, amarelada quando madura, mas com variações, encontrando-se frutos de cor parda ou pardacento-amarelada, casca mole e solta, ou firme e aderida à polpa, membranosa, fina e enrugada.[1,4,5]

31.2 CULTIVO E SAFRA

A exploração do jenipapeiro é principalmente pelo sistema extrativista, mas o seu cultivo, ainda que em pequena escala, tem sido realizado por agricultores. De forma geral, os jenipapeiros são árvores perenifólias, monoicas ou dioicas funcionais, com reprodução cruzada.[1]

A frutificação do jenipapeiro inicia-se geralmente aos cinco anos de vida da planta, ocorrendo uma vez por ano, entre novembro e março e, às vezes, de abril a agosto, com florescimento das plantas ocorrendo entre outubro e dezembro, com maturação dos frutos de maio a agosto e pico de maturação no mês de junho.[6]

Geralmente, a colheita é feita apanhando-se os frutos do chão depois que caem da árvore de forma natural. No entanto, essa prática reduz a vida pós-colheita do fruto, pois com a sua queda o fruto acaba sofrendo injúria, acelerando seu processo de deterioração. Outra forma de se fazer a colheita é utilizando um adereço confeccionado pelo próprio agricultor, consistindo em uma vara comprida que alcance a copa da árvore e que na sua ponta tenha um recipiente para retirar a fruta; esse método diminui os danos causados ao fruto e, consequentemente, as perdas pós-colheita.[6]

Como a maioria dos frutos tropicais, o jenipapo é altamente perecível, deteriorando-se em poucos dias, a depender do estádio de maturação em que é colhido e das condições nas quais são armazenados e/ou comercializados. O jenipapo, como um fruto climatérico, apresenta alta taxa respiratória no pós-colheita, tendo o seu processo de amadurecimento acelerado por diversos fatores, como variações de temperatura e impactos durante o transporte e manuseio. Por isso, a industrialização do jenipapo destaca-se como alternativa para a redução de perdas pós-colheita, principalmente no pico de safra, quando alcançam os menores preços.[7]

31.3 IMPORTÂNCIA ECONÔMICA

O jenipapeiro possui uma multiplicidade de usos, como em reflorestamento de regiões com altos índices de substâncias tóxicas, auxiliando também no crescimento da vegetação ao redor. Essa árvore apresenta características que auxiliam na sucessão de florestas naturais e restauração de matas ciliares, justificado pelo poder de sobrevivência em solos encharcados, sendo especialmente recomendada na recuperação de áreas degradadas, em sistemas agroflorestais e como espécie biorremediadora.[1]

Praticamente todas as partes do jenipapeiro são aproveitadas. Os frutos *in natura* são utilizados na alimentação humana, cuja polpa é empregada na fabricação de doces, compota, suco, refresco, vinho e aguardente. O licor é um importante elemento das festas juninas no Nordeste, sobretudo na Bahia e em Sergipe.[1,8]

O jenipapo é coletado e comercializado sem a necessidade de se utilizar conservantes e é muito utilizado por suas propriedades medicinais e nutritivas, além de propiciar a extração de uma tintura utilizada extensivamente na pintura corporal por diversos povos indígenas. No entanto, apesar das diversas formas de comercialização e industrialização das espécies frutíferas do Nordeste, o jenipapo *in natura* é comercializado estritamente em feiras livres, nos acostamentos de rodovias e supermercados, sendo transformados em licores, doces, balas e compotas, apenas por meio de processos artesanais.[8,9]

O jenipapo é um fruto comumente consumido no norte e nordeste brasileiro, constituído por uma casca mole, parda ou pardacento-amarelada, membranosa, fina e enrugada, que representa cerca de 5% do total do fruto, cuja polpa apresenta coloração parda, suculenta, adocicada, de sabor e odor característicos e pronunciada, representando cerca de 61% do total do fruto; contendo numerosas sementes compridas, alongadas e arredondadas, cinzento-escuras ou marrom-amareladas, representando cerca de 34% do fruto.[4]

Na cultura popular, a utilização da polpa do jenipapo maduro é indicada como agente antiasmático, afrodisíaco, antianêmico, tônico, diurético, para o tratamento de ictericias, de feridas externas e de patologias no baço e no fígado. Já a polpa verde possui aplicação como antissifilítica e capacidade de curar rupturas de umbigo em recém-nascidos. No estado do Pará, é comum seu consumo por índias Kayapos na forma de infusões, as quais são consumidas do terceiro até o quinto mês de gestação, pois acreditam que o preparado auxilia na regulação do crescimento do feto.[10]

Mas não só a polpa é utilizada pela cultura popular. Alguns estudos indicam que, pela cultura popular, casca e raízes do jenipapeiro também possuem fins medicinais. Em relação à casca do jenipapo, ela é indicada como antiulcerogênica, antidiarreica e para o tratamento de faringites e ainda pode ser utilizada no tratamento da opacidade de córneas. Já o uso das raízes do jenipapeiro é indicado como agente antigonorreico e para curar faringite e feridas, enquanto suas folhas, podem ser utilizadas como agente antidiarreico e antisifilíticas após uma decocção, bem como no tratamento de febres, quando maceradas.[10]

31.4 VALOR NUTRICIONAL E COMPOSTOS BIOATIVOS

Conforme dados da literatura, o jenipapo apresenta elevado teor de umidade e apreciável teor de carboidratos (principalmente as fibras alimentares), de compostos bioativos (com destaque para os compostos fenólicos) e, em contrapartida, apresenta baixo teor de proteínas, lipídios e cinzas. Portanto, a relevância do consumo de jenipapo, no que tange à qualidade da alimentação, dá-se basicamente pela alta quantidade de carboidratos totais, sobretudo com relação às fibras alimentares.[4] Na Tabela 65, estão valores nutricionais para a polpa de jenipapo, quantificados por diversos autores.

Tabela 65 – Composição nutricional do Jenipapo (*Genipa americana* L.)

Informações Nutricionais por 100 g de parte comestível			
Umidade	70,30 – 93,50 g	Manganês	0,00 – 9,45 mg
Cinzas	0,39 – 1,53 g	Sódio	1,00 – 8,00 mg
Energia	71,00 kcal	Fósforo	1,00 – 68,00 mg
Carboidratos	17,70 g	Selênio	2,33 – 3,14 mcg
Proteínas	0,04 – 1,68 g	Zinco	0,20 – 3,54 mg
Lipídeos	0,15 – 1,78 g	Vitamina A RAE	0,00 – 4,00 mg
Fibra Alimentar	1,10 – 7,30 g	Vitamina A RE	0,00 – 7,00 mg
Fibras Insolúveis	3,10 – 6,40 g	Tiamina	0,00 – 0,70 mg
Fibras Solúveis	0,90 – 1,90 g	Riboflavina	0,00 – 0,12 mg
Cálcio	10,00 – 52,00 mg	Niacina	0,00 – 3,12 mg
Cobre	0,08 – 0,97 mg	Folato	11,00 – 32,00 mcg
Ferro	0,00 – 2,44 mg	Piridoxina	0,00 – 0,10 mg
Potássio	93,00 – 858,00 mg	Vitamina C	4,08 – 27,01 mg
Magnésio	8,00 – 48,00 mg		

Fonte: SiBBr.[12]

Um dos principais produtos obtidos do jenipapeiro são os corantes escuros. O composto responsável por essa característica é um iridoide conhecido como genipina, a partir do qual foram realizados os primeiros estudos sobre os compostos bioativos do jenipapo, na década de 1960. Posteriormente, foram relatados os ácidos genípico e genipínico.[1]

Tabela 66 – Compostos bioativos do Jenipapo (*Genipa americana* L.)

Compostos Bioativos	Teor (mcg)
Carotenoides Totais	38,00 – 930,00
Alfa-caroteno	0,00 – 14,00
Beta-caroteno	0,00 – 34,00
Beta-caroteno cis	0,00 – 23,00
Beta-caroteno equiv..	0,00 – 43,00
Alfa-criptoxantina	0,00 – 8,00
Beta-criptoxantina	0,00 – 6,00
Luteína	0,00 – 12,00
Licopeno	0,00
Zeaxantina	0,00 – 1,00
Flavonoides Totais	13628,60 – 19518,00
Catequina	0,00
Miricetina	0,00 – 42,50
Quercetina	0,00 – 68,90
Ácido galacturônico	2,03 – 2,39
Ácido málico	17,18 – 24,36
Ácido fítico	0,10

Fonte: SiBBr.[12]

Outros compostos bioativos foram identificados no jenipapeiro e em seus constituintes (frutos, folhas, polpa e sementes), como esteroides, geniposídeo, gentiobiosídeo, 5-cafeilquinico, genipaol e ranolazina, ácidos graxos, monoterpenos, iridoides, ácidos genípico e genipínico, ácidos carboxílicos, linalool, flavonoides (quercetina) e óleos essenciais.[1]

De acordo com dados da literatura, os compostos bioativos determinados no jenipapo apresentaram-se elevados, sobretudo com relação aos teores de vitamina C e de compostos fenólicos, e esses dados, provavelmente, repercutiram na atividade antioxidante do fruto (70,2%).[4]

31.5 PROPRIEDADES FUNCIONAIS

Na literatura científica já foram estudadas as características qualitativas (acidez total titulável, sólidos solúveis totais, pH, umidade, cinzas e teores de sacarose, glicose e frutose) de jenipapos em três tipos de frutos: "mole", "firme" e "muito firme", na região sul da Bahia. Resultados satisfatórios nos três tipos de frutos evidenciaram a qualidade destes para elaboração de produtos industrializados.[7]

Devido à escassez de produtos industrializados de jenipapo, principalmente por causa da sua alta perecibilidade, as propriedades termofísicas (densidade térmica, difusividade térmica, condutividade térmica e calor específico) da polpa de jenipapos em estádio médio de maturação foram estudadas. Foi verificada a redução na densidade e calor específico, à medida que se aumentava a temperatura e o teor de água, observando o contrário para os parâmetros difusividade e condutividade térmica, os quais aumentaram com o decréscimo da temperatura e do teor umidade. Portanto, faz-se necessário a realização de estudos sobre suas características nutricionais e físico-químicas, visando assim, amplo beneficiamento industrial e, consequentemente, redução nas perdas pós-colheita do fruto.[7,11]

O alto teor de sólidos solúveis totais presente no jenipapo propicia melhor sabor e maior rendimento durante o processamento, potencializando sua aceitação como alimento e utilização como matéria-prima pela indústria alimentícia e cosmética. No entanto, a elevada acidez do jenipapo é considerada uma característica intrínseca e peculiar, visto que a maioria dos frutos apresenta baixa acidez quando maduros. Fato interessante é que a acidez elevada do jenipapo promove sua conservação e evita a proliferação de alguns microrganismos.[4]

Sobre a genipina, estudos apontam que ela possui ampla faixa de aplicação. Não só é reconhecida como agente de coloração, como também é um agente reticulante, utilizado para imobilizar enzimas e quantificar aminoácidos, além de ser empregada para fins medicinais. Na indústria bioquímica e na área médica, a genipina é conhecida como um agente de ativação natural capaz de associar-se covalentemente a diferentes materiais (como quitosana, gelatina, colágeno, caseína etc.).[10]

A adição de pequenas quantidades de genipina a alguns materiais contendo quitosana pode aumentar significativamente a elasticidade do produto e sua resistência em meios ácidos. Maior flexibilidade conferida pela genipina também pode ser visualizada no seu emprego em cartilagens, com a finalidade de aumentar suas propriedades de resistência à degradação química e ao desgaste mecânico. Estudos apontam que o uso da genipina reduziu significativamente a taxa de degradação do colágeno, devido a um menor desgaste mecânico da cartilagem.[10]

REFERÊNCIAS

1. Silva AVC. Descritores para o jenipapeiro. Brasília, DF: Embrapa; 2020. Disponível em: https://ainfo.cnptia.embrapa.br/digital/bitstream/item/222521/1/livro-descritores-jenipapeiro-tabuleiros-costeiros.pdf.

2. Carvalho PER. Jenipapeiro. Embrapa Floresta: Colombo; 2003. 14 p. (Embrapa Florestas. Comunicado Técnico, 80). Disponível em: http://www.infoteca.cnptia.embrapa.br/infoteca/handle/doc/312095.

3. Silva AVC, Ledo AS, Melo, MFV. *Genipa americana*: jenipapo. In: Coradin L, Camillo J, Pareyin FGC. Espécies nativas da flora brasileira de valor econômico atual ou potencial: plantas para o futuro: região Nordeste. Brasília, DF: MMA; 2018. p.169-176. Disponível em: https://ainfo.cnptia.embrapa.br/digital/bitstream/item/189688/1/Livro-Nordeste-1-2018.

4. Pacheco P, Paz JG, Silva CO, Pascoal GB. Composição centesimal, compostos bioativos e parâmetros físico-químicos do jenipapo (*Genipa americana* L.) *in natura*. Demetra; 2014;9(4);1041-1054. DOI: 10.12957/demetra.2014.11310.

5. Souza AF, Andrade ACS, Ramos FN, Loureiro MB. Ecophysiology and morphology of seed germination of the neotropical lowland tree *Genipa americana* (*Rubiaceae*). J Trop Ecol. 1999;15(5):667-680. Disponível em: http://www.jstor.org/stable/2560210.

6. Souza FP, Vieira KPM. Desenvolvimento e caracterização de farinha obtida a partir da casca do jenipapo (*Genipa americana* L.). Revista Brasileira de Tecnologia Agroindustrial. 2020;14(01):3022-3045. Disponível em: https://periodicos.utfpr.edu.br/rbta/article/view/9173/7429.

7. Costa JAM. Estudo da qualidade de polpas e sementes do jenipapo (*Genipa americana* L.) para elaboração de barras de cereais. [Dissertação de mestrado]. São Cristóvão, SE: Universidade Federal de Sergipe; 2011. 119 f. Disponível em: https://ri.ufs.br/jspui/handle/riufs/13896.

8. Santos NV. O jenipapo: ciência, cultura e sustentabilidade para o povo Pataxó Hãhãhãe. [Monografia]. Belo Horizonte: Universidade Federal de Minas Gerais; 2020. Disponível em: https://www.biblio.fae.ufmg.br/monografias/2020/TCC-2020-Naraynam.pdf.

9. Hansen DS, Silva SA, Fonseca AAO, Hansen OAS, França NO. Caracterização química de frutos de jenipapeiros nativos do Recôncavo Baiano visando ao consumo natural e industrialização. Rev Bras Frutic. 2008;30(4). DOI: 10.1590/S0100-29452008000400021.

10. Bellé AS. Extração de genipina a partir do jenipapo (*Genipa americana* linnaeus) para imobilização de enzimas. [Dissertação de mestrado]. Porto Alegre – RS: Universidade Federal do Rio Grande do Sul – UFRGS, 2017. 171 p. Disponível em: http://hdl.handle.net/10183/172109.

11. Silva NMC, Bonomo RCF, Rodrigues IB, Chaves MA, Fontan RCI, Bonomo P, Landim IB, Sampaio VS. Termophysical characterization of genipap pulp. International Journal of Food Engineering. 2010;6(3). DOI: 10.2202/1556-3758.1701.

12. Sistema de Informação sobre a Biodiversidade Brasileira - SiBBr. Biodiversidade & Nutrição. Jenipapo, Fruto, Polpa, Sem casca, Sem semente, Cru. 2022. Disponível em: https://ferramentas.sibbr.gov.br/ficha/bin/view/FN/ShortName/3889_jenipapo_fruto_polpa_sem_casca_sem_semente_cru.

32
LICURI (*Syagrus coronata*)

Manoela Pessanha da Penha

Figura 34 – Licuri (*Syagrus coronata*). A: Palmeira; B: Frutos; C: Seção transversal de frutos*[34]

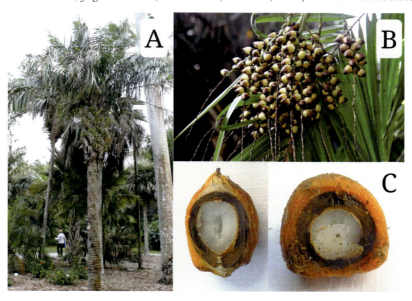

32.1 CARACTERÍSTICAS BOTÂNICAS

O licuri (*Syagrus coronata*) (Martius) Beccari pertence à família *Arecaceae*, subfamília *Arecoideae*, que reúne atualmente 115 gêneros e 1500 espécies, sendo a maior entre as Arecaceae. O licuri é predominante nas regiões secas e áridas do bioma Caatinga, com uma área de distribuição que vai desde o norte de Minas Gerais, ocupando toda a porção oriental e central da Bahia, até o sul de Pernambuco, abrangendo ainda os estados de Sergipe e Alagoas.

---

[34] Fonte: David J. Stang, Wikipedia, 2008. Disponível em: https://commons.wikimedia.org/wiki/Category:Syagrus_coronata?uselang=pt.

A Bahia é o estado que detém as maiores concentrações de licuri, especificamente os municípios de Itiúba, Maracás, Milagres, Monte Santo, Santa Teresinha e Senhor do Bonfim.[1,2]

Essa palmeira é uma planta reconhecida na composição da caatinga, medindo de 8 m a 11 m, tendo folhas com mais ou menos 3 m de comprimento, pinadas de pecíolo longo com bainha invaginante, e seus folíolos, de coloração verde-escura, arranjados em vários planos. Seu estipe é recoberto pela base das bainhas das folhas mais velhas, arranjadas numa sequência de espiral, que caem após certo período de tempo, deixando cicatrizes que formam um desenho muito atrativo. A palmeira é monoica, apresentando inflorescência interfoliar, muito ramificada, protegida por uma bráctea (espata) lenhosa, conhecida como cimba, de até 1 m de comprimento, com grande quantidade de flores amarelas pequenas com perianto não vistoso.[1]

O fruto é uma drupa (fruto carnoso com apenas uma semente) com endosperma abundante, ovoide e, quando seco, apresenta endoderme oleaginosa, em forma de cachos repetidos. O licuri é dividido em três camadas distintas, sendo elas epicarpo, mesocarpo e endocarpo, que juntas formam o pericarpo. O epicarpo é fibroso, externamente liso e desprovido de pelos, o mesocarpo quando maduro tem coloração amarelada ou alaranjada é mucilaginoso, fibroso enquanto o endocarpo é lignificado, possui coloração amarronzada e tem formato e tamanho variável, de acordo com as características morfológicas do fruto, variando de globoso a elipsoide. Na sua superfície, encontram-se as fibras mesocárpicas distribuídas longitudinalmente.[3,4]

Os cachos de licuri têm em média 1.357 frutos, que têm comprimento e diâmetro médios de 2,0 cm e 1,4 cm, respectivamente. Enquanto verdes, os frutos possuem o endosperma líquido, que se torna sólido no processo de amadurecimento, dando origem à amêndoa. Quando maduros estes apresentam uma coloração que varia do amarelo-claro ao laranja, dependendo também de seu estágio de maturação, de aspecto pegajoso e adocicado. As sementes, quando secas, são de cor escura e de tegumento duro que reveste a amêndoa rica em óleo (cerca de 38%).[1-3]

32.2 CULTIVO E SAFRA

O licuri é fruto de uma palmeira monoica, que possui sistema reprodutivo misto, permitindo a fecundação cruzada e autofecundação, caracterizando-a como xenógama facultativa. A maturação sexual da palmeira ocorre por volta dos seis anos, quando se inicia a sua frutificação. A palmeira cresce tanto em solos férteis e profundos como em solos pedregosos, até mesmo em áreas com afloramentos rochosos, mas não se adapta aos solos encharcados ou permanentemente úmidos. Os licurizais florescem e frutificam por um longo período do ano e após sofrerem maturação completa, os frutos desprendem-se do cacho e caem no chão.[2,5,6]

Por ser o licuri uma espécie de ocorrência natural, não existe trabalhos sobre a sua fenologia, havendo divergências entre dados da literatura sobre sua safra. Há autores que afirmam que, embora o licuri floresça e frutifique o ano todo, os meses de março, junho e julho apresentam maior frutificação, caracterizando o período da safra. Por outro lado, há autores que afirmam que a safra do licuri ocorre no período de outubro a dezembro. Para Neves, os picos de produção de frutos concentram-se entre os meses de março a abril, apesar de produzir durante todo o ano, sabendo-se que a dinâmica de chuvas nas regiões de ocorrência também influencia na frutificação da espécie.[1,5]

A produção média anual em um hectare nativo de licuri é de 2mil Kg de frutos, conhecidos como coquinhos, por sua estrutura morfológica. Nos anos de pluviosidade abaixo da média, a produção diminui, porém sempre ocorre de maneira satisfatória. No entanto, em um licurizal bem plantado e bem cultivado, a produção de frutos não deverá ser inferior a 4mil Kg.[1]

32.3 IMPORTÂNCIA ECONÔMICA

O licuri é uma das principais palmeiras nativas do semiárido brasileiro. Na região de origem, é capaz de suportar secas prolongadas, florescendo e frutificando por um longo período do ano. Ele é importante para a subsistência do sertanejo, sendo muito utilizado na alimentação do gado, servindo de alimento para aves e animais silvestres, por exemplo a arara azul de lear (*Anodorhynchus leari*), que se encontra em risco de extinção.[2,6]

As amêndoas do licuri são utilizadas como substitutas do milho para a alimentação de aves. A polpa e as amêndoas são consumidas *in natura*, sendo usadas para fabricação de cocadas e para a extração de óleo, que é utilizado na culinária. A amêndoa contém 55 a 61% de óleo comestível, análogo ao coqueiro da praia (*Cocus nucifera*, Lin). A torta originada do resíduo obtido da extração do óleo serve como excelente alimento para animais, especialmente para vacas leiteiras. A amêndoa é consumida *in natura*, sendo também utilizada para fabricação de cocadas, licores e o leite de licuri, muito utilizado na culinária baiana.[1,2]

As folhas do licuri são fontes de matéria-prima para a produção de objetos utilitários e de artesanato, tais como vassouras, chapéus, cestas, esteiras e espanadores. Também são utilizadas para a forragem para os animais, sendo trituradas e utilizadas como ração, e como cobertura de construções campestres, paredes e portas. As folhas velhas, devido ao seu teor gorduroso, são usadas para confecção de fachos para iluminação noturna ou utilizadas como fonte de energia em fornos domésticos.[2]

A cera que é extraída das folhas do licuri, embora não represente muito na produção anual de cera no Nordeste, é de boa qualidade, podendo ser utilizada na fabricação de papel carbono, graxa para sapatos, móveis e pintura de automóveis, semelhantes à cera de carnaúba. Com o advento do biodiesel, o licuri vem despertando interesse por parte dos produtores rurais do sertão nordestino em manejar seus povoamentos naturais e até mesmo em estabelecer novos plantios para fins de produção de biodiesel.[2]

O fruto, quando verde e afervertado, fornece amêndoas saborosas para fazer cuscuz, iguaria típica da culinária nordestina. Os brotos do licuri são consumidos pelos sertanejos, sendo a parte mais mole cozida, e a parte mais dura triturada, moída e utilizada como farinha. O fruto licuri é uma drupa carnosa de comprimento e diâmetro médio de 2,0 e 1,4 cm, respectivamente. O fruto maduro apresenta exocarpo fibroso, mesocarpo (polpa) fibroso-mucilaginoso e endosperma sólido e oleaginoso. A maturidade do fruto pode ser identificada pela coloração que varia do amarelo-claro ao laranja.[2,5]

Sobre os resíduos do processamento do licuri, estudos apontam que o resíduo da extração do óleo do licuri pode ser utilizado como ingrediente para enriquecimento de produtos. Uma das formas atuais de minimizar o impacto ambiental é utilizando subprodutos agroindustriais como recurso econômico e ambientalmente amigável.[7]

Mas, apesar de sua importância, como citada aqui, observa-se que os licurizais encontram-se sob ameaça devido ao desmatamento, queimadas e exploração de forma extrativista, levando a uma rápida diminuição dessa espécie vegetal.[6]

32.4 VALOR NUTRICIONAL E COMPOSTOS BIOATIVOS

A composição nutricional do fruto de licuri tem como destaque o teor de lipídeos e de proteínas da amêndoa e o teor de carboidratos totais da polpa dos frutos. O teor de proteínas, embora menos expressivo do que em outros vegetais, é maior do que o encontrado em frutos de espécies de palmeiras amazônicas ou em frutos de palmeiras de outras regiões. O teor estimado de carboidratos totais da polpa de licuri é semelhante ao de espécies de palmeiras amazônicas, com exceção do açaí (*Euterpe oleracea*), que tem em torno de 57,4% e da pupunha (*Bactris gasipaes*), variando de 14,5 a 84%. Cabe ressaltar que, a literatura sobre composição nutricional de frutos das palmeiras refere-se à polpa do fruto, ficando difícil a comparação entre a composição da semente do licuri com a de outras espécies.[3] Na Tabela 67, encontra-se a composição nutricional da polpa e da semente de licuri, sendo possível ressaltar ainda o teor de fibras alimentares da polpa.

Tabela 67 – Composição nutricional do Licuri (*Syagrus coronata*)

Informações Nutricionais por 100 g de parte crua		
Nutriente	Polpa	Semente
Umidade (g)	70,69 – 77,56	3,90 – 35,88
Cinzas (g)	1,34 – 1,82	1,06 – 1,90
Energia (kcal)	81,83 – 108,60	484,88 – 637,80
Proteína (g)	2,15 – 4,11	7,98 – 11,53
Lipídeos (g)	3,85 – 4,80	43,55 – 65,40
Carboidratos (g)	7,81 – 13,20	1,2 – 14,47
Fibra Alimentar (g)	24,96 – 35,88	2,00 – 15,30
Vitamina A RAE (µg)	580,00 – 937,50	Não detectado
Vitamina C Total (mg)	2,88 – 4,44	Não detectado
Ácido Ascórbico (mg)	2,84 ± 0,67	Não detectado
Ácido Dehidroascórbico (mg)	0,82 ± 0,44	Não detectado
Vitamina E Total (µg)	543,58 ± 33,45	1302,50 ± 381,94

Fósforo (mg)	0,65 ± 0,13	2,71 – 341,80
Potássio (mg)	17,50 ± 3,34	4,70 – 519,80
Cálcio (mg)	0,86 ± 0,12	0,64 – 37,90
Magnésio (mg)	0,71 ± 0,08	1,48 – 159,00
Cobre (mg)	0,69 ± 0,10	0,94 – 1,10
Ferro (mg)	3,81 ± 1,76	2,89 – 6,70
Zinco (mg)	0,95 ± 0,06	2,00 – 2,80
Manganês (mg)	3,40 ± 1,37	1,9 – 6,64
Sódio (mg)	0,12 ± 0,02	0,11 – 2,90
Cromo (mg)	0,03 ± 0,01	Não detectado
Selênio (mg)	Não detectado	Não detectado
Molibdênio (mg)	0,06 ± 0,01	0,07 ± 0,04

Fontes: Paula Filho e colaboradores[14], Antoniassi e colaboradores[15] e Crepaldi e colaboradores[16].

Dados da literatura indicam alto teor de óleo nas amêndoas no licuri, o qual é muito utilizado na culinária tradicional nordestina. A qualidade do óleo das amêndoas também merece destaque, sendo o ácido láurico o predominante, que apresenta propriedades adequadas para produção de combustíveis de baixo impacto ambiental, como o bioquerosene para aeronaves.[5]

A alta capacidade energética dos frutos de licuri torna-o a "árvore salvadora da vida", sendo considerado uma das principais fonte de alimento nas grandes secas nordestinas. Além da característica oleaginosa, a amêndoa é rica em proteínas (11,5%), sendo esse valor superior ao valor proteico da maioria das palmeiras amazônicas, que é da ordem de 1,18 a 5%.[5]

Na polpa de licuri, o betacaroteno é a principal vitamina encontrada. De modo geral, os frutos de palmeiras são fontes ricas de carotenoides. A polpa e caroço de frutos de licuri apresentaram teores de 9,28 e 3,14 mg/100 g de carotenoides totais, 8,94 e 1,13 mg/100 g de β-caroteno e 0,28 e 0,13 mg/100 g de β-criptoxantina, respectivamente. O componente majoritário dos carotenoides da polpa dos frutos é o β-caroteno e para o caroço o α-caroteno e β-caroteno. (3,8)

Embora o licuri possua baixo teor de betacaroteno em relação ao valor obtido nos frutos das demais palmeiras já estudadas, esse fruto é uma boa fonte de betacaroteno, sobretudo em períodos de seca severa, por constituir o único alimento disponível.[3]

Um estudo realizado para analisar a composição fenólica de sementes de licuri constatou a presença de pelo menos 13 compostos fenólicos, entre eles procianidina B1, catequinas, procianidina B2, epicatequinas, quercetina-3-O--glicosídeo, rutinas, miricetinas, quercetina-3-O-raminosídeo. Foi encontrado ainda que o óleo da amêndoa de licuri apresenta capacidade antioxidante.[9]

Tabela 68 – Compostos bioativos do Licuri (*Syagrus coronata*)

Compostos Bioativos	Polpa	Semente
Compostos Fenólicos Totais (mg GAE/g)	-	1,21 ± 0,01
Flavonoides Totais (mg catequinas/g)	-	1,16 ± 0,09
Carotenoides (mg/100g)	9,28 ± 2,12[14]	3,14 ± 1,57[14]
α-caroteno (mg/100g)	Não detectado[14]	1,88 ± 0,34[14]
β-caroteno (mg/100g)	2,54 – 11,05[14,16]	1,13 ± 0,68[14]
β-cryptoxantina (mg/100g)	0,28 ± 0,04[14]	0,13 ± 0,01[14]
Licopeno (mg/100g)	0,05 ± 0,03[14]	Não detectado[14]
Procianidina B1 (mg/100g)	-	1,63 ± 0,50
Procianidina B2 (mg/100g)	-	2,60 ± 0,19
(+)-catequina (mg/100g)	-	2,57 ± 0,04
(−)-epicatequina (mg/100g)	-	2,16 ± 0,23
Quercetina (mg/100g)	-	0,74 ± 0,09
Quercetina-3-O-glucosideo (mg/100g)	-	0,57 ± 0,06
Quercetina-3-O-ramnosideo (mg/100g)	-	1,71 ± 0,34
Rutina (mg/100g)	-	0,06 ± 0,01
Miricetina (mg/100g)	-	0,34 ± 0,06

Fontes: Paula Filho e colaboradores[14], Crepaldi e colaboradores[16] e Belviso e colaboradores.[17]

O licuri consiste em um fruto com teor de fenólicos totais significativos (182,8 mg GAE/100g) podendo ser uma fonte viável desses compostos, uma vez que possui baixo custo. Além disso, a amêndoa do licuri demonstrou um considerável conteúdo bioativo e atividade antioxidante (4,6 mM TEAC/Kg de extrato), evidenciando a necessidade de uma maior exploração dessa matéria-prima pela indústria de alimentos.[10] Mais informações sobre os compostos encontrados na polpa e na semente de licuri estão na Tabela 68. No entanto, mais estudos são necessários para entender todo o perfil de compostos presentes nessa fruta.

32.5 PROPRIEDADES FUNCIONAIS

Devido aos compostos bioativos presentes, o licuri apresenta potencial atividade antioxidante, relatada em estudos como o de Belviso e colaboradores[17], que observaram 5,88 ± 016 mmol TE/g pelo método DPPH e 4,07 ± 0,17 pelo método ABTS ao analisar a semente crua. O estudo comparou ainda o teor de compostos bioativos e a atividade antioxidante entre amostra de sementes de licuri cruas e torradas. Os resultados mostraram que a técnica tradicional de torrefação melhorou o valor nutricional do licuri, aumentando a quantidade de compostos fenólicos e a capacidade antioxidante. Em particular, os fenólicos pertencentes à classe dos flavan-3-óis aumentaram consideravelmente nos produtos torrados.

De acordo com a literatura, o óleo da amêndoa do licuri é o componente de maior interesse com relação a suas propriedades funcionais. O diferencial do óleo do licuri é o alto teor de ácidos graxos saturados de cadeias médias (ácidos caprílico, cáprico e láurico), que são inclusive mais curtas que as do óleo de coco (*Cocos nucifera*). Isso confere ao óleo excelente espalhabilidade e penetração na pele. O óleo também apresenta baixa acidez e alta estabilidade, podendo atuar como matéria-prima para as indústrias cosméticas e para a produção de biocombustível.[11]

Em 2022, pesquisadores da Universidade Federal do Rio Grande do Norte (UFRN) desenvolveram uma nanoemulsão a partir do óleo da semente do licuri. Devido às suas propriedades, antibacteriana, antiparasitária, antioxidante e antifúngica e hidratante, o produto tem aplicação para diversos setores, entre eles o farmacêutico, o odontológico, o veterinário e o cosmético.[12]

O óleo de licuri costuma ser extraído por prensagem a frio e é comercializado, principalmente, para saboarias e para fins alimentícios e tem atraído atenção, devido à similaridade com o óleo de coco e a alta estabilidade. Em estudo de Silva, que avaliou a autenticidade e qualidade do óleo de licuri e a estabilidade de *blends* com o óleo de soja, observou-se que o óleo de licuri, independentemente da localidade, época do ano e pré-tratamento, possui boa estabilidade oxidativa, boas características de qualidade e similaridade com o óleo de coco. No mesmo estudo, quando submetidos à estocagem em estufa foi possível observar que quanto maior o percentual de óleo de licuri nos *blends* estudados, melhor foram as qualidades de cada um deles e que, no processo de fritura, o óleo de licuri apresentou boa estabilidade.[13]

O gênero *Syagrus* engloba um grande grupo de palmeiras ricas em compostos bioativos, apresentando diversas propriedades farmacológicas que podem ser utilizadas desde o combate a infecções bacterianas e parasitárias até o tratamento ou prevenção de doenças crônicas, como a diabetes e a doença de Alzheimer. O licuri destaca-se no tratamento de infecções bacterianas e parasitárias. O extrato aquoso da inflorescência demonstrou atividade antimicrobiana, contra cepas de *Bacillus cereus* e *Staphylococcus aureus*. O óleo extraído das sementes também exerceu efeito antimicrobiano quando testado em cepas de *Staphylococcus aureus*. Além disso, essas palmeiras oferecem versatilidade para utilização em outras áreas, como na produção de biodiesel, energia e enzimas. No entanto, ainda são escassos os estudos sobre o licuri, devendo ser incentivados não só por suas possibilidades de uso humano, mas também por sua importância ecológica.[18]

REFERÊNCIAS

1. Ramalho CI. LICURI (*Syagrus coronata*). Lavoura Xerofila. 2006;30(8). Disponível em: http://www.cca.ufpb.br/lavouraxerofila/pdf/licuri.

2. Drumond MA. Licuri *Syagrus coronata* (Mart.) Becc. Petrolina: Embrapa Semi--Árido; 2007.16p. Disponível em: http://www.infoteca.cnptia.embrapa.br/infoteca/handle/doc/152644.

3. Crepaldi IC, Almeida-Muradian LBD, Rios MDG, Penteado MDVC, Salatino A. Composição nutricional do fruto de licuri (*Syagrus coronata* (Martius) Beccari). Braz J Bot. 2001;14(2)). DOI: 10.1590/S0100-84042001000200004

4. Meili l, Santos IER, Santos R, Andrade RGSA; Soletti JI. Influência da temperatura nos rendimentos dos produtos da pirólise do endocarpo do ouricuri (*Syagrus coronata* (Mart) Becc.). Blucher Chemical Engineering Proceedings. 2015;2(1):2011-2072. DOI: 10.1016/ENEMP2015-TC-653

5. Neves GF. Caracterização de populações naturais de Licuri, *Syagrus coronata* (Mart.) Becc. (Areacaceae): Pré-melhoramento e conservação da espécie. [Dis-

sertação de mestrado]. Viçosa: Universidade Federal de Viçosa; 2021. Disponível em: https://locus.ufv.br//handle/123456789/28248.

6. Guimarães JS, Shiosaki RK, Mendes MLM. Licuri (*Syagrus coronata*): características, importâncias, potenciais e perspectivas do pequeno coco do Brasil. Desenvolvimento e Meio Ambiente. 2021;58:169-192. DOI: 10.5380/dma.v58i0.68852

7. Barbosa JML. Avaliação do potencial nutricional do resíduo de Licuri (*Syagrus coronata* mart. becc.) e sua aplicação na elaboração de pão enriquecido. [Dissertação de mestrado]. Recife: Universidade Federal de Pernambuco; 2019. Disponível em: https://repositorio.ufpe.br/handle/123456789/38808.

8. Paula Filho GXD, Barreira TF, Rodrigues VCDC, Cardoso IDM, Martino HSD, Pinheiro-Sant'ana HM. Study of the physical and physicochemical characteristics of fruits of the licuri palm (*Syagrus coronata* (Mart.) Becc.) found in the Atlantic Forest of Minas Gerais, Brazil. Food Sci Technol, Campinas. 2015;35(3):474-480. DOI: 10.1590/1678-457X.6652

9. Nascimento RS. Ácidos graxos e óleo essencial de sementes de *Syagrus coronata* (Mart.) Becc.(Arecaceae): composição química e atividade anti-Staphylococcus aureaus. [Dissertação de mestrado]. Recife: Universidade Federal de Pernambuco; 2013. Disponível em: https://repositorio.ufpe.br/handle/123456789/13110.

10. Silva IF. Caracterização físico-química, dos compostos bioativos e atividade antioxidante da amêndoa do licuri (*Syagrus coronata (mart.) Beccari*). [Monografia]. Petrolina-PE: Instituto Federal de Educação, Ciência e Tecnologia do Sertão Pernambucano; 2015. Disponível em: https://releia.ifsertao-pe.edu.br/jspui/bitstream/123456789.

11. Souza JDS. A Química do licuri: do semiárido para a sala de aula. [Monografia]. Amaragosa: Universidade Federal do Recôncavo da Bahia; 2018. Disponível em: http://hdl.handle.net/123456789/1568.

12. CAPES - Fundação Coordenação de Aperfeiçoamento de Pessoal de Nível Superior, Ministério da Educação do Brasil, Governo Federal Brasileiro. Óleo de licuri possui propriedades farmacêuticas. Publicado em 18/08/2022, Atualizado em 19/08/2022. Disponível em: https://www.gov.br/capes/pt-br/assuntos/noticias/oleo-de-licuri-possui-propriedades-farmaceuticas.

13. Silva LM. Autenticidade e qualidade do óleo de licuri (*Syagrus coronata*) e avaliação da estabilidade de blends com o óleo de soja. [Tese de doutorado]. São José do Rio Preto: Universidade Estadual Paulista (Unesp), Instituto de Biociências Letras e Ciências Exatas; 2019. Disponível em: http://hdl.handle.net/11449/181447.

14. Paula Filho GX, Barreira TF, Rodrigues VCC, Cardoso LC, Martino HSD, Pinheiro-Sant'ana HM. Study of the physical and physicochemical characteristics of fruits of the licuri palm (*Syagrus coronata* (Mart.) Becc.) found in the Atlantic Forest of Minas Gerais, Brazil. Food Sci Tech. 2015;35(3):474-480. DOI: 10.1590/1678-457X.6652

15. Antoniassi R, Miranda PC, Ferreira GF, Vieira TMFS, Freitas SC, Matsuura MISF. Nutritional evaluation of *Syagrus coronata* kernels and development of cookies

prepared with cassava flour and licuri kernels. Food Sci Tech. 2022;42(e69720):1-7. DOI: https://doi.org/10.1590/fst.69720

16. Crepaldi IC, Almeida-Muradian LB, Rios MDG, Penteado MVC, Salatino A. Composição nutricional do fruto de licuri (*Syagrus coronata* (Martius) Beccari). Braz. J. Bot. 2001;24(2):155-159. DOI: 10.1590/S0100-84042001000200004

17. Belviso S, Ghirardello D, Giordano M, Ribeiro GS, Alves JS, Parodi S et al. Phenolic composition, antioxidant capacity and volatile compounds of licuri (Syagrus coronata (Martius) Beccari) fruits as affected by the traditional roasting process. Food Res Int. 2013;51:39-45. DOI: 10.1016/j.foodres.2012.11.012

18. Coriolano DL, Alves MHME, Cavalcanti IMF. Biological Potential of Products Obtained from Palm Trees of the Genus Syagrus. Evidence-Based Complementary and Alternative Medicine. 2021;5580126. DOI: 10.1155/2021/5580126.

33
MANGABA (*Hancornia speciosa*)

Vivian dos Santos Neves
Grazielle Vilas Bôas Huguenin

Figura 35 – Mangaba (*Hancornia speciosa*)*[35]

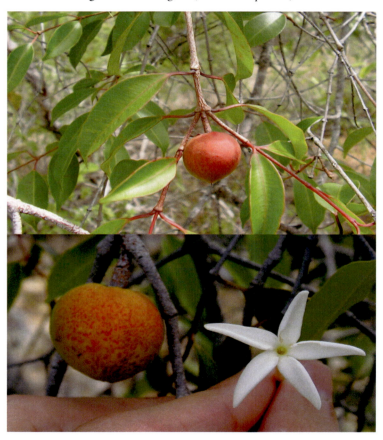

---

[35] Fonte: Flickr – Tarciso Leão, 2013. Disponível em: https://www.flickr.com/photos/tarcisoleao/8459509653 / https://www.flickr.com/photos/tarcisoleao/8459507589/in/photostream/.

33.1 CARACTERÍSTICAS BOTÂNICAS

A espécie *Hancornia speciosa* Gomes, cujo nome popular é Mangabeira, foi descrita pela primeira vez por Gomes, em 1812, e pertence à família *Apocynaceae*, compreendendo seis variedades botânicas que se diferenciam principalmente na morfologia das folhas e flores: *var. speciosa, var. pubescens, var. gardneri, var. maximiliani, var. lundii* e *var. cuyabensis*.[1,2]

A Mangabeira pode ser encontrada em países vizinhos ao Brasil, como Paraguai, Peru e Bolívia, porém é uma frutífera nativa de diversas regiões e ecossistemas brasileiros. É observada principalmente no bioma do Cerrado do Brasil central até o Pantanal e pela Costa Atlântica, desde o Amapá e o Pará, nos tabuleiros costeiros e nas baixadas litorâneas do Nordeste, até o Espírito Santo.[3]

É uma árvore arbórea, de porte médio, crescimento lento, copa ampla e irregular e frequentemente maior em largura que em altura. Sua altura média está entre 2 e 10 metros, mas pode atingir até 15 metros.[2,3]

O tronco da mangabeira, geralmente, é único, tortuoso ou reto, bastante ramificado e áspero. Seu diâmetro está entre 0,2 e 0,3 metros. Os ramos são inclinados, numerosos, separados e bem formados. Os mais novos apresentam coloração avermelhada, são lisos, parcialmente angulosos, curtos, com poucas folhas e floríferos no ápice. As folhas são simples e opostas, oblongas, pecioladas, glabras e coriáceas. Apresenta inflorescência de 1 a 7 flores perfumadas e de coloração branca.[2,4]

O fruto é do tipo baga, formato elipsoidal ou arredondado, variando de 2,5 a 6,0 cm de diâmetro, exocarpo amarelado ou esverdeado, com pigmentação vermelha ou amarelada, produzindo um suco viscoso na casca. A polpa é doce, carnoso-viscosa, ácida, possui coloração amarela e contém sementes que variam em quantidade. É comum observarmos entre 2 e 15 ou até 30 sementes discoides, achatadas, de cor castanho-claro e medindo aproximadamente 7 e 8 mm de diâmetro.[2,3]

33.2 CULTIVO E SAFRA

O processo de propagação da mangabeira ocorre na maioria das vezes, por meio de sementes, o que pode ocasionar variações de porte e rendimento entre as plantas. Nesse tipo de propagação, as sementes devem ser obtidas de plantas-matrizes produtivas e isentas de pragas e doenças, retiradas de frutos maduros, que apresentem bom aspecto e sabor. Outra opção possível é a propagação por enxertia, essa minimiza variações, sendo realizada a partir de matrizes selecionadas.[5]

A mangabeira possui condições ideais de plantio para seu bom crescimento e desenvolvimento. A aeração do solo é uma das principais exigências, dessa forma, solos leves e bem drenados são os mais adequados à espécie. Além disso, por se tratar de uma planta de clima tropical, a temperatura média ideal está entre 24 e 26ºC. Essa planta pode ser encontrada em diversas altitudes, tanto no nível do mar quanto a 1500m de altitude. Já sua pluviosidade ideal está entre 750 e 1600mm anuais, tolerando período curtos de déficit hídrico.[6]

A produção dos frutos da mangaba acontece de dezembro a abril, safra de verão, e de junho a julho, safra de inverno. Na região do cerrado, de maneira geral, observa-se uma safra de frutos por ano, que ocorre entre outubro e dezembro.[6]

Os frutos apresentam diferentes estágios de maturação sendo eles: "de vez" e "de caída". Os "de vez" apresentam coloração mais amarelada, pele menos áspera e são ligeiramente macios, quando pressionados. Eles podem ser armazenados até o seu completo amadurecimento, que ocorre em 2 a 3 dias pós-colheita. Já os frutos "de caída" são aqueles que se desprendem da árvore e completam seu amadurecimento poucas horas após a queda. Eles são coletados do chão e são os mais valorizados pelo mercado. No entanto, para a comercialização, o diferencial empregado no maior preço dos frutos "de caída" não é suficiente para compensar o prejuízo causado pelas perdas, visto que o fruto maduro é mais mole, perecível e precisa ser logo beneficiado. Por esse motivo, é recomendado que a colheita aconteça com os frutos "de vez".[5]

O ponto de colheita é baseado na modificação da tonalidade do fruto de verde para verde-amarelada. Por sua condição climatérica, deve-se manter o fruto na planta até o final de sua maturação, se colhido verde, seu amadurecimento não ocorre de forma uniforme.[5]

33.3 IMPORTÂNCIA ECONÔMICA

O mercado para mangaba ocorre principalmente nas Regiões Norte e Nordeste do Brasil. Os frutos são a parte mais utilizada da espécie com finalidade alimentícia. Por outro lado, outras partes da planta também são aproveitadas. Como pertente à família *Apocynaceae*, a *Hancornia speciosa* produz látex, sendo este utilizado na produção de borracha e bolas. As folhas, raízes cascas do tronco e látex também são empregados, tradicionalmente, no preparo de infusões com fins medicinais. A madeira, ainda que não tenha grande valor econômico, é usada para lenha.[6]

Devido ao sabor característico, os frutos maduros são muito apreciados pela população local na sua forma *in natura*. Além disso, o fruto é matéria-prima para o desenvolvimento de outros subprodutos como doces, geleias, licores, sucos e polpa congelada. Esse aproveitamento, no entanto, é de produção artesanal, sem aplicação de tecnologias de produção e de comercialização local.[6]

O uso da polpa da mangaba apresenta rendimento de 87%. A sua mistura com outros sucos de frutas é apontada com grande potencial para conquistar mercados internos e externos. Um estudo que elaborou três formulações de néctar de umbu e mangaba observou que todas as formulações desenvolvidas são potencialmente comercializáveis, com índice de aceitabilidade acima de 70%.[7,8] O uso da polpa na produção de sorvetes também é valorizado, isso porque a fruta contém alto teor de goma que também aumenta as propriedades funcionais de ligação, retenção de sabor e aroma e inibição da formação de cristal. Seu emprego na produção de geleias e bebidas fermentadas também já foram estudados e considerados tecnicamente viáveis e bem aceitos.[6,7]

A forma de exploração predominante da mangaba é o extrativismo. Atividade essa que possui elevada importância na vida de diversas populações tradicionais. Além de vender a fruta diretamente, os catadores de mangaba também atuam repassando o produto para outros canais de comercialização.[5] A relevância desse produto extrativo para o país foi constatada inclusive nos relatórios anuais do Panorama do Extrativismo Vegetal e da Silvicultura (PEVS), publicação anual do Instituto Brasileiro de Geografia e Estatística (IBGE).[9] Por outro lado, essa produção não é protegida adequadamente por Políticas Públicas. No Sergipe, por exemplo, as áreas onde há ocorrência natural das mangabeiras estão sofrendo intensa pressão por parte do cultivo de monoculturas (como cana-de-açúcar, coqueiro e eucalipto), expansão imobiliária, avanço turístico e implantação ilegal de viveiros de camarão — o que diminui as áreas disponíveis para extrativismo e gera maior pressão de uso sobre as áreas remanescentes.[9]

O processamento da mangaba apresenta grandes vantagens, além de agregar valor à matéria-prima e à criação de subprodutos. Levando em conta que sua perecibilidade, o processamento auxilia na redução de perdas pós-colheita e aumento do consumo da fruta na entressafra, evitando perdas de excedentes na produção e facilitando o transporte.[5]

33.4 VALOR NUTRICIONAL E COMPOSTOS BIOATIVOS

A mangabeira é considerada uma planta muito rica nutricionalmente. Com relação aos macronutrientes encontrados nessa planta, os carboidratos são os principais, seguidos das proteínas. Seu teor de proteínas, inclusive, supera o de outras espécies frutíferas. Suas frutas, por outro lado, apresentam maior quantidade de água, seguida de carboidratos, e por último os lipídeos, que predominam na composição química das sementes.[6,10]

A mangaba apresenta teor de fibras dietéticas semelhante a outras frutas consideradas boas fontes de fibras como tangerina e pera. Segundo Reis e colaboradores[10], o valor médio de fibras dietéticas das frutas da mangabeira foi de 13%, com valores individuais, variando de 1 a 38%. Considerando a recomendação diária de fibras para mulheres de 19 a 50 anos, o consumo de 100g dessa fruta fornece 51% do valor referência, enquanto suas sementes sozinhas fornecem 47%.

Tabela 69 – Composição nutricional da Mangaba (*Hancornia speciosa*)

Informações Nutricionais por 100 g de parte comestível crua			
Umidade	82,40 – 84,30 g	Ferro	0,40 – 0,95 mg
Cinzas	0,30 – 0,80 g	Potássio	240,00 mg
Energia	68 kcal	Magnésio	11,00 – 70,00 mg
Carboidratos	2,10 – 12,18 g	Sódio	34,00 mg
Proteínas	0,60 – 2,37 g	Fósforo	5,00 – 6,00 mg
Lipídeos	1,40 – 2,50 g	Selênio	0,80 mg
Fibra Alimentar	1,30 – 17,40 g	Manganês	0,00 – 1,50 mg
Cálcio	9,00 – 35,00 mg	Cobre	0,08 – 0,60 mg
Cobre	0,00 – 0,08 mg	Vitamina C	23,90 – 431,00 mg
Zinco	0,12 – 0,78 mg	Retinol	0,00 mg
Carotenoides totais	359,00 mcg	Antocianina total	790,00 mcg

Fonte: Maia, JD[21], Reis *et al.*[10] e SiBBr.[14]

Do ponto de vista dos micronutrientes presentes nos frutos, a mangabeira se destaca como fonte de selênio (0,80 mg/100g), manganês (1,50 mg/100g) e cobre (0,08 – 0,60 mg/100g). Já nas folhas, encontramos, ainda, manganês (20mg/100g), cobre (8mg/100g), cálcio (4mg/100g) e ferro (41mg/100g). Além disso, a polpa da mangaba é rica em antioxidantes naturais como as vitaminas C (80,2 – 431 mgAA/100mg) e vitamina E.[6,10]

A recomendação diária de ingestão de vitamina C é de 75mg/dia para mulheres com mais de 19 anos, portanto, 100g de mangaba fornecem 270% desse valor sem exceder a UL. Esses teores superam o de outros frutos fontes dessa vitamina como morango, goiaba e abacaxi. O conteúdo de vitamina E, embora pouco estudado, é superior à maioria das frutas consumidas pela população brasileira.[6,10]

Com relação aos fitoquímicos, esses são observados em maiores concentrações nos frutos da mangabeira, sendo sua maioria solúveis em água. Os mais mencionados são o ácido clorogênico, rutina, quercetina e kaempferol. De modo semelhante, estudos com extratos das folhas de *H. speciosa* também demonstraram predominância de compostos solúveis em água com destaque para o L-(+)- bornesitol, rutina, ácido quínico e clorogênico.[2,10]

Os carotenoides também estão presentes na mangaba (0,18 – 1,26mgT-C/100g) e juntamente com as antocianinas (0,4 -0,7mgTA/100mg), são os pigmentos que lhe dão a coloração amarelada e rosada.[10]

Um estudo analisou a atividade antioxidante da mangaba pela captura do radical DPPH e verificou maiores teores nos produtos obtidos a partir da polpa da fruta *in natura* (PIN), com exceção dos pós-liofilizados (PINR, PINP, PPR, PPP), nos quais o teor foi maior no produto obtido a partir da polpa pasteurizada (PP) industrialmente, como pode ser observado na Tabela 70.[11] Por meio da captura do radical ABTS, a atividade antioxidante apresentou comportamento inverso ao do radical DPPH, sendo maior nos produtos obtidos a partir da polpa pasteurizada industrialmente e nos pós--liofilizados a atividade foi maior nos produtos obtidos a partir da polpa da fruta *in natura*. O método de redução do ferro (FRAP), com dados expostos na Tabela 70, apresentou nos produtos de pó liofilizado uma maior atividade antioxidante na PPP (1,48x107 uM sulfato ferroso/g de fruta), enquanto na PINP essa atividade foi de 9,91 x106 uM sulfato ferroso/g de fruta. Nos demais produtos, a atividade antioxidante foi praticamente igual entre os seus correspondentes da polpa da fruta *in natura* e da polpa pasteurizada industrializada.[11]

Tabela 70 – Atividade antioxidante da polpa de Mangaba (*Hancornia speciosa*) em diferentes formatos e métodos

Produto	DPPH (EC50 mg/L)	ABTS (uM Trolox/g)	FRAP (uM Sulfato Ferroso/g)
Polpa in natura	2214 ± 155[ab]	$3,28 \times 10^5 \pm 7,64 \times 10^4$ [c]	$1,08 \times 10^6 \pm 2,16 \times 10^5$ [c]
Polpa pasteurizada	1223 ± 110 [c]	$4,61 \times 10^5 \pm 4,66 \times 10^4$ [c]	$1,06 \times 10^6 \pm 6,74 \times 10^4$ [c]
Pó liofilizado da polpa in natura	185 ± 2 [d]	$5,28 \times 10^6 \pm 8,67 \times 10^5$ [a]	$9,91 \times 10^6 \pm 1,55 \times 10^6$ [b]
Pó liofilizado da polpa pasteurizada	235 ± 21 [d]	$2,25 \times 10^6 \pm 4,39 \times 10^5$ [b]	$1,48 \times 10^7 \pm 3,32 \times 10^6$ [a]
Polpa reidratada do pó liofilizado da polpa in natura	2552 ± 438 [a]	$4,49 \times 10^5 \pm 6,14 \times 10^4$ [c]	$1,23 \times 10^6 \pm 4,07 \times 10^5$ [c]
Polpa reidratada do pó liofilizado da polpa pasteurizada	1748 ± 70 [bc]	$5,39 \times 10^5 \pm 2,83 \times 10^4$ [c]	$1,24 \times 10^6 \pm 2,15 \times 10^5$ [c]

Média ± desvio padrão. Letras iguais na mesma coluna não diferem estatisticamente (p>0,005).

Fonte: Rocha[11].

As concentrações dos ácidos orgânicos não diferiram apenas entre as amostras PIN e PP e PINR e PPR para a quercetina (Tabela 71). Nesse ácido orgânico, os maiores teores foram todos encontrados nas amostras obtidas da polpa pasteurizada. Para a rutina, os maiores teores foram encontrados nas amostras obtidas da polpa *in natura* e para o ácido clorogênico nas amostras PIN, PINP e PPR, quando comparados com seus respectivos pares PP, PPP e PINR.[11]

Tabela 71 – Compostos bioativos da Mangaba (*Hancornia speciosa*) em diferentes formatos

Produto	Ácido Clorogênico (g/100g) TR = 2,5 min	Rutina (g/100g) TR = 4,9 min	Quercetina (g/100g) TR = 7,8 min
Polpa *in natura*	0,007 ± 0,00004[d]	0,052 ± 0,0001[e]	0,090 ± 0,026[c]
Polpa pasteurizada	0,012 ± 0,00000[c]	0,050 ± 0,0002[f]	0,092 ± 0,002[c]
Pó liofilizado da polpa *in natura*	0,111 ± 0,00024[a]	0,072 ± 0,0005[a]	0,164 ± 0,004[b]
Pó liofilizado da polpa pasteurizada	0,068 ± 0,00011[b]	0,069 ± 0,0001[b]	0,452 ± 0,013[a]
Polpa reidratada do pó liofilizado da polpa *in natura*	0,003 ± 0,00004[e]	0,056 ± 0,0001[c]	0,066 ± 0,001[c]
Polpa reidratada do pó liofilizado da polpa pasteurizada	0,012 ± 0,00000[c]	0,053 ± 0,0000[d]	0,101 ± 0,007[c]

Média ± desvio padrão. Letras iguais na mesma coluna não diferem estatisticamente (p>0,005).

Fonte: Rocha[11].

33.5 PROPRIEDADES FUNCIONAIS

Atualmente, observa-se uma crescente busca por produtos tradicionais e medicamentos fitoterápicos em substituição aos medicamentos alopáticos. A *Hancornia speciosa* é uma planta medicinal cujas folhas são tradicionalmente utilizadas no preparo de chás. Como vimos anteriormente, essa planta é rica em compostos fenólicos, em especial os flavonoides, essas substâncias são metabólitos secundários produzidos naturalmente para a defesa da própria planta, mas que apresentam benefícios à saúde humana.[2]

Os flavonoides apresentam atividade antioxidante por meio de uma variedade de mecanismos que incluem: a remoção de espécies reativas de oxigênio (EROs), inibição da peroxidação lipídica, quelação de íons de ferro e cobre e inibição de enzimas envolvidas na geração de EROs. Considerando a composição química da *Hancornia speciosa*, diferentes estudos associam seu uso com a prevenção e tratamento de doenças crônicas relacionadas ao estresse oxidativo e inflamação.[2]

A polpa da mangabeira tem demonstrado ações anti-inflamatórias. Torres-Rêgo e colaboradores[12] avaliaram diferentes doses de extrato aquoso da polpa de *H. speciosa* e compostos isolados (rutina e ácido clorogênico) em situações de inflamação. Os seus resultados mostraram inibição significativa da migração celular, bem como a produção de citocinas pro-inflamatórias, destacando os tratamentos com extrato aquoso em uma dose de 50 mg/kg, rutina a 2,5 mg/kg e ácido clorogênico a 10 mg/kg.

Penido e colaboradores[13] investigaram plantas da Região Nordeste do Brasil utilizadas para tratar doenças associadas ao estresse oxidativo, deficiência de acetilcolinesterase e processos inflamatórios. A mangaba apresentou a melhor atividade antioxidante e atividade anticolinesterase entre as espécies pesquisadas, portanto, a ela foi atribuído potencial terapêutico contra Doença de Alzheimer.

Também recebem destaque os estudos que relacionam a mangaba com o funcionamento do sistema cardiovascular e controle glicêmico. O extrato etanólico das folhas da mangabeira foi associado com ação anti-hipertensiva por meio dos mecanismos de inibição da enzima conversora de angiotensina (ECA) e aumento do óxido nítrico. A rutina e o L-(+)-bornesitol também contribuíram para efeito na redução da pressão por inibição da ECA. Uma possível ação antidiabética também foi mencionada em estudos que verificaram que o extrato etanólico das folhas atuou na inibição de α-glicosidase, aumento do consumo de glicose pelos adipócitos e redução da glicemia.[2]

Outras partes da planta também apresentam atividades biológicas descritas. O látex extraído do caule da mangabeira apresentou atividade anti-inflamatória em animais, confirmando o uso popular desta planta para tratar doenças, como úlceras, verrugas, inflamações, acne, infecção fúngica.[2]

REFERÊNCIAS

1. Ganga RMD, Ferreira GA, Chaves LJ, Naves RV, Nascimento JLd.Caracterização de frutos e árvores de populações naturais de *Hancornia speciosa* Gomes do cerrado. Revista Brasileira de Fruticultura. 2010;32(1):101-13.

2. Santos U. Caracterização Química e Atividades Biológicas da *Hancornia speciosa* Gomes. Mato Grosso do Sul: Universidade Federal da Grande Dourados; 2017.

3. Vieira M, Souza ERB, Paula MSP, Naves RV, Silva GD. Mangabeira (*Hancornia speciosa* Gomes): uma frutífera promissora do Brasil. Sci Elec Arch. 2017;10(2):45-55.

4. Gonçalves LGV, Andrade FR, Junior BHM, Schossler TR, Lenza E, Marimon BS. Biometria de frutos e sementes de mangaba (*Hancornia speciosa* Gomes) em vegetação natural na região leste de Mato Grosso, Brasil. Revista de Ciências Agrárias. 2013;36(1):31-40.

5. Lédo Ad, Silva. A cultura da Mangaba. Brasília, DF. Embrapa; 2015. 84 p.

6. Da Silva Junior J, Lédo, ADS, Muniz, AVC, Ferreira, EG, Da Mota, DM, Alves, RE, De Lemos, EEP. *Hancornia speciosa*: Mangaba. In: MMA, editor. Espécies Nativas da Flora Brasileira de Valor Econômico Atual ou Potencial Plantas para o Futuro: Região Nordeste. Brasília, DF; 2018. p. 177-92.

7. Muniz CR, Borges MDF, Abreu FAPD, Nassu RT, Freitas CASD. Bebidas fermentadas a partir de frutos tropicais. Boletim Centro de Pesquisa de Processamento de Alimentos, Curitiba. 2005;20(2):309-322. DOI: 10.5380/cep.v20i2.1256

8. Lima LL, Silva AMO, Ferreira IM, Nunes TP, De Carvalho, MG. Néctar misto de umbu (Spondias tuberosa Arr. Câmera) e mangaba (*Hancornia speciosa* Gomes): elaboração e avaliação da qualidade. Braz J Food Technol. 2018;21(2017034). DOI: 10.1590/1981-6723.03417

9. Oliveira DM, Cruz DS, Freitas BAL, Lima TNM, Gomes LJ. Identificação dos pontos críticos no sistema extrativista da mangaba (*Hancornia speciosa* Gomes) em Sergipe. Guaju – Revista Brasileira de Desenvolvimento Territorial Sustentável. 2017;3(1):11-36. DOI: 10.5380/guaju.v3i1.53846

10. Reis VH, Rodrigues BM, Loubet Filho PS, Cazarin CBB, Rafacho BPM, Santos EF. Biotechnological potential of *Hancornia speciosa* whole tree: A narrative review from composition to health applicability: Heliyon. 2022;8(10):e11018. DOI: 10.1016/j.heliyon.2022.e11018.

11. Rocha, Katiúscia Ramos Alves. Compostos bioativos e atividade antioxidante em polpas de mangaba (*Hancornia speciosa* Gomes) *in natura* e processada, em pó liofilizado e reidratada / Katiúscia Ramos Alves Rocha; orientador Narendra Narain. – São Cristovão; 2015. 107 p.

12. Torres-Rêgo M, Furtado AA, Bitencourt MAO, Lima MCJS, Andrade RCLC, Azevedo EP *et al*. Anti-inflammatory activity of aqueous extract and bioactive compounds identified from the fruits of *Hancornia speciosa* Gomes (*Apocynaceae*). BMC Complement Altern Med. 2016;16(275). DOI: 10.1186/s12906-016-1259-x

13. Penido AB, Morais SM, Ribeiro, Alves DR, Rodrigues AL, Santos LH, *et al*. Medicinal Plants from Northeastern Brazil against Alzheimer's Disease. Evid Based Complement Alternat Med: eCAM. 2017;2017.

14. SiBBr - Sistema de Informação sobre a Biodiversidade Brasileira. Biodiversidade&Nutrição - Mangaba, Fruto, Polpa, Sem Casca, Crua. 2022. Disponível em: https://ferramentas.sibbr.gov.br/ficha/bin/view/FN/ShortName/3892_mangaba_fruto_polpa_sem_casca_crua.

34
MURICI (*Byrsonima spp.*)

Adriana Aniceto
Anderson Junger Teodoro

Figura 36 – Murici (*Byrsonima spp.*)*[36]

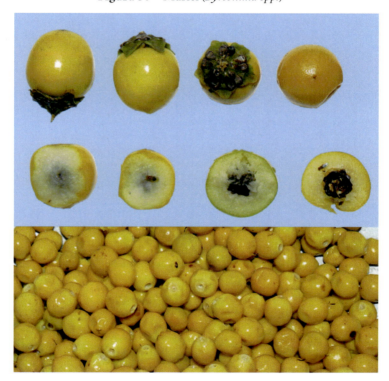

34.1 CARACTERÍSTICAS BOTÂNICAS

Malpighiaceae é uma família de árvores, arbustos, subarbustos e lianas com aproximadamente 71 gêneros e 1250 espécies, que se distribuem em

---
[36] Fonte: adaptada de Rabelo.[7]

florestas tropicais, subtropicais e savanas do Velho e Novo Mundo, onde estão localizadas 85% das espécies.[1]

No Brasil, a família *Malpighiaceae* possui 38 gêneros e cerca de 300 espécies registradas. Os muricis se distinguem principalmente pela cor de seus frutos e região de cultivo e recebem os seguintes nomes: murici-amarelo, murici-branco, murici-vermelho, murici-de-flor-branca, murici-de-flor-vermelha, murici-de-chapada, murici-da-mata, murici-da-serra, murici-das-capoeiras, murici-do-campo, murici-do-brejo, murici-da-praia, entre outros.[2]

B. crassifolia tem como sinônimos *Byrsonima coriacea* (Sw.) DC.; *B. crassifolia var. cinerea* (Poir.) Nied.; *B. crassifolia var. spruceana* (Nied.) Nied.; *B. fagifolia* Nied. Para *B. verbascifolia* são relatados os sinonimos *Byrsonima verbascifolia* var. *denudata* Cuatrec. e *Malpighia verbascifolia* L.[3]

A fruticultura é um dos segmentos mais importantes do agronegócio, pois vem se expandindo das regiões agrícolas mais tradicionais nos últimos anos para as Regiões Norte, Nordeste e Centro-oeste, onde as condições climáticas são mais favoráveis do que em outras partes do Brasil. Em geral, os frutos do murici variam muito, pois estão presentes em todas as regiões da Amazônia legal, cerrado, campos e matas litorâneas, podendo ser encontrados em países próximos ao Brasil, como América Central e Caribe.[2]

Byrsonima crassifolia é árvore perene, com altura entre 2 e 6 metros, tronco tortuoso de 15 a 25 centímetros de diâmetro e casca espessa; folhas simples concentradas em direção à extremidade dos ramos, curto-pecioladas, com 7 a 15 centímetros de comprimento e 3 a 7 centímetros de largura, ápice agudo e pelos ferrugíneos na face inferior; inflorescências hermafroditas, flores com cinco pétalas amarelas, reunidas em racimos alongados, com cerca de 12 cm de comprimento.[3,4]

A outra espécie encontrada é a *Byrsonima verbascifolia* (L.) DC e está presente em muitas regiões, mas na região amazônica é cultivada no Amapá, Roraima e Pará, a árvore possui de 2.0 a 6.0 m de altura, com galhos grossos muito tortuosos, tem as folhas com 10 a 20 cm de comprimento e que mudam de cor na estação seca, de verde para amarelada.[5]

Os frutos do murici (Figura 36) apresentam uma forma arredondada, ligeiramente achatada, com uma fina pele amarela brilhante. Sua polpa é suculenta, carnuda, oleosa e amarelada, com um forte odor, contendo uma pequena semente em seu interior.[6,7] As características morfológicas do murici podem ser observadas na Tabela 72.

Tabela 72 – Características morfológicas do Murici (*Byrsonima spp.*)

Parâmetros	Diâmetro (cm)	Altura (cm)	Massa (g) Fruta	Massa (g) Semente	Massa (g) Polpa	Rendimento (%)
Média	1,82 ± 0,17	1,36 ± 0,11	3,51 ± 0,87	0,73 ± 0,19	2,78 ± 0,71	79,04 ± 3,09
Mínimo	1,40	1,10	1,74	1,23	1,43	71,43
Máximo	2,10	1,60	5,51	0,31	4,41	84,69

Fonte: Hamacek, Martino e Pinheiro-Sant'ana[6]

34.2 CULTIVO E SAFRA

A dispersão das sementes é feita principalmente pelas aves. São plantas predominantemente de polinização cruzada e seus agentes polinizadores são exclusivamente abelhas pertencentes à família *Apidae*.[3] Na propagação por sementes, a unidade de propagação é o caroço, que contém de 1 a 3 sementes.[5]

O cultivo ocorre em terrenos secos e elevados de solos arenosos e pobres. O espaçamento entre as plantas no campo é de 5x5m ou 6x6m. A espécie prefere solos areno-argilosos, temperatura elevada e pluviosidade mínima de 600mm anuais, além de ventilação constante.[8]

A floração do murici se inicia em abril até agosto, convergindo com frutificação que tem início em junho e termina em agosto, a partir de setembro, começa a colheita que se estende até janeiro.[9]

Para a colheita, são utilizados processos manuais e a variedade *B. crassifolia* produz entre 100 e 500 frutos, pesando de 1 a 4g cada. Cada planta de *B. crassifolia* pode produzir, em média, 12kg de frutos ao ano e a produtividade média pode chegar a 4500kg de frutos por hectare por ano. Para *B. verbascifolia*, cada planta pode produzir, em média, 15kg de frutos por ano, como uma produtividade média estimada em torno de 4200kg de frutos por hectare por ano.[3,8]

As espécies cultivas no Brasil não figuram na lista de espécies ameaçadas de extinção. A Embrapa Amazônia Oriental possui um banco de germoplasma com 22 acessos de *B. crassifolia* coletados no estado do Pará e que tiveram sua variabilidade genética avaliada por meio de marcadores moleculares.

Esses dados estão sendo utilizados no programa de melhoramento de murici conduzido pela instituição.[10] De acordo com a ampla distribuição geográfica da espécie em outra região, a Nordeste, espera-se que sua ocorrência seja registrada em diversas Unidades de Conservação, a exemplo das áreas de Restinga, onde a espécie está presente e alimenta a fauna nativa.[3]

34.3 IMPORTÂNCIA ECONÔMICA

Pode-se utilizar todas as partes da planta, os frutos como alimento; cascas e folhas são medicinais; o tronco fornece madeira e a planta inteira pode ser utilizada como ornamental. A madeira é amarela ou avermelhada, acetinada e brilhante, própria para a marcenaria de luxo, produção de celulose, lenha e carvão. As espécies são melíferas, sendo um dos mais importantes recursos alimentares para abelhas nativas das restingas do Nordeste.[3]

Os caroços de murici também têm valor comercial e são utilizados para a produção de peças artesanais em brincos, pulseiras e colares.[5] O fruto é predominantemente amarelo e a polpa é carnosa, macia e suculenta. Um sabor de queijo forte e incomum contribui para seu sabor único e exótico.[11]

O sabor similar de murici com o queijo despertou o interesse de chefs de restaurantes finos para uso em molhos de carne e peixe, essa é uma das formas de uso dos frutos do murici na culinária brasileira, sendo utilizado em várias outras aplicações.[12] Na Amazônia e no Nordeste, é comum e tradicional o consumo de polpa misturada com água e farinha de mandioca, adoçada ou não com açúcar ou açúcar mascavo.[5]

O murici pode ser utilizado na produção de sucos e néctares, como recheio de chocolates, em vinhos e licores e é consumido na forma de sorvetes, geleias e sobremesas.[5,13,14]

34.4 VALOR NUTRICIONAL E COMPOSTOS BIOATIVOS

A concentração de vitamina C presente na polpa de murici 27,23 mg/100g é superior à dos frutos convencionalmente consumidos pela população brasileira: pitanga (26,3 mg/100g), tangerina (21,0 mg/100g[1]), melão (18,0 mg/100g) e uvas (10 mg/100g); e semelhante à encontrada na manga (27,7 mg/100g). Em relação à vitamina A, as quantidades são semelhantes à nectarina (0,15 mg/100g) e superiores a encontrada em morangos (0,02 mg/100g). Contém uma concentração de vitamina E considerável (1816 µg/100g), superior à encontrada em kiwi (1450 µg/100g) e pêssego (1230 µg/100g).[6]

Vários minerais são encontrados no murici, que pode ser considerado uma boa fonte de magnésio e cobre. A quantidade encontrada de magnésio no murici contribui em 16.88% da ingestão diária recomendada desse mineral, já o cobre contribui em 10%.[15]

Os frutos de murici apresentam, em seu perfil lipídico, cerca de 65% de ácidos graxos monoinsaturados, sendo o ácido oleico o mais comum, seguido pelo ácido palmítico. O ácido graxo esteárico também pode ser detectado, porém em baixas concentrações. Além disso, os frutos de murici também possuem ácidos graxos poli-insaturados, por exemplo, o linoleico e o docosaexaenoico.[16]

O murici também é uma importante fonte de fibra alimentar, encontrado principalmente fibra solúvel na polpa (pectinas, amidos) e insolúvel na casca (ligninas e hemiceluloses). Frutos de murici provenientes de Nayarit apresentaram alto teor de fibra alimentar insolúvel (31,8%) e fibra alimentar total (41,1%).[17]

O murici destaca-se no seu valor nutricional e pode contribuir para suprir as necessidades nutricionais diárias, em especial, a fibra dietética e a vitamina C, mas essa fruta é também fonte de vitamina E e contém provitamina A. O consumo de apenas uma porção do fruto é suficiente para suprir 93,7% da exigência de vitamina C diária para crianças, 26,0% para adultos e 29,3% para grávidas mulheres; portanto, é considerada uma excelente fonte dessa vitamina.[6] A Tabela 73 apresenta a caracterização nutricional e físico-química do murici.[18]

O murici é uma fruta que contém diversos compostos bioativos, sendo os mais expressivos os carotenoides. Até o momento, já foram identificados 16 compostos no murici, sendo 13 carotenoides. Os principais carotenoides foram luteína (17.3 $\pm$ 1.2 µg/g de peso seco) e zeaxantina (3,5 $\pm$ 0,2 µg/g de peso seco). As xantofilas foram os carotenoides predominantes no murici, representando 94% (p/p) dos carotenoides totais.[19]

As análises cromatográficas de compostos fenólicos mostraram dois compostos funcionais no extrato etanólico de Murici: resveratrol (0.31mg/100 g de peso seco) e ácido ferúlico, o mais abundante (42,47 mg.100 g^{-1} de peso seco).[20]

Tabela 73 – Composição nutricional do Murici (*Byrsonima spp.*)

Informações Nutricionais por 100 g de parte comestível crua			
Umidade	76,18 ± 4,14 g	Magnésio	43,70 ± 0,00 mg
Cinzas	0,81 ± 0,22 g	Ferro	1,00 ± 0,41 mg
Carboidratos	12,98 ± 7,26 g	Potássio	346,73 ± 0,00 mg
Proteínas	1,33 ± 0,57 g	Sódio	45,43 ± 0,00 mg
Lipídeos	4,27 ± 2,75 g	Manganês	0,08 ± 0,00 mg
Fibra Alimentar	9,43 ± 4,31 g	Fósforo	7,69 ± 0,00 mg
Açúcares Redutores	2,97 ± 0,00 g	Zinco	0,37 ± 0,39 mg
Sólidos Solúveis Totais	8,89 ± 2,59 °Brix	Cobre	0,09 ± 0,00 mg
pH	3,93 ± 0,58	Selênio	2,36 ± 0,00 mg
Acidez Titulável	0,47 ± 0,30 %	Cobalto	27,24 ± 0,00 mg
Cálcio	83,38 ± 7,60 mg	Níquel	26,41 ± 0,00 mg

Fonte: Aniceto[18]

A presença de vários compostos bioativos presentes na polpa de murici foi identificada dentre eles, destaca-se a catequina, ácido cafeico, ácido ferúlico, ácido gálico, ácido málico, quercetina e xantoxilina.[21] A Tabela 74 apresenta a atividade antioxidante e os compostos bioativos do murici.[18]

Tabela 74 – Atividade antioxidante e compostos bioativos do Murici (*Byrsonima spp.*)

Compostos Bioativos	**Teor**
Atividade antioxidante (μmol Trolox/g)	11,19 ± 5,24
Compostos Fenólicos Totais (g GAE/kg)	2,39 ± 0,58
Ácido ascórbico (mg/g)	0,62 ± 0,66
Antocianinas totais (mg/g)	0,010 ± 0,003
Flavonoides (mg/g)	0,14 ± 0,00
Carotenoides totais (mg/g)	0,06 ± 0,08

Fonte: Aniceto.[18]

34.5 PROPRIEDADES FUNCIONAIS

O murici apresentou maior atividade antioxidante (11,19 ± 5,24 µmol Trolox/g) em comparação com o bacuri (0,60 ± 0,00 µmol Trolox g^{-1}) e taperebá (8,20 ± 0,57 µmol Trolox/g).[18] A atividade antioxidante foi avaliada nos frutos, folhas, cascas e caules. Extratos de raiz e talos de murici contêm acetato de etila, que é conhecido por exibir efeitos bactericidas.[22]

Os extratos lipofílicos da casca do murici são considerados uma fonte potencial de compostos anti-inflamatórios.[23] Extratos de flavonoides do murici possuem potencial efeitos antidepressivos.[24]

Outros compostos extraídos, incluindo taninos, saponinas, cumarinas e terpenos mostraram atividade contra rotavírus.[25] O extrato de murici proporcionou maior proteção contra hidrogênio peróxido e ciclofosfamida, em comparação com gabiroba (*Campomanesia cambessedeana*), além de não possuir efeitos mutagênicos ou genotóxicos.[20]

A Tabela 75 mostra a atividade biológica do murici nas diferentes espécies e qual parte da planta estudada.

Tabela 75 – Atividade biológica do Murici (*Byrsonima spp.*)

Espécie	Parte da planta	Atividade biológica
Murici *Byrsonima crassifolia*	Raiz/tronco/fruta	Atividade antimicrobiana
	Folha/ casca/ fruta	Atividade antioxidante
	Casca	Atividade anti-inflamatória
	Folha/ casca	Atividade espasmogênica
	Folha	Efeito fotoquimioprotetor
	Folha	Atividade antiulcerogênica
	Fruta	Comportamento de eliminação de radicais livres
	Partes	Efeito antidepressivo

Murici *Byrsonima verbascifolia*	Fruta	Propriedades antigenotóxicas e antimutagênicas
	Fruta	Atividades antioxidantes e antiproliferativas
	Folha	Atividade antiviral contra rotavírus

Fonte: Aniceto.[18]

REFERÊNCIAS

1. Guilhon-simplicio F, Pereira M. Chemical and pharmacological Aspects of Byrsonima (MALPIGHIACEAE). Quim Nova. 2011;34(6):1032-41.

2. Santos JFL, Rossi AAB, Pena GF, Tiago A v., Zortéa KEM, Cardoso ES, et al. Variability of fruits and seeds of *Byrsonima crassifolia* (Malpighiaceae) genotypes cultivated in northern Mato Grosso state, Brazil. Genet Mol Res. 2020;19(2):1-9.

3. Araujo RR, Santos ED, Farias DB S, Lemos EEP, Alves RE. *Byrsonima crassifolia* e *B. verbascifolia*. 2018. Disponível em: https://ainfo.cnptia.embrapa.br/digital/bitstream/item/191211/1/Murici.pdf.

4. Alberto PS, Silva FG, Cabral JSR, Sales Jf, Pereira FD. Methods to overcome of the dormancy in murici (*Byrsonima verbascifolia* Rich) seeds. Semina: Ciencias Agrarias. 2011;32(3):1015-20.

5. Silva S, Carvalho JEU. Frutas da Amazônia Brasileira. São Paulo: Metalivros; 2011. 279 p.

6. Hamacek FR, Martino HSD, Pinheiro-Sant'Ana HM. Murici, fruit from the Cerrado of Minas Gerais, Brazil: physical and physicochemical characteristics, and occurrence and concentration of carotenoids and vitamins. Fruits. 2014;69(6):459-72. DOI: 10.1051/fruits/2014032

7. Rabelo A. Frutas nativas da Amazônia comercializadas nas feiras de Manaus – AM: INPA, 2012. 390 p.

8. Ferreira MG. Murici (*Byrsonima crassifolia* (L.) Rich.). Porto Velho – RO: Embrapa Rondônia, 2005.

9. Nascimento WMO, Cabral K. Calendário de Fruteiras na Amazônia nativas e exóticas. Belém; 2020.

10. Rodrigues SM, Moura EF, Ramos GKS, Oliveira MSP. Genetic variability analysis of *Byrsonima crassifolia* germplasm collected in Pará state using ISSR markers. Genet Mol Res. 2016;15(4). DOI: 10.4238/gmr15048887

11. Sales A, Gil T, Waughon M. Influence of processing on the bioactive compoud content in murici and hog plum fruits. Revista Agrarian. 2013;6(19):7-15.

12. Rezende CM, Fraga SRG. Chemical and aroma determination of the pulp and seeds of murici (*Byrsonima crassifolia* L.). J Braz Chem Soc. 2003;14(3):425-8. DOI: 10.1590/S0103-50532003000300014.

13. Giraldo-Zuniga AD, Arévalo-Pinedo A, Rezende JR, Silva CS, Monteiro JA. Drying Kinetics For murici (*Byrsonima crassifolia*) fruit. J Food Process Preserv. 2006;30:699-705. DOI: 10.1111/j.1745-4549.2006.00084.x

14. Neves LC, Benedette RM, Tosin JM, Chagas EA, Silva VX da, Prill MADS, et al. Production of Blends based on tropical and native fruits from brazilian Amazon. Rev Bras Frutic. 2011;33(1):187-97.

15. Almeida MMB, Sousa PHM, Fonseca ML, Magalhães CEC, Lopes M de FG, Lemos TLG de. Avaliação de macro e microminerais em frutas tropicais cultivadas no nordeste brasileiro. Ciência e Tecnologia de Alimentos. 2009;29(3):581-6. DOI: 10.1590/S0101-20612009000300020

16. Morzelle MC, Bachiega P, Souza EC, Vilas Boas EVDB, Lamounier ML. Caracterização Química e Física de Frutos de Curriola, Gabiroba E Murici Provenientes Do Cerrado Brasileiro. Rev Bras Frutic. 2015;37(1):96-103. DOI: 10.1590/0100-2945-036/14

17. Agredano-De la Garza CS, Balois-Morales R, Berumen-Varela G, León-Fernández AE, Bautista-Rosales PU, López-Guzmán GG, et al. Physicochemical characterization and dietary fiber of 15 Nance (*Byrsonima crassifolia* L.) fruits selections from Nayarit. Sci Hortic. 2021;289(17):110460. DOI: 10.1016/j.scienta.2021.110460

18. Aniceto A, Porte A, Montenegro J, Cadena RS, Teodoro AJ. A review of the fruit nutritional and biological activities of three Amazonian species: Bacuri (*Platonia insignis*), murici (*Byrsonima spp.*), and taperebá (*Spondias mombin*). Fruits. 2017;72(5). DOI: 10.17660/th2017/72.5.7

19. Mariutti LRB, Rodrigues E, Mercadante AZ. Carotenoids from *Byrsonima crassifolia*: Identification, quantification and *in vitro* scavenging capacity against peroxyl radicals. J Food Compost Anal. 2013;31(1):155-60. DOI: 10.1016/j.jfca.2013.05.005

20. Malta LG, Ghiraldini FG, Reis R, Oliveira MDV, Silva LB, Pastore GM. In vivo analysis of antigenotoxic and antimutagenic properties of two Brazilian Cerrado fruits and the identification of phenolic phytochemicals. Food Res Int. 2012;49(1):604-11. DOI: 10.1016/j.foodres.2012.07.055.

21. Malta LG, Tessaro EP, Eberlin M, Pastore GM, Liu RH. Assessment of antioxidant and antiproliferative activities and the identification of phenolic compounds of exotic Brazilian fruits. Food Res Int. 2013;53(1):417-25. DOI: 10.1016/j.foodres.2013.04.024.

22. Martínez-Vázquez M, González-Esquinca a. R, Cazares Luna L, Moreno Gutiérrez MN, García-Argáez a. N. Antimicrobial activity of *Byrsonima crassifolia* (L.) H.B.K. J Ethnopharmacol. 1999;66(1):79-82.

23. Maldini M, Sosa S, Montoro P, Giangaspero A, Balick MJ, Pizza C, et al. Screening of the topical anti-inflammatory activity of the bark of Acacia cornigera Willdenow, *Byrsonima crassifolia* Kunth, *Sweetia panamensis* Yakovlev and the leaves of *Sphagneticola trilobata* Hitchcock. J Ethnopharmacol. 2009;122:430-3. DOI: 10.1016/j.jep.2009.02.002

24. Herrera-Ruiz M, Zamilpa A, González-Cortazar M, Reyes-Chilpa R, León E, García MP, et al. Antidepressant effect and pharmacological evaluation of

standardized extract of flavonoids from *Byrsonima crassifolia*. Phytomedicine. 2011;18:1255-61. DOI: 10.1016/j.phymed.2011.06.018.

25. Cecílio AB, Faria DB, Oliveira PDC, Caldas S, Oliveira DA, Sobral MEG, *et al*. Screening of Brazilian medicinal plants for antiviral activity against rotavirus. J Ethnopharmacol. 2012;141(3):975-81. DOI: 10.1016/j.jep.2012.03.031.

35
PAJURÁ (*Couepia bracteosa*)

Raquel Martins Martinez

Alisson David Silva

Manuela Dolinsky

Figura 37 – Pajurá (*Couepia bracteosa*)*[37]

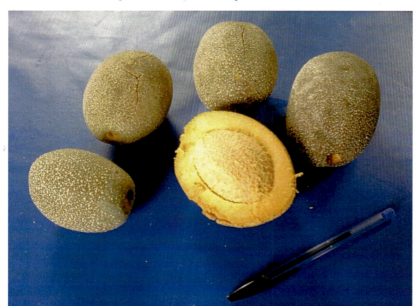

35.1 CARACTERÍSTICAS BOTÂNICAS

A *Couepia bracteosa* é uma árvore da família da populares pajurá, pajurá-de-racha, pajurá vermelho, pajurá da mata ou pajurá verdadeiro.

---

[37] Fonte: BioDiversity4All – Nelson Wisnik, 2014. Disponível em: https://www.biodiversity4all.org/observations/8687565.

Essa espécie é de hábito arbóreo, porte mediano, alcançando cerca de 10 a 25 metros de altura. O tronco possui em torno de 50 cm de diâmetro, com a casca delgada e áspera, a copa é densa e espalhada.[1-4]

Suas folhas são simples, têm 20 cm de comprimento e 12 cm de largura, de cor verde brilhante na parte superior e cinza na parte inferior, dispostas em forma alternada, com pecíolo de 1,5 cm de comprimento. O formato das folhas é ovado-elíptico e oblongo, com bordas inteiras, base arredondada, truncada, obtusa ou subcordiforme e o ápice acuminado.[2,4]

Essa planta produz inflorescências em panículas terminais, racemiformes e flores hermafroditas, pequenas, zigomorfas, branca, glabas com margens ciliadas. A partir delas, é gerado um fruto globoso, apresentando entre 10 e 16 cm de diâmetro, de superfície áspera e coloração marrom, do tipo drupa, ou seja, que apresenta um caroço no seu interior. Seu interior é carnoso-granuloso, oleoso, fibroso, de coloração amarelada e sabor doce.[1,2,5]

A família *Chrysobalanaceae* é presente na região Amazônica, onde ocorrem mais de 150 espécies. A *Couepia bracteosa* é nativa do Brasil, sendo comumente encontrada na Região Norte, com ocorrência nos estados do Amazonas, Amapá, Pará e Rondônia, mas tem sua distribuição desde a América central até as Guianas.[2,3,6]

35.2 CULTIVO E SAFRA

O pajurazeiro é propagado por sementes. Não se tem relatos de variedades, pois a planta não vem sendo cultivada de maneira comercial em grande escala. A taxa de germinação é em torno de 70% e leva em média cinco meses para semente emergir.[2]

Essa árvore tem uma dispersão irregular pela Amazônia, mais característica de florestas de terra firme, que não estão sujeitas a inundações por sua localização em regiões mais elevadas do relevo amazônico. Cresce tanto no interior da floresta densa quanto em locais abertos, podendo ser normalmente plantada em pomares domésticos com outras espécies. Devido à sua copa espaçosa, recomenda-se um plantio de 6x6.[2,6]

O florescimento da planta ocorre entre outubro e março. Os frutos maduram entre setembro e fevereiro, na estação das chuvas, porém o processo pode variar em função das condições climáticas. O fruto apresenta forma irregular, sendo a largura maior que o comprimento, pesa em média

800 gramas. A árvore de pajurá apresenta baixa produção um total de 100 e 150 frutos por planta por safra, o que dificulta a produção de mudas.[2,4]

35.3 IMPORTÂNCIA ECONÔMICA

Apesar da madeira de algumas espécies da família *Chrysobalanaceae* ser utilizada na construção de barcos, não constitui uma matéria-prima de grande potencial, devido ao alto teor de sílica que dificulta o manuseio. Possui cor amarelada, é dura e pouco resistente. Existem ainda relatos do uso da casca de algumas dessas árvores no tingimento de redes de pesca indígenas, com alegação de aumento da resistência ao apodrecimento.[3,4]

Os frutos de pajurá são comestíveis, sendo a polpa sua parte mais utilizada. Geralmente, é consumida *in natura*, porém pode ser utilizada em receitas, como bolos, patês, geleias, sucos ou outros pratos, por conta de sabor e aroma adocicados. Açúcares redutores e outros componentes do pajurá são responsáveis por um conjunto de aroma e sabor de qualidades sensoriais únicas e boa solubilidade, o que traz grande potencial para a formulação de produtos alimentícios diferenciados capazes de despertar o interesse dos consumidores e do agronegócio.[5,7]

Os frutos devem ser colhidos quando caem ao chão, o que mostra que estão em ponto de colheita, e dentro de 2 a 4 dias estão no ponto ideal para consumo e utilização. Caso retirados da árvore antes do tempo, os frutos tendem a apodrecer ao invés de amadurecer. Devem ser mantidos sob refrigeração ou submersos em água, devido ao aparecimento de fungos.[4,5]

Estudos mostram que a liofilização é capaz de conservar e concentrar os compostos bioativos, sendo possível seu uso em forma de farinhas. Após esse processo, muitos dos nutrientes se mantêm por mais tempo, uma vez que é retirada a água livre.

Resumidamente, o pajurá é uma fruta mais conhecida na Região Norte do Brasil, que não possui plantações comerciais. Sua exploração se dá em locais onde a árvore é encontrada naturalmente e o fruto é comercializado de forma regional. Essa espécie é carente de estudos e possui potencial para exploração como fruto nativo brasileiro.

35.4 VALOR NUTRICIONAL E COMPOSTOS BIOATIVOS

A polpa representa cerca de 51% do pajurá, enquanto o restante compõe a casca (23%) e a semente da planta (26%). A polpa apresenta em torno de 60% de água, uma característica esperada para frutas. Além disso, possui de 133 a 254 kcal para cada 100 gramas da fruta, mostrando ser uma fruta com alto valor energético. Na Tabela 76, pode-se observar os teores de nutrientes da polpa.[7,8]

Tabela 76 – Composição nutricional da polpa de Pajurá (Couepia bracteosa)

Informações Nutricionais por 100 g de parte comestível crua			
Umidade	58,26 - 66,02 g	Cálcio	15,21 – 23,23 mg
Cinzas	0,77 – 2,12 g	Manganês	0,22 – 1,31 mg
Energia	133,14 - 254,81 kcal	Zinco	0,69 – 1,09 mg
Carboidratos	31,33 – 60,47 g	Cobre	0,14 – 1,05 mg
Proteínas	0,93 – 2,73 g	Ferro	0,37 – 2,90 mg
Lipídeos	0,11 – 1,71 g	Magnésio	21,33 – 133,83 mg
Fibra Alimentar	34,67 g	Sódio	68,56 – 259,75 mg
Fibras Solúveis	0,50 g	Fósforo	10,37 – 1,47 mg
Fibras Insolúveis	34,17 g	Vitamina C	7,03 – 18,42 mg

Fontes: Aguiar[8], Becker e colaboradores[10], Berto e colaboradores[9] e Massing e colaboradores[7].

A polpa de pajurá é rica em carboidratos e possui interessantes quantidades de fibras alimentares, sendo na sua maioria as do tipo insolúveis. Sabe-se que as fibras têm grande importância à saúde humana, auxiliando em questões gastrointestinais, como a constipação, e estudos já apontam também seu papel na prevenção de câncer, controle da diabetes, doenças cardiovasculares e obesidade.[7]

No perfil lipídico, destacam-se os ácidos graxos primários, como o ácido láurico (18,1%), ácido palmítico (16,1%) e ácido oleico (30,2%). O pajurá possui um total de 350,90 mg de óleos monoinsaturados e de 491,74 mg de óleos poli-insaturados a cada 100 gramas. O consumo desses óleos é benéfico à saúde por seus efeitos anti-inflamatórios e associação à redução dos riscos de doenças cardiovasculares.[7,9]

Os principais minerais presentes na polpa de pajurá são magnésio, sódio e ferro, estando presentes também quantidades menores de manganês, zinco, cobre e fósforo.[9] Cabe ressaltar a importância de se conhecer esses e outros minerais e vitaminas presentes na fruta para obter maneiras eficazes de beneficiamento e armazenamento do fruto.

Assim como em outras espécies vegetais, a *Couepia bracteosa* apresenta fitoquímicos que possuem ação protetora e metabólica para a planta, mas que podem exercer ações terapêuticas no organismo humano. Em 1974, foram isoladas substâncias presentes em extrato etanólico da madeira de *Couepia bracteosa*, sendo identificados um éster alifático, sitosterol, stigmasterol, ácido betulínico e 5-hidroxi-7,4'-dimetoxiflavona.[3] Não foram encontrados relatos recentes sobre a composição dessa parte da planta. No entanto, apesar de escassos, alguns estudos avaliaram os compostos presentes na fruta. Na Tabela 77, estão resumidos os principais teores encontrados na literatura atual sobre a polpa de pajurá.

Tabela 77 – Compostos bioativos da polpa de Pajurá (*Couepia bracteosa*)

Compostos Bioativos	Teor
Flavonoides Totais	2,25 ± 0,10 QEE/100g[10]
Carotenoides Totais	130,00 ± 7,00 μg/g extrato seco[11] 1.168,74 ± 19,05 μg β-caroteno/100g polpa seca[7] 2.898,76 ± 41,41 μg β-caroteno/100g polpa liofilizada[7]
Compostos Fenólicos Totais	14.46 ± 1.11 GAE/100mg[10] 152,00 ± 1385,00 μg/g extrato seco[11] 0,127 – 0,172 mg GAE/100g extrato seco[12] 124,53 ± 12,98 mg GAE/100g polpa seca[7] 117,44 ± 2,7 mg GAE/100g polpa liofilizada[7]

Berto e colaboradores[9,11] estudaram extratos de polpa, casca e sementes de pajurá. A casca apresentou o maior teor de compostos fenólicos e carotenoides (16,621 ± 1612 e 328 ± 41 μg por g de extrato seco, respectivamente), seguido da polpa e das sementes. O principal composto fenólico encontrado na casca foi o sulfato de acacetina (62%), enquanto somente as sementes apresentaram sulfato de apigenina, sendo este majoritário nessa parte do fruto (44%). Foram também identificados os carotenoides all-trans-neochrome (17%) e all-trans-β-caroteno (16%) como os principais presentes na polpa, enquanto a all-trans-luteína (44%) foi o mais prevalente no extrato de casca e o all-trans-α-caroteno (32%) e all-trans-β-caroteno (29%) foram majoritários nas sementes.

O estudo de Souza[12] também encontrou sulfato de acacetina, sulfato de apigenina e oleuropeína aglicona como compostos majoritários tanto na polpa quanto na semente de pajurá. Nesse caso, foi identificada ainda a presença do ácido cafeico na polpa e naringenina nas sementes. A quantificação de fenólicos totais apontou maior teor para a polpa (0,127 – 0,172 mg GAE/100g extrato seco), seguida pela casca (0,028 – 0,122 mg GAE/100g extrato seco) e pela semente (0,019 – 0,031 mg GAE/100g extrato seco).

Massing e colaboradores[7] identificaram oito dos principais compostos voláteis da polpa de pajurá: (E)-β-cimeno, (2E)-hexenal, naftaleno, 2-etil-hexanol, hexanal, eugenol, 2,3-hexadienona e fenilacetaldeído, em ordem decrescente. Outros estudos relatam também a presença significativa de (E)-β-Ocimeno, (2E)-hexenal e naftaleno em frutos de pitanga, goiaba e baguaçu. Esses compostos são responsáveis pelas características sensoriais da fruta, podendo variar conforme grau de maturação e processamento.

35.5 PROPRIEDADES FUNCIONAIS

As fibras alimentares, principalmente as insolúveis, que se destacam no pajurá, possuem papel conhecido na regulação intestinal. Devido à presença de vitamina C, compostos fenólicos e carotenoides totais, é observada também relevante atividade antioxidante e outras propriedades que podem estar associadas ao consumo dessa fruta, agregando ainda mais benefícios.[7]

A atividade antioxidante contra diferentes espécies reativas de oxigênio e de nitrogênio do extrato de semente mostrou-se superior às demais partes da fruta, sendo essa propriedade associada principalmente à apigenina.[11] Souza[12] observou que as sementes apresentaram grande capacidade no ensaio de DPPH, sendo necessários apenas 63,69 µg/mL de extrato para sequestrar 50% dos radicais, enquanto pelo menos 282,83 µg/mL da polpa foram necessários para o mesmo efeito, associando essa diferença aos teores de compostos fenólicos e carotenoides de cada parte da fruta. Pelo método de FRAP, a polpa obteve resultados entre 70,91 e 77,72 µmol FeSO4/g, a casca entre 70,79 e 117,13 μmol FeSO4/g e a semente mostrou variação entre 65,00 e 156,48 μmol FeSO4/g. para extratos em acetona e metanol. Massing e colaboradores[7] verificaram que as polpas naturais e liofilizadas de pajurá em base seca apresentaram resultados equivalentes a 8,8 ± 0,34 IC50 mg/ml e 2,08 ± 0,12 IC50 mg/ml, respectivamente, no ensaio de DPPH. No sistema de oxidação de branqueamento do β-caroteno, frequentemente utilizado para avaliar a inibição dos radicais livres gerados pela peroxidação do ácido linoleico, o pajurá apresentou um valor de inibição de 32,81 ± 0,19% para a polpa natural e 69,85 ± 3,33% para a polpa liofilizada, em base seca e em concentrações de 6 mg/ml. Becker e colaboradores (2018) estimaram a capacidade antioxidante da polpa de pajurá em 95.93 ± 5.76% RSC (*Radical Scavenging Capacity*), com potencial próximo ao da acerola. Quando comparada a outras frutas amazônicas (abiu, bacuri, biribá, cupuaçu, monguba e uxi), o pajurá mostrou ter a maior capacidade antioxidante contra os efeitos oxidantes do radical superóxido.[10]

O maior grupo de polifenóis naturais são os flavonoides, incluindo a apigenina e a acacetina presentes na polpa de pajurá, com atividade anti-inflamatória e antioxidante. Demais efeitos benéficos têm sido relatados por diversos autores, sem informações suficientes sobre toxicidade.

As funções biológicas associadas à apigenina incluem antioxidante, antimutagênico, anticarcinogênico, anti-inflamatório, antiproliferativo e antiprogressão. Esse composto mostrou capacidade de inibição de citocinas pró-inflamatórias, como IL-1β, IL-6, IL-8 e TNF em experimentos *in vivo* e *in vitro*. Seus efeitos protetores têm sido verificados contra múltiplos tipos de câncer, incluindo mama, cervical, cólon, leucemia, pulmão, próstata, pele, tireoide, endometrial, neuroblastoma e adrenocortical. Alguns possíveis mecanismos de ação dos efeitos anticancerígenos da apigenina incluem a indução da parada do ciclo celular em diferentes estágios de proliferação, incluindo a fase G1/S ou G2/M, por meio da modulação da expressão de diferentes quinases dependentes de ciclina (CDKs) e outros genes, como na inativação da NF-κB e ativação da degradação de proteínas Her2/neu. A apigenina também demonstrou regulação do acúmulo intracelular de espécies reativas de oxigênio e expressão de enzimas antioxidantes, além de reduzir a atividade de ciclo-oxigenase-2 (COX-2). Estudos apontam também que a apigenina pode exercer atividades antibacterianas, antivirais, antifúngicas e antiparasitárias. Em alguns casos, embora não tenha sido capaz de inibir o crescimento de bactérias patogênicas, a apigenina foi capaz de reduzir a produção de toxina e aliviou as lesões causadas pelo patógeno. Essa substância tem sido estudada ainda como possibilidade para auxiliar na qualidade do sono e na prevenção e tratamento de doenças neurológicas, como ansiedade, depressão e até Alzheimer e Parkinson. A atividade não regulamentada da monoamina oxidase (MAO) poderia ser responsável por uma série de desordens psiquiátricas e neurológicas. Há indícios que apontam que a apigenina poderia atuar na inibição dessa enzima, resultando em efeitos antidepressivos e antiansiedade.[7,13-15]

A acacetina também mostrou diferentes atuações biológicas, como propriedades neuroprotetoras, cardioprotetoras, anticancerígenas, anti-inflamatórias, antidiabéticas, antiobesidade e antimicrobianas; estando associada à regulação da apoptose, redução de citocinas pro-inflamatórias, de peroxidação lipídica e espécies reativas de oxigênio, além de aumento da absorção de glicose, proteção contra sepse e contra artrite mediada por colágeno.[16-18]

Os carotenoides, também presentes no pajurá, são conhecidos por suas propriedades funcionais e capacidade antioxidante significativa, atuando na prevenção de doenças cardiovasculares, degeneração macular e outras doenças crônicas. As propriedades antioxidantes e anti-inflamatórias são os principais mecanismos de ação dos carotenoides, modulando as vias de sinalização intracelular que influenciam a expressão gênica e a tradução de proteínas, tais como seus efeitos sobre a redução de proteína C reativa e de IL-6. As evidências disponíveis sobre o uso potencial de carotenoides dietéticos na saúde sugerem que esses compostos são eficazes na redução do acúmulo de lipídios, resistência à insulina, estresse oxidativo e inflamação de hepatócitos.[7,19]

É necessário maior investigação sobre os frutos de *Couepia bracteosa* para melhor conhecer sua composição de fitoquímicos e suas atividades biológicas, realizando experimentos *in vitro* e *in vivo*. No entanto, os achados até o momento permitem concluir que essa é uma espécie com propriedades interessantes tanto do ponto de vista nutricional quanto comercial.

REFERÊNCIAS

1. Massing LT. Características físico-químicas da polpa do fruto de *Couepia bracteosa* Benth (*Chrysobalanaceae*), uma espécie subutilizada da Amazônia. Santarém – PA: Universidade Federal do Oeste do Pará – UFOPA; 2016. Disponível em: https://repositorio.ufopa.edu.br/jspui/handle/123456789/485

2. Souza A das GC, Lima RMB, Silva EB, Souza MG. Capítulo 5 - Alimentícias: *Couepia bracteosa* - Pajurá. In: Espécies nativas da flora brasileira de valor econômico atual ou potencial: plantas para o futuro: região norte. Brasília - DF; 2022. p. 1452 p. Disponível em: https://www.gov.br/mma/pt-br/assuntos/biodiversidade/manejo-e-uso-sustentavel/flora.

3. Laux DO. Estudo Químico de Plantas Amazônicas - *Couepia bracteosa, Licaria puchury-major* e *Bauhinia splendens*. [Rio de Janeiro]: Universidade Federal Rural do Rio de Janeiro; 1974.

4. Falcão MA, Lleras E, Kerr WE. Aspectos fenológicos, ecológicos e de produtividade do Pajurá (*Couepia bracteosa* Bentham) (*Chrysobalanaceae*). Acta Amazon. 1981;11(3):473-82. DOI: 10.1590/1809-43921981113473

5. Kinupp VF, Lorenzi H. Plantas alimentícias não convencionais (PANC) no Brasil: guia de identificação, aspectos nutricionais e receitas ilustradas. São Paulo: Instituto Plantarum de Estudos da Flora; 2017. 1-768 p.

6. BFG TBFG. Brazilian Flora 2020: Innovation and collaboration to meet Target 1 of the Global Strategy for Plant Conservation (GSPC). Rio de Janeiro - RJ; 2018. Disponível em: https://ckan.jbrj.gov.br/dataset/thebrazilfloragroup_feb2018.

7. Massing LT, Mourão RHV, Bouillet LEM, Bernardes RSA, Andrade EHA, Tremea A, *et al*. Nutritional composition of the pulp of Pajura (*Couepia bracteosa* Benth.), an underutilized fruit from the Amazon. Integr Food Nutr Metab. 2018;5(2):1-7. doi: 10.15761/IFNM.1000213.

8. Aguiar JPL. Tabela de Composição de Alimentos da Amazônia. Acta Amazon. 1996;26(1-2):121-6.

9. Berto A, Silva AF, Visentainer JV, Matsushita M, Souza NE. Proximate compositions, mineral contents and fatty acid compositions of native Amazonian fruits. Food Res Int. 2015;77:441-9. DOI: 10.1016/j.foodres.2015.08.018

10. Becker MM, Mandaji CM, Catanante G, Marty JL, Nunes GS. Mineral and bromatological assessment and determination of the antioxidant capacity and bioactive compounds in native Amazon fruits. Braz J Food Technol. 2018;16(21). DOI: 10.1590/1981-6723.02218.

11. Berto A, Ribeiro AB, Sentandreu E, Souza NE, Mercadante AZ, Chisté RC, *et al*. The seed of the Amazonian fruit *Couepia bracteosa* exhibits higher scavenging capacity against ROS and RNS than its shell and pulp extracts. Food Funct. 2015;6(9):3081-90. DOI: 10.1039/c5fo00722d.

12. Souza MP. Caracterização química e avaliação do potencial antioxidante dos frutos mari-mari (*Cassia leiandra*), pajurá (*Couepia bracteosa*) e pitomba (*Talisia esculenta*). Manaus – AM: Universidade Federal do Amazonas, 2016.

13. Wang M, Firrman J, Liu LS, Yam K. A review on flavonoid apigenin: Dietary intake, ADME, antimicrobial effects, and interactions with human gut microbiota. Biomed Res Int. Hindawi Limited. 2019;16(2019):7010467. DOI: 10.1155/2019/7010467.

14. Salehi B, Venditti A, Sharifi-Rad M, Kręgiel D, Sharifi-Rad J, Durazzo A, *et al*. The therapeutic potential of Apigenin. Int J Mol Sci. 2019;20(6):1305. DOI: 10.3390/ijms20061305.

15. Imran M, Aslam Gondal T, Atif M, Shahbaz M, Batool Qaisarani T, Hanif Mughal M, *et al*. Apigenin as an anticancer agent. Phytother Res. 2020: 4(8):1812-1828. DOI: 10.1002/ptr.6647.

16. Singh S, Gupta P, Meena A, Luqman S. Acacetin, a flavone with diverse therapeutic potential in cancer, inflammation, infections and other metabolic disorders. Food Chem Toxicol. 2020;145:111708. DOI: 10.1016/j.fct.2020.111708.

17. Semwal RB, Semwal DK, Combrinck S, Trill J, Gibbons S, Viljoen A. Acacetin—A simple flavone exhibiting diverse pharmacological activities. Vol. 32, Phytochemistry Letters. Elsevier Ltd; 2019. p. 56-65.

18. Wu C, Yan J, Li W. Acacetin as a Potential Protective Compound against Cardiovascular Diseases. Evid Based Complement Alternat Med. 2022:6265198. DOI: 10.1155/2022/6265198

19. Elvira-Torales LI, García-Alonso J, Periago-Castón MJ. Nutritional importance of carotenoids and their effect on liver health: A review. Antioxidants. 2019;8(7):229. DOI: 10.3390/antiox8070229.

36
PEQUI (*Caryocar brasiliense*)

Diana França de Souza
Fábio Alessandro Pieri
Anderson de Oliveira Souza
Valdir Florêncio da Veiga-Junior
Klenicy Kazumy de Lima Yamaguchi

Figura 38 – Pequi (*Caryocar brasiliense*)*[38]

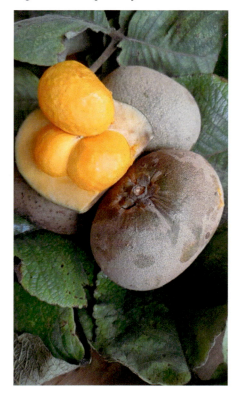

---
[38] Fonte: os autores, 2023.

36.1 CARACTERÍSTICAS

O gênero *Caryocar spp.* pertence à família *Caryocacea*, apresenta 16 espécies endêmicas dos países tropicais da América, das quais 12 estão presentes no Brasil. A origem do nome desse gênero é devido ao formato de seus frutos (do grego, *caryon* – núcleo, noz – e *kara* – cabeça). Entre as espécies mais conhecidas, tem-se a espécie *C. brasiliense* Camb. denominada popularmente como pequi (Figura 38). Os nomes populares originados dessa espécie referem-se à palavra indígena que significa "cobertura espinhosa", remetendo-se aos espinhos presentes em suas sementes. O nome popular refere-se à origem tupi, *py* (pele, casca) + *qui* (espinho), casca espinhenta, decorrente dos espinhos do endocarpo lenhoso ou caroço.[1-3]

Caryocar brasiliense Camb. é uma espécie nativa, mas não endêmica do Brasil, cultivada e consumida principalmente no Cerrado brasileiro, principalmente e nas Regiões Norte (Pará e Tocantins), Centro-Oeste (Distrito Federal, Goiás e Mato Grosso) Sudeste (Minas Gerais e São Paulo) e Sul (Paraná).[3]

A parte mais externa do fruto, exocarpo ou pericarpo, apresenta coloração esverdeada ou marro-esverdeada, o mesocarpo externo é amarelo, o mesocarpo interno, que é a parte comestível chamado de polpa, é amarela e o endocarpo apresenta coloração vermelha. Esta última é uma região bastante espinhosa que protege a semente e confere ao fruto a denominação popular.[3-7]

As árvores são de alto porte, podendo alcançar 12 metros de altura e diâmetro de 2 metros. A copa da árvore é larga e os seus galhos podem estender-se pela lateral de forma oposta. Estes são longos, grossos e pouco inclinados com ramificação basal.[8]

Botanicamente, as folhas da árvore do pequi são reconhecidas por serem opostas, longas, trifolioladas, pecioladas e por apresentam margens serradas, crenadas, dentadas ou raramente inteiras. A inflorescência é caracterizada por serem paniculadas e inseridas nos racemos terminais. Os pedicelos são articulados próximo as suas flores que são hermafroditas, cíclicas, grandes e actinomorfas. Além disso, como característica, o cálice é penta-lobado, imbricado e a flor apresenta cinco pétalas soldadas na base e possuírem anteras biloculares, oblongas, longitudinalmente deiscentes.[9-10]

Nos frutos dessa espécie, podem ser encontrados até 6 caroços que são cobertos por uma polpa amarelada. O peso de cada fruto de pequi varia entre 30g e 400g, com comprimento de 6 a 14 cm de diâmetro. A utilização dessa espécie na indústria cosmética e em métodos culinários tradicionais contribui bastante na economia de alguns locais do cerrado brasileiro.[4,6,7]

Seus frutos são oleaginosos, apresentam um espesso mesocarpo rica em lipídeos e ácidos graxos, de coloração amarela e sementes pontiagudos, que fazem com que o gênero possa ser facilmente reconhecido dentro da família botânica. Nele, encontra-se uma amêndoa branca, rica em lipídeos e que pode ser comestível.[1,3,11-13]

36.2 CULTIVO E SAFRA

O pequizeiro é uma planta frutífera e oleaginosa e apresenta reprodução pela propagação das sementes. A produção de frutos por planta é baixa e proporcional à altura e ao diâmetro médio da copa, ou seja, o número de frutos por árvore depende do tamanho da planta, do seu genótipo e do ambiente, variando de 500 a 2.000 frutos por safra.[5] O período da frutificação e safra das espécies do gênero tendem a ter algumas diferenças conforme o ambiente em que estão inseridas. Esse fato dar-se-á como consequência das características climáticas e solos distintos[7,14-15]

A florescência ocorre entre os meses de agosto e novembro e a maturação dos frutos em meados de novembro. A coleta pode ser realizada até o início de fevereiro, que é quando os frutos estão maduros e caem no solo. Esses devem ser coletados após a queda natural para evitar sua oxidação precoce, visto que seu amadurecimento ocorre em 2 a 3 dias. Por conta disso, o melhor momento para coletar os frutos é após terem caídos no chão.[16]

36.3 IMPORTÂNCIA ECONÔMICA

C. brasiliense representa grande importância econômica, social e cultural nos estados brasileiros. O interesse em suas espécies expande-se para além dos frutos, tendo a madeira grande interesse para a construção civil e naval.[17]

Da amêndoa dos frutos pode-se extrair um óleo que é utilizado como material tintorial. As flores e as sementes são empregadas na medicina popular para inflamações e anestésicos e a polpa é amplamente utilizada na culinária brasileira, contribuindo para o suprimento de parte das exigências nutricionais da população.[16-19]

Economicamente, essa espécie representa fonte de renda para as famílias. A comercialização do pequi acontece em uma cadeia produtiva que inclui atravessadores locais, regionais e varejistas até chegar aos consumidores finais. A cidade de Goiás, no estado de Goiás, é o município que mais arrecadou com a extração de pequi, chegando a R$ 675 mil no ano de 2017.[7]

A polpa de *C. brasiliense* é comercializada em pequenas e médias indústrias na elaboração de sorvete, licor e azeite, bem como na produção de cosméticos. O óleo da polpa do pequi melhora a hidratação da pele, a partir dele pode ser produzido um produto de grande valor comercial e gerar crescimento econômico para a população.[21-23] A procura pelos produtos derivados do pequi está tão elevada que as cooperativas regionais vêm buscando alternativas para o desenvolvimento tecnológica dessa matéria-prima, que incluem o uso em conservas, castanhas e xaropes. Os subprodutos, casca e sementes do pequi, também possuem grande potencial, sendo utilizadas como fonte de alimentação animal em rações e na adubação do solo.[24]

Segundo os dados da Ceasa[25], aproximadamente 3,5 milhões de reais anualmente fazem parte da economia do país a partir da comercialização oriundos do pequi, proporcionando emprego e contribuído com a renda de algumas das famílias do estado de Goiás e de Minas Gerais, a qual fortalece o cooperativismo, proporcionando oportunidades de emprego e renda aos jovens e as famílias extrativistas.[6]

36.4 VALOR NUTRICIONAL E COMPOSTOS BIOATIVOS

Do ponto de vista nutricional, os frutos de *C. brasiliense* são ricos em macro e microelementos e representam uma fonte elevada de energia e valores significativos de lipídeos, proteínas, carboidratos, fibras além de micronutrientes.[1,26,27]

Observa-se na Tabela 78 que *C. brasiliense* Camb. possui uma quantidade de energia elevada com 205 kcal, além de altos teores de lipídeos, carboidratos, proteínas, fibras e diversos micronutrientes presentes responsáveis por toda essa energia do fruto. Os óleos da polpa, amêndoa e das cascas de são ricos em teor de energia, lipídeos, proteínas, fibras, cinzas zinco, magnésio, cálcio, ácidos graxos monoinsaturados especialmente o oleico e teores relativamente altos de ácidos graxos saturados como o palmítico, ácido mirístico, esteárico, oleico e linoleico, além de fibras alimentares em diversas as partes do fruto incluindo fibras solúveis. Os principais triacilgliceróis presentes no óleo de polpa são o 3-dipalmitoil2-o-leil-glicerol, 1,2-dioleil-3-palmitoilglicerol e palmitoil-oleil-estearoilglicerol.[28,29]

Tabela 78 – Composição nutricional do Pequi (*Caryocar brasiliense*)

Informações Nutricionais por 100 g de parte comestível crua			
Umidade	65,90 %	Zinco	1,00 mg
Cinzas	0,80 g	Cobre	0,21 mg
Energia	205,00 kcal	Ferro	0,30 mg
Carboidratos	13,00 g	Magnésio	30,00 mg
Proteínas	2,30 g	Sódio	Traços
Lipídeos	18,00 g	Fósforo	34,00 mg
Ácidos Graxos Saturados	39,90 g	Potássio	296,00 mg
Ácidos Graxos Monoinsaturados	55,80 g	Tiamina	0,17 mg
Ácidos Graxos Poli-insaturados	4,20 g	Riboflavina	0,48 mg
Fibra Alimentar	19,00 g	Piridoxina	0,06 mg
Cálcio	32,00 mg	Niacina	2,57 mg
Manganês	0,64 mg	Vitamina C	8,3 mg

Fonte: Tabela Brasileira de Composição de Alimentos (TACO)[27]

Os resultados dos estudos de Cangussu e colaboradores[29] avaliando os compostos bioativos nas farinhas das cascas de *C. brasiliense* demonstraram que essa espécie é rica em metabólitos bioativos, conforme pode-se verificar na Tabela 79.

Os ensaios fitoquímicos por cromatografia líquida e espectrometria de massas revelam a presença de outros compostos bioativos tanto na polpa, amêndoa, como também nos resíduos desse fruto, estimulando o aproveitamento de partes descartadas dos frutos, mostraram perspectivas promissoras no aproveitamento da casca dessa espécie rica em antioxidantes naturais.[29-30] Nos estudos de Roesler e colaboradores[31], por meio da espectrometria de massas dos extratos etanólico das cascas, polpa e semente de *C. brasiliense* revelaram componentes polares importantes bioativos com alto teor de fenóis totais (209mg equivalente de ácido gálico), além de ácido quínico, quercetina e quercetina 3-O-arabinose, que possuem excelentes atividades de sequestro do radical livre 2,2-difenil-1-picrilhidrazil (CI$_{50}$ de 9,44µg mL^{-1}).

Tabela 79 – Compostos bioativos do Pequi (*Caryocar brasiliense*)

Compostos Bioativos	Teor (mg/100g)
Carotenoides Totais	215,53 – 349,03
β-caroteno	0,82 – 1,49
β -criptoxantina	0,07 – 0,11
Compostos Fenólicos Totais	20.983,73
Flavonoides	19,67 a 87,61
Ácido gálico	11,52 - 418,67
Ácido elágico	509,47 – 1630,66

Fonte: Cangussu LB, Leão PD, Oliveira LS, Franca AS.[29]

Na composição química dos carotenoides de pequi, foram identificados e quantificados os principais carotenoides no mesocarpo interno, dos quais destacam-se o β-caroteno, z-caroteno, criptoflavina, β-criptoxantina, anteraxantina, zeaxantina e mutatoxantina.[32]

Esses dados tornam o pequi comercialmente atrativos e contribui para a valorização dos subprodutos, com a presença de substâncias de interesse não só na polpa, mas também nas cascas, além de estar associado a diversos benefícios à saúde.[29,31]

36.5 PROPRIEDADES FUNCIONAIS

Diversos estudos destacam a importância e o crescimento do uso de ativos presentes nas espécies do gênero *Caryocar spp.* e comprovam essas potencialidades, os inúmeros benefícios e propriedades funcionais que vêm sendo usados na medicina popular por seus efeitos anti-inflamatórios e cicatrizantes no tratamento de várias enfermidades.[36]

Na medicina popular, o gênero possui uma ampla aplicação. Suas potencialidades biológicas e a propriedades antioxidantes estão associadas à presença de carotenoides, vitaminas e compostos fenólicos, principalmente o ácido gálico.

Um trabalho realizado com *Caryocar brasiliense* Camb. comprovou que o óleo dessa espécie pode ser utilizado para hidratação em diversos produtos dermatológicos e cosméticos. O estudo mostrou que o óleo melhora tanto o nível de umidade da pele quanto a função de barreira da pele. Testes realizados com as formulações a base dessa espécie indicaram eficácia clínica imediata mostrando que as propriedades presentes na formulação oriundas de pequi melhoram a função de barreira e hidrata a pele de imediato.[33]

Os trabalhos de Torres e colaboradores[9] mostraram que as formulações desenvolvidas a partir do óleo do pequi apresentaram significativo potencial antioxidante, por meio do método de DPPH, mostraram diversas vantagens, uma vez que eles relacionam a atividade antioxidante do óleo de pequi à presença de compostos que inibem a formação de radicais livres, como carotenoides e fenóis. Destacam que o óleo de pequi torna uma opção favorável para o desenvolvimento de cosméticos e/ou farmacêuticos, visto que colabora na biodisponibilidade dos ingredientes ativos.

Amaral e seus colaboradores[34] investigaram a atividade antioxidante do extrato de pequi por extração supercrítico por meio do método 2,2'-azino-bis(3-etilbenzotiazolino-6-sulfônico) (ABTS), associaram a atividade do extrato de pequi à presença de alcaloides, saponinas, antraquinonas, esteroides, taninos, flavonoides e compostos fenólicos de acordo com métodos colorimétricos padrão e sugerem que ele é bastante viável ao desenvolvimento de produtos de cuidados pessoais, principalmente produtos antissépticos para a pele que previnem ou detêm o crescimento de microrganismos, prevenindo doenças, bem como produtos que minimizam os danos causados pelos radicais livres.

Efeitos anti-inflamatórios foram observados nos estudos de De-Sá--Coutinho e colaboradores[35], em que mostraram os efeitos benéficos do óleo de pequi contendo elevados níveis de ácido oleico. A partir da utilização de uma nanoemulsão de pequi, administrada por via oral, modulou a inflamação em lesão pulmonar aguda induzida por LPS em camundongo.

REFERÊNCIAS

1. Miranda PHO, Maciel PMC, Albuquerque YAP, Silva MSS, Aquino R. Perfil químico e atividades biológicas do gênero *Caryocar*: Uma revisão de literatura. Brasileira de Meio Ambiente. 2019;7(1):131-152. DOI: 10.5281/zenodo.3566165.

2. Souza VFS, Oliveira TCS, Andrade IM. Scientific and technological prospection of *Caryocar coriaceum* Wittm. Res Soc Dev. 2021;10:14. DOI: 10.33448/rsd-v10i14.22123.

3. Carvalho PER. Pequizeiro *Caryocar brasiliense* - comunicado técnico. Colombo – PR: Embrapa Florestas, 2009.

4. Coutinho DS, Pires J, Gomes H, Pohlmann AR, Guterres SS, Silva PMR, Martins MA, Ferrarini SR, Bernardi A. Pequi (*Caryocar brasiliense* Cambess)-Loaded Nanoemulsion, Orally Delivered, Modulates Inflammation in LPS-Induced Acute Lung Injury in Mice. Pharmaceutics. 2020;12(11):1075. DOI: 10.3390/pharmaceutics12111075.

5. Prance GT, Pirani JR. *Caryocaraceae in* Flora do Brasil. Rio de Janeiro: Jardim Botânico do Rio de Janeiro; 2020. Disponível em: http://floradobrasil.jbrj.gov.br/reflora/floradobrasil/FB16721.

6. Afonso SR, Angelo H, Almeida NA. Caracterização da produção de pequi em Japonvar, MG. Floresta. 2015;45(1):49-56. DOI: 10.5380/rf.v45i1.33987

7. Silva MS, Alves-Santos AM, Santos ID, Wagner R, Naves MMV, Cordeiro MWS. A new population of pequi (*Caryocar* spp.) developed by Brazilian indigenous people has agro-industrial and nutraceutical advantages. Eur Food Res Technol. 2020;246:1715-1724. DOI: 10.1007/s00217-020-03525-9.

8. Borges LM, Rezende AV, Nogueira GS. Avaliação da amostragem aleatória de ramos para quantificar a produção de frutos de *Caryocar brasiliense* Camb. (*Caryocaraceae*). Ciência Florestal. 2012;22:113-124.

9. Prance GT. The genus *Caryocar* L. (*Caryocaraceae*): an underexploited tropical resource. Advances in Economic Botany. 1990:177-188.

10. Joly AB. Botânica: introdução à taxonomia vegetal. 7. ed. São Paulo: Companhia Editora Nacional; 1985. p. 324-329.

11. Silva JP, Tejerina GRL, Barreira S, Souza CB. Commercialization Aspects of Pequi (*Caryocar brasiliense* Camb.) in the State of Goiás, Brazil. Enciclopédia Biosfera. 2021;8(37):63.

12. Almeida-Bezerra JW, Bezerra JJL, Silva VB, Coutinho HDM, Costa JGM, Cruz-Martins N, Hano C, Menezes SA, Morais-Braga MFB, Oliveira AFM. *Caryocar coriaceum* Wittm. (Caryocaraceae): Botany, Ethnomedicinal Uses, Biological Activities, Phytochemistry, Extractivism and Conservation Needs. Plants. 2022;11(13):1685. DOI: 10.3390/plants11131685

13. Ataíde THCJ, Horta PMV, Oliveira MHA, Pequi do cerrado ao Bistrô. Centro de Ensino Superior de Juiz de Fora – CES/JF. Revista de Gastronomia. 2019.

14. CNCFlora. *Caryocar coriaceum* in Lista Vermelha da flora brasileira. Rio de Janeiro – RJ: Centro Nacional de Conservação da Flora; 2012. Disponível em: http://cncflora.jbrj.gov.br/portal/ptbr/profile/Caryocar%20coriaceum

15. Oliveira IP, Fernando FL, Spadoti LM, Lescano CH, Spadoti LM. *Caryocar brasiliense* Camb. *C. villosum* (Aubl.) and *C. coriaceum* Wittm. Fruits of the Brazilian Cerrado. 2022:53-77. DOI: 10.1007/978-3-030-62949-6_4.

16. Torres RRO, Santana FC, Shinagawa FB, Mancini-Filho J. Bioactive compounds and functional potential of pequi (*Caryocar* spp.); a native Brazilian fruit: a review. Grasas Aceites. 2018;69:1-16.

17. Lorenzi H. Frutas brasileiras e exóticas cultivadas: de consumo *in natura*. Nova Odessa – SP: Instituto Plantarum de Estudos da Flora; 2006.

18. Pantarotto SBDQ, Rocha NS, Silva SRD, Silva CAGD, Saraiva RV, Barroso NG & Tussolini L. Pequi (*Caryocar brasiliense* Camb.), Uma Revisão. Avanços Em Ciência e Tecnologia de Alimentos. 2020;2(1):336-344.

19. Santos FS, Santos RF, Dias PP, Junior LA, Tomassoni F. A cultura do pequi (*Caryocar brasiliense*). ACTA Iguazu. 2013;2(3):46-57. DOI: 10.48075/actaiguaz.v2i3.8620.

20. Oliveira MEB, Guerra NB, Maia AHN, Alves RE, Xavier DS, Matos NMS. Physical characteristics of pequi fruits from chapada do Araripe-CE. Rev Bras Frutic. 2009;31(4):1196-1201.

21. Pegorin GS, Marques MOM, Mayer CRM, Santos L. Development of a Phytocosmetic Enriched with Pequi (*Caryocar brasiliense* Cambess) Oil. Braz Arch Biol Technol. 2020;63:1678-4324. DOI: 10.1590/1678-4324-2020190478.

22. Araújo FD. A review of *Caryocar brasiliense* (Cariocaraceae)-an economically valuable species of the Central Brazilian Cerrado. Economic Botany. 1995;49(1):40-48. Disponível em: https://www.jstor.org/stable/4255690.

23. Nascimento-Silva NRRD, Naves MMV. Potential of Whole Pequi (*Caryocar* spp.) Fruit-Pulp, Almond, Oil, and Shell-as a Medicinal Food. J Med Food. 2019;22(9):952-962. DOI: 10.1089/jmf.2018.0149.

24. Pianovski AR. Vilela AFG. Silva AASD. Lima CG. Silva KKD. Carvalho VFM & Ferrari M. Uso do óleo de pequi (*Caryocar brasiliense*) em emulsões cosméticas: desenvolvimento e avaliação da estabilidade física. Revista Brasileira de Ciências Farmacêuticas. 2008;44:249-259.

25. Central de Abastecimento de Goiás S/A – CEASA-GO. *Análise Conjuntural. Governo de Goiás*. 2016. Disponível em: http://www.ceasa.go.gov.br/files/ConjuturaAnual/Analise Conjututal.

26. SiBBr-Sistema de Informação sobre a Biodiversidade Brasileira. Biodiversidade&Nutrição-Pequi, Polpa, Crua. 2022. Disponível https://ferramentas.sibbr.gov.br/ficha/bin/view/FN/ShortName/4192.

27. NEPA-UNICAMP. Tabela Brasileira de Composição de Alimentos - TACO. Campinas: NEPA-UNICAMP; 2011.

28. Bemfeito CM, Carneiro JDS, Carvalho EEN, Coli PC, Pereira RC, Boas EVBV. Nutritional and functional potential of pumpkin (*Cucurbita moschata*) pulp and pequi (*Caryocar brasiliense* Camb.) peel flours. J Food Sci Technol. 2022;57(10):3920-3925. DOI: 10.1007/s13197-020-04590-4.

29. Cangussu LB, Leão PD, Oliveira LS, Franca AS. Profile of bioactive compounds in pequi (*Caryocar brasilense* Camb.) peel flours. Food Chem. 2021;350:129221. DOI: 10.1016/j.foodchem.129221.

30. Leão DP, Franca AS, Oliveira LS, Bastos R, Coimbra MA. Physicochemical characterization; antioxidant capacity; total phenolic and proanthocyanidin content of flours prepared from pequi (*Caryocar brasilense* Camb.) fruit by-products. Food Chem. 2017;225:146-153. DOI: 10.1016/j.foodchem.2017.01.027

31. Roesler R, Catharino RR, Malta LG, Eberlin MN, Pastore G. Antioxidant activity of *Caryocar brasiliense* (pequi) and characterization of components by electrospray ionization mass spectrometry. Food Chem. 2008;110(3):711-717. DOI: 10.1016/j.foodchem.2008.02.048.

32. Ramos MIL. Umaki MCS. Hiane PA & Ramos Filho MM. Efeito do cozimento convencional sobre os carotenóides pró-vitamínicos" A" da polpa do pequi (*Caryocar brasiliense* Camb). Boletim do Centro de Pesquisa de Processamento de Alimentos. 2001;19(1). DOI: 10.5380/cep.v19i1.1219

33. Faria WCS. Damasceno GADB & Ferrari M. Moisturizing effect of a cosmetic formulation containing pequi oil (*Caryocar brasiliense*) from the Brazilian cerrado biome. Brazilian Journal of Pharmaceutical Sciences. 2014;50:131-136. DOI: 10.1590/S1984-82502011000100013.

34. Amaral LFB, Moriel P, Foglio MA, Mazzola PG. *Caryocar brasiliense* supercritical CO2 extract possesses antimicrobial and antioxidant properties useful for personal care products. BMC Complement Med Ther. 2014;14:73. DOI: 10.1186/1472-6882-14-73.

35. Coutinho DS, Pires J, Gomes H, Raffin-Pohlmann A, Stanisçuaski GS. Rodrigues SPM, Martins MA, Ferrarini SR, Bernardi A. Pequi (*Caryocar brasiliense* Cambess)-Loaded Nanoemulsion, Orally Delivered, Modulates Inflammation in LPS-Induced Acute Lung Injury in Mice. Pharmaceutics. 2020;12(11):1075. DOI: 10.3390/pharmaceutics12111075.

36. Pereira FFG, Feitosa MKSB, Costa MS, Tintino SR, Rodrigues FFG, Menezes IRA, Coutinho HDM, Costa JGM, Sousa EO. Characterization, antibacterial activity and antibiotic modifying action of the *Caryocar coriaceum* Wittm. pulp and almond fixed oil. Nat Prod Res. 2020;34(22):3239-3243. DOI: 10.1080/14786419.2018.1552955.

37
PITANGA (*Eugenia uniflora*)

Francine Albernaz Teixeira Fonseca Lobo

Figura 39 – Pitanga (*Eugenia uniflora*)*[39]

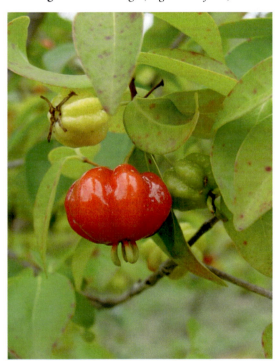

37.1 CARACTERÍSTICAS BOTÂNICAS

A Família *Myrtaceae* é uma das famílias mais importantes na área frutífera, englobando 121 gêneros. O gênero *Eugenia* representa o quarto mais relevante dessa família, sendo estimado que cerca de 350 espécies são

---
[39] Fonte: Flick – João Medeiros, 2011. Disponível em: https://www.flickr.com/photos/cerrados/6274922354.

nativas do Brasil. A espécie Eugenia mais estudada com suas propriedades medicinais é a *E. uniflora* L., produtora de pitanga.[1]

Pitanga vem do tupi-guarani e significa fruta de pele tenra ou fina, também recebe os seguintes nomes: pitanga vermelha, pitanga preta, pitanga branca, por conta do tronco, pitanga rosa, pitanga miúda, pitanga-uva, cereja do mato, moranguinho de árvore e ginga na região Amazônica.[2]

A pitangueira é uma árvore tropical originária da América do Sul, cultivada principalmente na Argentina, Brasil, Paraguai e Uruguai. No Brasil, o maior plantio em escala comercial e da América Latina, está instalado no município de Bonito, no Agreste Pernambucano. É estimado que a produção anual de pitanga do estado de Pernambuco esteja entre 1.300 e 1.700 toneladas/ano.[3]

É caracterizada como uma árvore de copa densa, medindo entre 2 e 9 m de altura, formato arredondando, ramificada, folhagem persistente e sistema radicular profundo. As folhas novas têm coloração verde-acastanhada e com consistência membranosa, enquanto as adultas com coloração verde-escura. As flores localizam-se nas axilas das folhas, são brancas, perfumadas, melíferas, abundantes em pólen e hermafroditas. Estudos mostram efeitos antioxidantes nos extratos da folha de pitanga, como efeito anti-inflamatório, anti-hipertensivo, entre outras atividades.[1,4]

Os frutos de pitanga são em forma de baga de 1,5 a 3 cm de diâmetro, com 8 sulcos longitudinais, a diferenciação das bagas vai depender do estádio de maturação e variedade. Possuem 8 a 10 sulcos longitudinais na casca. Geralmente, apresenta um só caroço, mas, às vezes, também podem apresentar 2. A polpa é representada por 77 % e os caroços 23 % do peso total do fruto.[5]

De uma forma geral, existem três variedades de pitanga, com polpa alaranjada, vermelha e roxa, sendo as duas últimas as mais comuns. Dependendo da coloração, podem ser classificadas em diferentes estádios de desenvolvimento, em verde (imaturo) e o vermelho ao roxo (maduro).[6] A variedade pitanga roxa tem seis estádios de maturação, mais do que a variedade vermelha, que tem cinco.[1,4]

37.2 CULTIVO E SAFRA

No Brasil, a pitangueira produz duas safras por ano: uma em outubro e outra entre dezembro e janeiro. A temperatura ideal de cultivo é entre 20 e 25 °C, com pH ótimo do solo entre 5,5 e 6,5. Da plantação ao início da produção leva em torno de três anos. É uma planta que se autopoliniza e da floração à maturação leva 3 a 4 semanas.[7]

A pitangueira cresce em diferentes tipos de solo, arenosos (restinga e praia), areno-argilosos, argilo-arenosos, argilosos e pedregosos. Embora não seja exigente no tipo de solo, deve dar preferência aqueles férteis, profundos, permeáveis e de topografia favorável à mecanização. Resistente a ventos fortes, geadas ou mesmo temperaturas negativas.[8]

O fruto não amadurece após colhido, por isso, caracteriza-se como um fruto não climatérico. A propagação da pitangueira é realizada mais facilmente por semente, embora a vegetativa (enxertia e estaquia) também aconteça. As sementes a partir de frutos maduros são despolpadas, lavadas, secas à sombra e germinadas em sacos de plástico preto, usando uma mistura de terra e esterco de gado (6:1) ou galinha (3:1), como substrato.[9]

A colheita da pitanga é realizada manualmente ainda na planta, quando apresentarem coloração vermelho-rubro. Após a colheita, os frutos são colocados em caixas de plásticas, sem aberturas laterais. Onde elas devem ser postas à sombra e recobertas com lonas ou plástico, para evitar lesões, poeira e queimaduras do sol. É importante destacar que colheitas periódicas são indicadas, pois é muito comum que o fruto caia no solo após atingir a maturação, o que pode acarretar comprometimento da sua qualidade. Após a colheita o fruto, suporta no máximo 24h em temperatura ambiente, devido à sua fragilidade, na qual choques ou atritos podem provocar ruptura da película da polpa.[7-9]

37.3 IMPORTÂNCIA ECONÔMICA

A principal comercialização da pitanga acontece na forma de polpa. Já a fruta *in natura* pode ser encontrada em supermercados no Nordeste brasileiro. Ela também é comercializada às margens de rodovias, em feiras livres e em quitandas. Seus frutos, que podem ter coloração que vai de laranja-claro até roxo-escuro, apresentam-se em forma de bagas globulosas, possuindo alto potencial industrial na fabricação de sorvetes, de geleias e de polpas.[10]

As polpas de frutas constituem uma alternativa de consumo para os mercados nacionais ou internacionais, mesmo em períodos fora da safra de produção, sendo o congelamento um dos processos mais indicados para a preservação de suas propriedades químicas, nutricionais e sensoriais.[11]

O fruto, de sabor exótico, é rico em vitaminas, especialmente a vitamina A, com aproximadamente 635 mg/100g de polpa, podendo ser utilizada como ingrediente em misturas de sucos de frutas de espécies diferentes conhecidas como *"mixed juices"* ou em bebidas lácteas, refresco em pó e néctares, o que estimula a valorização de compostos nutricionais favoráveis para o desenvolvimento de um alimento rico e saudável.[12]

A indústria de cosméticos também vem utilizando a polpa dos frutos e os óleos essenciais, a partir da extração nas folhas na fabricação de sabonetes, perfumes e xampus.[12]

37.4 VALOR NUTRICIONAL E COMPOSTOS BIOATIVOS

Compostos nutricionais encontrados na pitanga são diversificados para polpas e sementes dos frutos. De acordo com a composição relatada pela Tabela Brasileira de Composição de Alimentos (Taco), é possível observar a composição da polpa de pitanga na Tabela 80, trazendo os valores para a porção de 100 g.[13]

Tabela 80 – Composição nutricional da Pitanga (*Eugenia uniflora*)

Informações Nutricionais por 100 g de parte comestível crua			
Umidade	88,3 %	Ferro	0,4 mg
Energia	41 kcal	Sódio	2 mg
Proteína	0,9 g	Potássio	113 mg
Lipídeos	0,2 g	Cobre	0,08 mg
Carboidratos	10,2 g	Zinco	0,4 mg
Fibra Alimentar	3,2 g	Vitamina A	Não detectado
Cinzas	0,4 g	Tiamina	0,03 mg
Cálcio	18 mg	Riboflavina	0,10 mg
Magnésio	12 mg	Niacina	Traços
Manganês	0,36 mg	Piridoxina	Traços
Fósforo	13 mg	Vitamina C	24,9 mg

Fonte: TACO[13]

No estudo de Silva e colaboradores[12], foi observado que o teor de cinzas para as sementes da variação roxa (0,31%) foi menor do que para a variação vermelha (2,01%), o que reforça os estudos na proposta de utilização integral do fruto para aplicação na Indústria Alimentícia como antioxidantes naturais.

Além dos nutrientes, a pitanga é uma fruta que possui compostos bioativos com potencial valor benéfico à saúde humana. Na Tabela 81, estão os dados do levantamento bibliográfico das quantidades encontradas dos principais compostos bioativos presentes na polpa de pitanga crua.

Tabela 81 – Compostos Bioativos da polpa da variedade vermelha de Pitanga (*Eugenia uniflora*)

Compostos Bioativos	Teor
Compostos Fenólicos Totais	15.707 mg GAE /100 g DW[14]
	517 – 908 mg GAE/100 g polpa homogeneizada com solução etanólica[15,16]
	4.253 mg GAE/100 g polpa homogeneizada com solução metanólica[17]
Flavonoides totais	5.912 mg QE/100 g DW[14]

* por 100 mL de suco fresco em vez de peso seco (DW). GAE – Equivalentes de ácido gálico. QE - Equivalentes de Quercetina.

Uma comparação sistemática entre os dados recolhidos depende de variações nas técnicas experimentais de preparo da extração. Apesar disso, o potencial da pitanga é promissor, pois apresentam rico teor de fenólicos e capacidade antioxidante.[14]

No estudo de Tambara e colaboradores[2], caracterizou-se o perfil de antocianinas por HPLC-DAD-MS, em um extrato etanólico da polpa de pitanga roxa, o que revelou a presença de cinco antocianinas: cianidina 3-O-glicosídeo (512,01 ± 11,18 mg/100 g fruta liofilizada), delfinidina 3-O-glicosídeo (99,65 ± 1,77 mg/100 g fruta liofilizada), derivado de cianidina (5,16 ± 1,23 mg/100 g fruta liofilizada), pelargonidina 3-O-glicosídeo (2,16 ± 0,13 mg/100 g fruta liofilizada) e cianindina 3-O-pentosídeo (0,83 ± 0,07 mg/100 g fruta liofilizada). É notável que esses tipos de antocianinas são mais estáveis, após o congelamento, quando compara com outros constituintes vegetais.

A cianidina-3-glicosídeo é o predominante na polpa de pitanga roxa, sendo responsável por cerca de 82,7 % do total de antocianinas. Já o estudo de Celli e colaboradores[19] detectou quantidades variando de 0,75 a 169 mg/100 g em diferentes estádios de maturação. Provavelmente essa diferença é atribuída a diferentes procedimentos de extração. No estudo de Tambara e colaboradores[2], a extração foi exaustiva com etanol. Já no estudo de Celli e colaboradores[18], apenas uma extração com acetona/água/ácido acético (70:29:1, v/v/v) foi realizada.

Com relação aos compostos fenólicos, o estudo de Tambara[2] detectou 329,22 ± 24.89 mg/ 100g fruta liofilizada na caracterização de compostos fenólicos na polpa de pitanga roxa, 27 compostos fenólicos, sendo duas antocianinas, 20 compostos fenólicos não antocianínicos e 5 compostos não identificados. Todos os 20 compostos fenólicos não antocianínicos encontrados na pitanga roxa foram derivados de cinco agliconas: ácido quínico, ácido gálico, HHDP (hexahidroxidifenoil), miricetina e quercetina.

Dentre as variedades, a pitanga roxa é a mais rara, mas com maior quantidade de fenólicos totais, o que possui maior capacidade antioxidante, conforme descrito na atividade por DDPPH, e ácidos graxos monoinsaturados e poli-insaturados, em comparação com as outras variedades.[2]

37.5 PROPRIEDADES FUNCIONAIS

Tabela 82 – Atividade antioxidante da Pitanga (*Eugenia uniflora*) por diferentes métodos

Ensaio	Resultados
DPPH	11.883 mM TE 100g DW[14] IC50 - 15.45 µg/mL polpa homogeneizada em solução etanólica[15] IC50 – 212 - 317 µg/mL polpa homogeneizada em solução etanólica[16] 20668 mM TE/100 g polpa homogeneizada com solução metanólica[17]
ABTS	56066 mM TE /100 g DW[14]
Alfa-amilase	37 % inibição[14] IC50 - 5.7mg/ mL solução de reação - polpa homogeneizada em solução metanólica[17] 60% inibição[14] IC50 - Acarbose 413.6 µg/mL, extrato 0.26 µL/mL - polpa homogeneizada em solução etanólica[15]
Alfa-glicosidase	IC50 - Acarbose 413.6 µg / mL, extrato 66-212 µg/mL - polpa homogeneizada em solução etanólica[16] IC50 -1.15mg/ mL solução de reação - polpa homogeneizada em solução metanólica[17]
Beta-glicosidase	59 % inibição[14]
ACE*	95 % inibição[14]

Legenda: peso seco (DW); ABTS—ensaio de cátion radical 2,29-azinobis-(ácido 3-tilbenzotiazolina-6-sulfônico); ACE—enzima conversora de angiotensina; DPPH—ensaio de radical livre 2,2-difenil-1-picrilhidrazil; TE - equivalentes Trolox.

A pitanga vem sendo cada vez mais estudada por diferentes autores por sua composição de bioativos e propriedades funcionais valiosas à saúde humana, tanto na polpa quanto nas sementes e folhas. A Tabela 82 mostra os resultados de uma pesquisa bibliográfica levantada de diferentes autores relatando esses dados na polpa de pitanga.[14]

Com o intuito de avaliar o potencial bioativo de frutas, além de suas propriedades antioxidantes, ensaios de inibição enzimática usando enzimas selecionadas são realizados, para verificar possíveis efeitos antidiabéticos e anti-hipertensivos. O potencial antidiabético pode ser estimado pela inibição das enzimas digestivas α- e β-glicosidases e α-amilase. A α-glicosidase e a α-amilase são as principais enzimas que modulam o metabolismo dos carboidratos da dieta.[14]

Os resultados obtidos no levantamento bibliográfico com polpa de pitanga revelam um elevado potencial antidiabético, maioritariamente acima dos 50% de inibição das α- e β-glicosidases.[14]

A capacidade anti-hipertensiva pode ser realizada por ensaio de atividade de inibição da ECA. No estudo de Figueira e colaboradores[19], o extrato a partir de polpa de pitanga atingiu quase uma inibição total da ECA. Isso acontece devido ao alto teor de flavonoides.

No estudo de Tambara e colaboradores[2], o pigmento da família antocianina cianidina-3-glicosídeo, encontrado em polpa de pitanga, demonstrou reduzir a inflamação induzida por citocinas em uma concentração de 11,2 µg/mL, nas células intestinais por uma inibição de 65% da produção de prostaglandina E2.

Ascari e colaboradores[21] identificaram por GC-MS a presença de oxidoselina-1,3,7(11)-trien-8-ona (89,0 ± 16,9 µg/mL) com uma abundância relativa de 27,7% e selina-1,3,7(11)-trien-8-ona com 22,2% como os principais constituintes voláteis da polpa de pitanga da variedade roxa.[20] Para oxidoselina-1,3,7(11)-trien--8-ona, a atividade anti-inflamatória pode ser demonstrada em fibroblastos gengivais humanos estimulados por lipopolissacarídeos, reduzindo a liberação de interleucina-8 em 45 ± 3,7 % após o tratamento com oxidoselina-1,3,7(11)--trien-8-ona em concentração representativa do suco. Assim, a polpa e o suco de pitanga também podem exercer atividades anti-inflamatórias.

REFERÊNCIAS

1. Fidelis EM, Savall ASP, Pereira FO, Quines CR, Ávila DS, Pinton S. Pitanga (*Eugenia uniflora L.*) as a source of bioactive compounds for health benefits: A review. Arab J Chem. 2022;15:4,103691. DOI: 10.1016/j.arabjc.2022.103691

2. Tambara AL, Moraes LLS, Forno AH, Boldori, JR, Soares ATG, Rodrigues CF, Mariutti LRB, Mercadante AZ, Ávila DS, Denardin CC. Purple pitanga fruit (*Eugenia uniflora* L.) protects against oxidative stress and increase the lifespan in Caenorhabditis elegans via the DAF-16/FOXO pathway. Food Chem Toxicol. 2018;120:639-650. DOI: 10.1016/j.fct.2018.07.057

3. Morton JF, Surinam Cherry. In: Morton JF, editors. Fruits of warm climates. Miami; 1987. 386-388p.

4. Farias DP, Neri–Numa IA, Araujo FF. A critical review of some fruit trees from the *Myrtaceae* family as promising sources for food applications with functional claims. Food Chem. 2020;306:125630. DOI: 10.1016/j.foodchem.2019.125630.

5. Köhler, M. Diagnóstico preliminar da cadeia das frutas nativas no estado do Rio Grande do Sul. Trabalho de conclusão de graduação em Ciências Biológicas. Porto Alegre – RS: Universidade Federal do Rio Grande do Sul - UFRGS, 2014.

6. Bezerra ICRT, Ramos, MR. Chromatographic profiles of extractives from leaves of *Eugenia uniflora*. 2018;28:92-101.

7. Bezerra JEF, Freitas EV, Lederman IE, Dantas AP. Performance of Surinam cherry (*Eugenia uniflora* L.) in Pernambuco, Brazil. II - Productive period 1989-1995. Acta Horticulturae. 1997;452:137-142.

8. Bezerra JEF, Lederman IE, Pedrosa AC, Moura RJM, Dantas AP. Recomendações para o cultivo de fruteiras tropicais. Recife, PE: IPA; 1997. 64p. (IPA. Documentos, 24).

9. Lederman IE, Bezerra JEF, Calado G. A pitangueira em Pernambuco. Recife, PE: IPA; 1992. 20p. (IPA. Documentos, 19).

10. Bagetti M. Caracterização físico-química e capacidade antioxidante de pitanga (*Eugenia uniflora* L.). [Dissertação de mestrado]. Santa Maria: Universidade Federal de Santa Maria, Programa de pós-graduação em ciência e tecnologia de alimentos; 2009.

11. Fu B. Labuza TP. Shelf life of frozen foods. In: Shelf Life Testing: Procedures and Prediction Methods. Denver (CO): CRC Press. 1997, 377-415p.

12. Silva SP. Marques TS. Lando VR. Zani VT. Determinação de polifenóis totais e flavonoides em *Eugenia uniflora* l. (PITANGA): fruto *in natura*, polpa congelada e geleia. Brazilian Journal of Health Review. 2021;4(6):28471-28483.

13. NEPA-UNICAMP. Tabela Brasileira de Composição de Alimentos - TACO. Campinas: NEPA-UNICAMP; 2011.

14. Figueira JA. Porto-Figueira P. Berenguer C. Pereira JAM. Câmara JS. Evaluation of the Health-Promoting Properties of Selected Fruits. Molecules. 2021;26(14):4202. DOI: 10.3390/molecules26144202

15. Vinholes J, Vizzotto M. Synergisms in alpha-glucosidase inhibition and antioxidant activity of camellia sinensis l. kuntze and *Eugenia uniflora* l. ethanolic extracts. Pharmacognosy Res. 2017;9(1):101-107. DOI: 10.4103/0974-8490.197797.

16. Vinholes J, Lemos G, Lia Barbieri R, Franzon R, Vizzotto M. *In vitro* assessment of the antihyperglycemic and antioxidant properties of araçá, butiá and Pitanga. Food Biosci. 2017;19:92-100. DOI: 10.1016/j.fbio.2017.06.005

17. Correia RT, Borges KC, Medeiros MF, Genovese, MI. Bioactive compounds and phenolic-linked functionality of powdered tropical fruit residues. Food Sci Technol Int. 2012;18(6):539-547. DOI: 10.1177/1082013211433077.

18. Celli GB. Pereira-Netto AB. Beta T. Comparative analysis of total phenolic content, antioxidant activity, and flavonoids profile of fruits from two varieties of Brazilian cherry (*Eugenia uniflora* L.) throughout the fruit developmental stages. Food Res Int. 2011;44:2442-2451. DOI: 10.1016/j.foodres.2010.12.036.

19. Figueira JA, Porto-Figueira P, Pereira JAM, Câmara JS. Fingerprint of the free low molecular weight phenolics compo-sition and bioactivity of *Vaccinium padifolium* Sm. fruits. Food Res Int. 2021;148:110580. DOI: 10.1016/j.foodres.2021.110580.

20. Ascari J. Pereira MFM. Schaffka VM. Nunes DS. Magalhães CG. Santos DG et al. Selina-1,3,7(11)-trien-8-one and Oxidoselina-1,3,7(11)-trien-8-one from *Eugenia uniflora* Leaf Essential Oil and Their Cytotoxic Effects on Human Cell Lines. Molecules. 2021.26(3):740. DOI: 10.3390/molecules26030740.

21. Maia JGS. Andrade EHA. Silva MHL. Zoghbi MGB. A new chemotype of *Eugenia uniflora* L. from North Brazil. J. Essent Oil Res. 1999;11:727-729. DOI: 10.1080/10412905.1999.9712006.

38

PITANGATUBA (*Eugenia selloi* B. D. Jacks)

Raquel Martins Martinez

Anderson Junger Teodoro

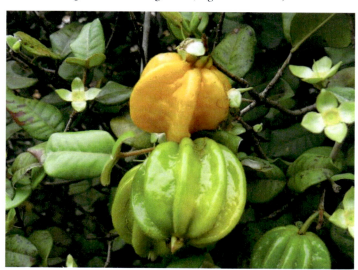

Figura 40 – Pitangatuba (*Eugenia neonitida*)*[40]

38.1 CARACTERÍSTICAS BOTÂNICAS

A pitangatuba é uma fruta proveniente de espécie nativa e endêmica do Brasil. Essa planta é denominada botanicamente de *Eugenia selloi* (O. Berg) B.D. Jacks., pertencente à família *Myrtaceae*. São utilizados como sinônimos para essa espécie: *Eugenia neonitida* Sobral e *Eugenia edulis* (O.Berg) Kiaersk. Popularmente, é chamada de pitangatuba, pitangola, pitangão, pitanga-amarela ou pitanga gigante. O nome mais encontrado é pitangatuba, de origem indígena que remete à pele fina e delicada e ao tamanho do fruto.[1-4]

---

[40] Fonte: BioDiversity4All – Diogo Luiz, 2015. Disponível em: https://www.biodiversity4all.org/photos/50978629.

Essa espécie forma uma árvore ou arbusto que pode alcançar até 2,5 metros de altura e ocorre em vegetações de Mata Atlântica, mais especificamente em florestas ombrófilas e matas de restinga, presente na Região do Sudeste do Brasil, principalmente na cidade do Rio de Janeiro. Ocorre também na Região Nordeste no estado de Sergipe.[1-3]

As folhas apresentam textura coriácea e forma elíptica ou oblonga. As flores são do tipo bractéolas persistentes, bem vistosas, formadas por quatro sépalas e pétalas, além de hermafroditas. Essa espécie emite uma única flor por cada axila foliar, mas, devido às folhas serem opostas, são emitidas duas flores por nó.[1,5]

Os frutos são pequenos e possuem formato elipsoide. Atingem, em média, 3,2 cm de comprimento, 2,5 cm de largura e 7,3g. A coloração varia entre verde e amarelo vivo, conforme o amadurecimento. Geralmente, possuem duas sementes localizadas no centro do fruto, com cerca de 1,4 cm de comprimento, 0,9 cm de largura e 1,2 g. O sabor dessa fruta é naturalmente agridoce com aroma forte e característico, estando associado à presença de muitos compostos voláteis. Por sua alta umidade, é bastante suculenta.[1,3]

38.2 CULTIVO E SAFRA

O grande período de dormência observado para as sementes de *Eugenia neonitida* pode ser um obstáculo para a produção de mudas, sendo ausente ainda o conhecimento sobre a época e as condições de germinação ideais. O tempo para esse processo pode levar de 11 a 73 dias.[6]

A polinização das flores de plantas da família *Myrtaceae* costuma ser realizada por uma ampla variedade de animais, incluindo abelhas, vespas, moscas, pássaros e até mesmo mamíferos.[5] A floração da pitangatuba ocorre de agosto até o início de dezembro, podendo ser mais intensa entre os meses de outubro e novembro, seguida pela frutificação de outubro a janeiro.[3,5]

38.3 IMPORTÂNCIA ECONÔMICA

Apesar de pouco popular, a pitangatuba possui alto potencial para utilização tanto a nível doméstico quanto industrial, devido ao sabor agridoce bastante agradável e suculência. Seu consumo apreciado *in natura* ou na preparação de bebidas.[3,4] Atualmente, sua produção é restrita a agricultores especializados em frutas exóticas e não possui comercialização expressiva.

38.4 VALOR NUTRICIONAL E COMPOSTOS BIOATIVOS

A pitangatuba é uma fruta com composição nutricional bastante interessante, visto que possui teores relevantes de minerais, baixo conteúdo de carboidratos e boas quantidades de proteínas e lipídeos. No entanto, são escassas as informações sobre essa composição. Não foram encontrados dados sobre fibras alimentares, nem energia dessa fruta, assim como alguns micronutrientes. Quanto à umidade, a pitangatuba atinge valores acima de 90%, similar a outras frutas, como acerola, banana e laranja. Entre os minerais, destacam-se o sódio e o magnésio.[3] Os valores encontrados na literatura estão apresentados na Tabela 83.

O teor de vitamina C nessa fruta não é alto, mas é significativo, próximo ao encontrado em frutas como pera e manga. O consumo de 100 gramas corresponde a cerca de 20% das recomendações nutricionais diárias para um indivíduo adulto. A polpa concentra mais minerais do que a semente. Quando comparada à pitanga, fruta do mesmo gênero, a pitangatuba apresenta maiores teores de proteínas e lipídeos e menor teor de carboidratos, além de composição mais rica em minerais como sódio, magnésio, cálcio e ferro.[3]

Tabela 83 – Composição nutricional da Pitangatuba (*Eugenia selloi* B. D. Jacks)

Informações Nutricionais por 100 g de polpa			
Umidade	93,2 ± 0,02 %	Magnésio	145,2 ± 0,65 mg
Proteína	2,2 ± 0,86 g	Selênio	0,5 ± 0,15 mg
Lipídeos	3,2 ± 0,25 g	Ferro	4,3 ± 0,25 mg
Carboidratos	0,5 ± 0,03 g	Sódio	480,8 ± 0,66 mg
Cinzas	0,3 ± 0,06 %	Zinco	4,5 ± 0,25 mg
Cálcio	81,3 ± 0,35 mg	Vitamina C	17,9 ± 0,06 mg

Fonte: Vilar *et al.*[3]

Com relação a compostos bioativos, a pitangatuba apresenta xantofilas como principais carotenoides. A concentração de β-caroteno e outros carotenoides encontrados nessa fruta estão apresentados na Tabela 84. A conversão de carotenos em retinol é favorecida no consumo dessa fruta pelos teores elevados de proteínas e lipídeos, promovendo maior biodisponibilidade. Entre os carotenoides mencionados, a menor biodisponibilidade ocorre para a violaxantina (15%) e a maior para a luteína (45%).[3,7]

Tabela 84 – Compostos bioativos da Pitangatuba (*Eugenia selloi* B. D. Jacks)

Compostos Bioativos	Teor
β-caroteno	60 ± 0,04 mg/100g³
Trans-β-caroteno Total	3,35 μg/g peso úmido[7]
Trans-α-caroteno Total	2,45 μg/g peso úmido[7]
β-cryptoxanthin	4,48 μg/g peso úmido[7]
9-cis-β-caroteno	1,83 μg/g peso úmido[7]
13-cis-β-caroteno	1,56 μg/g peso úmido[7]
15-cis-β-caroteno	1,29 μg/g peso úmido[7]
Violaxantina	4,36 μg/g peso úmido[7]
Luteina	0,84 μg/g peso úmido[7]
Zeaxantina	4,44 μg/g peso úmido[7]
Equivalente da Atividade de Retinol	76,3 RAE μ/100 g[7]

Lazarini e colaboradores[8] avaliaram a composição de extrato e fração rica em polifenóis da pitangatuba. Por meio de espectrometria de massas, verificaram a presença dos seguintes compostos: ácidos hidroxibenzoicos (ácido gálico e derivados de ácido siríngico e ácido sinápico); flavanóis (epicatequinas); elagitaninos (ácido elágico e grupos galoil); flavonas (apigenina-7-O-glucosideo); e flavonóis (derivados de quercetina e kaempferol).

38.5 PROPRIEDADES FUNCIONAIS

Somente dois artigos registram possíveis propriedades funcionais da pitangatuba. Negri, Berni & Brazaca[4] mencionam que esse fruto apresenta uma substância fotossensibilizante que é indicada para o tratamento de despigmentação da pele e de vitiligo, além da possibilidade de possuir outras propriedades que necessitam de estudos mais aprofundados. Lazarini e colaboradores[8] utilizaram fração rica em polifenóis e extrato de pitangatuba em ensaios *in vitro* e *in vivo* para avaliação de ativação NF-ϰB, liberação de citocinas e migração de neutrófilos. Foi observado que ambos foram capazes de reduzir a ativação de NF-ϰB em comparação com tratamento com lipopolissacarídeo em macrófagos, além de reduzir a liberação de citocinas e a migração de neutrófilos em camundongos, com a fração isolada sendo três vezes mais potente. Portanto, ambas as amostras revelaram propriedades anti-inflamatórias e inibiram as espécies reativas de oxigênio/nitrogênio, indicando forte potencial da pitangatuba de exercer benefícios à saúde humana.

REFERÊNCIAS

1. Santos LB. Estudo da Diversidade Química e Genética de *Eugenia* spp. no Estado de Sergipe. São Cristóvão - SE: Universidade Federal de Sergipe, 2018.

2. BFG (2018) TBFG. Brazilian Flora 2020: Innovation and collaboration to meet Target 1 of the Global Strategy for Plant Conservation (GSPC). Rio de Janeiro - RJ; 2018. Disponível em: https://ckan.jbrj.gov.br/dataset/thebrazilfloragroup_feb2018.

3. Vilar JS, Silva ACA, Coelho MR, Silva ALG, Srur AUOS. Potencial nutritivo de frutos de pitangão (*Eugenia neonitida*, Sobral). Rev Bras Frutic. 2006;28(3):536-8. DOI: 10.1590/s0100-29452006000300045.

4. Negri TC, Berni RPA, Brazaca SGC. Valor nutricional de frutas nativas e exóticas do Brasil. Biosaúde. 2016;18(2):82-96.

5. Silva ALG, Pinheiro MCB. Biologia floral e da polinização de quatro espécies de Eugenia L. (*Myrtaceae*). Acta Bot Brasilica. 2007;21(1):235-47. DOI: 10.1590/S0102-33062007000100022.

6. Zamith LR, Scarano FR. Produção de mudas de espécies das Restingas do município do Rio de Janeiro, RJ, Brasil. Acta bot bras. 2004;18(1):161-76. DOI: 10.1590/S0102-33062004000100014.

7. Berni P, Campoli SS, Negri TC, Toledo NMV, Canniatti-Brazaca SG. Non-conventional Tropical Fruits: Characterization, Antioxidant Potential and Carotenoid Bioaccessibility. Plant Foods Hum Nutr. 2019;74(1):141-8. DOI: 10.1007/s11130-018-0710-1.

8. Lazarini JG, Franchin M, Soares JC, Nani BD, Massarioli AP, De Alencar SM, *et al*. Anti-inflammatory and antioxidant potential, *in vivo* toxicity, and polyphenolic composition of *Eugenia selloi* B.D.Jacks. (pitangatuba), a Brazilian native fruit. PLoS One. 2020;15(6):1-16. DOI: 10.1371/journal.pone.0234157.

39
PITOMBA (*Talisia esculenta*)

Rosemari Antunes Alves

Figura 41 – Pitomba (*Talisia esculenta*)*[41]

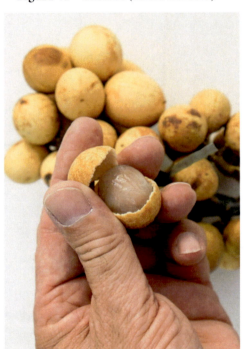

39.1 CARACTERÍSTICAS BOTÂNICAS

A pitombeira (*Talisia esculenta* Radlk) é uma árvore frutífera pertencente à família Sapindaceae, que também inclui espécies alimentícias como lichia e guaraná. Popularmente também pode ser chamada de pitomba, pitomba-da-mata, pitomba-de-macaco, olho-de-boi ou pitombarana.[1]

---
[41] Fonte: Wikipedia – Jonathan Wilkins, 2015. Disponível em: https://commons.wikimedia.org/wiki/File:Ginepa_Fruit.jpg.

Essa espécie é nativa da região amazônica, encontrada no interior de matas densas primárias ou secundárias, sempre em várzeas aluviais e fundo dos vales, principalmente em áreas de transição de cerrado e caatinga, nas Regiões Norte, Nordeste e Sudeste do Brasil. Em Manaus, na região metropolitana, é muito comum, principalmente em quintais de residências, sítios e jardins botânicos.[2,3]

A planta apresenta porte médio, de 6 e 12m de altura, podendo alcançar até 15m e tronco entre 30 e 40cm de diâmetro em formato cilíndrico e casca com placas lenhosas. Sua copa é densamente ramificada e com folhagens abundantes. As folhas são paripenadas com 2 a 4 pares de folículos, opostos ou alternados com 5-12cm de comprimento e 2-5cm de largura. A inflorescência tem até 20cm de comprimento por 3-6cm de largura, terminal, auxiliar e dicassia de estilo curto. As flores são pequenas e amarelo-esbranquiçadas, produzidas numa película de 10-15cm de comprimento.[4,5,6,7]

Os frutos da pitombeira (*Talisia esculenta*) são drupas formadas em cachos de formato arredondado e elipsoide medindo em média 2cm de comprimento e 2,1cm de diâmetro podendo conter 1 ou 2 sementes. A casca do fruto tem aparência fina, macia, de coloração marrom ou amarelo-queimado, é flexível, porém resistente, com rendimento de mais ou menos 20% do total do fruto. Sendo a única parte comestível da fruta, a polpa apresenta coloração branco-rosada e textura semelhante ao damasco. Seu sabor adocicado e levemente azedo pode ser descrito como uma combinação de damasco e limão.[5,8]

39.2 CULTIVO E SAFRA

A pitombeira é cultivada de forma selvagem, não sendo exigente quanto às condições de solo e clima, sendo de fácil adaptação e seu fruto pode ser encontrado em regiões de clima temperado e tropical. A propagação da planta é realizada por sementes e a qualidade inicial dessas, entendida como intrínseca por ocasião de sua colheita, deve ser preservada tanto quanto possível até serem usadas para a semeadura. Sua emergência ocorre entre 15 e 30 dias após a semeadura com elevada taxa de germinação, sendo esta do tipo hipógeo.[1,9,10]

A extração das sementes dos frutos é feita geralmente por via úmida, ou seja, colocando os frutos na água por aproximadamente 24h para amolecer a polpa e facilitar a extração, isso porque a mucilagem pode prejudicar a germinação e o desenvolvimento de microrganismos ou conter substâncias inibidoras de germinação.[11]

A árvore da pitomba é uma frutífera sazonal, florescendo de agosto a outubro, com maturação pronunciada de janeiro a março, podendo estender até abril dependendo da localização. Seu crescimento é lento, tornando-se produtiva somente após 10 anos e não há estudos para a espécie de técnicas de cultivo visando a sua produtividade.[9,12]

39.3 IMPORTÂNCIA ECONÔMICA

Os frutos da pitombeira têm grande importância econômica. Carnosos e adocicados, são bastante utilizados na culinária regional, bem como seus derivados. A polpa pode ser utilizada *in natura* ou na fabricação de compotas, geleias e doces em massa, cujo sabor assemelha-se ao do damasco.[2]

Sua comercialização é realizada em feiras livres, nos mercados nordestinos e nas festas populares. Ocasionalmente, são comercializados por vendedores ambulantes nos principais cruzamentos das avenidas do centro da cidade e de alguns bairros. No entanto, embora seja de alto consumo, esses frutos são oriundos do extrativismo ou de pequenos pomares urbanos, não havendo, para essa espécie, nenhuma tecnologia para a sua produção. Não havendo produção em larga escala, não há processamento industrial para a pitomba, apesar de seus benefícios para a saúde.[4,7,13]

Essa espécie tem grande importância ecológica, sendo indicada para a recuperação de áreas degradadas e na arborização de praças, pois serve de alimentação para várias espécies de aves durante o período de safra. Além disso, sua madeira pode ser usada na construção civil, na carpintaria e fabricas moveleiras.[9,13]

Estudos promissores têm sido feito com as sementes da pitomba na produção de inseticida, tanto para extratos vegetais quanto para o óleo essencial. Outra utilidade da semente é a produção de chá muito utilizado para desidratação, assim como suas folhas são usadas para dores nos quadris e rins.[10,14]

39.4 VALOR NUTRICIONAL E COMPOSTOS BIOATIVOS

A composição nutricional da pitomba ainda não está disponível nas bases de dados alimentares brasileiras devido à escassez de estudos em relação, principalmente a polpa da fruta, parte mais utilizada. No entanto, alguns estudos têm sido feitos para avaliar a composição química da polpa da pitomba[12,14], conforme a Tabela 85.

Tabela 85 – Composição nutricional da Pitomba (*Talisia esculenta*)

Informações Nutricionais por 100 g de parte comestível crua			
Umidade	80,58%	Ferro	1,55 mg
Energia	78,30 kcal	Magnésio	16,30 mg
Carboidratos	15,85 g	Fósforo	17,90 mg
Proteínas	2,15 g	Potássio	91,90 mg
Lipídeos	0,70 g	Vitamina C	200,68 mg
Cálcio	23,00 mg	Compostos Fenólicos	105,84 mg
Zinco	1,55 mg	Carotenoides	6,61 mg
Cobre	0,10 mg		

Fonte: Queiroga.[10]

A polpa da pitomba é rica em compostos fenólicos, como catequinas e flavonoides, no entanto, essa composição fenólica não é bem conhecida, apresentando apenas alguns flavonoides aglicona quercetina e miricetina no extrato hidrolisado da polpa.[8]

A casca da pitomba também apresenta teores de minerais muito significantes, valores proteicos semelhantes ao fruto e maior quantidade de polifenóis, quando comparado a outras partes da pitomba e os caroços contêm a presença de vários compostos secundários como: taninos condensados, antocianinas, flavonas, flavonoides e xantonas, leucoantocianidinas, catequinas, alcaloides e esteroides.[3,15]

39.5 PROPRIEDADES FUNCIONAIS

Estudos demonstram que o fruto da pitomba possui atividade antiproliferativa, antimutagênica e antioxidante, reforçando a ideia de que essa fruta pode ser considerada um alimento funcional. Dessa forma, considera-se um potencial reservatório de compostos bioativos para o desenvolvimento de fármacos e tratamento de várias doenças.[3,6]

Ao analisar o caroço da pitomba, geralmente descartado após a retirada da polpa, Dantas et al.[3] observaram a presença de vários metabólitos secundários comprovados pelo teste fitoquímico como: fenóis, taninos condensados, antocianinas, flavonas, flavonoides e xantonas, leucoantocianinas, catequinas, alcaloides e esteroides, já o extrato apresentou uma quantidade significativa de fenóis e flavonoides totais obtendo 54,792 ± 0,03 mg EAG/100g de extrato e 4,5 ± 0,03 mg EQ/ 100g de extrato respectivamente. Stafussa e colaboradores[17] analisaram a polpa da fruta e obtiveram 158,50 ± 3,23mg EAG/100g de polpa de fenóis totais e 61,74 ±2,75 mg EQ/100g de polpa de flavonoides totais. A casca da fruta também foi analisa em outro estudo utilizando três diferentes soluções extratora para a obtenção da composição de fenólicos totais: água, etanol 80% e metanol 80%, apresentando 162,33 ± 0,69, 143,58 ± 0,58 e 192,5 ± 1,05 mg EQ/100g de casca de pitomba.[3,16,17,18]

Devido às suas propriedades de oxidação-redução, os compostos fenólicos e flavonoides são consideradas substâncias com alta atividade antioxidante, podendo desempenhar um importante papel na absorção e neutralização dos radicais livres e suas propriedades antiproliferativas e anti-inflamatórias. Alguns estudos avaliaram a capacidade antioxidante da pitomba por diferentes métodos, conforme a Tabela 86. A pitomba possui grande capacidade antioxidante semelhante às outras frutas como: maçã, uva, damasco, abacate, banana, kiwi, manga, nectarina, laranja, pêssego, pera, abacaxi, tangerina e melancia.[8,12]

Tabela 86 – Atividade antioxidante da Pitomba (*Talisia esculenta*) por diferentes métodos

Ensaio	Resultados
DPPH	12,6 ± 0,11 µg/ml – extrato[3] 9,56± 0,6,75 µg/ml – extrato[19] 7,22 mg GAE/g – extrato[8]
ABTS	77,3 µg.ml – extrato[19] 1,8 mg GAE/g – extrato[8] 12,93 mg GAE/g – fruta fresca[8]

A fruta tem capacidade de fortalecimento do sistema imunológico devido à sua riqueza em vitamina C, é importante na proteção do sistema vascular, colabora na formação da hemoglobina por ser rica em ferro, contribui para o desenvolvimento dos ossos, favorece a cicatrização das feridas e auxilia a função glandular, principalmente a suprarrenal.[10]

Popularmente, suas sementes são consideradas antidiarreicas e usadas como adstringentes e o chá feito com essas sementes é utilizado para tratar a desidratação, enquanto o chá das folhas é indicado para dores no quadril e problemas renais.[7]

REFERÊNCIAS

1. Castro DS, Moreira IS, Silva LMM, Lima JP, Silva WP, Gomes JP, Figueiredo RMF. Isolation and characterization of starch from pitomba endocarp. Food Res Int. 2018;124:181-187. DOI: 10.1016/j.foodres.2018.06.032.

2. Cardoso, EA, Alves EU, Alves AU. Qualidade de sementes de pitomba em função do período e da temperatura de secagem. Semina: Ciências Agrárias. Londrina. 2015;36(1):7-16. DOI: 10.5433/1679-0359.2015v36n1p7.

3. Dantas LVB, Lopes FFS, Alves DR, Frota LS, Cardoso ALH. Avaliação fitoquímica, quantificação de fenóis e flavonoides totais, atividade antioxidante e antiacetilcolinesterase do extrato etanólico da *Talisia esculenta* (Pitomba). Braz J Dev. 2020;6(8):60597-60602. DOI: 10.3411/bjdv6n8-467.

4. Castro DS. Extração e utilização do amido do endocarpo da pitomba na elaboração de catchup e no desenvolvimento de revestimentos comestíveis. [Tese de doutorado]. Campina Grande: Universidade Federal de Campina Grande; 2019. 115 p.

5. Rabelo A. Frutos nativos da Amazônia comercializados nas feiras de Manaus-AM. Pitomba. 581.4. Manaus-AM: Ed. INPA, c.21; 2021.

6. Silva TM. Biometria de sementes, morfologia de plânctulas e crescimento inicial de cinco espécies frutíferas que ocorrem no Nordeste brasileiro. [Dissertação de mestrado]. Fortaleza: Universidade Federal do Ceará; 2014. 102p.

7. Rodrigues S, Brito ES, Silva EO. Pitomba - *Talisia esculenta*. Exotic Fruits Reference Guide. Reino Unido: Elsevier, Academic Press, 2018;351-354. DOI: 10.1016/B978-0-12-803138-4.00046-0.

8. Souza MP, Bataglion GA, Silva FMA, Almeida RA, Paz WHP, Nobre TA et al. Phenolic and aroma compositions of pitomba fruit (*Talisia esculenta* Radlk) assessed by LC-MS/MS and HS-SPME/GC-MS. Food Res Int. 2016;83:87-94. DOI: 10.1016/j.foodres.2016.01.031.

9. Ribeiro SF. Influência de malhas fotoconversoras nos aspectos anatômicos e fisiológicos de mudas de *Talisia esculenta* (A.ST.– Hel) Radilk. [Dissertação de mestrado]. Lavras-MG: Universidade Federal de Lavras; 2014. 90 p.

10. Queiroga AXM. Caracterização física, química e funcional dos frutos da Pitombeira *(Talisia esculenta)*. [Dissertação de mestrado]. Pombal: Universidade Federal de Campina Grande; 2015. 33 p.

11. Benett CGS, Pelloso MF, Lima MF, Benett, KSS, Costa E, Secretti ML, Rodrigues F. Diferentes períodos de fermentação de sementes para a produção de mudas de pitombeira em ambientes protegidos. Revista Processos Químicos. 2013;7:37-42.

12. Fraga LN, Oliveira AKS, Aragão BP, Souza DA, Santos EWP, Melo JA *et al.* Mass spectrometry Characterization, antioxidante activity, and cytotoxicity of the peel and pulp extracts of Pitomba. Food Chem. 2021;340(2021):127929.

13. Sousa VFO, Veras MLM, Silva TI, Melo E. Irrigação com águas salinas no crescimento e qualidade de mudas de pitomba sob aplicação de biofertilizante bovino e cobertura morta. IV Inovagri International Meeting. 2017.

14. Fraga LN. Compostos Bioativos, capacidade antioxidante e citotoxidade da casca e polpa da pitomba *(Talisia esculenta* (ST.HIL.) RALDKI). [Dissertação de mestrado]. Aracaju: Universidade Federal de Sergipe; 2018. 129p.

15. Pires VR, Pires FAR, Lopes EMS, Aguiar VG, Cavalcanti OSS, Oliveira ES *et al.* Desenvolvimento de um sabonete líquido a partir do extrato da casca do fruto da pitomba *(Talisia esculenta)*. Res Soc Dev. 2021;10(15):e325101522791. DOI: 10.33448/rsd-v10i15.22791

16. Gamboa DSR, Oliveira JRSO, Lima VLM. Comparação entre concentração de compostos fenólicos e flavonoides com o preço de frutas nativas e exóticas do Nordeste Brasileiro. Uningá Review Journal. 2021;36:eURJ3953. DOI: 10.46311/2178-2571.36.eURJ3953.

17. Stafussa AP, Maciel GM, Rampazzo V, Bona CMN, Junior BD, Haminiuk I. Bioactive compunds of 44 traditional and exotic Brazilian fruit pulps: Phenolic compunds and antioxidante activity. Int J Food Prop. 2018;21(1):106-118. DOI: 10.1080/10942912.2017.1409761.

18. Morais RA, Santos AL, Sousa HMS, Soares CMS, Silva DL, Martins GAS. Determinação dos compostos fenólicos totais em cascas de frutas encontradas no cerrado brasileiro. DESAFIOS - Revista Interdisciplinar da Universidade Federal do Tocantins. 2020;7(Especial):26-33. DOI: 10.20873/uftsupl2020-8493

19. Neri-Numa IA, Silva LBC, Ferreira JEM, Machado ART, Malta LG, Ruiz ALG *et al.* Preliminary evaluction of antioxidante, antiproliferative and antimutagenic activities of pitomba *(Talisia esculenta)*. LWT- Food Sci Tech. 2014;59:1233-1238. DOI: 10.1016/j.lwt.2014.06.034.

40
PUPUNHA (*Bactris gasipaes*)

Rosemari Antunes Alves

Figura 42 – Pupunha (*Bactris gasipaes*)*[42]

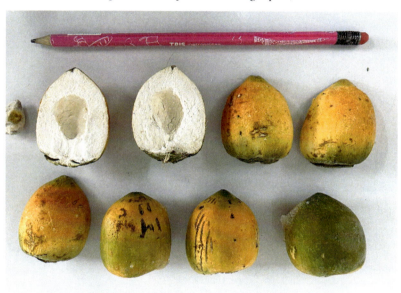

40.1 CARACTERÍSTICAS BOTÂNICAS

Fruto da pupunheira (*Bactris gasipaes Kunth*), uma palmeira da família das aracáceas, nativa dos trópicos úmidos americanos, da região da Amazônia e América Central, pertence à família *arecaceae* ou *palmaceae* da espécie *Bactris gasipaes kunth*.[1]

Na língua espanhola, é conhecida por vários nomes dependendo da região. Os nomes mais populares são: Pejibaye, pijuano, cachipay e chonta-

---
[42] Fonte: os autores, 2023.

duro (Colômbia), chonta (Peru) e macanilla (Venezuela). Na língua inglesa, é chamada de peach palm ou pewa nut e ainda na região Amazônica pode também ser conhecida por pupunha-marajá e pirajá-pupunha.[2]

A pupunheira foi uma das primeiras plantas domesticadas pelos indígenas em tempos pré-colombianos provavelmente no sudoeste da Amazônia, mas que, ao longo do tempo, foi distribuída por todos os trópicos úmidos baixos nas Américas. Afirma-se que sua domesticação começou devido ao uso de sua madeira ter sido aproveitada para a produção de peças usadas para caça e guerra devido à sua flexibilidade. Algumas partes eram usadas como medicamentos e suas flores como tempero após caírem ao chão e seu palmito saboreado quando era conveniente, tomando lugar em destaque na economia indígena, antes mesmo da invasão das Américas.[3]

Uma das características dessa planta é ser perenifólia. Possui estipe ereta e diâmetro variando entre 15 e 30 centímetros. Sua altura pode atingir de 15 a 20 metros e, em alguns casos, até 25 metros. Destaca-se por conter duas partes comestíveis, frutos (pupunha) e palmito.[4]

Seu fruto é de alta qualidade por suas características variáveis de composição química, de diversidade genética e de rendimento e, devido ao seu alto valor nutritivo e energético, pode ser utilizada tanto na alimentação humana quanto animal. Tem comprimento de 4-6 cm e largura de 3-5 cm e é composto por uma polpa comestível em torno de uma única semente rígida e fibrosa. Tem forma arredondada ou ovoide e é arranjado em cachos que variam na quantidade de frutos dependendo da colheita. Quando maduro possui epicarpo fibroso. Suas cores variam em tom de vermelho, laranja, verde ou amarelo e um mesocarpo varia de amiláceo a oleoso. As frutas também variam em peso (20-200g) e tamanho (2-7 cm), apresentando-se com ou sem sementes, de acordo com a espécie. Geralmente menores frutas tendem a ser mais oleosas e fibrosas, enquanto frutas maiores tendem a ser amiláceas, com esses dois componentes principais (amido e lipídio) em uma relação inversamente proporcional.[4,5,6]

Seu consumo usual é em sua variedade vermelha; porém, é encontrado nas cores verde e amarelo. De alto valor nutritivo, é muito apreciado na culinária pelas populações da região de origem, consumido de forma inteira como parte do lanche ou do café da manhã, nos lanches da tarde e em preparações mais sofisticadas. Por fornecer um alimento nutritivo, contribui de forma importante tanto para a Segurança Alimentar quanto para a renda dos agricultores que a cultivam.[1,5,7]

40.2 CULTIVO E SAFRA

Existem duas formas distintas de cultivo da pupunheira: para o fruto (400 ou menos pés por hectare, desenvolvendo-se até a fase madura onde frutificam e podem até chegar à altura máxima de 20 metros) e para o palmito (5 a 10 mil pés por hectare, não chegando a florescer, sendo a estirpe cortada para obter o palmito ao atingir 2 a 3 metros de altura). Seu cultivo se dá em solos profundos e bem drenados em áreas abaixo de 800m de altitude, com precipitação anual de 2000-5000mm e temperatura média anual acima de 24°C.[7,8]

A pupunha não é muito exigente em se tratando de qualidade do solo, no entanto, para que o corte da planta seja feito em menor tempo possível é importante que esses tenham certas características como: boa drenagem, não compactados, textura arenosa a média, níveis adequados de nutrientes e matéria orgânica e o relevo com áreas planas ou levemente ondulados.[9]

A germinação das sementes da fruta da pupunheira tem início com o desenvolvimento de uma massa de células indefinida na depressão micropilar, denominada botão germinativo. Posteriormente, essa massa de células torna-se cilíndrica, com a diferenciação dos primórdios caulinares e radiculares, sendo o primeiro envolto por uma bainha fechada. Simultaneamente, ocorre o desenvolvimento de raízes adventícias no eixo embrionário.[10]

Sua produção comercial de frutas geralmente começa 3 a 5 anos após o plantio e dura em média de 50 a 75 anos. A pupunheira frutifica entre março e dezembro e a produção de frutas dessa espécie é de 5 a 10 cachos por ano/planta, sendo que cada cacho pode conter até 12 kg de frutas, aproximadamente 100 frutas por cacho. Com isso, estima-se que a colheita de 1 hectare pode render 10 toneladas de fruta/ano.[7,11]

40.3 IMPORTÂNCIA ECONÔMICA

A cultura da pupunheira pode ter dupla finalidade, ou seja, produção de frutos e para extração do palmito. Na Amazônia brasileira, é cultivada quase que exclusivamente para fruto, contribuindo para a renda de pequenos agricultores, consumidas, principalmente na forma inteira.[1]

Nas feiras livres da Amazônia, as frutas mais consumidas pela população são as de característica oleosa. Para saber se a fruta tem essa característica, os consumidores locais trituram um pedaço da fruta crua, friccionando entre os dedos, identificando, assim, esse aspecto.[6]

No estado do Pará, Região Norte do Brasil, a comercialização da pupunha também representa um uma atividade importante, por ser uma fonte de renda para os agricultores tradicionais, porém esse comércio é caracterizado pela incerteza do consumidor, devido à ampla variedade de seus frutos em características, como: tamanho, cor, teor de óleo, fibras e sabor, sendo as de cor vermelha, tamanho de médio porte a grandes, em cachos grandes a médios e frutos oleosos, os preferidos desses consumidores.[1]

Além do consumo direto, a fruta pode ser usada como matéria-prima para a produção de diversos produtos como farinhas, óleos e uma bebida fermentada. Para a produção da farinha de pupunha, a espécie com mesocarpo com alto teor de amido é a preferida, sendo de grande valor na produção de pães, bolos, sopas, cremes, molhos e base para mingaus. O óleo da pupunha é rico em ácidos graxos insaturados, especialmente oleico. Seu uso abrange tanto a área de alimentos como na fabricação de cosméticos, devido às suas propriedades emulsificantes e emolientes. Fermentada, a pupunha da origem a uma bebida chamada "Caiçuma", um líquido turvo, denso, com traços de frutas, muito utilizada pelos povos indígenas da região da Amazônia.[6]

Além do fruto, a pupunheira tem grande importância como principal alternativa para a produção racional do palmito e, consequentemente, amenizar a pressão de extração de palmito sobre os açaizais nativos do estuário amazônico. O palmito da pupunha é de textura macia e comercializado tanto como conserva como na forma fresca, minimamente processado, quando se retira as bainhas de proteção do produto *in natura*.[4,11]

40.4 VALOR NUTRICIONAL E COMPOSTOS BIOATIVOS

O fruto da pupunheira, pupunha, é considerado fonte de energia, com quantidades consideráveis de lipídeos e carboidratos, com valores variando de 3,7 a 15,7% e 50 a 80%, respectivamente. Geralmente, as menores frutas tendem a ser mais oleosas e fibrosas, enquanto as maiores tendem a ser mais amiláceas. Outro componente importante são suas fibras com concentração que podem variar de 2 a 10g/100g da fruta. Embora a quantidade de proteína não seja alta, é considerada boa fonte desse nutriente por apresentar todos os aminoácidos essenciais na sua cadeia. É rica em vitamina C e provitamina A e tem alto poder antioxidante devido a presença de carotenoides e polifenóis, vitamina C e minerais como selênio e zinco.[6,7]

Tabela 87 – Composição nutricional da Pupunha (*Bactris gasipaes*)

Informações Nutricionais por 100 g de parte comestível cozida						
Nutriente	Teor	%VD*	Nutriente	Teor	%VD*
Energia	218,50 kcal	11 %	Sódio	0,90 mg	0 %
Carboidratos	29,60 g	10 %	Cálcio	27,60 mg	3 %
Proteínas	2,50 g	3 %	Fósforo	48,80 mg	7 %
Lipídeos	12,80 g	-	Ferro	0,50 mg	4 %
Gorduras Saturadas	3,10 g	14 %	Potássio	303,40 mg	-
Gorduras Monoinsaturadas	6,80 g	-	Cobre	0,30 µg	0 %
Gorduras Polinsaturadas	0,40 g	-	Zinco	0,30 mg	4 %
Fibra Alimentar	4,30 g	17 %	Manganês	0,10 mg	4 %
Fibras Solúveis	0,00 g	-	Magnésio	25,30 mg	10 %
Vitamina C	2,20 mg	5 %	Riboflavina	0,10 mg	8 %

*% Valores diários com base em uma dieta de 2.000 kcal ou 8.400Kj. Seus valores diários podem ser maiores ou menores dependendo de suas necessidades.

Fonte: Tabela Brasileira de Composição de Alimentos (TACO)[12]

Altos níveis de carotenoides é uma característica marcantes da fruta da pupunheira. Estudos mostram que o conteúdo total de carotenoides no mesocarpo da pupunha pode atingir 120ug/g em frutas frescas, sendo o β-caroteno com maiores valores, aproximadamente 45% seguido do α-caroteno com 32% e licopeno, 18,5%. O β-caroteno, além de precursor da vitamina A, tem alta biodisponibilidade, ou seja, facilmente absorvido pelo corpo humano, justificando seu uso na merenda escolar na Região Norte do país, onde ela é amplamente cultivada.[13,14]

A pupunha também é fonte importante de manganês, potássio, ferro, zinco e tocoferóis, mais conhecido como vitamina E, com uma estrutura química semelhante ao colesterol, de ação bactericida, fungicida e antinflamatória. Não contém glúten, sendo interessante no desenvolvimento de produtos para pacientes celíacos.[6,18]

Tabela 88 – Perfil de carotenoides das partes da Pupunha (*Bactris gasipaes*)

Parte da Fruta	Carotenoides
Polpa (óleo de palma)[15]	β-caroteno (150,19 mg/kg) ϒ-caroteno (67,62 mg/kg) cis-ϒ-caroteno (35,40 mg/kg) licopeno (30,80 mg/kg) cis- β-caroteno (27,66 mg/kg) cis-licopeno (26,84 mg/kg) luteina (11,49 mg/kg) δ-caroteno (3,07 mg/kg) cis-luteina (2,22 mg/kg) cis-δcaroteno (1,64 mg/kg)
Casca[16]	all-E-β-Caroteno (7,3 mg/100 g) all-E-ϒ-Caroteno (4,1 mg/100 g) Z-ϒ-Caroteno (1,8 mg/100 g) all-E- δ-Caroteno (1,74 mg/100 g)
Fruta[17]	all-trans-β-caroteno (0,305 µg/g) 9-cis-glicopeno (0,140 µg/g) all-trans-δ-caroteno (0,138 µg/g) all-trans-ϒ-caroteno (0,133 µg/g) cis-ϒ-caroteno (0,123 µg/g) cis-δ-caroteno (0,106 µg/g) all-trans-glicopeno (0,095 µg/g) 13-cis-β-caroteno (0,064 µg/g) All-trans-α-caroteno (0,052 µg/g) Cis-ϒ-caroteno (0,051 µg/g) Cis-δ-caroteno (0,049 µg/g)

40.5 PROPRIEDADES FUNCIONAIS

Os índices de funcionalidade em alimentos são apoiados na presença de compostos potencialmente ativos a etiologia de uma série de doenças e/ou atuar como coadjuvantes em tratamentos já existentes.[14]

Uma das funcionalidades da pupunha se dá pelo seu alto conteúdo de β-caroteno, precursores da vitamina A. Estudos mostraram que seu uso mostrou ser uma boa estratégia para prevenir ou remediar deficiências dessa vitamina, pois, após ser inserida na dieta, aumentou seu conteúdo hepático. A vitamina A é essencial para o crescimento, desenvolvimento, manutenção dos tecidos epiteliais, reprodução e sistema imunológico e, principalmente, para o funcionamento do ciclo visual na regeneração dos fotorreceptores, sendo importante para a prevenção da chamada "cegueira noturna", principalmente em crianças.[6]

Outro aspecto importante é sua riqueza em ácidos graxos polinsaturados (especialmente ômega 3 e ômega 6), sendo seu consumo uma alternativa para o manejo/prevenção de doenças como: redução do colesterol LDL, triglicerídeos, doenças cardiovasculares, modulação da inflamação, função imunológica e desenvolvimento do sistema vascular.[18]

Algumas investigações também mostram que o óleo da casca da pupunha tem atividade significativa contra *Staphylococcus aureus* (usualmente associado a doenças respiratórias, intoxicações alimentares, patologias bucais e infecções urinárias), conferindo-a propriedades antimicrobianas.[19]

Pesquisas recentes com resíduos formados por meio da extração do palmito da pupunheira (xilanas) têm estudado a obtenção de subprodutos denominados xilooligossacarídeos antioxidantes (XOS). Esses são considerados pré-bióticos, que podem ser transformados pela microbiota colônica, melhorando sua modulação, exercendo efeitos positivos sobre a função intestinal. Além disso, esses açúcares exercem vários benefícios à saúde, como melhora na absorção do cálcio, proteção contra doenças cardiovasculares, redução do risco de câncer do cólon, diminuição do risco de diabetes mellitus, redução da hipercolesterolemia, ação imunológica, além de efeitos antioxidantes, anti-inflamatórios e antialérgicos.[20]

REFERÊNCIAS

1. Moreira WKO, Oliveira SS, Reis JS, Paraense RC, Guimarães AT, Silv, RTL. Análise de Correlação em Frutos de Pupunha (*Bactris gasipaes kunth*). Global Science Technology, Rio Verde. 2016;09(03):106-115. Disponível em: https://www.researchgate.net/publication/323667702.

2. Santos M. Qualidade Funcional da Porção Comestível e do Óleo de Frutos de Palmeiras Nativas Oriundas do Amapá. [Tese de doutorado]. Areia: Universidade Federal da Paraíba; 2012. 146p.

3. Souza CS, Jesus JH, Brondani FMM, Racoski B. Análise Físico-química do teor de lipídeos da Pupunha (*Bactris gasipaes Kunth*) com e sem Caroço. Saber Científico, Porto Velho. 2018;7(1):23-33.

4. Spacki et al. Pupunha (*Bactris gasipaes kunth*): uma revisão. In: Lima et al. Agricultura e Agroindútria no Contexto do Desenvolvimento Rural Sustentável. Guarujá - SP: Editora Científica Digital, 2018. v.01, p. 331-350.

5. Santos OV, Pereira GM, Santos MPL, Rosário RC, Galvão MM Nascimento FCA et al. Nutritional and Functional Potential of Yellow Variety Peach Palm Oil (*Bactris gasipaes kunth*). Scientia Plena, Belém. 2022;18(06):1-12. DOI: 10.14808/sci.plena.2022.061501.

6. Bezerra CV, Silva LHM. Pupunha (*Bactris gasipaes*): General and Consumption Aspects. Springer Science + Business Media New York, New York, c. 33; 2016. p. 399-404.

7. Garbanzo CR, Pérez AM, Vaillant F, Castro MLP. Physicochemical and Antioxidant Composition of Fresh Peach Palm (*Bactris gasipaes* kunth) Fruits in Costa Rica. Braz J Food Technol. 2016;19:e.2015097. DOI: 10.1590/1981-6723.9715

8. Leeuwin J. O melhoramento participativo de espécies agroflorestais: uma proposta para a pupunheira (*Bactris gasipaes*) para a produção de fruto. In: Porro, R. (ed.). Alternativa agroflorestal na Amazônia em transformação. Brasília: Embrapa Informação Tecnológica; 2009. p. 805-825. https://www.researchgate.net/publication/267565947.

9. Neves EJM. Importância dos Conhecimentos Civiculturais Para o Aumento da Produtividade dos Plantios de Pupunha (*Bactris gasipaes H.B.K*) para Palmito. Pontal do Paraná: Embrapa Florestas; 2004. p. 111-119.

10. Silva VL, Môro FV, Filho CFD, Môro JR, Silva BMS, Charlo HCO. Morfologia e Avaliação do Crescimento Inicial de Plântulas de *Bactris gasipaes Kunth* (Arecaceae) em Diferentes Substratos. Rev Bras Frutic. 2006;28(3):477-480. DOI: 10.1590/S0100-29452006000300030.

11. Cymerys M, Clement CR. Pupunha. In: Shanley P, Medina G. Frutíferas e Plantas Úteis na Vida Amazônica. Belém – PA: CIFOR, Imazon, 2005. p. 2003-2008.

12. Tabela Brasileira de Composição de Alimentos - USP. Universidade de São Paulo. Faculdade de Ciências Farmacêuticas. Departamento de Alimentos e Nutrição Experimental/BRASILFOODS; [1998].

13. Sousa EP, Soares NS, Cordeiro SA, Silva ML. Competitividade da Produção de Palmito de Pupunha no Espírito Santo e São Paulo. Rev Econ Sociol Rural. 2011;49(1):157-180. Disponível em: https://www.scielo.br/j/resr/a/bZmfZcXd7jcNP3JfThYnRTc/?lang=pt.

14. Girón JM, Santos LEO. Determinación de la Concentración de Pigmentos Carotenoides em Harina de Residuos de Chantaduro (*Brasica gasipaes*). Producción + Limpia. 2016;11(1):85-93. Disponível em: http://www.scielo.org.co/pdf/pml/v11n1/v11n1a09.pdf.

15. Santos MFG, Alves RE, Roca M. Carotenoid composition in oils obtained from palm fruits from the Brazilian Amazon. Grasas Aceites. 2015;66(3):e86. DOI: 10.3989/gya.1062142.

16. Matos KAN, Lima DP, Barbosa APP, Mercadante AZ, Chisté RC. Peels of tucumã (*Astrocarryum vulgare*) and peach palm (*Bactris gasipaes*) are by-products classified as very high carotenoid sources. Food Chem. 2018. DOI: 10.1016/j.foodchem.2018.08.053.

17. Mesquita LMS, Neves BV, Pisani LP, Rosso VV. Mayonnaise as model food for improving the bioaccessibility of carotenoids from *Bactris gasipaes* fruits. LWT- Food Science and Technology. 2010;122(10): 109022. DOI: 10.1016/j.lwt.2020.109022

18. Santos OV, Soares SD, Dias PCS, Duarte SPA, Santos MPL. Cromatographic Profile and Bioactive Compounds found in the Composition of Pupunha Oil (*Bactris gasipaes* Kunth). Revista de Nutrição. 2020;33:e:190146. DOI: 10.1590/1678-9805202033e190146.

19. Araujo NMP, Arruda HS, Marques DP, Oliveira WQ, Pereira GA, Pastore GM. Functional and Nutritional Proprieties of Selected Amazon Fruits: A Review. Food Res Int. 2021;147:110520. DOI: 10.1016/j.foodres.2021.110520.

20. Vieira TF, Corrêa RCG, Moreira RFPM, Peralta RA, Lima EA, Helm *et al*. Valorization of Peach Palm (*Bactris gasipaes* Kunth). Waste: Production of Antioxidant Xylooligosaccharides. Waste and Biomass Valorization. 2021;12:6727-674. DOI: 10.1007/s12649-021-01457-3.

41
SAPOTI (*Manilkara zapota*)

Alisson David Silva

Manuela Dolisnky

Figura 43 – Sapoti (*Manilkara zapota*)*[43]

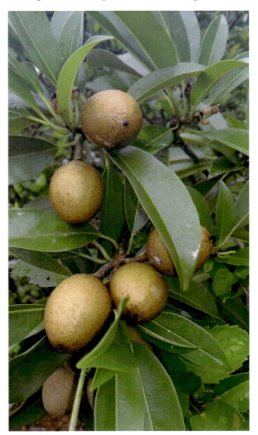

---
[43] Fonte: Wikipedia – Vijayanrajapuram, 2017. Disponível em: https://commons.wikimedia.org/wiki/File:-Chikku_Manilkara_zapota.jpg.

41.1 CARACTERÍSTICAS BOTÂNICAS

A espécie *Manilkara zapota*, popularmente conhecida como sapotizeiro ou sapoti, é a árvore mais conhecida da família da *Sapotaceae*. A planta do sapoti possui um crescimento lento, podendo chegar a 20 metros de altura e em florestas foi observado árvores de 45 metros. Seu tronco apresenta um diâmetro entre 1,25 e 3,50 m, com fissuras ao longo dele. Possui a coloração cinza-claro a marrom-escuro, e sua madeira é densa e dura. Possui uma copa frondosa, com ramos fortes saindo em ângulo reto, dificultado serem quebrados.[1]

As folhas são agrupadas nas extremidades dos ramos novos, apresentam uma coloração verde-brilhante, medem de 5 a 14 cm de comprimento e 5 a 7 cm de largura. São alternadas, com as margens inteiras e coriáceas, com o formato elíptico-ovaladas ou elíptico-lanceoladas, com o ápice agudo ou obtuso e a base aguda.[1]

Possuem inflorescência com flores pequenas, axilares, hermafroditas. Possui pedicelos com 1 a 30 cm de comprimento, também cálice com cinco a seis sépalas, corola tubular gamopétala de 8 a 10 mm de coloração branca ou ligeiramente rosada a creme, possui 12 estames sendo 6 férteis e 6 inférteis denominados estaminoides.[1]

Uma questão quanto aos frutos que temos dois tipos o sapoti e o sapota. O primeiro tem um formato mais apiculados/ovalados enquanto o outro é mais arredondado. Porém existem outros frutos da família que são chamados de sapota.[1]

Seu fruto é uma baga com as medidas de 4 a 10 cm de diâmetro e pesa em média 45 a 200g, com um formado cônico, ovalado ou arredondado. Possui uma casca fina, rugosa com coloração castanho-amarelada ou marrom-escura, com a superfície apresentando uma descamação que forma um pó. A polpa é gelatinosa e de sabor doce, na polpa se encontra as sementes, entre 3 e 12, medindo 2 cm de comprimento e 1 cm de diâmetro, marrons ou pretas, brilhantes.[1]

É uma planta nativa do sul do México e da América Central, mas se espalhou por toda América Tropical, Caribe e América do Sul.[2] A planta tem preferência por clima quente e úmido, mas consegue suportar baixas temperaturas. Também consegue suportar a estiagem, porém irrigado sua produção é maior.[1]

Devido ao clima, um dos países que o sapoti se adaptou foi o Brasil, aqui sua incidência aparece em estados da costa, porém somente até a Região Sudeste. Em outros estados como Mato Grosso, São Paulo, porém na região interiorana.[3]

A planta possui uma grande variabilidade, porém temos poucos estudos sobre o germoplasma do sapotizeiro, com um total de 710 acessos conservados *ex situ*, nos países Brasil, Costa Rica, México, Filipinas, Venezuela, Estados Unidos, Índia, El Salvador e Guatemala. Os conservados *in situ* estão localizados no México e América Central.[1]

No Brasil, conseguiu se obter algumas cultivares diferentes, a primeira é a Itapirema-31, plantada no Nordeste, outra é a chocolate, plantada em Pernambuco, e a Embrapa Tropical lançou mais dois cultivares a sapoti BRS 277 Ipacuru e a sapota BRS 228 Tropical. Resultado de 10 anos de pesquisa para o melhoramento das espécies.[1]

41.2 CULTIVO E SAFRA

A planta se adapta a uma variedade de solos, mas prefere solos profundos, ricos em matéria orgânica, levemente argilosos e aerados. A recomendação para o plantio por sementes é em sistema irrigado, porém não sendo possível o melhor é fazer no período de chuvas. Sem a irrigação a produção se concentra em alguns meses somente. A planta também pode ser propagada por enxertia, pelo método de encostia, com uma taxa de pegamento de 80%.[1-2]

O sapoti pode ser plantado em conjunto com outras plantas, na forma de consorciação, com espaçamento de 6 x 6 metros, levando em média de 4 a 5 anos para o início da produção. O ideal é que seja feito manejos para a máxima produção da planta, como adubação, cobertura morta, cobertura verde e controle de ervas daninhas.[2]

A polinização da planta é por insetos e a dispersão das sementes por animais maiores como aves e morcegos, existem relatos que o vento também dispersaria as sementes. Devido à variabilidade, algumas plantas podem não produzir frutos por serem auto incompatíveis, necessitando de uma polinização cruzada, outras não necessitam, porém produzem mais quando são polinizadas por outras plantas.[1]

Os frutos se desenvolvem na planta, e a colheita é realizada entre setembro e dezembro, com o maior pico de produção em novembro. Normalmente, a colheita é determinada quando o fruto se destaca facilmente da planta. Por ser um fruto climatérico, o qual amadurecimento ocorre posteriormente à colheita, essa determinação não é tão simples. Isso devido se o produtor fizer uma colheita tardia demais o fruto amadurece rapidamente (1 a 3 dias) o que inviabiliza o transporte.[1-2]

As questões de produtividade variam conforme a cultivar. As do grupo sapota tem a produção de 209 kg por planta, com frutos arredondados e de polpa avermelhada, pesando em média 187g. As cultivares sapoti têm frutos ovoides de polpa avermelhada e pesando 101g, a planta chega a produzir em média 111 kg.[1] Isso pode variar conforme a cultivar e tipos de manejo, principalmente em questões de adubação, conseguindo explorar o máximo da planta.

41.3 IMPORTÂNCIA ECONÔMICA

Ainda é uma planta subutilizada, que vem ganhando destaque devido aos seus frutos. Sua produção não é documentada, porém há relatos em países como a Índia, Filipinas, Sri Lanka, Malásia, México, Venezuela, Tailândia, Indonésia, Brasil e países da América Central e Caribe. No Brasil, os estados do Nordeste são os maiores produtores. Ainda explorada localmente, sendo vendida em feiras e mercados, porém já se vê um mercado fora dessas regiões à procura da fruta.[1]

A fruta ganhou uma frase num concurso promovido pela Embrapa, devido ao seu sabor: "Sapoti, o mel dos trópicos em forma de fruta". Isso pela característica da fruta um cheiro adocicado e pela doçura, apresentando 25,98°Brix. O grau Brix representa a quantidade de sólidos solúveis, entre eles a sacarose, por isso, quando comparado a outras frutas como caju, manga, melão, o sapoti tem um índice maior.[2]

O consumo da fruta se da *in natura* principalmente, porém para que a fruta ganhe destaque e as pessoas conheçam o sabor dela de outra forma, tem-se sorvetes, doces e compotas com a fruta.[2] Por conta disso, o pós-colheita é importante, como vimos o amadurecimento pode ser rápido, inviabilizando o consumo ou manufatura do fruto. Para retardar esse amadurecimento, pode ser empregado algumas técnicas, como a aplicação de retardadores de crescimento, como o ácido giberélico, quinetina e o nitrato de potássio.[1]

A árvore também apresenta um látex exsudado do tronco, ele é levemente aromático e, com isso, acaba sendo utilizado em países como Mexico, Venezuela e Guatemala para fabricar goma de mascar.[5]

41.4 VALOR NUTRICIONAL E COMPOSTOS BIOATIVOS

Os sólidos solúveis totais e açúcares no sapoti se apresentam elevados e com uma acidez reduzida, porém isso pode mudar conforme a variedade. O fruto possui em média 87,51% de polpa, 10,36% de casca e 2,13% de semente.[4] Os macronutrientes e micronutrientes podem ser visualizados na Tabela 89.

Tabela 89 – Composição nutricional do Sapoti (*Manilkara zapota*)

Informações Nutricionais por 100 g de parte comestível			
Energia	96,00 kcal	*Ferro*	1,20 mg
Carboidratos	25,90 g	*Vitamina C*	13,00 mg
Proteínas	0,70 g	*Retinol*	4,00 mg
Lipídeos	0,10 g	*Tiamina*	0,01 mg
Fibra Alimentar	9,90 g	*Riboflavina*	0,01 mg
Cálcio	29,00 mg	*Niacina*	0,20 mg
Fósforo	6,00 mg		

Fonte: IBGE.[6]

A fruta também apresenta alto teor de umidade, com 77,57%, o que é normal para frutos. Além disso, os carboidratos também obtiveram alto valor e, por outro lado, baixos valores de lipídios e proteínas.[7] Dentre as proteínas, apresentou alta quantidade de dois aminoácidos, o ácido aspártico e glutâmico. Outros compostos foram encontrados no sapoti, como o glicosídeo cianogênico, compostos fenólicos, terpenoides, miricetina, quercetina, epicatequina, galocatequina e ácido gálico.[8]

Além dos frutos, as folhas e sementes também foram analisadas e apresentaram compostos. Na folha, por exemplo, apresentou hidrocarbonetos, dois esteróis, β-sitosterol e estigmasterol. Além disso, apresentou lipídios, ácidos graxos saturados (59,95%) e insaturados (32,09%) e poli-insaturados (17,82%). Dentre esses ácidos graxos, tem-se o ácido oleico, linoleico e linolênico. Nas sementes, obteve-se a presença de alcaloides, flavonoides, saponinas, taninos e compostos fenólicos.[8]

As frutas por apresentar compostos como os polifenóis, ela tem uma atividade antioxidante, tanto para eliminação do radical 1,1-difenil-picrilhidrazil (DPPH) quanto a absorção de oxigênio hidrofílico (H-ORAC). Vale destacar que as frutas verdes também possuem a atividade antioxidante.[8]

Além disso, as outras partes do fruto também apresentam atividade antioxidante. Por exemplo, a casca, na forma de extrato bruto etanólico, alterou marcadores séricos, bilirrubina e proteína total, consequência da hepatotoxicidade induzida em ratos. Importante citar que os extratos da casca apresentaram maior atividade antioxidante que a polpa. Assim como extratos da folha também demonstraram, nos seus diferentes tipos de extrato, atividade antioxidante.[8]

41.5 PROPRIEDADES FUNCIONAIS

O extrato da folha é uma fonte natural de agente microbiano. Além dela o caule e casca tem atividade antimicrobiana variável contra bactérias e fungos. O extrato de acetona da semente demonstrou efeito em bactérias gram-positivas e gram-negativas. O extrato em éter evidenciou atividade antifúngica contra *Mucor hiemalis*, *Fusarium eumartii* e *Candida albicans*.[9-10]

Testes com o extrato metanólico em ratos induzidos a edema, expressou a diminuição do volume do edema, demonstrando propriedade anti-inflamatória. Em ratos também, o extrato da casca apresentou efeito analgésico e atividade antidiarreica. Acredita se desse efeito devido à presença de tanino, flavonoides, alcaloides e saponinas.[11] O extrato de acetato de etila da casca em diferentes dosagens demonstrou diferença estatística na atividade antitumoral inibindo o carcinoma ascético, em modelos *in vivo*.[12]

O extrato etanólico da semente expressou atividade anti-helmíntico contra o *Pheretima posthuma*.[13] Da mesma forma, o extrato etanólico das folhas avaliado quando a sua atividade antiartrítica, em modelo *in vitro*, apresentou maior percentual de desnaturação de proteína frente ao controle e ao padrão.[14] O extrato demonstrou em ratos diabético a atividade hiperglicêmica, em ratos hipercolesterolêmicos a atividade anti- hipercolesterolêmica.[15]

A planta conta também com o composto miricetina, que inibe a atividade da elastase, proteína responsável pela degradação da elastina, além dos outros componentes que possuem atividade antioxidante, o que pode ainda ser explorado pela indústria de cosméticos.

REFERÊNCIAS

1. Silva Junior JF, Bezerra JEF, Lederman IE, Moura RJM. O sapotizeiro no Brasil. Rev Brasileira de Fruticultura. 2014;36(1):86-99. DOI: 10.1590/0100-2945-449/13.

2. A cultura do sapoti / Embrapa Agroindústria Tropical. – Brasília, DF: Embrapa Informação Tecnológica; 2005. 71 p.: il. – (Coleção Plantar, 46). ISBN: 85-7383-285-1.

3. SiBBr - Sistema de Informação sobre a Biodiversidade Brasileira. Biodiversidade&Nutrição – *Manilkara zapota* (L.) P.Royen. 2022. Disponível em: https://ala-bie.sibbr.gov.br/ala-bie/species/297447#overview

4. Alves RE, Filgueiras HAC, Moura CFH. Sapoti (Manilkara achras (Mill.) Fosberg). In. Alves RE, Filgueiras HAC, Moura CFH (Coord.). Caracterização de frutas nativas da América Latina. Jaboticabal: Funep; 2000. p. 55-58. (Série Frutas Nativas, 9)

5. Miranda MRA, Silva FSS, Alves RE, Filgueiras HAC, Araújo NCC. Armazenamento de dois tipos de sapoti sob condição ambiente. Revista Brasileira de Fruticultura. 2002;24(3):644-646. DOI: 10.1590/S0100-29452002000300017

6. Instituto Brasileiro de Geografia e Estatística (IBGE). Estudo Nacional de Despesa Familiar – ENDEF. Tabela de composição dos alimentos. Rio de Janeiro: IBGE; 1979.

7. Lima LMP. Otimização da desidratação osmótica do sapoti (*Achras zapota* L.). [Dissertação mestrado]. Recife: Universidade Federal Rural de Pernambuco; 2013. 83 p.

8. Yong KY, Shukkoor MSA. *Manilkara zapota*: A phytochemical and pharmacological review. Materials Today: Proceedings. 2020;29(1):30-33. DOI: 10.1016/j.matpr.2020.05.688.

9. Nair R, Chanda S. Antimicrobial Activity of Terminalia catappa, *Manilkara zapota* and Piper betel Leaf Extract. Indian J Pharm Sci. 2008;70(3):390-393. DOI: 10.4103/0250-474X.43012.

10. Mewara D, Tamakuwala H, Desai H. Antifungal activity and phytochemical screening from leaf extract of *Manilkara zapota* and Averrhoa carambola. BMR Phytomed. 2017;3:1-9.

11. Hossain H, Howlader SI, Dey SK, Hira A, Ahmed A. Antinociceptive and antidiarrheal properties of the ethanolic extract of *Manilkara zapota* (Linn.) bark. Int J Pharm Sci Res. 2012;3(12):4791.

12. Osman MA, Rashid MM, Aziz MA, Habib MR, Karim MR. Inhibition of Ehrlich ascites carcinoma by *Manilkara zapota* L. stem bark in Swiss albino mice. Asian Pacific J Trop Biomed. 2011;1:448-451. DOI: 10.1016/S2221-1691(11)60098-1.

13. Kumar YD, Hema V, Agrawal M, Sruthy PC, Vedamurthy AB, Krishna V. *Manilkara zapota* seed embryo extract: A potent anthelminthic agent. Asian J Pharm Clin Res. 2012;5:159-61.

14. Madan S, Son P, Upmanyu N, Shivhare Y. In-vitro Anti-arthritic Activity of *Manilkara zapota* Linn. Asian Journal of Pharmacy and Technology. 2011;1(4):123-124 DOI: 10.5958/2231-5713

15. Anjaria J, Parabia M, Dwivedi S. Ethnovet Heritage: Indian Ethnoveterinary Medicine: An Overview. 1st ed. Ahmedabad: Pathik Enterprise; 2002.

42
TAPEREBÁ (*Spondias mombin*)

Adriana Aniceto

Anderson Junger Teodoro

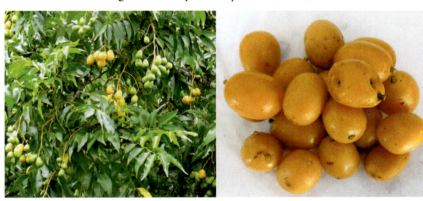

Figura 44 – Taperebá (*Spondias mombin*)*[44]

42.1 CARACTERÍSTICAS BOTÂNICAS

A família *Anacardiaceae* compreende de 60-75 gêneros e cerca de 600 espécies, distribuídas em zonas tropicais, subtropicais e temperadas. *Spondias* é um gênero tropical dessa família com 14 a 20 espécies distribuídas mundialmente e, dentre essas, 4 a 7 espécies são encontradas nas Américas. Na Ásia, ocorrem cultivos comerciais de taperebá, dentre outras 10 espécies nativas, indicando que este gênero é originário deste continente.[1]

O taperebá é comum no Brasil e em várias outras florestas tropicais do mundo com alta variabilidade genética entre as populações. É conhecido

---

[44] Fonte: Wikipedia – FiloGen, 2017 / Adoscam, 2021. Disponível em: https://commons.wikimedia.org/wiki/File:Spondias_mombin_%28Leaves_and_fruits%29.jpg / https://commons.wikimedia.org/wiki/File:Spondias_mombin_%28Fruit%29_sur_un_papier_blanc_au_B%C3%A9nin_03.jpg.

como *Hog Plum* em inglês, *Akika* em yoruba, *Ijikara* em igbo, *Tsader maser* em hausa, *Chabbuli* em fulani e *Nsukakara* em efik.[2]

De acordo com a região de cultivo, a espécie *Spondias mombin* recebe os seguintes nomes: cajá, cajazeira, taperebá, taperebá-de-anta e taperebá-de-veado, no Acre; cajá e taperebá, no Amazonas; cajazeira, na Bahia; cajazeira, cajazeira-brava e cajazeiro, no Ceará; cajá-da-mata, no Espírito Santo; cajá, em Mato Grosso; acaiá, caiá, cajá e cajazeira, em Mato Grosso do Sul; cajá-miúdo e cajazeiro-miúdo, em Minas Gerais; cajá, cajá-cajazeiro, taberibá e taperebá, no Pará; cajá e cajazeira, em Pernambuco; cajarana, no Rio Grande do Norte; cajá-mirim e cajá-pequeno, no estado do Rio de Janeiro; cajá, cajá-mirim e taperibá, em Santa Catarina.[3]

O taperebá ocorre de forma natural na Bolívia, Colômbia, Equador, Peru e Venezuela. No Brasil, essa espécie ocorre nos seguintes Estados: Acre, Amapá, Amazonas, Bahia, Ceará, Goiás, Maranhão, Mato Grosso, Mato Grosso do Sul, Pará, Paraíba, Pernambuco, Piauí, Rio Grande do Norte, Rio de Janeiro, Roraima e Sergipe.[3]

O taperebazeiro, dentre as espécies Spondias, é o que apresenta porte mais elevado, as árvores podem atingir até 30 m de altura, possuem tronco ereto e grosso, com diâmetro de até 80 cm, revestido por casca bastante rugosa, com espessura entre 2,0 e 2,5 cm. As folhas são compostas, alternas e pinadas e o número de flores por panículas é extremamente variável, podendo ser superior a 2000.[4]

É uma árvore frutífera, caducifólia, de caule único, longo e ereto ou bifurcado em forma de Y, com copa alta e esgalhada, soberba no aspecto, com tronco revestido por casca muito grossa, acinzentada, rugosa, saliente e fendida. A copa esgalha e ramifica na parte terminal, tornando-a vistosa e imponente, quando em fase de floração e frutificação. As folhas são compostas, alternas, ímpar penadas, com 5 a 11 pares de folíolos. A emissão de ramos e flores ocorre concomitantemente, logo após a fase de repouso vegetativo, quando surgem ramos vigorosos e compridos, inicialmente com casca fina e lisa, a qual progressivamente se torna grossa e coberta de protuberâncias lenhosas e rugosas.[5]

O fruto do taperebá (Figura 44) é pequeno, de forma elíptica do tipo drupáceo, tem casca fina, lisa, de coloração alaranjada quando maduro. A parte comestível é o mesocarpo, que envolve o volumoso caroço, que possui cor semelhante à da casca. Cada caroço contém entre 0 e 5 sementes, sendo mais frequente caroços com 2 sementes.[1,4]

A Tabela 90 apresenta as características morfológicas do taperebá. A irregularidade nas dimensões de frutos tropicais é bastante comum, tendo em vista a região produtora, a forma de cultivo, o clima da região, entre outros fatores que podem afetar as características de desenvolvimento dos frutos. Geralmente, frutos adquiridos em feiras livres apresentam características variáveis, justamente pelo fato de serem nativos de diferentes localidades.[7]

Tabela 90 – Características morfológicas do Taperebá (*Spondia mombin*)

Parâmetros	Comprimento (cm)	Largura (cm)	Peso (g)	Densidade (g.cm³)	Rendimento (%)			
					Polpa	Casca	Semente	Perdas
Média	2,93 ± 0,60	2,18 ± 0,27	7,19 ± 3,20	0,94 ± 0,38	24,2	13,8	51,8	10,2
Mínimo	1,50	1,33	1,35	0,63	-	-	-	-
Máximo	4,85	2,73	16,47	1,40	-	-	-	-

Fonte: Mattietto, Lopes e Menezes[7]

42.2 CULTIVO E SAFRA

O aumento da demanda do taperebá vem despertando o interesse para o cultivo da espécie, que ainda é considerada em fase de domesticação, com poucas informações disponíveis para a implantação de pomares comerciais. A sua inserção como espécie frutífera nos modelos agronômicos modernos requer, entretanto, a identificação de materiais propagativos, cujos genótipos apresentem elevada capacidade produtiva e características melhoradas.[8]

Vetor de polinização é essencialmente abelhas, notadamente a abelha-europeia ou africanizada (*Apis mellifera*). Dispersão de frutos e sementes é realizada por zoocoria, por meio do peixe pacu (*Colossoma mitrei*) e de outras espécies de peixes, anta (*Tapirus terrestris*), porcos-do-mato e do jaboti, entre outros.[3]

Ocorre naturalmente em terrenos úmidos e o melhor ponto de colheita do taperebá é o estádio imaturo, por conservar os atributos qualitativos dos frutos por maior tempo de armazenamento, dando-lhes, assim, uma maior vida de prateleira.[9]

A floração do taperebá se inicia em abril até julho, convergindo com frutificação que tem início em agosto e finaliza em setembro, a partir de outubro inicia a colheita que se estende até dezembro.[10]

A germinação é hipógea ou criptocotiledonar e a emergência tem início de 25 a 240 dias após a semeadura e com 50,0% de germinação. Colheita e beneficiamento e realizado por meio do recolhimento no chão, após sua queda da árvore. Após a despolpa, os caroços devem ser lavados em água corrente e em seguida expostos ao sol, para secagem.[3]

42.3 IMPORTÂNCIA ECONÔMICA

Esses frutos têm participação crescente no agronegócio da Região Nordeste, principalmente pela comercialização para consumo como fruta fresca e processamento de polpa, que apresenta grande aceitação no mercado pelo seu sabor exótico. As folhas de casca e sucos de frutas da planta têm sido amplamente utilizadas para fins medicinais e não medicinais.[8]

Madeira serrada e roliça: a madeira dessa espécie tem pouca aplicação para essas finalidades. Entretanto, serve para ser moldada, torneada ou para uso em caixotaria, fabricação de fósforos, marcenaria, carpintaria e em aeromodelismo. Na Região Norte, é muito empregada na construção de pequenas embarcações. Energia: é usada como combustível. Celulose e papel: essa espécie é apropriada para polpa de papel branco. Artesanato: da casca do tronco, destacam-se pedaços grossos de súber, conhecido pelo nome de caraça-de-cajazeira, que são usados na preparação de pequenas esculturas e carimbos por artesãos locais, para modelagem e xilogravura.[3]

Na Amazônia, a fruta é usada principalmente para produzir vinho vendido como "Vinho de Taperebá", enquanto na Guatemala; é utilizado na produção de uma bebida de cidra. É usado no Panamá, no Peru e no México em quantidades razoavelmente grandes na produção de geleias.[2]

O taperebá apresenta boas características para a industrialização, em termos de rendimento e sabor. O percentual médio de rendimento em polpa é de 40% e pode ser compensado pelas características pronunciadas de aroma e sabor, apresentando amplas possibilidades industriais na fabricação de sucos, néctares, entre outros produtos.[7]

As frutas do taperebá colhidas não só para suprir as demandas do mercado local na região de produção, mas também em outras partes do país, onde é altamente apreciada e comercializada principalmente como polpa congelada. A polpa congelada do taperebá é uma das mais valorizadas nos mercados brasileiros, devido ao seu sabor exótico e apreciado, além de sua excelente qualidade nutricional, cada vez mais valorizada pelos consumidores. É utilizado para a preparação de sucos, picolés, sorvetes, iogurtes e compotas.[11]

A indústria de sorvetes também utiliza o taperebá fruta. Regionalmente, a polpa é consumida em geleia e iogurte e na forma de licores, vinhos e bebidas alcoólicas.[4,12]

42.4 VALOR NUTRICIONAL E COMPOSTOS BIOATIVOS

A polpa de taperebá possui alto teor de água e baixos valores de proteínas e lipídios em sua composição como a maioria das frutas. Em relação à fibra, possui quantidades significativa de fibra dietética (1,18%), compreendendo fibras solúveis e insolúveis, embora a fibra solúvel (0,75%) seja encontrada em maior proporção[7]. A Tabela 91 apresenta a caracterização nutricional e físico-química do taperebá.

Tabela 91 – Composição nutricional do Taperebá (*Spondia mombin*)

Informações Nutricionais por 100 g de parte comestível			
Umidade	86,87 ± 1,34 g	Cobre	0,07 ± 0,07 mg
Cinzas	0,58 ± 0,17 g	Ferro	0,76 ± 0,44
Carboidratos	13,90 ± 0,00 g	Manganês	0,02 ± 0,00 mg
Proteínas	0,71 ± 0,40 g	Fósforo	26,40 ± 6,42 mg
Lipídeos	0,44 ± 0,25 g	Zinco	0,17 ± 0,00 mg
Fibra Alimentar	1,38 ± 0,42	Sólidos Solúveis Totais	12,24 ± 2,45 °Brix
Sódio	4,28 ± 1,80 mg	pH	2,91 ± 0,43
Potássio	214,14 ± 104,85 mg	Açúcares Totais	5,07 ± 0,75 g
Cálcio	20,88 ± 8,97	Açúcares Redutores	4,80 ± 0,78 g
Magnésio	13,55 ± 2,19 mg	Acidez Titulável	1,68 ± 0,20 %

Fonte: Aniceto.[22]

A polpa da fruta contém baixos níveis de sódio e cálcio, minerais normalmente encontrados em baixas concentrações em frutos. Possui um alto teor de magnésio, potássio e fósforo em comparação com outras frutas. O taperebá é uma fruta com um índice elevado de potássio, junto com jaca, graviola, jenipapo e mangaba. O teor de fósforo é um dos mais altos entre os frutos com níveis próximos aos dele, como seriguela, pequi e maracujá.[11]

O teor de fito químicos é amplamente influenciado por diversos fatores, dentre eles, variedade, fatores genéticos, estádio de maturação, condições climáticas e edáficas. Além disso, os compostos bioativos estão susceptíveis às reações de oxidações ocorridas durante o processamento e estocagem dos alimentos.[13] A Tabela 92 apresenta a atividade antioxidante e os compostos bioativos do taperebá.

Tabela 92 – Atividade antioxidante e compostos bioativos do Taperebá (*Spondia mombin*)

Atividade ou Composto analisado	Teor
Atividade antioxidante (µmol Trolox/g)	8,20 ± 0,57
Compostos Fenólicos Totais (g GAE/kg)	0,63 ± 0,13
Ácido ascórbico (mg/g)	0,58 ± 0,82
Antocianinas totais (mg/g)	0,570 ± 0,000
Flavonoides (mg/g)	0,08 ± 0,01
Carotenoides totais (mg/g)	0,04 ± 0,03

Fonte: Aniceto.[22]

O teor de carotenoides no fruto aumenta durante a maturação e amadurecimento. Entretanto, parte da intensificação da cor é devido à degradação da clorofila. Os teores de carotenoides em vegetais, por outro lado, podem ser afetados pelo estádio de maturação, tipo de solo, condições de cultivo e climáticas, cultivar, parte da planta consumida, uso de pesticidas, exposição à luz solar, condições de processamento e armazenamento. A polpa de taperebá apresenta alta porcentagem de inibição de oxidação, que está fortemente correlacionada com flavonoides amarelos, carotenoides e clorofila com conteúdo substancial desses compostos biologicamente ativos, além de compostos fenólicos extraíveis.[14]

A polpa de taperebá, em particular, tem mais carotenoides do que as de outros frutos como o pêssego, mamão, marolo e caju. O carotenoide principal na polpa taperebá é a criptoxantina, é também o composto que mais diretamente contribui para a biossíntese de Vitamina A, seguido por luteína e zeinoxantina, embora βcaroteno, fitoeno, fitoflueno e criptoflavina tenham sido também identificados como precursores.[15]

Apesar de diversos estudos sobre os benefícios biológicos da ingestão regular de frutos de taperebá, não foram encontramos relatos detalhados sobre sua composição fenólica. Verificou-se que o ácido gálico (577,03 µg/g DWP) seguido de quercetina (119,77 µg/g DWP) são altamente abundantes nas polpas de taperebá.[16]

Além disso, o taperebá apresenta maiores níveis de compostos fenólicos e antioxidantes do que a maioria dos frutos consumidos no Brasil, mostrando também alto teor de carotenoides. Pode-se observar na Tabela 92 a quantidade de alguns compostos bioativos presentes no taperebá. Foram identificados cinco carotenoides, β-criptoxantina, luteína, zeinoxantina, α e β-caroteno, β-criptoxantina, representando o alto nível de atividade provitamina A na polpa. Uma porção de 100 g de polpa de taperebá pode fornecer mais de 37% da dose diária recomendada de vitamina A.[11]

42.5 PROPRIEDADES FUNCIONAIS

As folhas de Taperebá contêm muitos compostos fenólicos, incluindo saponinas, taninos, flavonoides, alcaloides e glicosídeos, que exibem atividade antimicrobiana contra vários microrganismos.[17]

A casca é uma fonte de alcaloides, saponinas, taninos, eugenóis e compostos fenólicos, que possuem potencial antitumoral.[18]

Compostos fenólicos de extratos de folhas exibem propriedades anti-convulsivantes e sedativas e efeitos antidopaminérgicos. O extrato *de Spondias mombin* contém constituintes que aumentaram o tempo de sono induzido por hexobarbital, reduziram o tempo induzido por anfetamina/apomorfina comportamento estereotipado e comportamento de criação induzido em camundongos e ratos.[19]

A rutina e a quercetina dos extratos de taperebá são consideradas propriedades antivirais agindo contra o vírus da dengue. A avaliação da atividade antiviral contra o sorotipo DENV-2 em células C6/36 sugere que rutina e quercetina têm potencial para o desenvolvimento de um agente anti-DENV.[20]

O ácido tânico derivado do taperebá é encontrado ser ativo contra Leishmania leishmania e Leishmania donovani. Algumas frações utilizadas apresentaram boa atividade leishmanicida *in vitro*, sugerindo o uso de fitoterápicos e produtos naturais como potenciais agentes para o tratamento de doenças tropicais causadas por protozoários.[21]

A Tabela 93 mostra a atividade biológica do taperebá e qual parte da planta estudada.

Tabela 93 – Atividade biológica das partes do Taperebá (*Spondia mombin*)

Parte da planta	Atividade biológica
Folha	Efeitos sedativos, antiepiléticos e antipsicóticos; Efeitos gastroprotetores e potencial antioxidantes; Propriedade antifertilidade; Atividades antivirais contra o vírus da dengue; Atividade leishmanicida.
Fruta/Folha	Propriedades antioxidantes e antimicrobianas
Casca	Atividade anticâncer
Fruta	Comportamento de eliminação de radicais livres

Fonte: Aniceto.[22]

REFERÊNCIAS

1. Silva G, Brito N, Santos E, López JA, Almeida G. Spondias Genus:Botanical Aspects, Chemical and Pharmacological Potential. Revista de Biologia e Farmácia. 2014;10(1):27-41.

2. Ugadu AF, COM. Phytochemical Analysis of Spondias Mombin. Internatonal Journal of Innovative Research & Development. 2014;3(9):101-7.

3. Carvalho PER. Cajá-da-Mata. Em: Carvalho PER. Espécies arbóreas brasileiras. Brasília – DF: Embrapa Informação Tecnológica; Colombo: Embrapa Florestas, 2006.

4. Silva S, Carvalho JEU. Frutas da Amazônia Brasileira. São Paulo: Metalivros; 2011. 279 p.

5. Souza FX. Características Morfológicas e Recomendações de Poda da Cajazeira. Fortaleza – CE: Embrapa Agroindústria Tropical, 2015. Disponível em: www.embrapa.br/agroindustria-tropical.

6. Rabelo A. Frutas nativas da Amazônia comercializadas nas feiras de Manaus-AM. INPA. 2012. 390 p.

7. Mattietto RA, Lopes AS, Menezes HCM. Physical and physicochemical characterization of caja fruit (*Spondias mombin* L.) and its pulp, obtained using two types of extractor. Braz J Food Technol. 2010;13(03):156-64. DOI: 10.4260/BJFT2010130300021.

8. Soares EB, Gomes RLF, Carneiro JGDME, Nascimento FN, Silva ICV, Costa JC. Physical and Chemical Characterization of yellow mombin fruits. Rev Bras Frutic. 2006;28(3):518-9. DOI: 10.1590/S0100-29452006000300039.

9. Grigio ML, Chagas EA, Durigan MFB, Sousa AA, Nascimento CR, Neves LC. Determinação do Ponto de Colheita de Taperebá (*Spondias mombin* L.). In: XXII Congresso Brasileiro de Fruticultura. 2012. p. 1-5.

10. Nascimento WMO, Cabral K. Calendário de Fruteiras na Amazônia nativas e exóticas. 2ª edição: publicação digital. Belém – PA: Embrapa Amazônia Oriental, 2020.

11. Tiburski JH, Rosenthal A, Deliza R, Godoy RLO, Pacheco S. Nutritional properties of yellow mombin (Spondias mombin L.) pulp. Food Res Int. 2011;44(7):2326-31. DOI: 10.1016/j.foodres.2011.03.037

12. Bora PS, Narain N, Holschuh HJ, Vasconcelos MAS. Changes in physical and chemical composition during maturation of yellow mombin (Spondias mombin) fruits. Food Chem. 199;41(3):341-348. DOI: 10.1016/0308-8146(91)90058-V.

13. Melo EDA, Maciel MIS, Lima VLAG, Araujo CR. Teor de fenólicos totais e capacidade antioxidante de polpas congeladas de frutas. Alimentos e Nutrição. 2008;19(1):67-72. DOI: 10.1590/S0100-29452011005000099

14. Silva FVG, Silva SM, Silva GC, Mendonça RMN, Alves RE, Dantas AL. Bioactive compounds and antioxidant activity in fruits of clone and ungrafted genotypes of yellow mombin tree. Ciência e Tecnologia de Alimentos. 2012;32(4):685-91. DOI: 10.1590/S0101-20612012005000101.

15. Maldonado-Astudillo YI, Alia-Tejacal I, Núñez-Colín CA, Jiménez-Hernández J, Pelayo-Zaldívar C, López-Martínez V, et al. Postharvest physiology and technology of *Spondias purpurea* L. and S. mombin L. Scientia Horticulturae. 2014;174(1):193-206. DOI: 10.1016/j.scienta.2014.05.016.

16. Bataglion GA, Silva FMA, Eberlin MN, Koolen HHF. Determination of the phenolic composition from Brazilian tropical fruits by UHPLC–MS/MS. Food Chem. 2015;180:280-7. DOI: /10.1016/j.foodchem.2015.02.059.

17. Aromolaran O, Badejo OK. Efficacy of fresh leaf extracts of Spondias mombin against some clinical bacterial isolates from typhoid patients. Asian Pac J Trop Dis. 2014;4(6):442-6. DOI: 10.1016/S2222-1808(14)60603-4.

18. Ataman JE, Idu M, Okoro MA, Akinbo SF, Ayinde BA, Ibe NI, *et al*. Preliminary studies on the phytochemistry and efficacy of extracts of the bark of Spondias mombin l. on induced cancer in rats. Annals of Biomedical Sciences. 2010;1(2):100-10. DOI: 10.4314/abs.v1i2.40629.

19. Ayoka AO, Akomolafe RO, Iwalewa EO, Akanmu M a., Ukponmwan OE. Sedative, antiepileptic and antipsychotic effects of Spondias mombin L. (*Anacardiaceae*) in mice and rats. J Ethnopharmacol. 2006;103(2):166-75. DOI: 10.1016/j.jep.2005.07.019.

20. Silva A, Morais SM, Marques MMM, Lima DM, Santos SCC, Almeida RR *et al*. Antiviral activities of extracts and phenolic components of two *Spondias* species against dengue virus. J Venom Anim Toxins incl Trop Dis. 2011;17(4):406-13. DOI: 10.1590/S1678-91992011000400007.

21. Accioly MP, Bevilaqua CML, Rondon FCM, de Morais SM, Machado LKA, Almeida CA, *et al*. Leishmanicidal activity *in vitro* of Musa paradisiaca L. and Spondias mombin L. fractions. Vet Parasitol. 2012;187(1-2):79-84. DOI: 10.1016/j.vetpar.2011.12.029.

22. Aniceto A, Porte A, Montenegro J, Cadena RS, Teodoro AJ. A review of the fruit nutritional and biological activities of three Amazonian species: Bacuri (*Platonia insignis*), murici (*Byrsonima spp.*), and taperebá (*Spondias mombin*). Fruits. 2017;72(5). DOI: 10.17660/th2017/72.5.7.

43
TUCUMÃ (*Astrocaryum aculeatum*)

Alisson David Silva

Manuela Dolisnky

Figura 45 – Tucumã (Astrocaryum aculeatum). A: Palmeira; B: Frutos*[45]

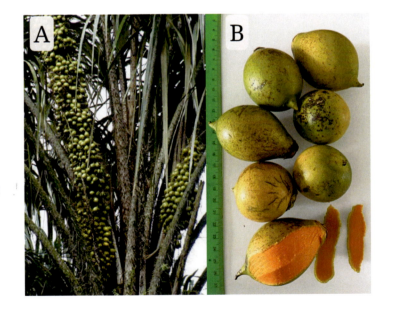

[45] Fonte: os autores, 2023.

43.1 CARACTERÍSTICAS BOTÂNICAS

O *Astrocaryum aculeatum* é uma palmeira da família *Arecaceae*. Comumente chamado de tucumã, mas também é conhecido por outros nomes populares, como tucumã-do-amazonas, tucumã-açu, tucumã-arara, tucumã-uaçu-rana, tucumã-piririca, tucumã-piranga, tucum-açu, tucum-bravo, tucum-da-serra, tucum-do-mato, tucum-purupuru e jabarana.[1]

A planta é comumente encontrada no Norte, nos estados do Acre, Amazonas, Pará, Rondônia e Roraima, e no Centro-Oeste, no estado do Mato Grosso. Sendo a região de maior concentração do tucumã o Amazonas. Onde provavelmente é seu centro de origem e diversidade.[2]

O tucumã apresenta um caule monoestipe, ereto, podendo apresentar espinhos negros. O tamanho pode variar entre 8 e 30 metros de altura e o diâmetro do caule entre 12 e 40 cm. As folhas são pinadas, reduplicadas e ascendentes, tem de 4 a 5 metros de comprimento, a bainha e pecíolo entre 1,8 e 3,7 m, raque de 1,4 a 6,4 m de comprimento e possui espinhos em toda a sua extensão.[3]

A inflorescência é ereta, interfoliar e ramificada, com aproximadamente 375 a 432 ráquilas distribuídas em um pedúnculo, coberto por uma bráctea lenhosa, peduncular e espinhosa. Produz grandes cachos, com centenas de frutos.[3]

O fruto é liso (Figura 45), com uma coloração amarelo ao avermelhado, com o formato do tipo globosa, seu tamanho é de 3,1 a 5,4 cm de comprimento e 2,5 a 4,8 cm de diâmetro. Possui uma única semente, por isso, é um fruto do tipo drupa. Com o mesocarpo carnoso, fibroso, podendo ser adocicado de cor creme ao alaranjado. O endocarpo é duro medindo de 1,5 a 10 mm de espessura.[3]

A planta apresenta duas variedades bem disseminadas na Região Norte, a *Astrocaryum aculeatum* e a *Astrocaryum vulgare* e que se distinguem botanicamente e pelas características químicas, biológicas e sensoriais. Ainda são iniciais os estudos com as espécies, mas se tem observado algumas características indesejadas para produção do tucumã, por isso, a espécie *A.acaule* foi eliminada das áreas de cultivo para evitar hibridização desnecessárias. Foi catalogado 290 matrizes, em 16 populações em 15 municípios amazonenses.[3]

43.2 CULTIVO E SAFRA

O tucumã é uma espécie monoica, ou seja, possui a parte feminina e masculina na mesma flor. Por isso, com um manejo adequado, pode se obter frutos o ano todo. Há uma diferenciação da floração entre as espécies, a *A. vulgare* floresce entre os meses de março a julho, enquanto a *A. aculeatum* tem a floração nos meses de julho a janeiro.[3]

A frutificação das espécies também é variável, a espécie *A.vulgare* frutifica o ano todo, enquanto a *A. aculeatum* entre fevereiro e agosto. O pico da safra das espécies é entre janeiro e março, a *A.vulgare*, e abril a junho da *A.aculeatum*. A colheita dos cachos ocorre quando eles estão completamente maduros, visualmente isso ocorre quando os frutos começam a se desprender do cacho e cair no chão. Dessa forma, é retirado o cacho inteiro da planta para retirada dos frutos.[4]

As espécies iniciam seu ciclo produtivo com um ano de diferença, a *A.vulgare* no 4° ano após o plantio, consequentemente, a *A. aculeatum* no 5° ano. A *A.vulgare* atinge nesse quarto ano entre 1,5 e 5 m de altura e produz entre 3 e 5 cachos, com peso entre 10 e 30 kg por cacho e 200 a 400 frutos. Com uma produtividade de 13,9 a 20 toneladas de fruta por hectare por ano.[4]

A *A.aculeatum* atinge no quinto ano entre 6 e 9 m de altura, produz até 16 cachos, com peso médio de 27 kg de frutos, o que representa entre 100 e 358 frutos com peso de 20 a 100 g. A produtividade é de 2,1 toneladas de frutos por hectare por ano.[4]

A propagação da espécie é por meio de sementes. Elas possuem uma germinação lenta, irregular com baixa porcentagem, crescimento lento e possuem dormência. A dormência é devido ao endocarpo que envolve as sementes, por isso, para realizar a quebra da dormência, o ideal é realizar a despolpa, secagem, uma reidratação e retirada desse endocarpo.[3]

Cada fruta possui em média 10 a 50 sementes, com a presença do endocarpo, a germinação levaria entre 730 e 1044 dias, já sem ele leva entre 120 e 187 dias, apresentando uma taxa de germinação de 70%. Para garantir uma diversidade genética, o ideal é coletar a semente de várias espécies.[3]

43.3 IMPORTÂNCIA ECONÔMICA

O tucumã possui grande importância econômica para a região amazônica, devido à sua utilização em diversas atividades econômicas. A parte mais comumente consumida é a polpa advinda do fruto, em suas diversas formas, *in natura*, como recheio, em pães, tapiocas, como geleia, cremes, doces, picolés, sorvetes e sucos.[3] O prato mais comum é o sanduiche de tucumã, tornando-se um prato típico da Região Norte.[5]

A fruta tem como residual uma amêndoa de onde extrai-se um óleo comestível, sendo uma alternativa mais saudável e sustentável aos óleos de palma e soja. Esse óleo é de cor transparente, com alto rendimento e apresenta características organolépticas e nutritivas de interesse para as indústrias alimentícias e cosmética.[3]

A produção da planta não é em larga escala, sendo ainda extrativista, por conta disso a produção comercializada é em torno de 400 toneladas por ano. Os estados com a maior demanda são o Amazonas, Pará e Roraima. Normalmente, o fruto é comercializado em feiras livres e mercados locais.[3]

Os meses com maior volume de produção são janeiro a abril e ainda não possui uma padronização de preços, variando conforme o tamanho, coloração e sabor do fruto. Pode ser vendido por sacas de 20 kg, variando o preço entre R$ 60 a R$ 120 reais. Ou a polpa pode ser comercializada congelada, em sacos de um kg, com valor de R$ 10 a R$ 15 reais.[3,6]

Também, o tronco da palmeira pode ser utilizado para construções rurais e as folhas podem ser utilizadas para tecer leques, esteiras e para a produção de artesanatos como chapéus, cestos e bolsas, sendo uma fonte de renda importante para as populações locais. O caroço é utilizado na produção de bijuterias finas, agregando um alto valor ao produto e da palmeira pode-se retirar o palmito.[5]

Além disso, o *Astrocaryum aculeatum* é uma espécie importante na preservação do meio ambiente. A palmeira é utilizada na recuperação de áreas degradadas, pois suas raízes ajudam a fixar o solo e as folhas proporcionam sombra para outras espécies crescerem.

Dessa forma, podemos perceber que o *Astrocaryum aculeatum* possui uma grande importância econômica e ambiental para a região amazônica. A valorização dessa espécie pode contribuir para o desenvolvimento sustentável da região, gerando renda para as comunidades locais e incentivando a preservação ambiental.[6]

43.4 VALOR NUTRICIONAL E COMPOSTOS BIOATIVOS

Na Tabela 94, é possível observar a composição nutritiva do tucumã-do-amazonas, de acordo com diversos autores. O macronutriente majoritário é o lipídeo (47,20 g/100 g), que fornece 89% das calorias da polpa do tucumã e contribui com a alta densidade energética da fruta (4,74 kcal/g). Os lipídeos predominantes são os ácidos graxos insaturados (76,2%), representados principalmente pelo ácido oleico (64,2%), que é monoinsaturado e ajuda a promover a saúde cardiovascular.[7]

Tabela 94 – Composição nutricional do Tucumã (*Astrocaryum aculeatum*)

Informações Nutricionais por 100 g de parte comestível			
Umidade	38,50 g	Sódio	1,35 mg
Energia	474,00 kcal	Potássio	1396,02 mg
Proteína	5,50 g	Cobre	0,32 mg
Lipídeos	47,20 g	Zinco	1,68 mg
Carboidratos	6,80 g	Selênio	9,32 µg
Fibra Alimentar	19,20 g	Carotenoides	6,26 mg
Cinzas	2,00 g	β-caroteno	10,29 mg
Cálcio	252,64 mg	Vitamina A	0,85 mg
Magnésio	56,84 mg	Ácidos graxos saturados	23,80 %
Manganês	0,58 mg	Ácido graxos insaturados	76,20 %
Ferro	2,08 mg	Ácido oleico	64,20 %

Fontes: Guex *et al.*[7], Aguiar[17], Cruz, Barbisan e Ribeiro[18] e Yuyama *et al.*[19]

Destaca-se também o alto conteúdo de fibras (19,20 g/100 g) (Tabela 94), que é equivalente ao teor encontrado na polpa de pequi (*Caryocar brasiliense*) *in natura* (19,04 g/100 g) e maior do que o encontrado na polpa de buriti (*Mauritia flexuosa*) *in natura* (15 g/100 g). Entre os benefícios da fibra alimentar destacam-se melhorias na saúde intestinal, no perfil plasmático de lipídeos, no controle glicêmico, maior sensibilidade à insulina, redução de marcadores inflamatórios e promoção da saciedade.[8,9]

O tucumã-do-amazonas é uma excelente fonte de potássio (1396,02 mg/100 g) (Tabela 94) e supera frutas conhecidas por serem ricas nesse mineral, como a banana prata (357,68 mg/100 g) e o melão (173 mg/100 g).[10]

O tucumã-do-amazonas contém cerca de 4vezes mais potássio que banana prata (*Musa* spp.) e 8 vezes mais que o melão (*Cucumis melo*). Além disso, o conteúdo de potássio em 100 g de polpa da fruta fornece 54% e 41% da ingestão dietética de referência (DRI) para mulheres (2600 mg/dia) e homens (3400 mg/dia) a partir dos 19 anos, respectivamente.[11] Portanto, essa fruta pode ser considerada como um alimento com "alto conteúdo" de potássio.[12]

O cálcio é o segundo mineral predominante no tucumã-do-amazonas (252,64 mg/100 g) e atende 25% da ingestão diária recomendada para indivíduos de 19 a 50 anos (1000 mg/dia).[13] Assim, o tucumã-do-amazonas pode ser considerado como fonte de cálcio, conforme determina o Regulamento Técnico sobre Informação Nutricional Complementar.[12]

Os carotenoides são os pigmentos naturais responsáveis pela coloração do mesocarpo da fruta, que varia de amarelo a laranja.[14] Já foram identificadas 21 diferentes isoformas de carotenoides no tucumã-do-amazonas, entre elas, predomina o β-caroteno, que apresenta atividade pró-vitamina A.[15] A vitamina A é fundamental para a integridade dos olhos e para o bom funcionamento do sistema imunológico.[16]

Importante destacar os lipídios, pois existe uma variação da quantidade deles entre as espécies *A.vulgare* e *A.aculeatum*, sendo a primeira com maior teor. Isso na análise de polpa somente, pois com a casca esse número pode variar. A constituição desse óleo é por ácidos graxos insaturados, na sua maioria ácido oleico, monoinsaturado. Também possui a presença de um ácido essencial, o ácido linolênico.[3]

Na Tabela 95, podemos observar essas quantidades de óleos, assim como a diferença entre as espécies.

Tabela 95 – Variação de ácidos graxos entre espécies de Tucumã

Ácido Graxo	*Tucumã-do-Amazonas*	*Tucumã-do-Pará*
Cáprico (%)	-	0,80
Mirístico (%)	-	0,13
Palmítico (%)	7,38	20,87 – 24,56
Esteárico (%)	5,28	3,55 – 7,81
n-Nonadecílico (%)	-	2,63
Araquídico (%)	2,01	1,64
Behênico (%)	-	0,13
Lignocérico (%)	-	0,13
Oleico (%)	73,28	63,12 – 67,62
cis-Vacênico (%)	-	1,20
Gadoleico (%)	-	0,40
Linoleico (%)	11,75	1,97 – 4,49
α-Linolênico (%)	-	2,25 – 3,81

Fonte: Oliveira, Oliveira, Abreu & Paracampo.[3]

Além dos ácidos graxos, a polpa apresenta carotenoides, variando do tucumã-do-amazonas com 82,65 µg/g até 1637,1 µg/g do tucumã-do-Pará. Sendo ambas fontes de provitamina A e antioxidantes.[20] As amêndoas dos frutos também possuem alto teor de carboidratos e lipídios. Que na composição desses óleos, temos uma semelhança com a polpa. Como a presença do ácido graxo oleico, mas também ácidos graxos diferentes como o ácido caprílico.[3]

Devido a essa quantia de lipídios contidos na polpa, teve-se o interesse no óleo que além dos ácidos graxos possuem outros compostos, que são os fitoesteróis.

Além desses componentes, o tucumã contém outros compostos bioativos como polifenóis, flavonoides, taninos, alcaloides, saponinas e esteroides, isso presente nos extratos da planta.[21] Desses, cita-se a rutina, quercetina, ácido gálico, ácido cafeico e ácido clorogênico, compostos que contribuem para as propriedades funcionais do tucumã.[22]

43.5 PROPRIEDADES FUNCIONAIS

Os frutos e sementes do tucumã têm sido usados na alimentação humana e animal, sendo a sua polpa consumida devido às suas propriedades nutricionais. Tradicionalmente, a população local utiliza os frutos de tucumã no tratamento de infecções no sistema respiratório, desordens digestivas, bem como antiparasitários.[23]

Estudos têm demonstrado o potencial dos extratos de *A. aculeatum* com ação antioxidante.[24] Recentes estudos demonstram diferentes metodologias para mensurar a atividade antioxidante do extrato de *A. aculeatum*, tais como DPPH, ABTS e TRAP, destacados na Tabela 96.

Tabela 96 – Atividade antioxidante do Tucumã (*Astrocaryum aculeatum*) por diferentes métodos

Ensaio	Resultados
DPPH	IC50 11,24 µg/mL (a,1)[25]
	IC50 8,98 µg/mL (a,2)[25]
	IC50 5,22 ± 0,33 µg/mL (a,1)[7]
	IC50 228,90 µg/mL (e,1)[26]
	IC50 4,62 ± 0,51 mg/mL (f,1)[27]
	130 µM TE/g amostra (c,1)[28]
ABTS	1,51 ± 6,73 mg/mL (f,1)[27]
FRAP	IC50 102,38 ± 4,8 µg/mL (a,1)[25]

Legenda: a: extrato etanólico. b: extrato hidroetanólico. c: extrato aquoso. d: extrato acetona. e: extrato metanólico. f: extrato hexânico. 1: extrato da polpa da fruta. 2: extrato da casca da fruta. 3: extrato de semente; TE: Trolox equivalente. IC_{50} concentração necessária para inibir 50% do radical DPPH.

Pesquisas sugerem que substâncias isoladas dos frutos ou de cascas apresentam diferentes atividades farmacológicas como citoprotetora[25], anti-inflamatória[8], antitumoral[30], antigenotóxico[31] e antimicrobiana.[32] Adicionalmente, o tucumã apresentou uma ação neuroprotetora por prevenir eficientemente a perda de memória e o dano oxidativo no cérebro de ratos hiperlipidêmicos.[33] Dessa forma, esse potencial nutracêutico do tucumã deve ser explorado para a obtenção de compostos para a indústria alimentícia, cosmética e farmacêutica.

Um estudo com extratos da polpa e casca do tucumã avaliou a possível atividade inibitória frente a 37 microrganismos, o resultado demonstrou que o extrato foi eficiente para quatro microrganismos, *E. faecalis, B. cereus, C. albicans* e *L. monocytogene*.[32]

O óleo do tucumã também demonstrou ter efeitos inibitórios sobre microrganismos, *Acinobacter baumanii, Enterococcus faecalis, Enterococcus faecium, Staphylococcus epidermidis* e *Streptococcus agalactiae, Enterococcus cecorum, Candida perfringens* e *Staphylococcus aureus*.[34]

Os extratos do fruto e o óleo ainda demonstram atividade anti-inflamatória. Sendo capaz de reduzir a viabilidade de macrófagos e reduzindo níveis de ROS. Os extratos aumentam a defesa antioxidante, reduzindo o estado inflamatório, regulando os níveis de superóxido dismutase, catalase, IL-1β, IL-6 e IL-10.[29]

Trabalhos avaliando o potencial contra o câncer ainda são insipientes, podendo ainda ser explorados. Ensaios *in vitro* demonstram resultados positivos com o uso do extrato na leucemia. Assim como o óleo teve um efeito antiproliferativo, inibindo 50% de células de câncer de mama.[35]

O óleo do tucumã apresentou efeitos hipocolesterolêmico em ratos. Da mesma forma nos animais, quando induzidos a um quadro diabético, o óleo foi capaz de manter o peso corporal, e os níveis de glicose e insulina.[35]

Devido aos benefícios relatados com o tucumã se vê um futuro promissor quanto à planta, pois poderia ser incrementado na indústria alimentícia, devido às questões de saúde, devido aos compostos bioativos, ácidos graxos essenciais, quantidade de fibras alimentares entre outras aplicabilidades.[35]

REFERÊNCIAS

1. Henderson A, Galeano G, Bernal R. Field guide to the palms of the Americas. Princepton, New Jersey: Princeton University Press; 1995. 502 p. ISBN:9780691656120
2. Macêdo JLV, Ramos SLF, Lopes MTG, Costa JR, Leeuwen JV, Lima RMB, Silva PP. Tucumã-do-amazonas. In: Lopes R (org.). Palmeiras nativas do Brasil. Brasília, DR: Embrapa; 2015. cap.12, p. 369-393.

3. Oliveira MSP, Oliveira NP, Abreu LF, Paracampo NENP. Espécies nativas da flora brasileira de valor econômico atual ou potencial: plantas para o futuro: região Norte. Brasília, DF: MMA; 2022. cap. 5, p. 1137-1155.

4. Cymerys M. Tucumã-Do-Pará. In: Shanley P, Medina G, editors. Frutíferas e Plantas úteis na vida Amazônica. Belém: CIFOR, Imazon; 2005. p. 209-214.

5. Shanley P. Frutíferas e Plantas Úteis na Vida Amazônica. Patricia Shanley, Gabriel Medina; ilustrado por Silvia Cordeiro, Antônio Valente, Bee Gunn, Miguel Imbiriba, Fábio Strympl. Belém: CIFOR, Imazon; 2005. 300 p. il. ISBN 85-88808-02-1

6. Rabelo A. Frutos nativos da Amazônia: comercializados nas feiras de Manaus-AM. Manaus: Editora INPA; 2010.

7. Guex CG, Cassanego GB, Dornelles RC, Casoti R, Engelmann AM, Somacal S et al. Tucumã (*Astrocaryum aculeatum*) extract: phytochemical characterization, acute and subacute oral toxicity studies in Wistar rats. Drug Chem Toxicol. 2020;44(8):810-821. DOI: 10.1080/01480545.2020.1777715.

8. Fardet A. Whole Grains from a Mechanistic View. CFW Plexus. 2013;10(1):01B. DOI: 10.1094/CPLEX-2013-1001-01B.

9. Giuntini EB, Menezes EW, Sardá FAH, Coelho KS. Fibras alimentares. In: Alimentos funcionais e compostos bioativos. Barueri – SP: Manole, 2019.

10. TBCA. Tabela Brasileira de Composição de Alimentos. Potássio. Frutas e derivados. 2023. http://www.tbca.net.br/base-dados/busca_componente.php.

11. Committee to Review the Dietary Reference Intakes for Sodium and Potassium, Food and Nutrition Board, Health and Medicine Division, & National Academies of Sciences, Engineering, and Medicine. Dietary Reference Intakes for Sodium and Potassium. Stallings VA, Harrison M, Oria M, Eds. Washington – DC: National Academies Press; 2019. p. 253-353. DOI: 10.17226/25353.

12. Ministério da Saúde. Agência Nacional de Vigilância Sanitária. RDC No 54, de 12 de novembro de 2012. Dispõe sobre o Regulamento Técnico sobre Informação Nutricional Complementar. Brasília – DF, 2012. Disponível em: https://bvsms.saude.gov.br/bvs/saudelegis/anvisa/2012/rdc0054_12_11_2012.html.

13. Institute of Medicine. Dietary Reference Intakes for Calcium and Vitamin D. Washington, DC: The National Academies Press; 2011.

14. Shanley P, Medina G. Frutíferas e Plantas Úteis na Vida Amazônica. CIFOR, 2005.

15. Rosso VV, Mercadante AZ. Identification and Quantification of Carotenoids, By HPLC-PDA-MS/MS, from Amazonian Fruits. J Agric Food Chem. 2007;55(13):5062-72. DOI: 10.1021/jf0705421.

16. Castro NP, Colovati VLVE, Luzia LA, Rondó PHC. Carotenoides. In: Alimentos funcionais e compostos bioativos. Barueri – SP: Manole, 2019.

17. Aguiar JPL. Tabela de composição de alimentos da Amazônia. Manaus – AM: INPA, 2019.

18. Cruz IBM, Barbisan F, Ribeiro EE. Bioactive Compounds of Tucuma (*Astrocaryum aculeatum* G. Mey.). In: Murthy HN, Bapat VA (eds). Bioactive Compounds in Underutilized Fruits and Nuts. Springer International Publishing. 2020;257-270. DOI: 10.1007/978-3-030-30182-8_13.

19. Yuyama LKO, Maeda RN, Pantoja L, Aguiar JPL, Marinho HA. Processamento e avaliação da vida-de-prateleira do tucumã (*Astrocaryum aculeatum* Meyer) desidratado e pulverizado. Food Sci Technol. 2008;28:408-12. DOI: 10.1590/S0101-20612008000200021.

20. Bony E, Boudard F, Brat P, Dussossoy E, Portet K, Poucheret P, Giaimis J, Michel A. Awara (*Astrocaryum vulgare* M.) pulp oil: Chemical characterization, and antiinflammatory properties in a mice model of endotoxic shock and a rat model of pulmonary inflammation. Fitoterapia. 2012;83:33-43.

21. Azevedo SCM. Estudo do potencial biotecnológico da polpa de tucumã (*Astrocaryum aculeatum*) *in natura* e da conservação das suas propriedades nutricionais em embalagens a vácuo. [Dissertação de mestrado]. Manaus: Universidade do Estado do Amazonas; 2016.

22. Sagrillo MR, Garcia LFM, Souza Filho OC, Duarte MMMF, Ribeiro EE, Cadoná FC, da Cruz IBM. Tucumã fruit extracts (*Astrocaryum aculeatum* Meyer) decrease cytotoxic effects of hydrogen peroxide on human lymphocytes. Food Chem. 2015;173:741-748. DOI: 10.1016/j.foodchem.2014.10.067. ISSN 0308-8146.

23. Agostini-Costa TS. Bioactive compounds and health benefits of some palm species traditionally used in Africa and the American – a review. J Ethnopharmacol. 2018;224:202-229. DOI: 10.1016/j.jep.2018.05.035.

24. Alves JM, Souza AO. The antioxidante profile in the circadian rhythm of Jambos malaccensis, Ocimum gratissimum and *Astrocaryum aculeatum*. Rev Ens Sa Biotec Amaz. 2020;2(1):19-28.

25. Sagrillo MR, Garcia LFM, Filho OCS, Duarte MMMF, Ribeiro EE, Cadoná FC, Cruz IBM. Tucumã fruit extracts (*Astrocaryum aculeatum* Meyer) decrease cytotoxic effects of hydrogen peroxide on human lymphocytes. Food Chem. 2015;173:741-748. DOI: 10.1016/j.foodchem.2014.10.067.

26. Vieira LM, Azevedo SCM, Silva GF, Albuquerque PM. Study of the antioxidant potential of Tucumã pulp (*Astrocaryum aculeatum*) *in natura* stored in vacuum packaging. J Eng Exact Sci. 2017;3(4):672-677. DOI: 10.18540/2446941603042017067.

27. Aguiar PA, Silva MJA, Ximenes JA, Paes ERC, Lima ES. Preliminary evaluation of the antioxidant and anti-inflammatory potential of the Tucuma Kernel (*Astrocaryum aculeatum*). Braz J Health Rev. 2022;5(4):12482-12490. DOI: 10.34119/bjhrv5n4-044.

28. Gonçalves AESS, Lajolo FM, Genovese MI. Chemical composition and antioxidante/antidiabetic potential of Brazilian native fruits and commercial frozen pulps. J Agric Food Chem. 2010;58:4666-4674. DOI: 10.1021/jf903875u.

29. Cabral FL, Bernardes VM, Passos DF, Oliveira JS, Doleski PH, Silveira KL *et al.* *Astrocaryum aculeatum* fruit improves inflammation and redox balance in phy-

tohemagglutinin-stimulated macrophages. J Ethnopharmacol. 2020;247:112274. DOI: 10.1016/j.jep.2019.112274.

30. Copetti PM, Oliveira PSB, Garcia LFM, Vaucher RA, Duarte MMF, Krause LF et al. Tucumã extracts decreases PML/RARAgene expression in NB4/APL cell line. Arch Biosci Health. 2019;1(1):77-98. DOI: 10.18593/abh.17200.

31. Carneiro ABA, Pinto EJS, Ribeiro IF, Magalhães MRG, Neto MABM. Efeito da *Astrocaryum aculeatum* (Tucumã) na toxicidade da Doxorrubicina: Modelo experimental *in vivo*. Acta Paul Enferm. 2017;30(3):233-239. DOI: 10.1590/1982-0194201700036

32. Jobim ML, Santos RC, Santos CF, Oliveira RM, Mostardeiro CP, Sagrillo MR et al. Antimicrobial activity of Amazon *Astrocaryum aculeatum* extracts and its association to oxidative metabolism. Microbiological Research. 2014;169(4):314-323. DOI: 10.1016/j.micres.2013.06.006

33. Jantsch MH, Bernardes VM, Oliveira JS, Passos DF, Dornelles GL, Manzoni AG et al. Tucumã (*Astrocaryum aculeatum*) prevents memory loss and oxidative imbalance in the brain of rats with hyperlipidemia. J Food Biochem. 2021;45(4):e13636. DOI: 10.1111/jfbc.13636

34. Rossato A, Silveira LS, Lopes LQS, Filho WPDS, Schaffer LF, Santos RCV, Sagrillo MR. Evaluation *in vitro* of antimicrobial activity of tucumã oil (Astrocaryum Vulgare). Arch Biosci Health. 2019;1(1):99-112. DOI: 10.18593/abh.19701.

35. Nascimento K, Copetti PM, Fernandes A, Klein B, Fogaça A, Zepka LQ et al. Phytochemical analysis and evaluation of the antioxidant and antiproliferative effects of Tucumã oil nanocapsules in breast adenocarcinoma cells (MCF-7). Nat Prod Res. 2021;35(12):2060-2065. DOI: 10.1080/14786419.2019.1648460.

44

URUCUM (*Bixa orellana* L.)

Alisson David Silva

Manuela Dolinsky

Figura 46 – Frutos e sementes de Urucum (*Bixa orellana*)*[46]

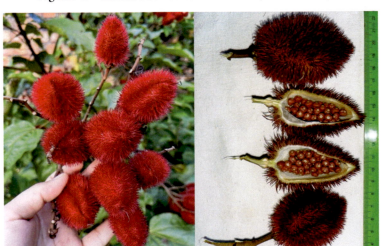

44.1 CARACTERÍSTICAS BOTÂNICAS

Desde a chegada dos portugueses no Brasil, o Urucum (*Bixa orellana* L.) já era amplamente utilizado pelos índios por meio do seu pigmento, quer seja na pintura e decoração em artes corporais, como também contra a picada de insetos. Os índios também utilizavam o urucum para proteção contra queimadura dos raios solares na pele, evitando-se o aparecimento de bolhas.[1]

---

[46] Fonte: os autores, 2023.

Pertencente à família *Bixaceae*, o urucum é uma planta nativa do Brasil, distribuindo-se amplamente por todo o território nacional brasileiro, além de outros países como Peru, México, Equador, Indonésia, Quênia e leste da África. É uma planta nativa do Brasil, por isso, ocorre em diversos estados. Mas predomina em regiões amazônicas, no Cerrado e na Mata Atlântica.[2,3]

O urucum é um arbusto com tamanho que varia entre 2 e 4 metros de altura, com ramificação densa e esgalhada. Seu caule tem em torno de 25 cm de diâmetro, com aparência rugosa e coloração cinza-esverdeada. Possui folhas simples, alternadas e glabas, medindo entre 5 e 20 cm de comprimento e 2 a 15 cm de largura. Na parte superior da folha, não possui pelos, glabra, e na face de baixo é pilosa.[2,4]

Possui inflorescência com flores no formato de panículas com a medida de 10 a 15 cm. As flores são hermafroditas, com as pétalas separadas, apresenta o cálice e corola e apresenta simetria radial. Os ramos jovens possuem lenticelas proeminentes e indumentos de pelos avermelhados.[2,4] Além disso, os frutos são em formato de cápsulas, ovoides e globosas. Medem entre 5-7 cm de comprimento e 4-4,5 cm de largura. A camada externa do fruto, quando mais jovem, possui uma cor avermelhada e na fase adulta castanho. Coberta com pequenos espículos. As sementes se encontram dentro dessa capsula e apresentam um envoltório vermelho, característica da planta em cachos de até 17 unidades.[2] Na Figura 46, estão dispostos os frutos do urucuzeiro, bem como suas sementes de coloração avermelhada.

44.2 CULTIVO E PLANTIO

O urucum é uma planta que se adapta bem em qualquer tipo de solo, até mesmo aqueles de baixa fertilidade. No entanto, ele se desenvolve melhor em solos férteis e com boas características para a agricultura como aqueles bem drenados, com fertilidade tendendo de média para alta, além do pH do solo estando entre 5 e 7.[5]

O cultivo do urucum tem se estendido principalmente em áreas tropicais do Brasil, podendo ser destacado o território amazônico.[6] A temperatura propícia para o cultivo do urucum é aquela em torno de 22º a 27ºC, com altitude variando de zero a 1200 metros acima do nível do mar. Já um fator abiótico muito importante para o seu crescimento e desenvolvimento são as chuvas que devem ser de pelos menos 1200 mm, sendo equilibradamente distribuída ao logo do ano.[5]

Já o seu plantio é geralmente efetuado no início do período chuvoso. A escolha do espaçamento está relacionada com os seguintes fatores: cultivar, tipo de solo e sistema de cultivo (sequeiro ou irrigado). Os espaçamentos mais utilizados são: 6x4m e 6x5m, com densidade de 417 e 333 plantas/ha, respectivamente (2:712).

A reprodução do urucum ocorre por sementes ou estaquia, sendo a primeira mais comumente utilizada. As sementes que vão ser utilizadas são colhidas dos frutos maduros e secos. É necessário fazer a quebra da dormência, que pode ser de três formas, química, utilizando ácido sulfúrico, física, por meio de uma lixa ou térmica, imersão em água a mais de 70°C, a mais utilizada.[7]

Feito o processo de quebra da dormência, é realizada a semeadura em sacos plásticos, com 4 unidades por recipiente, ou realizado diretamente nos canteiros. O urucuzeiro não é exigente quanto ao solo, com bom desenvolvimento em solos com poucos nutrientes, porém, na fase inicial, é interessante uma adubação com cálcio, nitrogênio, ferro e manganês.[2]

Após o plantio, a produção se inicia no terceiro ano, sendo que a produção média pode variar conforme a região e tratos culturais, mas fica entre 300 e 900 quilos por hectare. A planta tem uma vida útil entre 10 e 12 anos, após esse período, pode haver um déficit na produção, inviabilizando a planta.[8]

A florada se inicia entre o período de 6 a 10 meses do plantio, a segunda entre 12 e 15 meses. No período de 90 dias da floração, as sementes podem ser colhidas. O ponto de colheita recomendado é quando a primeira cápsula de cada cacho começa a secar. Nas regiões chuvosas, a planta floresce e frutifica o ano todo.[9]

44.3 IMPORTÂNCIA ECONÔMICA

A importância econômica do urucum relaciona-se principalmente ao uso de suas sementes como corante natural, conhecido popularmente como urucum ou colorau. Esse corante é utilizado por diversas indústrias como forma de dar cor e sabor aos produtos e pelas propriedades medicinais, cosméticas e alimentícias.[2]

Entre os diferentes usos, cita-se a aplicação na indústria de alimentos como aditivo em laticínios, carnes, queijos, margarinas e na produção de condimentos, como azeite de dendê e outros óleos comestíveis. Além disso, o urucum também é utilizado na produção de cosméticos, como batons e protetores solares, devido às suas propriedades antioxidantes e protetoras da pele contra os raios UV.[10]

Outra importante aplicação do urucum é na medicina tradicional. A casca da árvore é utilizada de forma tradicional para o tratamento de diversas doenças, como a febre, inflamações, dores de cabeça e dores de estômago e as folhas e casca da planta são usadas como tempero e no preparo de chás.[2,11,12]

A produção do urucum como corante natural tem sido cada vez mais valorizada pelo mercado consumidor, que busca produtos mais naturais e saudáveis. Isso tem impulsionado o cultivo e a comercialização deste produto natural em diversos países tropicais e é evidenciada por sua ampla utilização em diferentes setores da indústria, além de sua crescente demanda como alternativa aos corantes sintéticos, que têm sido associados a efeitos adversos à saúde.[10,13]

No Brasil, a produção de urucum em 2019 foi de 15.625 toneladas, produção que é variável ano após ano, porém dobrou desde 1990. A Região Sudeste é a maior produtora da semente, seguido das Regiões Norte e Nordeste. Assim como a produção, o valor praticado pela semente também subiu, saindo de R$1,00 em 1990 e chegando a R$6,21 por quilo de sementes em 2017.[14]

O consumo do colorau, segundo a tabela de "Aquisição alimentar domiciliar per capita anual por grandes regiões" do IBGE (POF, 2017-2018), no Brasil, é de 65 gramas. A região com maior consumo é a Nordeste, com 142 gramas, seguida do Norte, com 97 gramas, Sudeste e Centro-Oeste são iguais, com 28 gramas, e por último a região Sul com 24 gramas.[15]

44.4 VALOR NUTRICIONAL

A semente de urucum é amplamente utilizada na preparação de alimentos como condimento e corante natural, principalmente nas Regiões Norte e Nordeste do Brasil. Num estudo realizado no agreste paraibano, os autores analisaram duas amostras de sementes de urucum. A composição centesimal e o teor de amido obtido no estudo estão disponíveis na Tabela 97.[16]

Na Tabela Brasileira de Composição de Alimentos (TBCA), consta a composição do colorífico, também conhecido como colorau, que é um tempero produzido a partir da mistura das sementes do urucum moídas ou do pigmento extraído, com outros ingredientes como farinhas de milho e mandioca, entre outros. O colorau figura entre os temperos com melhor perfil nutricional disponíveis no mercado. A composição desse produto alimentício consta na Tabela 98.[17]

As sementes de urucum são consideradas fontes de proteínas (±11 g/100 g),[16,18] com quantidades equivalentes às encontradas em outros condimentos, como a pimenta caiena (12,01 g/100 g) e o açafrão (11,43 g/100 g).[19] Valores de proteínas semelhantes também foram encontrados em diferentes estudos com grãos residuais de urucum provenientes de processo industrial, realizados nas cidades de Aracajú – SE (±11 g/100 g)[20] e Valinhos – SP (±11,5 g/100 g).[21] O colorau também é fonte de proteínas (8,67 g/100 g), embora tenha sido encontrada uma quantidade um pouco menor que a da semente.[17]

Tabela 97 – Composição nutricional das sementes de Urucum (*Bixa orellana* L.)

Informações Nutricionais por 100 g de parte comestível			
Umidade	8,71 – 9,63 g	Lipídeos	2,67 – 4,15g
Cinzas	5,23 – 5,75 g	Fibra Alimentar	1,70 – 2,13 g
Carboidratos	67,42 – 69,22 g	Amido	7,21 – 9,16 g
Proteínas	10,93 a 11,86 g		

Fonte: Freire.[16]

Tabela 98 – Composição nutricional do Colorau

Informações Nutricionais por 100 g de parte comestível			
Umidade	10,3 g	Ferro	19,4 mg
Proteína	8,67 g	Potássio	2096 mg
Cinzas	1,93 g	Zinco	3,98 mg
Lipídeos	6,14 g	Magnésio	163 mg
Carboidrato Disponível	40,9 g	Cobre	0,66 mg
Fibra Alimentar	32,1g	Selênio	5,79 µg
Energia	318 kcal	Vitamina A	1170 µg
Sódio	12,3 mg	Vitamina E	13,8 mg
Cálcio	210 mg	Niacina	9,29 mg

Fonte: TBCA.[17]

O colorau apresenta um alto conteúdo de fibra alimentar (32,1 g/100 g), que é equivalente ao do cravo em pó (33,90 g/100 g) e maior do que o encontrado em outros condimentos, como em cúrcuma em pó (22,7 g/100 g), cebola em pó (15,2 g/100 g) e gengibre em pó (14,1 g/100 g).[19]

Entre os minerais destaca-se o conteúdo de potássio (2096 mg/100 g), que é equivalente ao de condimentos como páprica em pó (2280 mg/100 g) e pimenta caiena (2014 mg/100 g), mas superior ao encontrado em açafrão (1724 mg/100 g) e pimenta preta (1329 mg/100 g).[19,22]

A composição química de *B. orellana* apresenta-se rica em metabólitos bioativos, como carotenoides, flavonoides, tocotrienóis, compostos fenólicos, terpenoides. A presença dessas classes confere propriedades biológicas interessantes para a espécies, fazendo com que o interesse pela indústria seja crescente.

Os carotenoides, especialmente bixina e norbixina, recebem destaque por serem os responsáveis por uma das principais caraterísticas do uso dessa espécie, a coloração avermelhada que é usada como corantes naturais.[22,23] A estrutura dessas substâncias pode ser visualizada na Figura 47.

Figura 47 – Substâncias majoritárias descritas no Urucum (*Bixa orellana*)

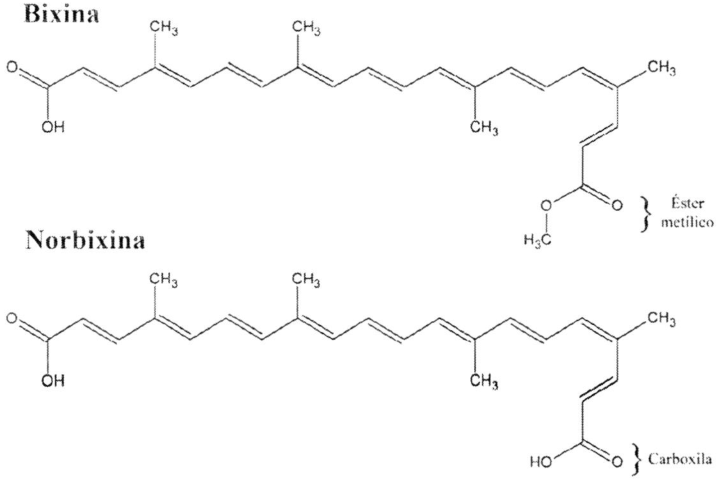

Fonte: adaptada de Garcia, Bolognesi, Dias et al.[24]

A bixina é um pigmento de coloração vermelho-amarelada e apresenta-se como o único carotenoide natural com dois grupos carboxílicos. Seu uso na indústria vem crescendo principalmente pelo seu poder de proteger células e tecidos contra radicais livres, além de possuir aplicação factível na coloração de alimentos e ração, por exemplo, substituindo corantes artificiais. Há, ainda, que ressaltar que a bixina é um composto que possui efeito hipocolesterolemiante e atua fortemente na defesa antioxidante do organismo.[24]

O óleo extraído das sementes de urucum apresenta-se rico em ácidos graxos, incluindo ácido linoleico, o ácido palmítico, o ácido esteárico e ácido oleico, que possuem propriedades antioxidantes e anti-inflamatórias.[13] Além disso, também foram identificados compostos fenólicos, como ácido vanílico, ácido p-hidroxibenzoico e ácido protocatecuico, além de taninos e tocoferóis.[18,25]

Os tocotrienois são outros compostos bioativos encontrados no urucum que merecem destaque. Considerados componentes da vitamina E, são encontrados em plantas, óleos vegetais, germe de trigo, sementes oleaginosas, vegetais folhosos verde-escuros e alimentos de origem animal, principalmente gema de ovo e fígado. Sua função no organismo está relacionada à inibição dos processos de oxidação de lipídios em alimentos e sistemas biológicos. Vale ressaltar que o urucum é uma fonte rica de δ-tocotrienol, ultrapassando o óleo de palma e o óleo de farelo arroz.[26]

Cita-se ainda carotenoides, apocarotenoides, esteróis, compostos alifáticos, monoterpenos, sesquiterpenos, triterpenoides e outros elementos químicos detectados nas sementes, casca das sementes e folhas de *B. orellana*. A triagem fitoquímica do extrato aquoso bruto de *B. orellana* indica a presença de flavonoides, taninos, antraquinonas, saponinas e terpenoides; terpenoides e glicosídeos na fração do extrato em acetona e a presença de taninos e glicosídeos na fração metanólica. O extrato etanólico indica a presença de taninos, flavonoides, saponinas, esteroides e terpenoides. O extrato de hexano indica a presença de glicosídeos. Terpenoides podem ser isolados no extrato de éter. O extrato de acetato de etila indica a presença de taninos, flavonoides, saponinas, esteroides e terpenoides. O extrato hidroetanólico de *B. orellana* (folhas) mostrou a presença de terpenos, flavonoides, taninos, cumarinas e saponinas e ausência de alcaloides e antraquinonas.[27]

Por fim, o urucum apresenta uma concentração significativa de geranilgeraniol. Considerado um intermediário na biossíntese das Vitaminas A, E e K, esse composto apresenta diferentes propriedades farmacológicas, principalmente no que tange à modulação da inflamação e do estresse oxidativo. Na indústria, o geranilgeraniol é utilizado como suplemento nutricional, nutracêutico e em bebidas funcionais.[27,28]

44.5 PROPRIEDADES FUNCIONAIS

O desenvolvimento de medicamentos alternativos para lidar com várias doenças infecciosas a partir de produtos naturais pode fornecer uma importante fonte de diversidade química. Na Amazônia, estima-se que somente 16 a 20% de animais e plantas foram identificados[29], reforçando, assim, a necessidade de estudos com extratos amazônicos.

São muitas as propriedades funcionais encontradas no urucum, sobretudo pela sua composição e concentração de compostos bioativos. Nesse cenário, os compostos fenólicos e os carotenoides ganham destaque, especialmente pela atividade antioxidante detectada.[26] Devido a essa capacidade de proteção à oxidação celular, o urucum pode atuar na prevenção de cânceres, cardiopatias e sinais de envelhecimento do organismo. Outras substâncias envolvidas nesse processo são os flavonoides: em conjunto com a bixina, borbixina e com os polifenóis, são capazes de atuar fortemente no combate dos radicais livres.[28]

Apesar das propriedades medicinais ainda não estarem totalmente conhecidas, sabe-se que o extrato do urucum — além das características antioxidantes — apresenta resposta anti-inflamatória e antimicrobiana. Nesse sentido, vale ressaltar que o urucum tem sido utilizado, inclusive, em tratamento de feridas cutâneas, dado seu efeito positivo no reparo tecidual e no processo de reepitelização, fibroplasia e indução de angiogênese.[24]

A tinta proveniente *Bixa orellana* foi utilizada por povos indígenas para pinturas.[30] Além disso, estudos demonstram a atividade antioxidante, antimicrobiana,[31,32] antiviral,[33] hipoglicemiante[34] e inseticida[35] provenientes das sementes. Já as folhas apresentam atividade antimicrobiana[36,37] e anti-leishmanial[38]. Em acréscimo, extratos elaborados com os frutos de *B. orellana* sugerem significativa ação citotóxica.[39]

Ainda, a literatura mostra que o urucum apresenta ação farmacológica comprovada, bem como atividade diurética e hipoglicemiante em estudos com animais.[15] Já em estudos com seres humanos, pode-se encontrar artigos que comprovam seu efeito como composto adstringente, bactericida e na redução dos níveis de triglicérides no sangue. Além disso, o seu extrato possui relação com a prevenção da aterosclerose.[19]

REFERÊNCIAS

1. Felippe G. No rastro de Afrodite: Plantas afrodisíacas e culinárias. São Paulo: Ateliê Editorial; 2004.

2. Carreira LMM, Silva EF, Cascae MM, Nascimento LD, Andrade EHA, Poltronieri MC. *Bixa orellana* Urucum. In: Espécies nativas da flora brasileira de valor econômico atual ou potencial: plantas para o futuro: região norte. Brasília: MMA; 2022. p. 1452.

3. Detalha Taxon Públic. floradobrasil.jbrj.gov.br. 2023. Disponível em: https://floradobrasil.jbrj.gov.br/FB5745.

4. Lorenzi H. Árvores brasileiras: manual de identificação e cultivo de plantas arbóreas nativas do Brasil. vol. 1. 3rd ed. Nova Odessa, SP: Instituto Plantarum; 2000. 352 p.

5. Filho GSF. Cultivo de Urucum Sistema de Produção [Cartilha]. EMATER-RO, 2018. 30p. Disponível em: http://www.emater.ro.gov.br/ematerro/wp-content/uploads/2021/07/20210716-cartilha-cultivo-de-urucum.pdf.

6. Mantovani NC, Otoni WC, Grando MF. Produção de explantes através da alporquia para o cultivo *in vitro* do urucum (*Bixa orellana* L). Rev Brasileira de Biociências, 2007;5(S2):597-599.

7. Picolotto DRN, Theodoro JVC, Dias AR, Theodoro GF, Alves CZ. Germinação de sementes de urucum em função de métodos de superação de dormência e temperaturas. Pesquisa Agropecuária Tropical. 2013;43:232-238.

8. Satyanarayana A, Prabhakararao PG, Rao DG. Chemistry, processing and toxicology of annatto (*Bixa orellana* L.). Journal of Food Sciences Technology. 2003;40(2):131-141.

9. Castro CB, Martins CS, Falesi IC, Nazaré RFR, Kato OR, Benchimol RL et al. A cultura do urucum. 2nd ed. Brasília, DF: Embrapa Informação Tecnológica; 2009. 61 p. (Coleção plantar, 64). ISBN: 978-85-7383-451-2.

10. Barbosa-Filho JM. *Bixa orellana*: Retrospectiva de usos populares, atividades biológicas, fitoquímica e emprego na fitocosmética, no continente americano, Simpósio Brasileiro do Urucum—SIMBRAU, João Pessoa, Brazil, 2006.

11. Gupta P. Bixa orenalla: A review on its phytochemistry, traditional and pharmacological uses. World J. Pharm. Sci, 2016;4:500-510.

12. Hirko B, Getu A. *Bixa orellana* (Annatto Bixa). A Review on Use, Structure, Extraction Methods and Analysis. Journal of Agronomy, Technology and Engineering Management. 2022;5(1),687-696.

13. Rivera-Madrid R, Aguilar-Espinosa M, Cárdenas-Conejo Y, Garza-Caligaris LE. Carotenoid derivates in achiote (*Bixa orellana*) seeds: synthesis and health promoting properties. Frontiers in Plant Science, 2016;7:1406.

14. IBGE - Instituto Brasileiro de Geografia e Estatística. Tabela 1613 - Área destinada à colheita, área colhida, quantidade produzida, rendimento médio e valor

da produção das lavouras permanentes. Rio de Janeiro. Disponível em: https://sidra.ibge.gov/tabela/1613.

15. IBGE – Instituto Brasileiro de Geografia e Estatística. Pesquisa de Orçamentos Familiares 2017-2018. Rio de Janeiro; 2010.

16. Freire SMM. Qualidade do urucum (*Bixa orellana* L.) produzido pelos agricultores familiares do agreste paraibano. [Dissertação de mestrado]. João Pessoa - PB: Universidade Federal da Paraíba; 2017. Disponível em: https://repositorio.ufpb.br.

17. TBCA. TBCA - Tabela Brasileira de Composição de Alimentos. Colorífico, urucum, corante colorau, pó, *Bixa orellana* L. (Colorific, annatto, powder). 2023. Disponível em: http://www.tbca.net.br/base-dados/int_composicao_alimentos.php?cod_produto=C1078B.

18. Prabhakara RP, Narsing RG, Jyothirmayi T, Satyanarayana A, Karuna MSL, Prasad RBN. Characterisation of Seed Lipids from *Bixa orellana* and Trachyspermum Copticum. J Am Oil Chem Soc. 2015;92(10):1483-1490. DOI: 10.1007/s11746-015-2717-1

19. TBCA. Tabela Brasileira de Composição de Alimentos. 2023. Disponível em: http://www.tbca.net.br/base-dados/busca_componente.php.

20. Brito JG, Queiroz AJ, Figueirêdo RM, Oliveira AS. Armazenamento de grãos residuais de urucum sob atmosfera controlada. Rev Bras Eng Agric Ambiental. 2015;19(12):1185-1191. DOI: 10.1590/1807-1929/agriambi.v19n12p1185-1191.

21. Valério MA, Ramos MIL, Braga Neto JA, Macedo MLR. Annatto seed residue (*Bixa orellana* L.): nutritional quality. Food Sci. Technol. 2015;35(2):326-30. DOI: 10.1590/1678-457X.6539.

22. Glew RH, Vanderjagt DJ, Lockett C, Grivetti LE, Smith GC, Pastuszyn A, Millson M. Amino Acid, Fatty Acid, and Mineral Composition of 24 Indigenous Plants of Burkina Faso. J Food Compos Anal. 1997;10(3):205-217. DOI: 10.1006/jfca.1997.0539.

23. Santos DC, Barboza AS, Ribeiro JS, Junior SAR, Campos ÂD, Lund RG. *Bixa orellana* L. (Achiote, Annatto) as an antimicrobial agent: A scoping review of its efficiency and technological prospecting. J Ethnopharmacol, 2022;287:114961. DOI: 10.1016/j.jep.2021.114961.

24. Garcia CER, Bolognesi VJ, Dias JFG, Miguel OG, Costa CK. Carotenoides bixina e norbixina extraídos do urucum (*Bixa orellana* L.) como antioxidantes em produtos cárneos. Ciência Rural. 2012;42:1510-1517.

25. Raddatz-Mota D, Pérez-Flores LJ, Carrari F, Mendoza-Espinoza JA, León-Sánchez FD, Pinzón-López LL et al. Achiote (*Bixa orellana* L.): a natural source of pigment and vitamin E. J Food Sci Technol. 2017;54:1729-1741. DOI: 10.1007/s13197-017-2579-7

26. Costa CK, Silva CB, Lordello ALL, Zanin SMW, Dias JFG, Miguel MD, Miguel OG. Identificação de δ tocotrienol e de ácidos graxos no óleo fixo de urucum (*Bixa orellana* Linné). Rev Brasileira de Plantas Medicinais. 2013;15:508-512.

27. Raju SK, Chandrasekar S. Vengadhajalapathy P, Sundaram R. Review of the phytochemistry and pharmacological activities of *Bixa orellana* L. Journal of Pharmaceutical and Biological Sciences. 2023;(2):57-67. DOI: 10.18231/j.jpbs.2022.012

28. Carvalho CLS, Chaves MH. Extração de pigmentos das sementes de *Bixa orellana* L.: uma alternativa para disciplinas experimentais de química orgânica. Química Nova. 2005;28:149-152.

29. Yamaguchi KKL, Souza AO. Antioxidant, Hypoglycemic and Neuroprotective activities of extracts from fruits native to the Amazon region: A review. Biotechnology Journal International. 2020;24(6):9-31. DOI: 10.9734/BJI/2020/v24i630119

30. Vilar DA, Vilar MSA, Moura TFAL, Raffin FN, Oliveira MR, Franco CFO et al. Traditional uses, chemical constituents, and biological activities of *Bixa orellana* L.: a review. The Scientific World Journal. 2014;857292: 1-11. DOI: 10.1155/2014/857292

31. Franklin VABB, Bach EMH, Wadt NSY, Bach EE. Aqueous extract from Urucum (*Bixa orellana* L.): Antimicrobial, antioxidant, and healing activity. Porto Biomedical Journal, 2023;8(1):e183. DOI: 10.1097/j.pbj.0000000000000183.

32. Moraes Neto RN, Coutinho GG, Rezende AO, Pontes DB, Ferreira RLPS, Morais DA et al. Compounds isolated from *Bixa orellana*: Evidence-based advances to treat infectious diseases. Rev Colomb Cienc Quim Farm. 2020;49(3):581-601. DOI: 10.15446/rcciquifa.v49n3.91247

33. Broussalis AM, Ferraro GE, Martino VS, Pinzón R, Coussio JD, Alvarez JC. Argentine plants as potential source of insecticidal compounds. Journal of Ethnopharmacology. 1999;67(2):219-223.

34. Morrison EY, West ME. The effect of *Bixa orellana* (Annatto) on blood sugar levels in the anaesthetized dog. West Indian Medical Journal. 1985;34(1):38-42.

35. Schmeda-Hirschmann G, Arias AR. A screening method for natural products on triatomine bugs. Phytotherapy Research. 1992;6(2):68-73.

36. Fróes YN, Pereira APM, Rosa PVS, Souto LAS, Arruda MO, Araújo LFC et al. Atividade antimicrobiana do óleo essencial de *Bixa orellana* L. Res Soc Dev. 2020;9(10):e8129108447. DOI: 10.33448/rsd-v9i10.8447.

37. Penna CA, Radice M, Gutkind GO. Antibacterial and antifungal activities of some Argentinean plants. Fitoterapia. 1994;65(2):172-174.

38. Hagiwara A, Imai N, Ichihara T, Sano M, Tamano S, Aoki H et al. A thirteen-week oral toxicity study of annatto extract (norbixin), a natural food color extracted from the seed coat of annatto (*Bixa orellana* L.), in Sprague-Dawley rats. Food Chem Toxicol. 2003;41(8):1157-1164. DOI: 10.1016/s0278-6915(03)00104-2.

39. Silva Junior ZS, França CM, Prates RA, Botta SB, Ferrari RAM, Ana PA et al. The effects of photodynamic therapy with blue light and papain-based gel associated with Urucum, on collagen and fibroblasts: A spectroscopic and cytotoxicity analysis. Lasers Med Sci. 2020;35(3):767-775. DOI: 10.1007/s10103-019-02857-7.

45
UVAIA (*Eugenia pyriformis*)

Alisson David Silva

Raquel Martins Martinez

Manuela Dolinsky

Figura 48 – Uvaia (*Eugenia pyriformis*)*[47]

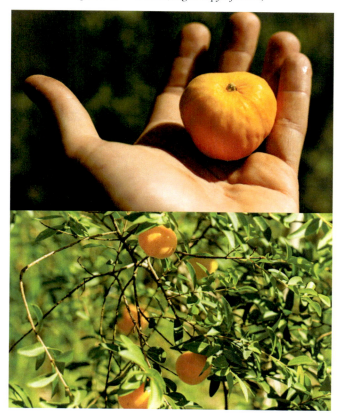

[47] Fonte: Flickr – Denis Zabin, 2021. Disponível em: https://www.flickr.com/photos/184316576@N07/51643622741/in/photostream/.

45.1 CARACTERÍSTICAS BOTÂNICAS

Encontrada nas Regiões Centro-oeste, Sul e Sudeste do Brasil, a uvaia é uma fruta típica dos biomas Cerrado e Mata Atlântica. Está presente também em outros países da América do Sul, como Argentina e Paraguai. Seu nome principal é derivado do tupi e possui o significado de "fruta ácida", sendo também chamada popularmente de uvaieira, uvalha ou uvalheira. Assim como outras espécies da família *Myrtaceae*, como a goiaba, a jabuticaba e a pitanga, a *Eugenia pyriformis* é conhecida pelos seus frutos comestíveis.[1-5]

Essa espécie possui hábito arbóreo mediano e pode atingir até 15 metros de altura e 50 cm de diâmetro de tronco. Suas folhas se destacam pelo tamanho pequeno, aroma e coloração bastante ornamental, formando uma copa alongada enfeitada por abundantes flores brancas e frutos grandes. Há ainda que ressaltar que a *Eugenia pyriformis* é uma espécie hermafrodita e que seus polinizadores são essencialmente abelhas.[2,4]

A uvaieira é uma espécie de crescimento relativamente rápido e frutificação precoce. Seus frutos podem atingir até 4 cm de diâmetro e têm textura carnosa, com casca e polpa amareladas a alaranjadas. A casca é fina, altamente suscetível a danos mecânicos e pode ser lisa ou aveludada. Possuem um aroma característico, intenso e agradável, com sabor doce levemente azedo. A polpa é macia, suculenta, com uma acidez total titulável de aproximadamente 2%. Essa fruta é rica em vitamina C e pode ser consumida *in natura*, na forma de sucos, sorvetes, xaropes, compotas, vinhos, vinagres e como aromatizantes de licores e aguardentes.[6,7]

45.2 CULTIVO E SAFRA

A longevidade das sementes de uvaia é baixa, mas a semeadura não deve ser realizada logo após a coleta. Essas sementes apresentam alta sensibilidade a dessecação, tornando-se inviáveis, caso a umidade seja menor do que 30%. Em geral, condições de baixa temperatura e umidade são as mais recomendadas para armazená-las por até 90 dias antes do plantio, sendo possível utilizar a conservação em câmara fria para preservar parte de sua capacidade germinativa. O processo de germinação de uvaia é lento e desigual, ocorre entre 40 e 60 dias após o plantio, podendo perdurar por até 135 dias, com taxa de cerca de 40%. Outros aspectos também influenciam na dificuldade de produção de mudas de *Eugenia pyriformis*, principalmente por haver poucas sementes por fruto e pela falta de conhecimento e tecnologia sobre a espécie que poderia maximizar o uso das sementes.[4,8,9]

A uvaieira é extremamente adaptável, com preferência pelo cultivo a sol pleno, temperatura média de 26°C, em solo fértil e levemente ácido. Estudos indicam que substratos à base de vermiculita e a areia podem promover melhor desenvolvimento de mudas. De forma natural, essa espécie ocorre principalmente em solos de fertilidade regular à boa, úmidos, bem drenados e de textura areno-argilosa, mas pode alcançar boa formação também em solos graníticos até nos eruptivos, sedimentares e aluvionais. Em casos de geadas, a uvaia resiste a até 4 graus negativos.[2,6,10]

A frutificação da uvaia inicia entre 2 e 4 anos após o plantio, ocorrendo em períodos que variam conforme região e condições de cultivo. No Rio Grande do Sul, os frutos costumam a surgir de outubro a fevereiro. No Mato Grosso do Sul, a colheita concentra-se no período de novembro a janeiro, enquanto no Paraná ocorre de janeiro a fevereiro.[11,12]

A atual produção de uvaia concentra-se em pomares domésticos, dificultando a coleta de dados sobre seu cultivo. Ainda assim, sua produtividade indica bom potencial comercial. Uma uvaieira pode produzir cerca de 5 kg de frutos por árvore por ano, sendo possível chegar a 10 kg com boa adubação. Produções maiores também já foram observadas, alcançando até 50 kg de frutos para uma única árvore em uma mesma safra.[3,7,13]

É recomendado que a colheita seja feita nas primeiras horas do dia, quando a temperatura é menor. Geralmente, a retirada é feita torcendo os frutos do caule, mas se pode utilizar tesouras para redução de possíveis danos. O armazenamento deve ser realizado em cestas ou recipientes forrados com mantas de espuma, polietileno ou equivalente. Os frutos colhidos com casca verde apresentam uma mudança significativa na cor da casca, nos sólidos solúveis e na acidez total titulável ao longo do período pós-colheita, mas não atingem a mesma qualidade dos frutos colhidos maduros, que são altamente perecíveis. Devido à grande variação da atividade respiratória e da produção de etileno, não foi possível ainda definir a classificação desses frutos como climatéricos ou não.[3,7,13]

Por suas dificuldades de propagação e de conservação do fruto, a uvaia faz parte do programa de melhoramento genético de frutas nativas brasileiras da Embrapa.[8]

45.3 IMPORTÂNCIA ECONÔMICA

A *Eugenia pyriformis* corresponde a uma espécie altamente valiosa pela sua madeira dura, resistente às doenças, frutos comestíveis apreciados pelo homem e pela fauna, úteis à industrialização na produção de licor e outros produtos. Essa planta pode ser utilizada em programas de reflorestamento e em áreas urbanas, como bosques, jardins e hortos botânicos.[4,8,9]

Seja pela falta de informações ou por serem incomuns no comércio alimentício, algumas frutas não são popularmente consumidas, como é o caso da uvaia. Entretanto, os frutos dessa espécie são utilizados para diversas funções na economia do país. Um dos exemplos mais citados na literatura é referente ao seu uso na engorda de animais domésticos. Além disso, suas flores possuem potencial apícola, fornecendo pólen. Principalmente na região metropolitana de Curitiba, no estado do Paraná, a madeira da uvaieira é usada para cabos de ferramentas ou de utensílios domésticos.[6,14]

Na indústria alimentícia, assim como diversas frutas brasileiras nativas da Mata Atlântica, a uvaia desperta forte interesse, dado suas características nutricionais e sabor inigualável. No Brasil, pode-se encontrar sucos, geleias, sorvetes, compotas e outros alimentos derivados dessa fruta, que apresentam boa aceitação e um relevante potencial de mercado.[7,15]

45.4 VALOR NUTRICIONAL E COMPOSTOS BIOATIVOS

Os carboidratos correspondem aos principais macronutrientes presentes na uvaia, bem como na maioria das frutas. Ainda assim, seu consumo é associado a um baixo valor energético, visto que possui baixas quantidades de gorduras e alta umidade. Seu teor proteico ainda não é bem estabelecido, pois os resultados presentes na literatura mostram bastante discrepância entre si. Quanto aos micronutrientes, destacam-se o cálcio, o ferro, o magnésio, o potássio e as vitamina A e C. A literatura atual mostra que a uvaia pode apresentar níveis de vitamina C superiores às recomendações dietéticas, assim como laranja, morango e melão cantaloupe, frutas reconhecidas internacionalmente como ricas em vitamina C. Na Tabela 99, estão os valores encontrados para a composição nutricional dessa fruta.[16-20]

Tabela 99 – Composição nutricional da Uvaia (*Eugenia pyriformis*)

Informações Nutricionais por 100 g			
Energia	13,57 – 27,00 kcal	Sódio	0,00 mg
Umidade	88,14 – 96,20 g	Fósforo	6,00 – 11,00 mg
Cinzas	0,16 – 0,52 g	Potássio	67,00 – 104,00 mg
Proteínas	0,18 – 15,82 g	Zinco	0,10 – 0,12 mg
Lipídeos	0,08 – 0,61 g	Cobre	0,02 – 0,09 mg
Carboidratos	4,20 – 11,64 g	Vitamina A RAE	24,00 – 826,00 mcg
Fibra	1,0 – 44,10 g	Tiamina (B1)	0,00 – 0,01 mg
Cálcio	6,00 – 17,00 mg	Ácido Pantotênico (B5)	0,06 – 0,13 mg
Ferro	0,13 – 3,38 mg	Piridoxina (B6)	0,11 – 0,20 mg
Magnésio	4,00 – 5,65 mg	Vitamina C	9,45 – 122,51 mg
Manganês	0,16 – 0,70 mg	Riboflavina (B2)	0,04 mg

Fontes: Dacoreggio e colaboradores[19], Pereira e colaboradores[17], Silva e colaboradores[20], SiBBr, Sistema de Informação sobre a Biodiversidade Brasileira[16] e Taver e colaboradores[18].

Assim como a maioria dos frutos nativos brasileiros, a uvaia possui uma alta quantidade de fitocompostos. Diversos estudos têm apontado possíveis características funcionais dessa planta, com foco na sua concentração de vitamina C, associada à produção de colágeno, cicatrização de feridas e aumento da imunidade. A composição da uvaia gera grande interesse nas pesquisas também por sua alta capacidade antioxidante. Nesse sentido, destacam-se ainda a presença de compostos fenólicos e carotenoides.[6,8,12] Os teores dos principais compostos bioativos encontrados na literatura atual sobre essa fruta estão na Tabela 100.

Tabela 100 – Compostos bioativos da Uvaia (*Eugenia pyriformis*)

Compostos Bioativos	Teor (mg/100 g fruta fresca)
Compostos Fenólicos Totais	67,10 – 129,8 mg GAE/100 g fruta fresca[18,21,24,25]
Flavonoides	1,20 – 38,58 mg/100 g fruta fresca[20]
Flavonoides amarelos	7,30 – 17,50 mg/100 g fruta fresca[20]
Antocianinas	1,13 mg/100 g fruta fresca[20]
Carotenoides Totais	1,23 – 441,26 mg/100g fruta fresca[18,20,21] 0,09 mg/g fruta seca[14]
Luteína	0,03 – 1,69 mg/100 g fruta fresca[16–18]
Zeaxantina	0,07 – 0,27 mg/100 g fruta fresca[16,18] 34,02 – 46,74 mg/g fruta seca[17]
Criptoxantina	0,87 mg/100 g fruta fresca[16] 90,82 – 227,36 mg/g fruta seca[17]
α-caroteno	0,02 – 0,07 mg/100 g fruta fresca[16,18] 88,13 – 160,65 mg/g fruta seca[17]
β-caroteno	0,18 – 10,11 mg/100 g fruta fresca[16,18] 119,71 – 262,29 mg/g fruta seca[17]
Ácido gálico	2,75 – 34,61 mg/100 g fruta fresca[14,19,20,24]
Ácido elágico	1,52 – 1,74 mg/100 g fruta fresca[24]
Ácido dicafeico	0,20 – 2,00 mg/100 g fruta fresca[14,20]
Ácido cafeico	0,52 mg/100 g fruta fresca[14,20]
Ácido clorogênico	2,72 – 4,23 mg/100 g fruta fresca[14,20]
Ácido p-cumárico	0,09 – 0,29 mg/100 g fruta fresca[14,20]
Ácido ferúlico	0,23 – 2,08 mg/100 g fruta fresca[14,20,24]
Rutina	0,08 – 0,11 mg/100 g fruta fresca[14,20]
Catequina	6,15 – 6,93 mg/100 g fruta fresca[24]
Epicatequina	4,16 – 4,70 mg/100 g fruta fresca[24]
Miricetina	2,29 – 2,95 mg/100 g fruta fresca[14,20]
Quercetina	0,38 – 18,09 mg/100 g fruta fresca[14,19,20,24]
Kaempferol	0,26 – 1,34 mg/100 g fruta fresca[14,20,24]

A presença dessas substâncias está relacionada com o combate de radicais livres e à prevenção de doenças crônicas. No que tange aos compostos fenólicos, esses são considerados a principal classe de metabólitos secundários presentes nas plantas.[2] Os três grupos principais de fenólicos encontrados na alimentação são os flavonoides, os ácidos fenólicos e taninos. Além das ações descritas anteriormente, destaca-se que os compostos fenólicos contribuem no sabor, aroma, coloração e estabilidade oxidativa de diversos vegetais, sendo muito usados como flavorizantes e corantes.[8]

Ácidos fenólicos e flavonoides foram detectados em abundância no fruto de *E. pyriformis*, compreendendo predominantemente ácido gálico, miricetina e quercetina.[5,21,22] A quercetina é um dos principais flavonoides encontrados em espécies de frutas da família *Eugenia*, bem como catequinas, epicatequinas, rutina, miricetina e kaempferol. A variedade desses compostos e suas quantidades pode variar, conforme a parte da planta e o método utilizado para a análise. Mais recentemente, outros compostos foram identificados em quantidades relevantes também na uvaia, como a catequina e a epicatequina.[23,24]

Simultaneamente, a uvaia apresenta alta concentração de carotenoides, um dos pigmentos mais abundantes na natureza e responsáveis pela coloração do amarelo ao laranja.[14] Estudos indicam que a uvaia tem o mesmo potencial em relação aos compostos fenólicos quando verde, verde-amarelado, amarelo e amarelo-alaranjado.[12] Entre os carotenoides, o β-caroteno aparece nas concentrações mais altas entre as amostras de uvaia investigadas, demonstrando ser o principal pigmento presente nesse fruto, seguido pela β-criptoxantina e zeaxantina. Juntos, esses compostos representam cerca de 99% do total de carotenoides quantificados na uvaia.[14,18,21]

Com relação aos compostos voláteis, os terpenos são os principais presentes na uvaia, correspondendo entre 46 e 47% dos compostos identificados. Dentre as principais substâncias identificadas nessa fruta, estão: três ésteres (butirato de etila, hexanoato de hexila e hexanoato de 3-hexenila), três sesquiterpenos (o-elemeno, cubebeno e (-δ-cadineno) e três álcoois alifáticos e aldeídos (hexanal, 1-hexanol e nonanal). Além das propriedades aromatizantes, estudos indicam que esses compostos voláteis podem trazer também benefícios para a saúde humana, incluindo atividades anti-inflamatórias, antioxidantes, antiobesidade e anticancerígenas, bem como efeitos antinociceptivo e hepatoprotetor.[19]

Com relação às folhas de uvaia, um bom potencial antioxidante pode ser observado. Nessa parte da planta, foram encontrados flavonoides como miricitrina, isoquercitrina, hiperosídeo, quercetina, miricetina-3-O-(2"-O-galoil)-α-L-ramnosídeo, miricetina-3-O-(4"-O-galoil)-α-L-ramnosídeo e quercetina aglicona. Ainda assim, estudos sobre o óleo derivado de folhas de *Eugenia pyriformis* apontam predominância de monoterpenos e sesquiterpenos em sua composição, tendo sido observados maiores teores de β-pineno (5,9%), β-cariofileno (7,2%), biciclogermacreno (10,2%) e δ-cadineno (12,4%), além dos sesquiterpenos oxigenados como T-cadinol (11,9%) e α-cadinol (14,0%). Esses teores podem variar conforme condições de cultivo da planta, como variações climáticas. Os óleos de flores e frutos possuem composições diferentes dos óleos das folhas e de outras espécies do mesmo gênero botânico, tendo sido encontradas pequenas quantidades dos monoterpenos terpinen-4-ol e α-terpineol (1,3 e 5,4 %, respectivamente), limoneno (12,4 %) e óxido de cariofileno (16,2 %) no óleo essencial da uvaia.[5,6,11,26]

A semente da uvaia possui também diversos compostos bioativos em sua composição. No entanto, apesar dos teores de fenólicos totais e flavonoides serem maiores do que os da parte comestível, a biodisponibilidade é bastante reduzida após o processo de digestão.[14,27]

45.5 PROPRIEDADES FUNCIONAIS

Algumas espécies da família *Myrtaceae* são utilizadas como plantas medicinais no Paraguai e na Argentina, formando um complexo conhecido popularmente como Ñangapary, o qual inclui cerca de 400 espécies do gênero *Eugenia*. Os óleos essenciais de espécies dessa família caracterizam-se pela presença de compostos terpênicos com comprovada atividade microbiológica. Estudos indicam a possibilidade do uso de decocção das folhas de uvaia para controle da hipertensão, diminuição de colesterol e ácido úrico, emagrecimento, além de propriedades adstringente e digestiva. Nas folhas de uvaia, há ainda flavonoides com propriedades inibidoras da xantino-oxidase, com possível atuação no tratamento da gota humana.[3,6]

Uma atividade antioxidante bastante intensa tem sido observada para extratos de folhas de uvaia, associada à presença de compostos fenólicos. O óleo essencial dessa parte da planta possui ainda potencial atividade biológica, sendo estudada principalmente por seus efeitos antifúngico, antimicrobiano, antitumoral e antiviral, dado a presença das classes fitoquímicas alcaloides, antraquinonas, glicosídeos cardiotônicos, flavonoides e taninos.[6,11,28-30]

Dentre as atividades biológicas relacionadas ao fruto da *Eugenia pyriformis*, destacam-se os efeitos anti-inflamatórios e antimicrobianos, além de sua propriedade antioxidante, aferida por diversos métodos, conforme mostra a Tabela 101.[9]

Tabela 101 – Atividade antioxidante da Uvaia (*Eugenia pyriformis*) por diferentes métodos

Ensaio	Resultados
DPPH	923,00 – 7.387,80 mmol TE/100 g fruta fresca[20] 170,00 – 3.247,00 EC50/g fruta fresca[20] 3.246,50 ± 392,30 g/g DPPH[25] 170,26 ± 13,21 EC50 g/g DPPH base seca[17]
ABTS	33,00 – 923,50 mmol TE/100 g fruta fresca[20] 7,73 ± 40,20 µmol TE/g fruta fresca[18] 336,29 ± 38,19 µM TE/g base seca[17]
FRAP	227,00 – 933,00 mg TE/100 g fruta fresca[20]
ORAC	9,17 ± 28,4 µmol TE/g fruta fresca[18] 4,48 – 17,09 mmol TE/100 g base seca[20]

Apesar de vários autores relatarem os diferentes tipos de compostos bioativos presentes na uvaia e o conhecimento sobre seus respectivos efeitos, poucos realizaram experimentos para avaliação de possíveis propriedades funcionais no consumo dessa fruta. Lopes e colaboradores[31] observaram que o consumo de suco de uvaia modulou o estresse oxidativo e levou ao aprimoramento dos mecanismos de defesa antioxidante em ratos alimentados com uma dieta rica em gordura (2 mL suco/dia, por 8 semanas), sugerindo que esse fruto poderia atenuar o estresse oxidativo em indivíduos com doenças crônicas. Entre os mecanismos envolvidos, estão a modificação dos níveis de glutationa, o aumento da atividade da catalase e a redução do dano oxidativo às proteínas, efeitos atribuídos aos compostos bioativos da fruta. Em estudo anterior, Ramirez e colaboradores[32] verificaram que compostos mistos presentes no extrato de uvaia não demonstraram efeitos tóxicos em ratos. Os autores observaram também propriedades antioxidante e anti-inflamatória com a oferta de água suplementada com extrato de uvaia (250, 500 e 1000 mg/kg/dia de fruta liofilizada), durante 21 dias, em ratos com edema de pata induzido. A administração do extrato inibiu o edema a partir da primeira hora e durante todas as fases da inflamação, relacionada a uma possível inibição de diferentes aspectos e mediadores químicos da inflamação. A resposta foi dose dependente, com porcentagem de inibição do edema de cerca de 51% e 43% para o total dos extratos e 66% para a indometacina, utilizada como droga de referência.

REFERÊNCIAS

1. BFG TBFG. Brazilian Flora 2020: Innovation and collaboration to meet Target 1 of the Global Strategy for Plant Conservation (GSPC). Rio de Janeiro - RJ; 2018. Disponível em: https://ckan.jbrj.gov.br/dataset/thebrazilfloragroup_feb2018.

2. Silva APG, Tokairini TO, Alencar SM, Jacomino AP. Characteristics of the fruits of two uvaia populations grown in Salesópolis, SP, Brazil. Rev Bras Frutic. 2018;40(2).

3. Silva CV, Bilia DAC, Maluf AM, Barbedo CJ. Fracionamento e germinação de sementes de uvaia (*Eugenia pyriformis Cambess.-Myrtaceae*). Rev Brasil Bot. 2003;26(2):213-21.

4. Andrade RN, Ferreira AG. Germinação e Armazenamento de Sementes de Uvaia (*Eugenia pyriformis* Camb.) - *Myrtaceae*. Revista Brasileira de Sementes. 2000;22(2):118-25.

5. Armstrong L, Merino FJZ, Miguel MD, Lordello ALL, Miguel OG. Chemical Profile of Essential Oil, Extracts and Fractions of *Eugenia pyriformis* Cambess. and its Antioxidant, Cytotoxic and Allelopathic Activities. Brazilian Archives of Biology and Technology. 2023;66.

6. Stieven AC, Moreira JJS, Silva CF. Óleos essenciais de uvaia (*Eugenia pyriformis* Cambess): avaliação das atividades microbiana e antioxidante. Eclética Química. 2009;34(3):7-13.

7. Rodrigues S, Silva EO, Brito ES. Exotic Fruits Reference Guide. Reino Unido: Elsevier, Academic Press, 2018.

8. Scalon SPQ, Filho HS, Rigoni MR. Armazenamento e Germinação de Sementes de Uvaia *Eugenia uvalha* Cambess. Ciênc agrotec, Lavras. 2004;28(6):1228-34.

9. Filho ACPM. *Eugenia pyriformis* "uvaia": descrição, fitoquímica e usos na fitomedicina e nutrição. Scientia Naturalis. 2021;3(1):345-69.

10. Medeiros LF, Costa FC, Curi PN, Henrique P, Moura A, Tadeu MH. Diferentes substratos na produção de mudas de uvaieira (*Eugenia pyriformis* Cambess.). Revista Verde (Mossoró – RN – Brasil). 2010;5(2):209-12.

11. Stefanello MEA, Junior AW, Simionatto EL, Cervi AC. Composição Química e Variação Sazonal dos Óleos Essenciais de *Eugenia pyriformis* (*Myrtaceae*). Latin American Journal of Pharmacy. 2009;28(3):449-53.

12. Tomaz KS, Ferreira MRS, Mesquita MS, Filho JHO. Physicochemical and microbiological stability of mixed nectar of orange and uvaia. Ciência Rural. 2019;49(7).

13. Justino JPT, Carvalho PC, Tronconi J, Santos ENF, Filho JHO. Manufacture of uvaia nectar and evaluation of physicochemical stability during storage. Brazilian Journal of Food Technology. 2021;24.

14. Pereira ES, Raphaelli CO, Radünz M, Camargo TM, Vizzotto M. Biological activity and chemical composition of native fruits: a review. Agrociencia Uruguay. 2022;25(NE2).

15. Silva RR, Silva PPM, Zanatta S, Spoto MHF. Parâmetros físico-químicos e sensoriais de polpa de uvaia (*Eugenia pyriformis*) submetidas à pasteurização. Bioenergia em revista: diálogos. 2014;4(2):20-33.

16. SiBBr - Sistema de Informação sobre a Biodiversidade Brasileira. Biodiversidade&Nutrição – Uvaia, Polpa, Com casca, Crua. 2022. Disponível em: https://ferramentas.sibbr.gov.br/ficha/bin/view/FN/ShortName/3826_uvaia_polpa_com_casca_sem_semente_crua.

17. Pereira MC, Steffens RS, Jablonski A, Hertz PF, Rios AO, Vizzotto M, et al. Characterization and antioxidant potential of Brazilian fruits from the *Myrtaceae* family. J Agric Food Chem. 2012;28-60(12):3061-7.

18. Taver IB, Spricigo PC, Neto HB, Alencar SM, Massarioli AP, Jacomino AP. Bioactive Compounds and *In vitro* Antioxidant Capacity of Cambuci and Uvaia: An Extensive Description of Little-Known Fruits from the *Myrtaceae* Family with High Consumption Potential. Foods. 2022;1-11(17).

19. Dacoreggio MV, Santetti GS, Inácio HP, Kempka AP, Amboni RDMC. A Comprehensive Review of *Eugenia pyriformis* Cambess: Reported Bioactivities and Health Effects. Food Reviews International. Taylor and Francis Ltd.; 2021.

20. Silva APG, Sganzerla WG, Jacomino AP, Silva EP, Xiao J, Simal-Gandara J. Chemical composition, bioactive compounds, and perspectives for the industrial formulation of health products from uvaia (*Eugenia pyriformis* Cambess – *Myrtaceae*): A comprehensive review. Vol. 109, Journal of Food Composition and Analysis. Academic Press Inc.; 2022.

21. Silva NA, Rodrigues E, Mercadante AZ, Rosso VV. Phenolic compounds and carotenoids from four fruits native from the Brazilian Atlantic forest. J Agric Food Chem. 2014; 4;62(22):5072-84.

22. Haminiuk CWI, Plata-Oviedo MSV, Mattos G, Carpes ST, Branco IG. Extraction and quantification of phenolic acids and flavonols from *Eugenia pyriformis* using different solvents. J Food Sci Technol. 2014;1-51(10):2862-6.

23. Nogueira LA, Figueiredo YG, Ramos ALCC, Correia VTV, Nunes BV, Ribeiro LV, et al. The Presence of Flavonoids in Some Products and Fruits of the Genus Eugenia: An Integrative Review. Frontiers in Food Science and Technology. 2022;19;2.

24. Wanderley BRSM, Haas ICS, Biluca FC, Brugnerotto P, Gomes TM, Aquino ACMS, et al. Phenolic profiling, organic acids and sugars composition of feijoa (*Acca sellowiana* (O. Berg) Burret) and uvaia (*Eugenia pyriformis* Cambess) from the southern Brazilian highlands. Ciência Rural. 2022;52(12).

25. Rufino MSM, Alves RE, Brito ES, Perez-Jimenez BJ, Saura-Calixto FD. Total Phenolic Content and Antioxidant Activity in Acerola, Açaí, Mangaba and Uvaia Fruits by DPPH Method. Acta Hort. 2009;841:459-62.

26. Apel MA, Sobral M, Schapoval EES, Henriques AT, Menut C, Bessière JM. Chemical composition of the essential oils of *Eugenia beaurepaireana* and *Eugenia pyriformis*: section dichotomae. Journal of Essential Oil Research. 2004;16(3):191-2.

27. Farias DP, Araújo FF, Neri-Numa IA, Dias-Audibert FL, Delafiori J, Catharino RR, et al. Effect of *in vitro* digestion on the bioaccessibility and bioactivity of phenolic compounds in fractions of *Eugenia pyriformis* fruit. Food Res Int. 2021;150.

28. Silva YL, Takemura OS, Santos SRSR, Romagnolo MB, Junior AL. Triagem fitoquímica e avaliação de propriedades biológicas do extrato alcoólico das folhas de *Eugenia pyriformis* Cambess. (*Myrtaceae*). Arquivos de Ciências da Saúde da UNIPAR. 2016;19(3).

29. Mendonça JA, Rahal IL, Catuzo G, Silva C, Cristiani Gazim Z, Gonçalves DD, et al. Estudo do potencial antiviral sobre SARS COV-2 dos compostos identificados nas folhas do extrato bruto de *Eugenia pyriformis*. Arquivos de Ciências da Saúde da UNIPAR. 2022;26(3):1091-8.

30. Durazzini AMS, Machado CHM, Fernandes CC, Willrich GB, Crotti AEM, Candido ACBB, et al. *Eugenia pyriformis* Cambess: a species of the *Myrtaceae* family with bioactive essential oil. Nat Prod Res. 2021;35(16):2810-4.

31. Lopes JMM, Lage NN, Guerra JFC, Silva M, Bonomo LF, Paulino AHS et al. A preliminary exploration of the potential of *Eugenia uvalha* Cambess juice intake to counter oxidative stress. Food Res Int. 2018;105:563-9.

32. Ramirez MR, Schnorr CE, Feistauer LB, Apel M, Henriques AT, Moreira JCF, et al. Evaluation of the polyphenolic content, anti-inflammatory and antioxidant activities of total extract from *Eugenia pyriformes* cambess (uvaia) fruits. J Food Biochem. 2012;36(4):405-12.

SOBRE OS AUTORES

Adriana Aniceto
Doutora e mestre em Alimentos e Nutrição, graduada em Química Industrial, gerente de Pesquisa e Desenvolvimento na The Coca-Cola Company.
Orcid: 0000-0002-2679-9338

Aline Silva de Aguiar
Doutora e mestre em Patologia, graduada em Nutrição, docente da graduação em Nutrição da Faculdade de Nutrição Emília de Jesus Ferreiro da Universidade Federal Fluminense e líder do Grupo de Pesquisa em Nutrição Translacional/CNPq.
Orcid 0000-0003-4903-2495

Alisson David Silva
Mestre em Alimentação e Nutrição pela Universidade Federal do Paraná, pós-graduado em Nutrição Esportiva, Metodologia do Ensino na Educação Superior e Formação Docente para EaD, graduado em Nutrição e Agronomia. Coordena os projetos de pesquisa em Microbiologia de Alimentos e o projeto Nutrientes, Fitoquímicos e Compostos Bioativos Envolvidos em Eventos e Agravos de Saúde. Integra o corpo docente e está como coordenador do curso de Bacharelado em Nutrição no Centro Universitário Internacional Uninter.
Orcid: 0000-0002-1134-8227

Anderson Junger Teodoro
Doutor e mestre em Ciências de Alimentos, graduado em Nutrição. Docente do Departamento de Nutrição e Dietética da Universidade Federal Fluminense, coordenador dos Laboratórios de Análise de Alimentos e de Biologia Celular e Nutrição. Docente dos Programas de Pós-Graduação em Alimentos e Nutrição (Unirio), em Ciências da Nutrição (UFF) e em Ciências Aplicadas a Produtos para Saúde (UFF). Jovem e Cientista do Nosso Estado pela FAPERJ, atuação em pesquisa com ênfase na composição e qualidade físico-química de alimentos, bioutilização e bioatividade *in vivo* e *in vitro*, integrando conhecimentos físico-químicos ao metabolismo humano de diferentes componentes presentes nos alimentos.
Orcid: 0000-0002-0949-9528

Anderson de Oliveira Souza

Doutor e mestre em Bioquímica pela Universidade de São Paulo, graduação (Licenciatura e Bacharelado) em Ciências Biológicas pelo Centro Universitário de Rio Preto. Atualmente, é professor adjunto na Universidade Federal de Mato Grosso pelo Instituto de Ciências Exatas e da Terra, Departamento de Química. Tem experiência na área de Bioquímica com ênfase em Bioenergética e fisiologia mitocondrial, atuando principalmente nos seguintes temas: Metabolismo energético, Enzimologia glicolítica, Mecanismos de geração de espécies reativas de oxigênio em mitocôndrias e aspectos neurobioquímicos associados às disfunções mitocondriais.
Orcid: 0000-0002-3067-380X

Carolina de Oliveira Ramos Petra de Almeida

Doutoranda e mestre em Alimentos e Nutrição. Possui especialização em Terapia Nutricional e em Nutrição Oncológica e graduação em Nutrição.
Orcid: 0000-0002-9443-1439

Cristiana Nunes Rodrigues

Mestre em Biotecnologia pelo Programa de Pós-Graduação em Biotecnologia pela Universidade Federal do Amazonas (UFAM). Especialista em: Docência do Ensino Superior; Metodologia do Ensino de Biologia e Química; Educação Especial e Inclusiva; Gestão Escolar: Coordenação Pedagógica e Orientação Educacional; Produção e Gestão de Mídias Digitais e Educacionais pela Universidade do Estado do Amazonas (UEA). Graduada em Licenciatura em Ciências Biologia e Química no Instituto de Saúde e Biotecnologia, pela Universidade Federal do Amazonas (UFAM) Campus Coari-AM. (2019), e graduada em Licenciatura em Pedagogia pela Universidade UNICA de Ipatinga-MG. Experiência em Pesquisa, Ensino e Extensão na área de Ensino de Química.
Orcid: 0000-0001-6874-8021

Diana França de Souza

Mestre em Biotecnologia pelo Programa de Pós-Graduação em Biotecnologia pela Universidade Federal do Amazonas (UFAM). Professora na Escola Estadual Professor Manuel Vicente Ferreira Lima. Pós-graduação em

Metodologia do Ensino em Biologia e Química pela Universidade Candido Mendes. Graduada em Ciências – Biologia e Química pela Universidade Federal do Amazonas (2012). Possui graduação em Tecnologia em Petróleo e Gás pela Universidade Estadual do Amazonas (2017).
Orcid: 0000-0002-7478-1298

Fábio Alessandro Pieri
Doutor em Medicina Veterinária pela UFV, no setor de Medicina Veterinária Preventiva e Saúde Pública, mestre em Ciência Animal no programa de Mestrado da Universidade José do Rosário Vellano, graduação em Medicina Veterinária pela Universidade Federal Rural de Pernambuco. Professor adjunto da área de Microbiologia no Departamento de Ciências Básicas da Vida (DCBV) da Universidade Federal de Juiz de Fora. Docente permanente e orientador no Programa de Pós-Graduação em Ciências Aplicadas à Saúde (PPGCAS-UFJF-GV) e no Mestrado Profissional em Ensino de Biologia (PROFBIO), no Polo Governador Valadares da UFJF.
Orcid: 0000-0002-2467-0039

Francine Albernaz Teixeira Fonseca Lobo
Doutora e mestre em Ciências Aplicadas a Produtos para Saúde, especialista em Prescrição de Fitoterápicos e Suplementação Nutricional Clínica e Esportiva, graduada em Nutrição pela Universidade Federal Fluminense. Docente do Departamento de Ciência dos Alimentos da Escola de Nutrição e do Programa de Pós-Graduação em Alimentos e Nutrição na Universidade Federal do Estado do Rio de Janeiro. Faz parte da rede temática Internacional com a Universidade de Sevilla: *Revalorización de subproductos de la Industria alimentaria*.
Orcid: 0000-0001-6702-8604

Gabrielle Cordeiro Maciel
Mestranda em Ciências da Nutrição (UFF), especialista em Oncologia (MS/INCA), pós-graduação em Nutrição Clínica e Metabolismo (Faculdade SENSU), pós-graduação em Pesquisa Clínica Oncológica (MS/INCA), graduação em Nutrição (UFF), nutricionista oncológica.
Orcid: 0000-0001-7620-1034

Grazielle Vilas Bôas Huguenin

Doutora em Ciências – Cardiologia (UFRJ), mestre em Alimentação, Nutrição e Saúde (UERJ), graduada em Nutrição (UNIRIO), professora adjunta do Departamento de Nutrição e Dietética da Faculdade de Nutrição Emília de Jesus Ferreiro (UFF), docente do Programa de Pós-Graduação em Ciências da Nutrição (UFF), do Programa de Pós-Graduação em Ciências Cardiovasculares (UFF) e do Mestrado Profissional em Ciências Cardiovasculares (Instituto Nacional de Cardiologia).
Orcid: 0000-0002-0553-4939

Kemilla Sarmento Rebelo

Doutora em Alimentos e Nutrição pela Universidade Estadual de Campinas, tendo realizado estágio de doutoramento na Universidade de Copenhague (Dinamarca), mestre em Biotecnologia pela Universidade Federal do Amazonas e bacharel em Nutrição. É professora adjunta na Universidade Federal do Amazonas. Tem experiência na área de Nutrição, Nutrição Experimental e Ciência e Tecnologia de Alimentos, atuando principalmente nos seguintes temas: análise química e físico-química de alimentos; compostos bioativos; controle de qualidade de alimentos; desenvolvimento e caracterização de produtos alimentícios amazônicos; análise de produtos provenientes da Meliponicultura; efeito de polifenóis em obesidade induzida por dieta, microbiota e metabolismo da glicose.
Orcid: 0000-0002-5824-2577

Klenicy Kazumy de Lima Yamaguchi

Doutora e mestre em Química, bacharel em Química e em Farmácia. Docente no Instituto de Saúde e Biotecnologia da Universidade Federal do Amazonas (ISB/UFAM), docente no mestrado profissional em Ensino de Física, pesquisadora do Grupo de Pesquisa em Química de Biomoléculas da Amazônia (Q-BiomA), Núcleo de Estudos em Saúde das Populações Amazônicas (Nespa) e Bioprocessos Avançados na Química de Produtos Naturais para o Desenvolvimento Nacional pela Biodiversidade (ABC-NP). Realiza projetos de pesquisa e extensão nas áreas de química de produtos naturais, frutas Amazônicas, óleos essenciais, caracterização química de substâncias fenólicas e desenvolvimento de biotecnologias aplicadas à saúde das populações amazônicas.
Orcid: 0000-0001-7998-410X

Manoela Pessanha da Penha

Doutora e mestre em Ciência de Alimentos, especialista em Gestão da Segurança de Alimentos e nutricionista. Professora adjunta do Departamento de Nutrição Social da Faculdade de Nutrição da Universidade Federal Fluminense (UFF). Vice-coordenadora do Grupo de Pesquisa e Extensão em Práticas Alimentares Saudáveis (PRAS). Membro do Grupo de Extensão, Ensino e Pesquisa em Alimentação e Saúde Escolar (GEPASE - UFF). Apoio Técnico do Centro Colaborador em Alimentação e Nutrição do Escolar (CECANE-UFF). Membro do Comitê de Ética em Pesquisa da Faculdade de Medicina da UFF (CEP/FM/UFF). Conselheira suplente CRN-4 (Gestão 2022-2025).
Orcid: 0000-0003-2821-3609

Manuela Cristina Pessanha de Araújo Santiago

Doutora e mestre em Engenharia de Processos Químicos e Bioquímicos, graduada em Engenharia Química, analista do Laboratório de Cromatografia Líquida de Alta Eficiência da Embrapa Agroindústria de Alimentos.
Orcid: 0000-0003-4459-2258

Manuela Dolinsky

Doutora em Ciências, mestre em Nutrição Humana e graduada em Nutrição. Docente no Departamento de Nutrição e Dietética da Universidade Federal Fluminense (UFF/RJ), sendo coordenadora do Grupo de Pesquisa em Alimentos Funcionais e docente do mestrado em Saúde Materno Infantil da Faculdade de Medicina (UFF/RJ). Autora renomada na área da Nutrição, incluindo as obras *Nutrição em tempos de pandemia*, *Nutrição Funcional*, *Nutrição para Mulheres* e *Manual Dietético para Profissionais*. Diretora do Conselho Federal de Nutricionistas (CFN), na gestão 2021-2024, secretária adjunta do Fórum dos Conselhos Federais de Profissões Regulamentadas e membro do Comitê de Nutricionistas do Mercosul (2023-25).
Orcid: 0000-0002-9881-4373

Maria Eduarda Flores Trindade

Mestranda em Alimentos e Nutrição pela Universidade Federal do Estado do Rio de Janeiro. Graduada em Nutrição pela Universidade Federal Fluminense.
Orcid: 0000-0001-9579-4381

Mariana Sarto Figueiredo

Pós-doutorado em Endocrinologia, Diabetes e Metabolismo, doutora em Ciências e mestre em Atenção Integrada à Saúde da Criança e do Adolescente, graduada em Nutrição, docente do curso de graduação em Nutrição da Faculdade de Nutrição Emília de Jesus Ferreiro/UFF e dos Programas de Pós-Graduação em Ciências da Nutrição e Ciências Médicas/UFF.

Orcid: 0000-0002-8539-3063

Michelle Gonçalves Santana

Doutoranda em Alimentos e Nutrição pela Universidade Federal do Estado do Rio de Janeiro, mestre em Nutrição Humana pela Universidade Federal do Rio de Janeiro, pós-graduada em Nutrição Clínica Funcional pela VP Centro de Nutrição Funcional, graduada em Nutrição pela Universidade Federal do Rio de Janeiro e nutricionista da Universidade Federal Fluminense.

Orcid: 0000-0003-1912-0021

Monalisa Santana Coelho de Jesus

Doutora em Ciência e Tecnologia de Alimentos pela UFRRJ, mestre e graduada em Química pela UFRJ, especialista em QSMS, técnica em alimentos pelo IFRJ, Analista A da Embrapa Agroindústria de Alimentos. Experiência em técnicas de prospecção, separação e identificação de nutrientes e compostos bioativos da biodiversidade com potencial para ingredientes alimentícios funcionais, fármacos e nutracêuticos.

Orcid: 0000-0001-5131-9167

Oyatagan Levy Pimenta da Silva

Doutorando do Programa de Pós-Graduação em Alimentos e Nutrição da Universidade Federal do Estado do Rio de Janeiro, mestre em Ciências da Saúde, especialista em Nutrição Esportiva com ênfase em Fisiologia do Exercício, graduado em Nutrição e Educação Física e docente do Centro de Ciências da Saúde e do Desporto da Universidade Federal do Acre.

Orcid: 0000-0001-9673-1737

Pâmela Gomes de Souza

Doutoranda em Alimentos e Nutrição na UNIRIO, especialista em Gestão da Segurança de Alimentos e Qualidade Nutricional pelo IFRJ, mestre em Ciência de Alimentos e graduada em Farmácia pela UFRJ.
Orcid: 0000-0002-9897-5054

Raquel Martins Martinez

Mestre em Segurança Alimentar e Nutricional (PPGSAN/UNIRIO-RJ), especialista em Nutrição Clínica (CENC/UFRJ – RJ) e graduada em Nutrição (UNIRIO-RJ). Possui atividade em pesquisa científica desde 2016, com ênfase no estudo de composição nutricional e atividade antioxidante de frutas, compostos bioativos e sua influência na saúde humana, com experiência em modelos *in vitro* e *in vivo*. É revisora de periódicos científicos e desempenha atividades na área de nutrição clínica, realizando atendimento nutricional com foco em emagrecimento e saúde da mulher.
Orcid: 0000-0001-6383-3438

Renata Galhardo Borguini

Doutora em Saúde Pública (área de Nutrição), mestre em Ciência e Tecnologia de Alimentos, graduada em Engenharia Agronômica e Licenciatura em Ciências Agrárias, Pesquisadora A da Embrapa Agroindústria de Alimentos e docente permanente do Programa de Pós-Graduação em Alimentos e Nutrição (PPGAN) da Universidade Federal do Estado do Rio de Janeiro (UNIRIO). Desenvolve pesquisas com compostos bioativos em alimentos, frutos da biodiversidade brasileira, agregação de valor a produtos agropecuários e qualidade nutricional de alimentos.
Orcid: 0000-0001-9898-0075

Renata Nascimento Matoso Souto

Doutoranda em Alimentos e Nutrição no PPGAN/Unirio, mestre em Ciências pelo PPGCTA/UFRRJ, graduada em Engenharia de Alimentos pela UFRRJ, docente do curso de graduação em Gastronomia no Instituto de Nutrição Josué de Castro/UFRJ.
Orcid: 0000-0002-8700-6274

Rosemari Antunes Alves

Mestranda em Segurança Alimentar e Nutricional, especialista em Nutrição na Prática Esportiva, graduada em Nutrição, preceptora de estágio do curso de Nutrição da Universidade Iguaçu (UNIG).
Orcid: 0009-0004-5013-9630

Sidney Pacheco

Doutor (2014) e mestre (2009) em Ciência dos Alimentos pela Universidade Federal Rural do Rio de Janeiro. Graduado em Química pela Universidade Federal do Paraná (1996). Atualmente, é analista A da Empresa Brasileira de Pesquisa Agropecuária (Embrapa), onde atua desde 2002. Tem experiência na área de Química Analítica, com ênfase em Cromatografia Líquida aplicada à Análise de Alimentos, Fitoquímica e Química Ambiental.
Orcid: 0000-0002-4248-2365

Talita Azevedo dos Santos

Mestranda em Segurança Alimentar e Nutricional pela UNIRIO, pós-graduada em Prescrição de Fitoterápicos e suplementação nutricional clínica e esportiva e em Nutrição Clínica, Esportiva e Exames Laboratoriais. Graduada em Nutrição pela Universidade Federal do Estado do Rio de Janeiro (UNIRIO) e em Estética e Cosmética pela Universidade Estácio de Sá. Nutricionista clínica no Instituto Nacional de Cardiologia (INC) e nutricionista ambulatorial da Policlínica de Botafogo. Educadora em diabetes.
Orcid: 0009-0007-2325-3181

Taissa Lima Torres

Doutora em Biociências, mestre em Ciência de Alimentos, MBA em Gestão da Qualidade e graduada em Nutrição. Docente no Departamento de Nutrição Aplicada da Universidade Federal do Estado do Rio de Janeiro. Coordenadora do Programa Educação em Saúde com ênfase em Gastronomia Sustentável. Editora-chefe da revista *Semear/Unirio*. Possui experiência na área de Educação em Saúde, atuando principalmente nos seguintes temas: frutos e vegetais nativos do Brasil, culinária sustentável, responsabilidade social, medicina culinária, gestão da qualidade e nutrição hospitalar.
Orcid: 0000-0002-0387-5836

Tiago Maretti Gonçalves

Doutor em Ciências, pelo Programa de Pós-Graduação em Genética Evolutiva e Biologia Molecular (PPGGEv) da Universidade Federal de São Carlos, UFSCar – SP (2019). No curso de doutorado, realizou parte de seus experimentos na Empresa Brasileira de Pesquisa Agropecuária, Embrapa Pecuária Sudeste (CPPSE) localizada na Fazenda Canchim em São Carlos/SP, e na unidade da Embrapa Gado de Leite (CNPGL). Mestre em Genética e Melhoramento pelo Programa de Pós-Graduação em Genética e Melhoramento (PGM) da Universidade Estadual de Maringá (UEM/PR). Licenciado em Ciências Biológicas pela Universidade Federal de Alfenas (UNIFAL/MG).

Orcid: 0000-0001-8971-0647

Valdir Florêncio da Veiga-Junior

Pós-doutorado em Química de Produtos Naturais pela Universidade Federal do Amazonas (UFAM). Doutor e mestre em Química Orgânica pelo Instituto de Química da UFRJ e bacharel em Engenharia Química pela Universidade Federal do Rio de Janeiro (UFRJ). Tem Estágio Sênior em Química Verde e Sustentabilidade no Green Chemistry Centre of Excellence na University of York, em York, no Reino Unido. Professor titular no Departamento de Engenharia Química do Instituto Militar de Engenharia (IME), no Rio de Janeiro, onde lidera o Grupo de Pesquisas Bioprocessos Avançados na Química de Produtos Naturais (ABC-NP).

Orcid: 0000-0003-1365-7602

Vivian dos Santos Neves

Mestranda em Ciências Cardiovasculares (UFF), especialista em Nutrição Clínica na modalidade Residência no Hospital Universitário Pedro Ernesto (HUPE/UERJ) com ênfase em cirurgia e oncologia, Fellow Multiprofissional em Terapia Nutricional na Pré-habilitação Cirúrgica e nos Cuidados Intra e Pós-operatórios em Cirurgia Oncológica dos Tumores Gastrointestinais e de Cabeça e Pescoço (INCA), graduada em Nutrição (UERJ).

Orcid: 0000-0002-1145-6981

Waldireny Rocha Gomes

Pós-doutorado em Biotecnologia pela Universidade Federal Rural de Pernambuco, doutorado em Ciências pelo Programa de Pós-Graduação em Química da Universidade Federal de São Carlos, mestrado e graduação em Química pela Universidade Federal do Amazonas. Atualmente, é docente da Universidade Federal do Amazonas, lotada na Faculdade de Ciências Farmacêuticas (FCF). Tem experiência e atua principalmente na área de Química, com ênfase em Química dos Produtos Naturais, métodos cromatográficos, sistema bifásico e enzimas de interesse biotecnológico produzidos por cogumelos. Ministra cursos/palestras sobre Cromatografia em Camada Delgada de Alta Eficiência (HPTLC) e suas aplicações.

Orcid: 0000-0003-0699-4993